医学核心课程思维导图学习指导丛书

医学微生物学思维导图学习指导

主　　编　宣　群　严　敏　石琳熙
副 主 编　马碧书　王　峰　李冰雪　李盛安
编　　委（按姓氏笔画排序）
　　　　　马碧书　王　峰　石琳熙　付书雅
　　　　　刘云霞　孙　乐　严　敏　李　贞
　　　　　李　珺　李冰雪　李洱花　李盛安
　　　　　杨九骍　吴丽园　吴虢东　张　慧
　　　　　张　燕　张才军　张芸娇　陈　芳
　　　　　罗夙医　庞文毅　姜雨薇　宣　群
　　　　　黄华伟　董丽君　戴书颖

科学出版社
北　京

内 容 简 介

本书共 36 章，每章包括学习目标、思维导图、英汉名词对照、要点口诀、复习思考题、复习思考题参考答案和解析 6 个模块。本书末尾提供 6 套考试模拟试题，每套试卷附上相应的参考答案和解析。

本书适合医学院校学习医学微生物学的学生，作为该门课程的辅助教材使用，也可以作为执业医生资格考试备考人员的参考用书。

图书在版编目（CIP）数据

医学微生物学思维导图学习指导 / 宣群，严敏，石琳熙主编. -- 北京：科学出版社，2025. 1. --（医学核心课程思维导图学习指导丛书）. -- ISBN 978-7-03-079961-6

Ⅰ. R37

中国国家版本馆 CIP 数据核字第 202432PA66 号

责任编辑：李　植 / 责任校对：周思梦
责任印制：张　伟 / 封面设计：陈　敬

科 学 出 版 社　出版
北京东黄城根北街 16 号
邮政编码：100717
http://www.sciencep.com

三河市骏杰印刷有限公司印刷
科学出版社发行　各地新华书店经销

*

2025 年 1 月第 　一　 版　开本：787×1092　1/16
2025 年 1 月第一次印刷　印张：17 1/2
字数：482 000

定价：69.80 元
（如有印装质量问题，我社负责调换）

前　言

医学微生物学是一门重要的医学基础课程，是高等医学院校学生的必修课程。本书立足学科特点，密切结合教材，在夯实"三基"的基础上，适当介绍学科研究的历史知识，展现医学家、科学家和医护人员的科学精神及社会责任感；前沿进展拓宽学生视野，提高学生学习兴趣。多种题型结合临床从不同角度入手，旨在培养学生批判性思维能力。本书可供高等医药院校学生使用，也可供医疗卫生专业教师、医护人员及科研工作者选用。

全书分为 36 章，各章主要内容包括：

【学习目标】明晰分类目标，立德树人，促进学生全面发展。

【思维导图】包含图示知识点及其相互关系，突出重点、难点，区别容易混淆的知识点，促使抽象问题直观化，提高信息的传递效率，从而使学生厘清头绪、发展思维能力。

【英汉名词对照】配合双语教学和方便查阅英文文献，列出重要专业名词、解释。

【要点口诀】简明扼要，朗朗上口，提高学习效率。

【复习思考题】包括名词解释、选择题（A_1、A_2、A_3、A_4、B、X 型题）、判断题、问答题和案例分析题。名词解释、A_1 型题和 B 型题关注基础知识和基本原理；为了与执业医师资格考试等全国统一考试接轨，A_2、A_3、A_4 型题和案例分析题联系临床案例，拓展学习者提出问题和解决问题的能力，增强批判性思维能力；X 型题和判断题帮助辨析容易混淆的知识点，去伪存真；问答题则解答基本原理、机制等综合性问题；融入各类型习题及其背景知识的课程思政元素及学科研究新进展，旨在弘扬医学家、科学家和医护人员等为人类共同发展而不懈努力的精神。形成的合力有助于更好地培养有能力、有温度、具备科研应用能力的卓越医学人才。

【复习思考题参考答案和解析】详细的解析说明解题思路，辨别正误并启发学习者将知识融会贯通。

【模拟题】六套综合试题及其答案解析全面考核课程的掌握及应用情况，旨在打通章节甚至学科壁垒，以便各类学习者收获个性化的学习成就。

由于我们经验不足，水平有限，敬请各位老师和学习者批评指正，以便今后修订之时加以完善。

编　委

2024 年 8 月

目　　录

绪论 ··· 1
第一章　细菌的形态与结构 ·· 5
第二章　细菌的生理 ·· 9
第三章　噬菌体 ·· 20
第四章　细菌的遗传与变异 ·· 23
第五章　细菌的耐药性 ··· 26
第六章　细菌的感染与免疫 ·· 30
第七章　细菌感染的检测方法与防治原则 ··· 39
第八章　球菌 ··· 47
第九章　肠杆菌科 ··· 57
第十章　弧菌属 ·· 66
第十一章　螺杆菌属 ·· 70
第十二章　厌氧性细菌 ··· 73
第十三章　分枝杆菌属 ··· 83
第十四章　嗜血杆菌属 ··· 93
第十五章　动物源性细菌 ·· 96
第十六章　其他细菌 ·· 101
第十七章　放线菌 ··· 105
第十八章　支原体 ··· 108
第十九章　立克次体 ·· 112
第二十章　衣原体 ··· 115
第二十一章　螺旋体 ·· 121
第二十二章　病毒的基本性状 ··· 128
第二十三章　病毒的感染与免疫 ·· 141
第二十四章　病毒感染的检查方法与防治原则 ··· 146
第二十五章　呼吸道病毒 ··· 151
第二十六章　肠道病毒 ··· 160
第二十七章　急性胃肠炎病毒 ··· 167
第二十八章　肝炎病毒 ··· 172
第二十九章　虫媒病毒 ··· 182
第三十章　出血热病毒 ··· 187
第三十一章　疱疹病毒 ··· 191
第三十二章　逆转录病毒 ··· 201

第三十三章	其他病毒	209
第三十四章	朊粒	215
第三十五章	真菌学总论	218
第三十六章	主要病原性真菌	223

模拟试题 ……………………………………………………………………………………… 230
    医学微生物学综合试题一 …………………………………………………………… 230
    参考答案和解析 ……………………………………………………………………… 234
    医学微生物学综合试题二 …………………………………………………………… 236
    参考答案和解析 ……………………………………………………………………… 241
    医学微生物学综合试题三 …………………………………………………………… 244
    参考答案和解析 ……………………………………………………………………… 248
    医学微生物学综合试题四 …………………………………………………………… 251
    参考答案和解析 ……………………………………………………………………… 256
    医学微生物学综合试题五 …………………………………………………………… 259
    参考答案和解析 ……………………………………………………………………… 263
    医学微生物学综合试题六 …………………………………………………………… 267
    参考答案和解析 ……………………………………………………………………… 271

绪　　论

一、学习目标

(一) 知识目标

1. 能够解释微生物的概念，概括微生物的特点。
2. 能够比较三大类微生物的不同特点。
3. 能够描述微生物在自然界中的分布。
4. 能够说出微生物学在国民经济中的作用及其对人类健康的影响。
5. 能够列举微生物学发展过程中重要的微生物学家及其贡献。

(二) 技能目标

能够归纳各类微生物的特点，对知识进行横向比较。

(三) 情感、态度和价值观目标

重视微生物学在临床医学及预防医学中的重要作用，认识传染病防控对国家和社会的重大意义。

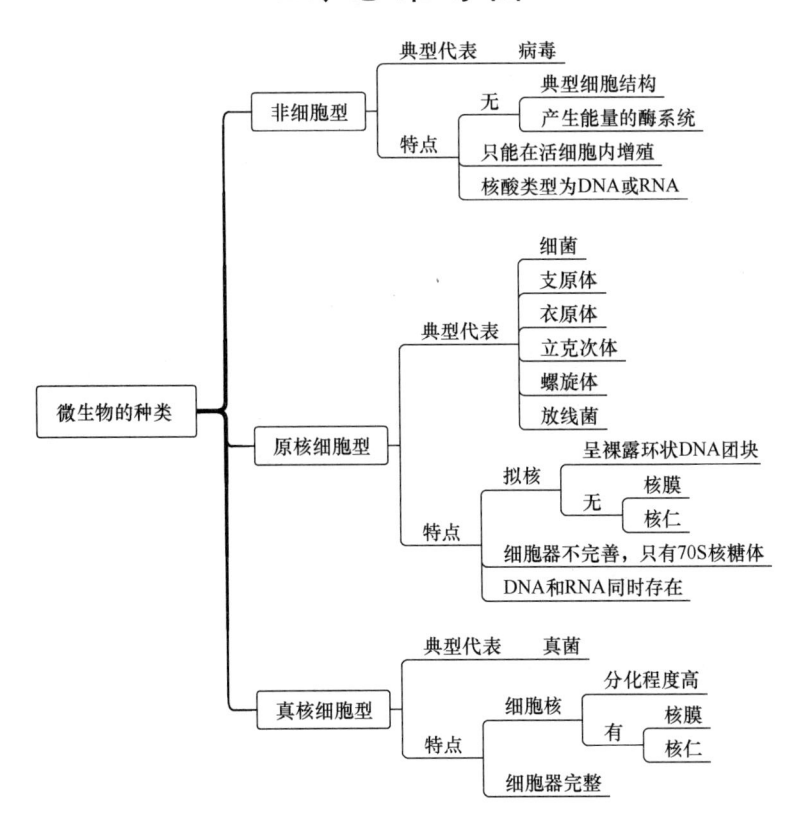

二、思维导图

```
                          ┌─ 典型代表 ── 病毒
          ┌─ 非细胞型 ────┤              ┌─ 典型细胞结构
          │               │         ┌─无─┤
          │               └─ 特点 ──┤     └─ 产生能量的酶系统
          │                         ├─ 只能在活细胞内增殖
          │                         └─ 核酸类型为DNA或RNA
          │
          │                          ┌─ 细菌
          │                          ├─ 支原体
          │               ┌─典型代表─┤─ 衣原体
          │               │          ├─ 立克次体
          │               │          ├─ 螺旋体
微生物的种类─┼─原核细胞型 ──┤          └─ 放线菌
          │               │                ┌─ 呈裸露环状DNA团块
          │               │          ┌─拟核┤    ┌─核膜
          │               └─ 特点 ──┤      └─无─┤
          │                          │           └─核仁
          │                          ├─ 细胞器不完善，只有70S核糖体
          │                          └─ DNA和RNA同时存在
          │
          │               ┌─ 典型代表 ── 真菌
          │               │                    ┌─ 分化程度高
          └─ 真核细胞型 ──┤          ┌─细胞核─有┤─ 核膜
                          └─ 特点 ──┤           └─ 核仁
                                     └─ 细胞器完整
```

· 1 ·

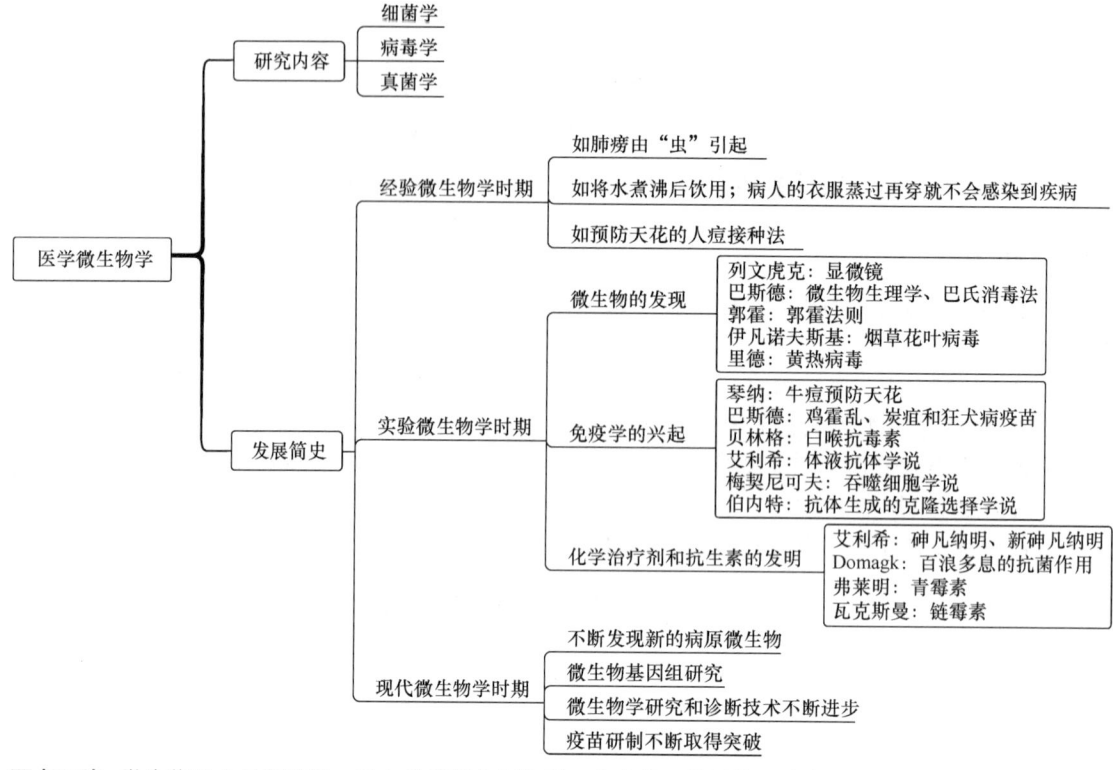

```
医学微生物学
├── 研究内容
│   ├── 细菌学
│   ├── 病毒学
│   └── 真菌学
└── 发展简史
    ├── 经验微生物学时期
    │   ├── 如肺痨由"虫"引起
    │   ├── 如将水煮沸后饮用；病人的衣服蒸过再穿就不会感染到疾病
    │   └── 如预防天花的人痘接种法
    ├── 实验微生物学时期
    │   ├── 微生物的发现
    │   │   ├── 列文虎克：显微镜
    │   │   ├── 巴斯德：微生物生理学、巴氏消毒法
    │   │   ├── 郭霍：郭霍法则
    │   │   ├── 伊凡诺夫斯基：烟草花叶病毒
    │   │   └── 里德：黄热病毒
    │   ├── 免疫学的兴起
    │   │   ├── 琴纳：牛痘预防天花
    │   │   ├── 巴斯德：鸡霍乱、炭疽和狂犬病疫苗
    │   │   ├── 贝林格：白喉抗毒素
    │   │   ├── 艾利希：体液抗体学说
    │   │   ├── 梅契尼可夫：吞噬细胞学说
    │   │   └── 伯内特：抗体生成的克隆选择学说
    │   └── 化学治疗剂和抗生素的发明
    │       ├── 艾利希：砷凡纳明、新砷凡纳明
    │       ├── Domagk：百浪多息的抗菌作用
    │       ├── 弗莱明：青霉素
    │       └── 瓦克斯曼：链霉素
    └── 现代微生物学时期
        ├── 不断发现新的病原微生物
        ├── 微生物基因组研究
        ├── 微生物学研究和诊断技术不断进步
        └── 疫苗研制不断取得突破
```

要点口诀：微生物形小显微镜助，三大类真原非细胞型，八小类三菌四体一病毒。微生物学发展三阶段，代表性科学家啥贡献？

三、英汉名词对照

1. microorganism　微生物
2. pathogenic microorganism　病原微生物
3. Medical Microbiology　医学微生物学
4. bacterium　细菌
5. virus　病毒
6. fungus　真菌

四、复习思考题

（一）名词解释

1. 微生物
2. 病原微生物

（二）选择题

【A₁型题】

1. 首先使用显微镜观察并记录各种形态微生物的科学家是（　　）
A. 弗莱明　　　　　　B. 李斯特
C. 伊凡诺夫斯基　　　D. 郭霍
E. 列文虎克

2. 下列微生物中，属于非细胞型微生物的是（　　）
A. 螺旋体　　　B. 病毒　　　C. 真菌
D. 衣原体　　　E. 立克次体

3. 下列描述中，不属于微生物共同特征的是（　　）
A. 个体微小、结构简单　　B. 分布极广
C. 种类繁多　　　　　　　D. 都具有致病性
E. 繁殖快、易变异

4. 首先证明有机物的发酵和腐败是由微生物引起的科学家是（　　）
A. 巴斯德　　　　　　B. 伊凡诺夫斯基
C. 郭霍　　　　　　　D. 李斯特
E. 琴纳

5. 下列属于真核细胞型微生物的是（　　）
A. 放线菌　　　　B. 螺旋体
C. 新生隐球菌　　D. 细菌
E. 衣原体

6. 下列能在无生命培养基上生长的微生物是（　　）
A. 立克次体　　B. 病毒　　C. 朊粒
D. 支原体　　　E. 衣原体

7. 下列同时具有 DNA 和 RNA 的微生物是（　　）
A. 病毒　　　　B. 质粒　　　　C. 朊粒
D. 类病毒　　　E. 细菌
8. 下列具有完整细胞核的微生物是（　　）
A. 真菌　　　　B. 细菌　　　　C. 衣原体
D. 支原体　　　E. 立克次体
9. 下列缺乏核酸的微生物是（　　）
A. 放线菌　　　B. 细菌　　　　C. 朊粒
D. 病毒　　　　E. 立克次体

【A₂型题】
某护士给一位乙型肝炎患者注射时，不慎被该患者用过的注射器刺伤手指。下列说法正确的是（　　）
A. 引起乙型肝炎的病原体为病毒
B. 乙型肝炎主要由细菌感染引起
C. 乙型肝炎主要由真菌感染引起
D. 注射器刺入伤口极微小，该护士不需进行任何特殊处理
E. 应立即为该护士注射抗生素，以预防感染

【A₃型题】
（1~2题共用题干）
患者，男性，33岁。自述近两个月来咳嗽伴痰中带血丝，疲乏无力，午后时常感低热、盗汗，体重明显降低。实验室检查痰涂片"抗酸杆菌阳性"。
1. 该患者最有可能罹患的疾病是（　　）
A. 肺癌　　　　　　B. 大叶性肺炎
C. 真菌性肺炎　　　D. 肺结核
E. 肺孢子菌肺炎
2. 针对该患者的诊疗措施，不恰当的是（　　）
A. 接种卡介苗
B. 结核分枝杆菌基因检测
C. 进行结核菌素试验
D. 对痰液进行病原菌的分离培养
E. 进行肺部影像学检查

【B型题】
（1~4题共用备选答案）
A. 李斯特　　　B. 郭霍　　　　C. 琴纳
D. 伊凡诺夫斯基　E. 弗莱明
1. 首次发现青霉菌代谢产物能抑制金黄色葡萄球菌生长的科学家是（　　）
2. 创制了琼脂固体培养基、分离发现了结核分枝杆菌的科学家是（　　）
3. 首先发现病毒的科学家是（　　）
4. 开创了使用牛痘预防天花的人是（　　）

【X型题】
1. 属于原核细胞型微生物的是（　　）
A. 噬菌体　　　　B. 朊粒　　　　C. 支原体
D. 立克次体　　　E. 衣原体
2. 下列哪些属于1973年以来新发现的病原微生物？（　　）
A. 人类免疫缺陷病毒　　B. 幽门螺杆菌
C. SARS 病毒　　　　　D. 朊粒
E. 结核分枝杆菌
3. 下列对原核细胞型微生物的特点描述，正确的是（　　）
A. 核质为裸露环状 DNA
B. 细胞核内含染色体遗传物质
C. 含有线粒体、内质网、溶酶体等细胞器
D. 细胞质中具有核糖体
E. 无核膜及核仁

（三）判断题
1. 微生物都是对人类和动植物有害的。（　　）
2. 原核细胞型微生物的细胞质中含有核糖体等多种细胞器。（　　）

（四）问答题
依据微生物的大小、结构、组成等，通常把微生物分成几大类？各有何特点？

五、复习思考题参考答案和解析

（一）名词解释
1. 微生物：自然界中一大群体形微小、结构简单、肉眼直接看不见，必须借助光学显微镜或电子显微镜放大数百倍、数千倍，甚至数万倍才能观察到的微小生物。
2. 病原微生物：少数微生物能引起人类和动植物的病害，称为病原微生物。

（二）选择题

【A₁型题】
1. E。列文虎克早在1676年就创制了能放大266倍的显微镜，观察并记载了自然界中的多种微生物。
2. B。病毒无细胞结构且符合非细胞型微生物的特点，其余选项均具有细胞结构。
3. D。绝大多数微生物对人和动植物是有益的，只有少数微生物引起病害。

4. A。法国科学家巴斯德首先用实验证明了微生物引起有机物的发酵和腐败,开始了微生物的生理学时代。

5. C。隐球菌为真菌,属真核细胞型微生物,其余选项均为原核细胞型微生物。

6. D。除 D 外的其余选项均为在专性细胞内寄生的微生物,不能在无生命培养基中生长。

7. E。细菌为原核细胞型微生物,同时具备 DNA 及 RNA 两类核酸是其特点。

8. A。真菌属真核细胞型微生物,细胞核分化程度高,有核膜和核仁。其余选项均属原核细胞型微生物。

9. C。朊粒又称朊蛋白,为构象异常的蛋白质,不含核酸。

【A_2 型题】

A。乙型肝炎由乙型肝炎病毒(HBV)感染引起;抗生素对病毒感染的预防治疗无效;该患者使用过的注射器可被血液中的 HBV 污染,具有传染性,该护士需要进行紧急预防。

【A_3 型题】

1. D。痰涂片结果提示检出抗酸杆菌,即感染分枝杆菌,结合咳嗽、痰中带血、低热盗汗、消瘦等临床表现,结核分枝杆菌引起的肺结核可能性最大。

2. A。卡介苗为预防结核病的减毒活疫苗,对于已高度怀疑感染结核分枝杆菌的患者不适合接种。

【B 型题】

1. E。1929 年弗莱明首次发现青霉菌产生的青霉素能抑制金黄色葡萄球菌生长。

2. B。德国细菌学家郭霍首创并使用琼脂固体培养基,使细菌的分离及纯培养成为可能;1882 年他发现并证明了引起人类结核病的病原菌是结核分枝杆菌。

3. D。1892 年,俄国科学家伊凡诺夫斯基发现了烟草花叶病毒,这是人类发现的第一种病毒。

4. C。18 世纪末,英国人琴纳开创用牛痘预防天花。

【X 型题】

1. CDE。选项 A、B 均为非细胞型微生物。

2. ABCD。选项 E 结核分枝杆菌为 19 世纪后期发现的病原微生物。

3. ADE。原核细胞型微生物的原始核为裸露环状 DNA 团块结构,无核膜和核仁,故不能称其为细胞核,选项 B 描述错误;原核细胞型微生物细胞器不完善,只有核糖体,故选项 C 描述错误。

(三)判断题

1. F。绝大多数微生物对人类和动植物有益,有些甚至是必需的。只有少数微生物会引起人类和动植物的病害。

2. F。原核细胞型微生物的细胞器很不完善,只含有核糖体。

(四)问答题

将微生物分为三类。具体分类及特点参见"思维导图 微生物的种类"。

(石琳熙)

第一章 细菌的形态与结构

一、学习目标

(一)知识目标

1. 能够阐述细菌细胞壁的组成与结构、革兰氏阳性菌和革兰氏阴性菌细胞壁的结构差异和意义。
2. 能够解释质粒的概念和特点。
3. 能够概述细菌的特殊结构及其医学意义。
4. 能够说出细菌的基本形态,细菌细胞壁的功能,L型细菌的概念、特点、致病性。
5. 能够描述细菌的概念和细菌的大小,细胞膜和细胞质的组成、结构、主要功能,细菌的核质。

(二)技能目标

1. 能够绘制革兰氏阳性菌和革兰氏阴性菌细胞壁的结构模式图。
2. 能够根据细菌细胞壁的结构解释革兰染色的原理、意义。
3. 能够画出细菌的基本形态与特殊结构;学会革兰染色的实验操作。

(三)情感、态度和价值观目标

1. 能够感受细菌细胞结构的奥妙。
2. 能够认同细菌致病性与其结构密切关联。
3. 能够形成细菌细胞的结构及其医学意义的知识体系。

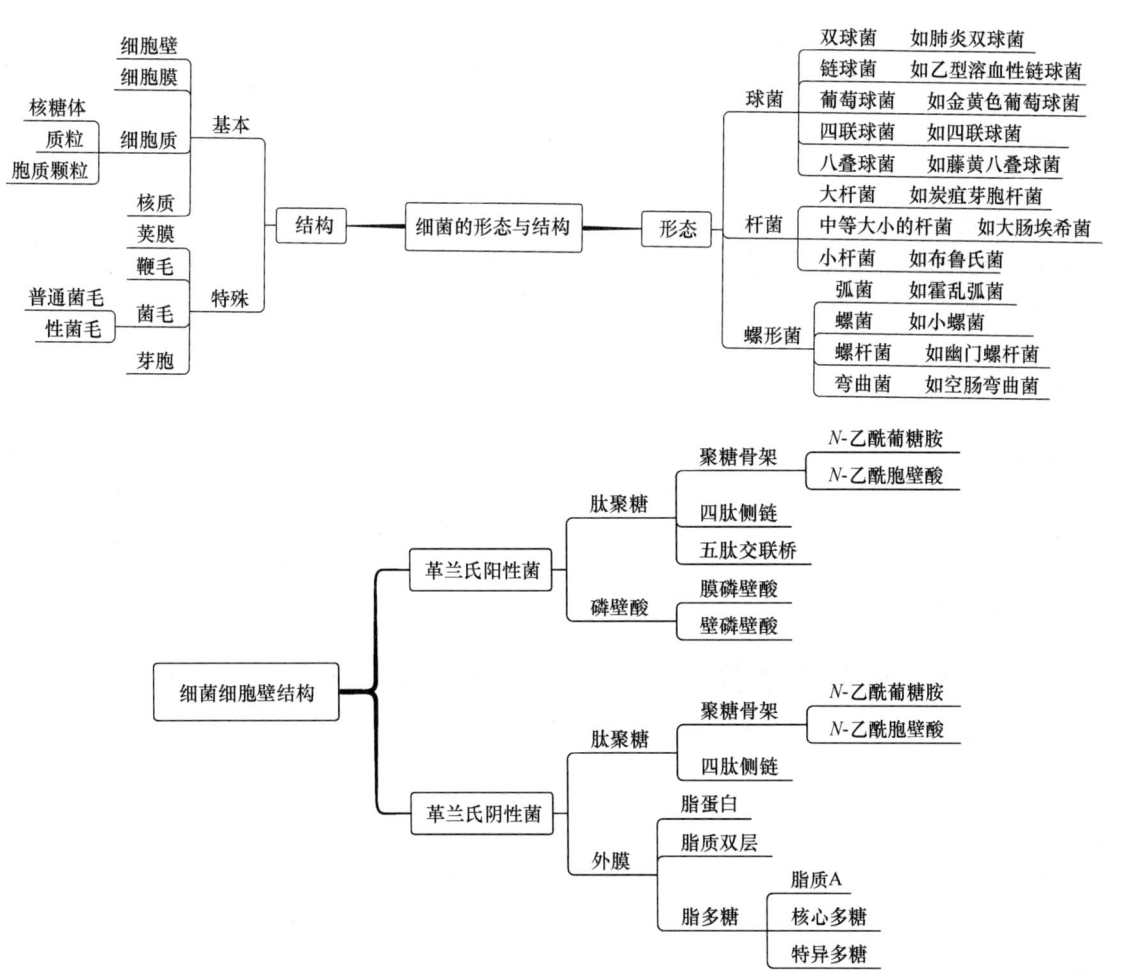

二、思维导图

细菌的形态与结构

结构:
- 基本
  - 细胞壁
  - 细胞膜
  - 细胞质(核糖体、质粒、胞质颗粒)
  - 核质
- 特殊
  - 荚膜
  - 鞭毛
  - 菌毛(普通菌毛、性菌毛)
  - 芽胞

形态:
- 球菌
  - 双球菌　如肺炎双球菌
  - 链球菌　如乙型溶血性链球菌
  - 葡萄球菌　如金黄色葡萄球菌
  - 四联球菌　如四联球菌
  - 八叠球菌　如藤黄八叠球菌
- 杆菌
  - 大杆菌　如炭疽芽胞杆菌
  - 中等大小的杆菌　如大肠埃希菌
  - 小杆菌　如布鲁氏菌
- 螺形菌
  - 弧菌　如霍乱弧菌
  - 螺菌　如小螺菌
  - 螺杆菌　如幽门螺杆菌
  - 弯曲菌　如空肠弯曲菌

细菌细胞壁结构:
- 革兰氏阳性菌
  - 肽聚糖
    - 聚糖骨架(N-乙酰葡糖胺、N-乙酰胞壁酸)
    - 四肽侧链
    - 五肽交联桥
  - 磷壁酸
    - 膜磷壁酸
    - 壁磷壁酸
- 革兰氏阴性菌
  - 肽聚糖
    - 聚糖骨架(N-乙酰葡糖胺、N-乙酰胞壁酸)
    - 四肽侧链
  - 外膜
    - 脂蛋白
    - 脂质双层
    - 脂多糖(脂质A、核心多糖、特异多糖)

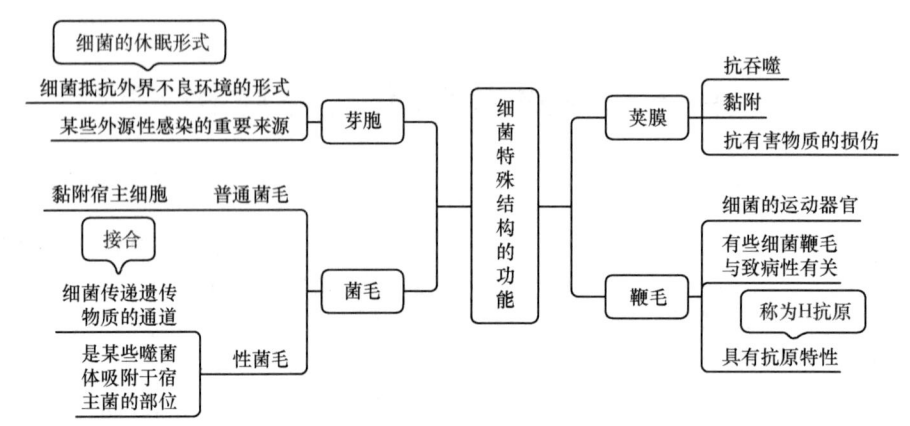

```
                          细菌的休眠形式
              细菌抵抗外界不良环境的形式                        抗吞噬
              某些外源性感染的重要来源      芽胞           荚膜 ── 黏附
                                        细                    抗有害物质的损伤
                                        菌
         黏附宿主细胞    普通菌毛         特
                                        殊
         ┌接合┐                         结                    细菌的运动器官
         细菌传递遗传                    构                    有些细菌鞭毛
         物质的通道      菌毛            的           鞭毛      与致病性有关
                                        功
                                        能                    ┌称为H抗原┐
         是某些噬菌                                            具有抗原特性
         体吸附于宿     性菌毛
         主菌的部位
```

要点口诀：细菌原核微生物，球菌杆菌螺形菌。革兰染色分阴阳，主因胞壁不相同。特殊结构部分有，致病机制多关注。

三、英汉名词对照

1. coccus 球菌
2. bacillus 杆菌
3. spiral bacterium 螺旋菌
4. peptidoglycan 肽聚糖
5. glycan backbone 聚糖骨架
6. tetrapeptide side chain 四肽侧链
7. pentapeptide cross-bridge 五肽交联桥
8. teichoic acid 磷壁酸
9. outer membrane 外膜
10. lipopolysaccharide 脂多糖
11. lipid A 脂质A
12. core polysaccharide 核心多糖
13. L-form bacteria L型细菌
14. mesosome 中介体
15. plasmid 质粒
16. nucleoplasm 核质
17. capsule 荚膜
18. flagellum 鞭毛
19. pilus 菌毛
20. spore 芽胞
21. Gram staining 革兰染色

四、复习思考题

（一）名词解释

1. 质粒
2. 菌毛
3. 芽胞

（二）选择题

【A_1型题】

1. 下列哪项是细菌大小的测量单位？（　　）
A. 微米　　　B. 毫米　　　C. 毫微米
D. 微微米　　E. 以上都不是

2. 下列哪项是革兰氏阳性菌细胞壁与致病有关的化学组分？（　　）
A. N-乙酰胞壁酸　　B. 膜磷壁酸
C. 四肽侧链　　　　　D. 外膜
E. N-乙酰葡糖胺

3. 下列哪项是革兰染色所用试剂的正确顺序？（　　）
A. 结晶紫→碘液→酒精→稀释复红
B. 结晶紫→酒精→碘液→稀释复红
C. 稀释复红→结晶紫→碘液→酒精
D. 稀释复红→碘液→酒精→结晶紫
E. 稀释复红→酒精→结晶紫→碘液

【A_2型题】

患者，男，27岁，因剧烈腹部绞痛，水样便腹泻伴呕吐4次，继之出现米泔水样便就诊。查体：疲倦面容，皮肤、唇舌干燥，眼窝深陷。血压53/37mmHg。取呕吐物和米泔水样粪便悬滴法镜检，见"鱼群样"细菌穿梭样运动。该病原体能够运动，是因为具有下列哪种结构？（　　）
A. 鞭毛　　　B. 菌毛　　　C. 纤毛
D. 荚膜　　　E. 芽胞

【A_3型题】

（1~2题共用题干）

患儿，男，5岁，咳嗽3月余。初起有发热、喷嚏、轻咳等症状。现已热退，但咳嗽日渐加重，尤以夜间为重,为阵发性痉咳伴有鸡鸣样吼声。查体:患儿精神萎靡,面部水肿,眼结膜出血,舌系带溃疡,肺部未闻及啰音。实验室检查:白细胞总数高达 $30×10^9$/L。经红霉素治疗 3 天后症状减轻。

1. 红霉素作用的机制是（　　）
A. 与细菌核糖体 50S 亚基结合,干扰蛋白质的合成
B. 破坏细菌细胞壁肽聚糖的聚糖骨架,引起细菌裂解
C. 抑制肽聚糖四肽侧链与五肽交联桥的连接,导致细菌裂解
D. 干扰病原体的核酸复制
E. 抑制病原体的呼吸作用

2. 感染该患儿的病原体可能是（　　）
A. 立克次体　　B. 细菌　　C. 螺旋体
D. 病毒　　E. 真菌

【A₄ 型题】
(1~3 题共用题干)
患者,女,30 岁,因近 3 天咳嗽、高热就诊。查体:体温 39℃,铁锈色痰,白细胞 $18.5×10^9$/L,X 线胸片发现右肺中叶有大片阴影,临床诊断为大叶性肺炎。

1. 若取患者痰液直接涂片染色镜检,发现成双排列的革兰氏阳性球菌,引起该病的病原体最可能的是（　　）
A. 表皮葡萄球菌　　B. A 群链球菌
C. 肺炎链球菌　　D. 丙型链球菌
E. 甲型溶血性链球菌

2. 与用于制备预防儿童、老人等肺炎链球菌性肺炎的疫苗有关的是（　　）
A. 鞭毛　　B. 荚膜　　C. 外毒素
D. 内毒素　　E. 菌毛

3. 该患者可首选给予哪种药物进行治疗?（　　）
A. 青霉素 G　　B. 甲硝唑
C. 克林霉素　　D. 哌拉西林
E. 亚胺培南

【B 型题】
(1~3 题共用备选答案)
A. 芽胞　　B. 菌毛　　C. 细胞膜
D. 荚膜　　E. 细胞壁

1. 作为消毒灭菌是否彻底的指标是（　　）
2. 形成中介体的细菌结构是（　　）
3. 维持细菌固有形态的是（　　）

【X 型题】
1. 关于芽胞的叙述,下列哪些选项是正确的?（　　）
A. 1 个细菌只形成 1 个芽胞
B. 一般只在动物体外才能形成
C. 芽胞形成由基因控制
D. 抵抗力强
E. 是细菌的繁殖器官

2. 关于细菌荚膜的叙述,下列哪些选项是正确的?（　　）
A. 与同型抗血清作用后,可出现荚膜肿胀反应,借此可将细菌定型
B. 与细菌的致病性有关,有荚膜的细菌致病力强,失去荚膜后致病力减弱
C. 在动物体内容易形成,在普通培养基上人工传代培养容易消失
D. 大多数细菌的荚膜由蛋白质组成,少数细菌的荚膜是多肽
E. 处于细菌细胞的最外层,可抵抗有害物质的损伤作用

(三) 判断题

1. 失去质粒的细菌不能正常存活。（　　）
2. 一般而言,不同革兰氏阴性菌产生的内毒素的毒性作用均相似。（　　）

(四) 问答题

试述革兰氏阳性菌与革兰氏阴性菌细胞壁结构差异的生物学意义。

(五) 案例分析题

患者,女,50 岁。反复发热 11 个月就诊。自述:既往发病时,体温(T)38.7~39.5℃,每次经抗生素治疗 5~7 天体温恢复正常(其中一次连续给予头孢类抗生素 4 周),但停药后间隔 10~20 天不等复发,伴有畏寒,全身酸痛,纳差。间歇期完全正常。患者首次患病前 2 个月有脚趾外伤,化脓感染史,已治愈。

入院查体:T 39.1℃,全身多汗,肺、心脏未见异常,腹部脾脏稍大,肝肾区无叩痛,余未见异常。实验室检查:血红蛋白(Hb)108g/L,白细胞(WBC) $12.6×10^9$/L,中性粒细胞(N)0.87,大小便常规正常。胸片正常,腹部 B 超:脾大,经胸超声心动图未见异常,3 次常规血培养未见细菌生长,骨髓培养未见细菌生长。入院诊断:发热待查。

入院后给予头孢曲松治疗5天,体温正常,继续用药3天停药,复查血常规正常。13天后再次发热。后经食管超声心动图:二尖瓣后叶穿孔并线样反流,心房面见0.4cm赘生物。2次抽血(间隔20小时)用高渗培养基培养7天后显示:革兰氏阴性L型细菌。故诊断为亚急性感染性心内膜炎,给予头孢唑林钠2周,庆大霉素、阿奇霉素治疗6周,随访8个月未复发。

1. 什么是L型细菌?其形成条件是什么?
2. L型细菌有何特点?

五、复习思考题参考答案和解析

(一)名词解释

1. 质粒:是细菌染色体外的遗传物质,存在于细胞质中,为闭合环状的双链DNA,携带某些遗传信息,控制细菌某些特定的遗传性状。
2. 菌毛:是许多革兰氏阴性菌和少数革兰氏阳性菌菌体表面上的一种比鞭毛更细、更短而直硬的丝状物,只有用电子显微镜才能观察到。根据其功能的不同,分为普通菌毛和性菌毛。
3. 芽胞:是某些革兰氏阳性细菌在一定的环境条件下,细胞质逐渐脱水浓缩,在菌体内形成的圆形或卵圆形小体,是细菌的休眠形式。

(二)选择题

【A_1型题】
1. A。一般以微米(μm)作为测量细菌大小的单位。
2. B。革兰氏阳性菌(G^+)细胞壁中的膜磷壁酸具有黏附素活性,与G^+菌的致病性有关。
3. A。革兰染色包括四个步骤,即初染、媒染、脱色和复染,所用试剂依次为结晶紫、碘液、酒精和稀释复红。

【A_2型题】
A。鞭毛是细菌的运动器官,具有鞭毛的细菌在液体环境中能主动、自由游动。

【A_3型题】
1. A。红霉素的作用靶点是细菌核糖体50S亚基,干扰细菌蛋白质的合成,导致细菌死亡。其对真核细胞核糖体无作用。
2. B。结合患儿临床表现及红霉素的作用靶点,感染该患儿最可能的病原体是细菌。

【A_4型题】
1. C。肺炎链球菌、支原体、病毒等均可引起大叶性肺炎。肺炎链球菌是革兰氏阳性球菌,典型的排列方式是成双排列。
2. B。多价肺炎链球菌荚膜多糖疫苗可用于预防儿童、老人等肺炎链球菌性肺炎。
3. A。治疗肺炎链球菌性肺炎首选药物是青霉素,并在治疗前做常规药物敏感试验。

【B型题】
1. A。芽胞对热力、干燥、辐射、化学消毒剂等理化因素均有强大的抵抗力。
2. C。中介体是细菌部分细胞膜向胞质内凹陷折叠形成的囊状物。
3. E。细胞壁的主要功能是维持细菌固有形态,并保护细菌抵抗低渗环境。

【X型题】
1. ABCD。芽胞是细菌的休眠形式,不是细菌的繁殖方式。
2. ABCE。大多数细菌的荚膜是多糖,少数细菌的荚膜是多肽。

(三)判断题

1. F。质粒不是细菌生长繁殖所必需,失去质粒的细菌仍能正常存活。
2. T。脂质A是内毒素的毒性和生物学活性的主要组分,无种属特异性。

(四)问答题

①与染色性有关。②与细菌对药物的敏感性有关。③与细菌致病性有关。④与抗原性有关。

(五)案例分析题

1. L型细菌,即细菌细胞壁缺陷型。L型细菌在体内或体外、人工诱导或自然情况下均可形成,诱发因素很多。
2. 高度多形性;革兰氏阴性菌;在高渗低琼脂含血清的培养基中缓慢生长,形成"荷包蛋样"细小菌落;有些L型细菌可回复为原型菌;仍有一定的致病能力。

(吴丽园)

第二章 细菌的生理

一、学习目标

（一）知识目标

1. 能够描述细菌生长繁殖所需的营养物质、生长繁殖的条件、方式、速度等。
2. 能够描述专性需氧菌、微需氧菌、兼性厌氧菌和专性厌氧菌的特点。
3. 能够描述细菌生长曲线各期的特点及其应用价值。
4. 能够描述细菌分解代谢产物和合成代谢产物在医学上的意义。
5. 能够描述消毒灭菌等术语。
6. 能够描述各种消毒灭菌方法及其应用。

（二）技能目标

1. 能够用生化反应对细菌进行鉴定。
2. 能够配制及应用各类培养基。
3. 能够正确进行无菌操作。
4. 能够正确使用高压蒸汽灭菌器。
5. 能够正确配制、使用各类化学消毒剂。

（三）情感、态度和价值观目标

1. 能够认识到细菌培养法在各领域的重要作用。
2. 能够认识到消毒灭菌方法在医学实践中和疾病预防控制中的重要作用。

二、思维导图

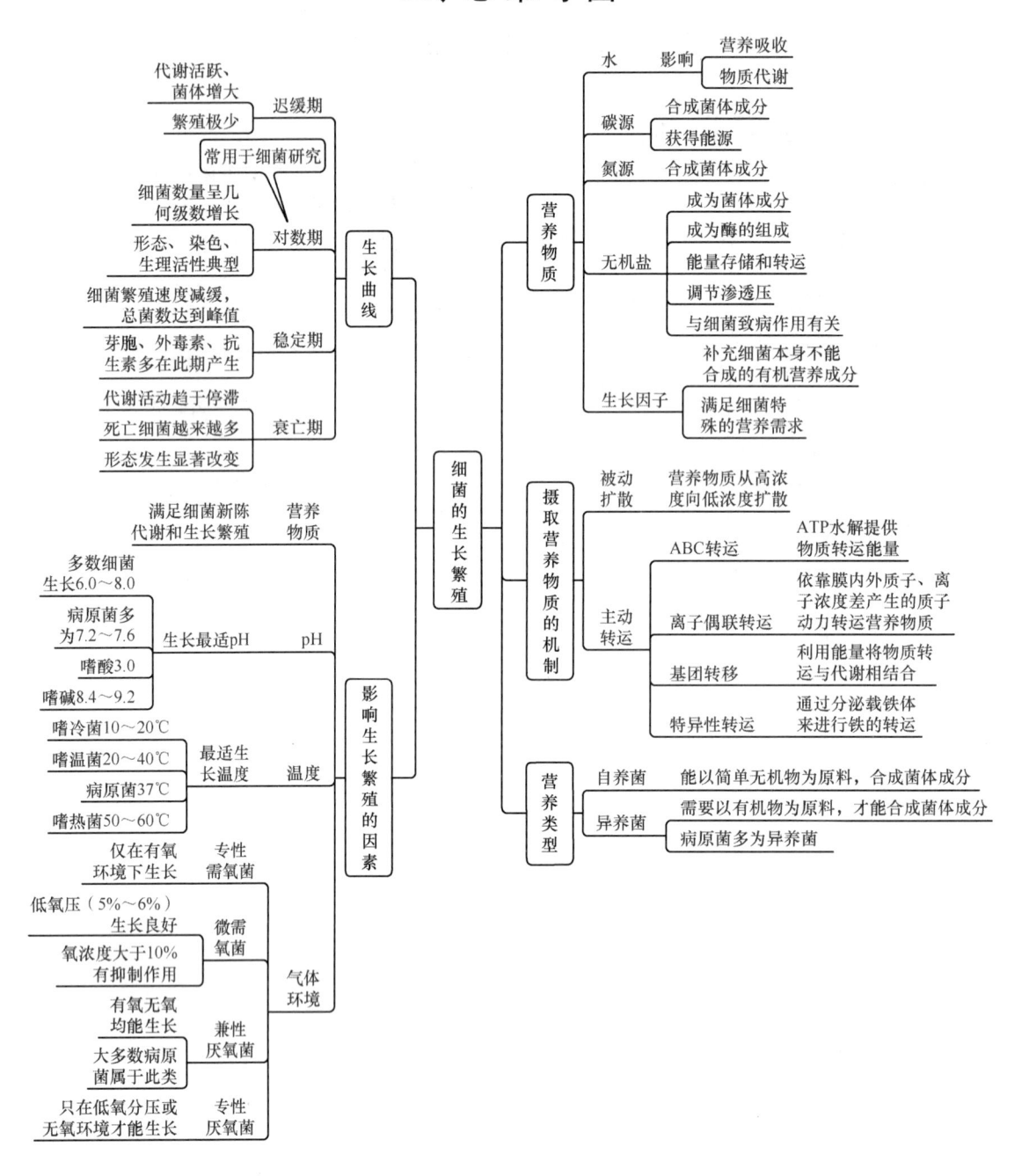

```
                                              ┌─ 水 ─ 影响 ─┬─ 营养吸收
                                              │            └─ 物质代谢
                                              │
                                              ├─ 碳源 ─┬─ 合成菌体成分
                                              │       └─ 获得能源
                                              │
                                              ├─ 氮源 ── 合成菌体成分
                                     ┌─ 营养 ─┤
                                     │  物质  │         ┌─ 成为菌体成分
                                     │        │         ├─ 成为酶的组成
                                     │        ├─ 无机盐 ┼─ 能量存储和转运
                                     │        │         ├─ 调节渗透压
                                     │        │         └─ 与细菌致病作用有关
                                     │        │
                                     │        └─ 生长因子 ┬─ 补充细菌本身不能合成的有机营养成分
                                     │                   └─ 满足细菌特殊的营养需求
                                     │
                                     │                   ┌─ 被动扩散 ── 营养物质从高浓度向低浓度扩散
                                     │                   │
                                     │                   │            ┌─ ABC转运 ── ATP水解提供物质转运能量
                         ┌─ 细菌的 ──┤                   │            │
生长曲线部分                生长繁殖   ├─ 摄取营养 ────────┤            ├─ 离子偶联转运 ── 依靠膜内外质子、离子浓度差产生的质子动力转运营养物质
                                     │   物质的机制      ├─ 主动转运 ──┤
   迟缓期：代谢活跃、菌体增大、繁殖极少                   │            ├─ 基团转移 ── 利用能量将物质转运与代谢相结合
            常用于细菌研究                               │            │
   对数期：细菌数量呈几何级数增长                        │            └─ 特异性转运 ── 通过分泌载铁体来进行铁的转运
            形态、染色、生理活性典型                     │
   稳定期：细菌繁殖速度减缓，总菌数达到峰值               │           ┌─ 自养菌 ── 能以简单无机物为原料，合成菌体成分
            芽胞、外毒素、抗生素多在此期产生              └─ 营养类型 ┤
   衰亡期：代谢活动趋于停滞                                           └─ 异养菌 ┬─ 需要以有机物为原料，才能合成菌体成分
            死亡细菌越来越多                                                   └─ 病原菌多为异养菌
            形态发生显著改变

                         ┌─ 营养物质 ── 满足细菌新陈代谢和生长繁殖
                         │
                         │              ┌─ 多数细菌生长6.0～8.0
                         │              ├─ 病原菌多为7.2～7.6
                         ├─ pH ── 生长最适pH
                         │              ├─ 嗜酸3.0
                         │              └─ 嗜碱8.4～9.2
                         │
          ┌─ 影响生长 ───┤              ┌─ 嗜冷菌10～20℃
             繁殖的因素  ├─ 温度 ─ 最适 ─┼─ 嗜温菌20～40℃
                         │        生长   ├─ 病原菌37℃
                         │        温度   └─ 嗜热菌50～60℃
                         │
                         │              ┌─ 专性需氧菌 ── 仅在有氧环境下生长
                         │              │
                         │              ├─ 微需氧菌 ┬─ 低氧压（5%～6%）生长良好
                         └─ 气体环境 ───┤           └─ 氧浓度大于10%有抑制作用
                                        │
                                        ├─ 兼性厌氧菌 ┬─ 有氧无氧均能生长
                                        │             └─ 大多数病原菌属于此类
                                        │
                                        └─ 专性厌氧菌 ── 只在低氧分压或无氧环境才能生长
```

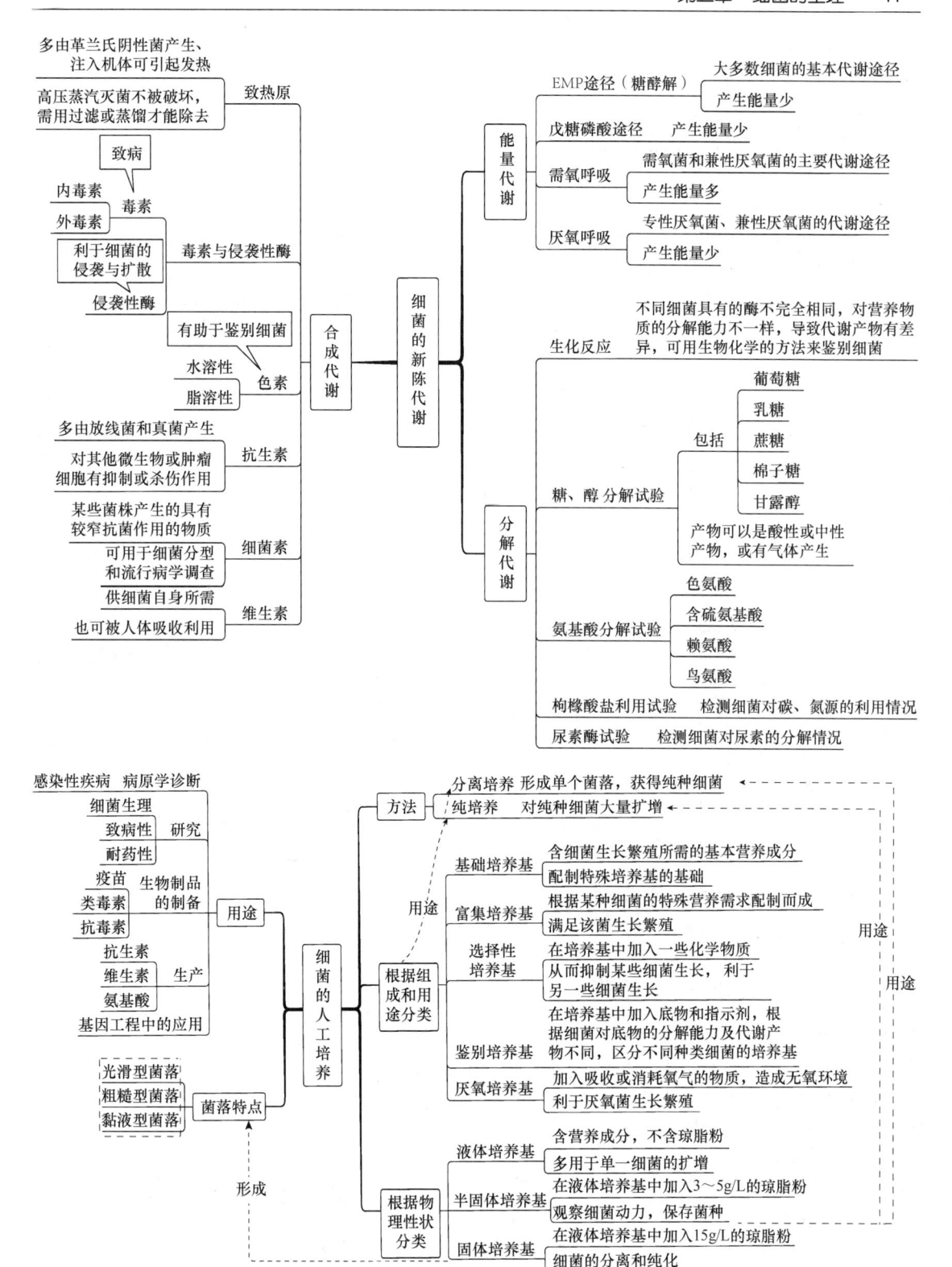

第二章 细菌的生理

细菌的新陈代谢

合成代谢

- **致热原**：多由革兰氏阴性菌产生、注入机体可引起发热；高压蒸汽灭菌不被破坏，需用过滤或蒸馏才能除去
- **毒素与侵袭性酶**（致病）
  - 毒素
    - 内毒素
    - 外毒素
  - 侵袭性酶：利于细菌的侵袭与扩散
- **色素**：有助于鉴别细菌
  - 水溶性
  - 脂溶性
- **抗生素**：多由放线菌和真菌产生；对其他微生物或肿瘤细胞有抑制或杀伤作用
- **细菌素**：某些菌株产生的具有较窄抗菌作用的物质；可用于细菌分型和流行病学调查
- **维生素**：供细菌自身所需；也可被人体吸收利用

能量代谢

- **EMP途径（糖酵解）**：大多数细菌的基本代谢途径；产生能量少
- **戊糖磷酸途径**：产生能量少
- **需氧呼吸**：需氧菌和兼性厌氧菌的主要代谢途径；产生能量多
- **厌氧呼吸**：专性厌氧菌、兼性厌氧菌的代谢途径；产生能量少

分解代谢

- **生化反应**：不同细菌具有的酶不完全相同，对营养物质的分解能力不一样，导致代谢产物有差异，可用生物化学的方法来鉴别细菌
- **糖、醇分解试验**
  - 包括：葡萄糖、乳糖、蔗糖、棉子糖、甘露醇
  - 产物可以是酸性或中性产物，或有气体产生
- **氨基酸分解试验**
  - 色氨酸
  - 含硫氨基酸
  - 赖氨酸
  - 鸟氨酸
- **枸橼酸盐利用试验**：检测细菌对碳、氮源的利用情况
- **尿素酶试验**：检测细菌对尿素的分解情况

细菌的人工培养

用途

- 感染性疾病病原学诊断
- 研究：细菌生理、致病性、耐药性
- 生物制品的制备：疫苗、类毒素、抗毒素
- 生产：抗生素、维生素、氨基酸
- 基因工程中的应用

菌落特点（形成）

- 光滑型菌落
- 粗糙型菌落
- 黏液型菌落

方法

- **纯培养**
  - 分离培养：形成单个菌落，获得纯种细菌
  - 对纯种细菌大量扩增

根据组成和用途分类

- **基础培养基**：含细菌生长繁殖所需的基本营养成分；配制特殊培养基的基础
- **富集培养基**：根据某种细菌的特殊营养需求配制而成；满足该菌生长繁殖
- **选择性培养基**：在培养基中加入一些化学物质，从而抑制某些细菌生长，利于另一些细菌生长
- **鉴别培养基**：在培养基中加入底物和指示剂，根据细菌对底物的分解能力及代谢产物不同，区分不同种类细菌的培养基
- **厌氧培养基**：加入吸收或消耗氧气的物质，造成无氧环境；利于厌氧菌生长繁殖

根据物理性状分类

- **液体培养基**：含营养成分，不含琼脂粉；多用于单一细菌的扩增
- **半固体培养基**：在液体培养基中加入3~5g/L的琼脂粉；观察细菌动力，保存菌种
- **固体培养基**：在液体培养基中加入15g/L的琼脂粉；细菌的分离和纯化

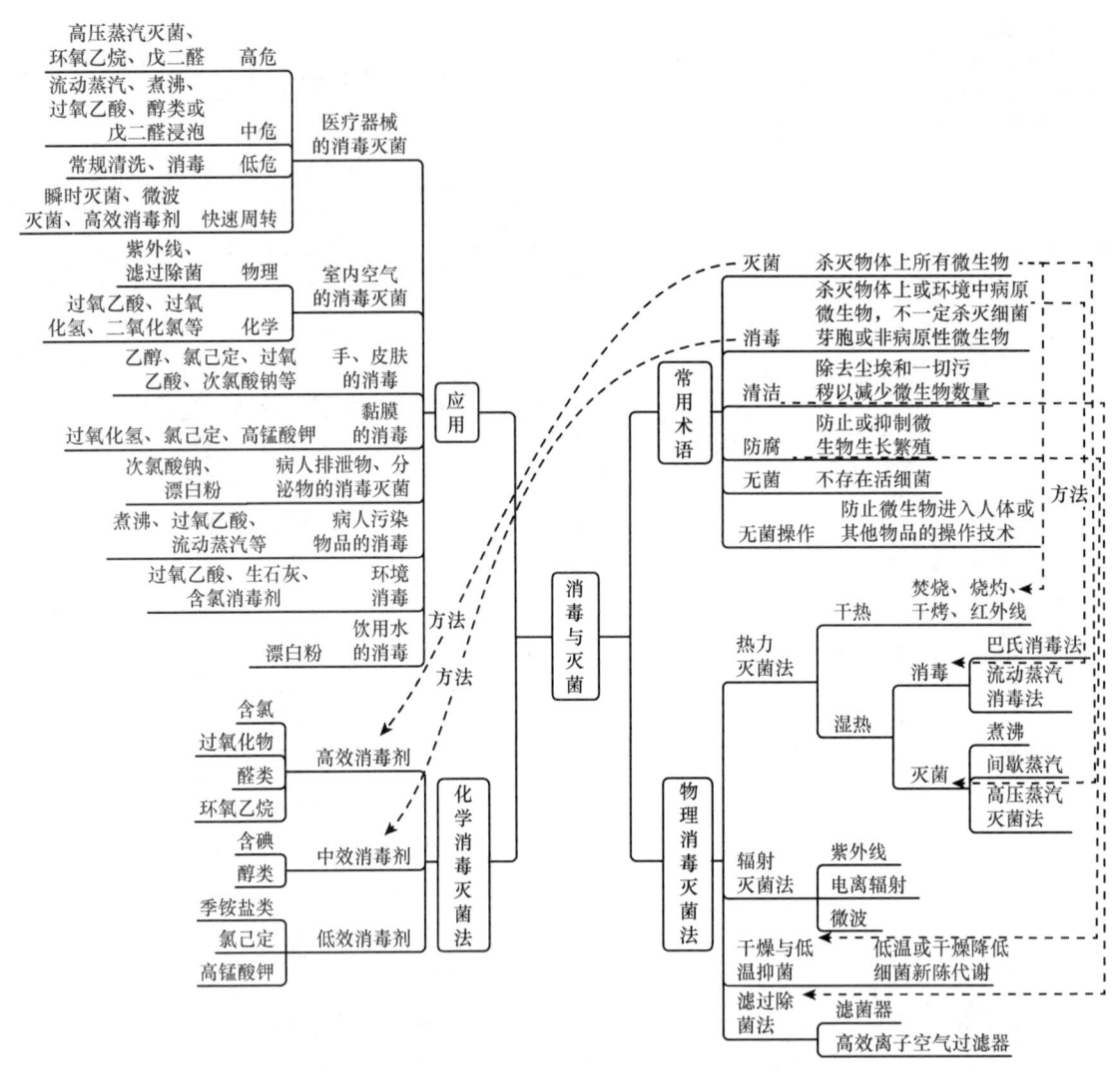

[思维导图：消毒与灭菌]

要点口诀：细菌生存需营养，温度酸碱需氧否？个体繁殖二分裂，群体生长分四期。分解代谢辨种属，合成代谢存利害。合理选用培养基，人工培养用途多。消毒灭菌与防腐，无菌操作要牢记。

三、英汉名词对照

1. obligate aerobe　专性需氧菌
2. microaerophilic bacterium　微需氧菌
3. obligate anaerobe　专性厌氧菌
4. facultative anaerobe　兼性厌氧菌
5. lag phase　延滞期
6. log phase　对数期
7. stationary phase　稳定期
8. decline phase　衰亡期
9. pyrogen　致热原
10. pure culture　纯培养物
11. colony　菌落
12. culture medium　培养基
13. sterilization　灭菌
14. disinfection　消毒
15. antisepsis　防腐
16. asepsis　无菌
17. aseptic operation　无菌操作
18. species　种

四、复习思考题

（一）名词解释

1. 专性需氧菌
2. 专性厌氧菌
3. 兼性厌氧菌
4. 致热原

5. 纯培养物
6. 菌落
7. 细菌生化反应
8. 培养基
9. 灭菌
10. 消毒
11. 无菌操作

（二）选择题

【A₁型题】

1. 多数细菌繁殖一代所需时间为（　　）
A. 5～10 分钟　　B. 20～30 分钟
C. 30～40 分钟　　D. 50～60 分钟
E. 2 小时

2. 研究细菌生物学性状最好选用哪个时期的细菌？（　　）
A. 延滞期　　B. 对数期　　C. 稳定期
D. 衰亡期　　E. 以上均可

3. 细菌在下列哪个时期中产生较多合成代谢产物？（　　）
A. 延滞期　　B. 对数期　　C. 稳定期
D. 衰亡期　　E. 以上均可

4. 下列物质中，不是细菌分解代谢产物的是（　　）
A. 吲哚　　B. 抗生素　　C. 硫化氢
D. 甲酸　　E. 乙酰甲基甲醇

5. 有关致热原的描述，错误的是（　　）
A. 革兰氏阴性菌的致热原就是其细胞壁中的脂多糖
B. 可被高压蒸汽灭菌所破坏
C. 液体中的致热原可用吸附剂或过滤等方法除去
D. 是细菌的一种合成代谢产物
E. 注入机体可致发热反应

6. 下列对细菌鉴定有意义的代谢产物是（　　）
A. 靛基质　　B. 色素　　C. 酸和气体
D. 硫化氢　　E. 以上均是

7. 与细菌致病作用有关的代谢产物不包括（　　）
A. 细菌素　　B. 侵袭性酶　　C. 内毒素
D. 外毒素　　E. 致热原

8. 关于细菌代谢产物的描述，错误的是（　　）
A. 产生致热原的细菌大多是革兰阴性菌
B. 250℃高温干烤才能破坏致热原
C. 外毒素毒性弱于内毒素
D. 细菌素具有一定的抗菌作用
E. 细菌产生色素必须要有适宜的营养、温度等条件

9. 硫化氢试验阳性的细菌是因为该细菌分解（　　）
A. 赖氨酸　　B. 胱氨酸　　C. 色氨酸
D. 精氨酸　　E. 鸟氨酸

10. 下列物质中，不是细菌合成代谢产物的是（　　）
A. 毒素　　B. 维生素　　C. 致热原
D. 抗毒素　　E. 抗生素

11. 去除致热原最好的方法是（　　）
A. 蒸馏法　　B. 高压蒸汽灭菌法
C. 滤过法　　D. 巴氏消毒法
E. 干烤法

12. 下列哪一项不是抗生素特点？（　　）
A. 可由真菌产生
B. 可由细菌产生
C. 可由放线菌产生
D. 只对产生菌有近缘关系的细菌有杀伤作用
E. 对微生物或肿瘤细胞有抑制作用

13. 以下哪项不是菌落的特点？（　　）
A. 肉眼可见的细菌集团
B. 多在固体培养基上形成
C. 可作为鉴别细菌的依据之一
D. 由一个细菌分裂繁殖形成
E. 不同细菌形成的菌落特征相同

14. 用于培养和区分不同细菌种类的培养基是（　　）
A. 基础培养基　　B. 营养培养基
C. 选择性培养基　　D. 鉴别培养基
E. 厌氧培养基

15. 大肠埃希菌 IMViC 试验的结果是（　　）
A. ＋－＋－　　B. ＋＋－－　　C. －－＋＋
D. －＋－＋　　E. ＋－－＋

16. 下列哪种试验用于鉴定细菌对氨基酸的分解能力不同？（　　）
A. 糖发酵试验　　B. VP 试验
C. 甲基红试验　　D. 枸橼酸盐利用试验
E. 吲哚试验

17. 半固体培养基的主要用途是（　　）
A. 分离单个菌落　　B. 鉴别菌种
C. 保存菌种、观察细菌有无运动能力
D. 增菌　　E. 检测细菌毒素

18. 庖肉培养基中加牛肉渣是为了（　　）
A. 增加营养成分　　B. 调节渗透压
C. 消耗氧气　　D. 看是否产生硫化氢
E. 调节 pH

19. SS 肠道选择培养基会添加哪种物质，以提高致病菌的检出率？（　　）
A. 抗生素　　B. 胆盐、煌绿　C. 氨基酸
D. 维生素　　E. 麦芽糖

20. 对微生物实验室实验材料消毒灭菌时，首选（　　）
A. 高压蒸汽灭菌　　B. 紫外线照射
C. 煮沸　　D. 化学消毒剂喷洒、浸泡
E. 干烤

21. 一本实验记录本的封面被细菌污染，适宜的消毒方法是（　　）
A. 干烤　　B. 高压蒸汽灭菌
C. 75%乙醇浸泡　　D. 紫外线照射
E. β射线照射

22. 关于湿热灭菌，哪种方法灭菌效果最好？（　　）
A. 流通蒸汽消毒法　　B. 高压蒸汽灭菌法
C. 巴氏消毒法　　D. 间歇蒸汽灭菌法
E. 煮沸法

23. 高压蒸汽灭菌法常用的压力、温度、时间组合是（　　）
A. 103.4kPa，121℃，15～20分钟
B. 103.4kPa，134℃，10分钟
C. 100kPa，115℃，20分钟
D. 100kPa，100℃，30分钟
E. 103.4kPa，120℃，10分钟

【A_2型题】
1. 某患者，因腹痛、腹泻、粪便带血而到医院就诊，医生取粪便标本送检，此时对标本正确的处理方式是（　　）
A. 直接涂片做革兰染色
B. 接种营养琼脂平板
C. 接种碱性蛋白胨水
D. 接种 SS 或麦康凯琼脂平板
E. 接种厌氧培养基

2. 某患者，因上呼吸道疼痛、咳嗽到医院就医，检查发现患者咽部红肿，有化脓性病灶。涂片染色镜检，发现有革兰氏阳性链状排列球菌，对标本进行分离培养，首选培养基是（　　）
A. 营养琼脂平板　　B. SS 琼脂平板
C. 血平板　　D. 巧克力平板
E. 庖肉培养基

3. 某传染病医院接收了 3 位伤寒沙门菌感染者住院治疗，为避免病原菌扩散，医院需对患者的排泄物进行消杀处理，正确的方法是（　　）
A. 紫外线照射　　B. 喷洒 70%乙醇
C. 戊二醛浸泡　　D. 喷洒次氯酸钠或漂白粉
E. 喷洒过氧乙酸

【A_3型题】
（1～3题共用题干）
某患者，男，25岁，到医院就诊时自述小便排出困难，次数多，并伴有剧烈的刺痛感，承认 5 天前有不洁性生活史。检查发现该患者外生殖器红肿，尿道口有黄白色分泌物。

1. 根据患者临床表现，此时应采集尿道口分泌物做（　　）
A. 不染色，直接镜检　　B. 革兰染色镜检
C. 抗酸染色镜检　　D. 荚膜染色镜检
E. 瑞氏染色镜检

2. 镜检发现细胞内有红色，似肾形，成双排列的球菌，结合临床症状，应考虑（　　）
A. 葡萄球菌感染　　B. 淋病奈瑟菌感染
C. 链球菌感染　　D. 脑膜炎奈瑟菌感染
E. 肺炎球菌感染

3. 在对该标本进行分离培养时，错误的操作是（　　）
A. 初次分离需供给 5% 的二氧化碳
B. 标本 4℃冷藏保存
C. 培养基需预温
D. 送检要迅速
E. 可在培养基中加万古霉素抑制杂菌生长

（4～5题共用题干）
某患者，近期因牙龈脓肿到医院就医，初步怀疑是细菌感染，取材做革兰染色发现标本中有大量革兰氏阴性杆菌，用营养琼脂平板做常规分离培养未长出细菌。

4. 分离培养阴性主要应考虑（　　）
A. 培养温度不适宜　　B. 可能是厌氧菌感染
C. 培养基营养不够　　D. 标本被污染
E. 培养时间不够

5. 如果重新进行分离培养，应考虑（　　）
A. 改用厌氧培养基，做厌氧培养
B. 提供二氧化碳环境
C. 改用血琼脂平板
D. 在培养基中加抗生素
E. 改变培养温度

【A_4型题】
（1～4题共用题干）
患儿，男，6岁，突发高热（40℃）、寒战到医院

急诊科就诊。父母诉说孩子2天前有低热、鼻塞、咽喉红肿等情况，以为是感冒引起，服用抗病毒颗粒后未见明显好转。今晨出现头痛、嗜睡，一度昏迷，并出现剧烈呕吐。医生查体发现患儿颈项强直，克尼格征阳性，手臂、大腿和臀部皮肤有鲜红色瘀斑。血常规检查白细胞总数 $16.5×10^9$/L，中性粒细胞83%，血小板 $67×10^9$/L。腰椎穿刺检查脑脊液呈米汤水样混浊，镜检见大量多核细胞。

1. 该患儿最可能感染的病原体是（ ）
A. 葡萄球菌　　　　　B. 肺炎链球菌
C. 破伤风梭菌　　　　D. 脑膜炎奈瑟菌
E. 乙型脑炎病毒

2. 如果要做初步诊断，可采集脑脊液做何种染色检查更具价值？（ ）
A. 抗酸染色　　　　B. 棉兰染色
C. 革兰染色　　　　D. 瑞氏染色　　E. 吉姆萨染色

3. 如果需做细菌分离培养，可考虑首选培养基是（ ）
A. 麦康凯平板　　　　B. 巧克力平板
C. 伊红美蓝平板　　　D. 营养琼脂平板
E. SS平板

4. 在进行分离培养时，需注意的事项是（ ）
A. 标本要注意保温
B. 培养需额外提供5%的二氧化碳
C. 在用药之前采集标本
D. 氧气要充足
E. 以上均是

（5～8题共用题干）
患儿，女，5岁。因高热、腹泻、嗜睡、意识模糊、精神状态极差而入院。家长诉说小孩腹痛、腹泻已2日，每日腹泻十余次，先为水样便，后便中带黏液并有血。医生查体患儿左下腹压痛明显，血常规检查示白细胞总数 $15×10^9$/L，中性粒细胞85%，血红蛋白94g/L。粪便检查外观呈黏液脓血样，镜下可见红细胞8～10个/高倍视野，白细胞20～22个高倍视野，以脓细胞居多，并可见巨噬细胞。

5. 粪便标本做细菌分离培养，最好选用何种类型的培养基（ ）
A. 基础培养基　　　　B. 增菌培养基
C. 选择性培养基　　　D. 半固体培养基
E. 厌氧培养基

6. 肠道致病菌在肠道分离培养基上的菌落特点是（ ）
A. 无色、半透明光滑菌落

B. 黄色光滑大菌落
C. 红色大菌落
D. 表面有皱纹、黏液型菌落
E. 肚脐状菌落

7. 如怀疑可疑菌落是志贺菌，如何与伤寒沙门菌做鉴别？（ ）
A. 接种液体培养基　　　B. 接种双糖铁培养基
C. 接种葡萄糖生化鉴定管　D. 接种乳糖生化鉴定管
E. 接种枸橼酸盐培养基

8. 为了达到良好的治疗效果，在做细菌鉴定的同时需要做（ ）
A. 因子血清分型　　　B. 基因测序
C. 毒力测试　　　　　D. 药物敏感试验
E. 内毒素检测

【B型题】
（1～4题共用备选答案）
A. 营养肉汤　　　　　B. 半固体培养基
C. 固体平板培养基　　D. 双糖铁培养基
E. 血平板

1. 用于细菌生化鉴定的是（ ）
2. 用于观察细菌有无动力的是（ ）
3. 用于细菌标本分离培养的是（ ）
4. 用于观察细菌能否产生溶血毒素的是（ ）

（5～9题共用备选答案）
A. 焚烧　　　　　　B. 高压蒸汽灭菌
C. 紫外线照射　　　D. 电离辐射　　E. 过滤除菌

5. 感染性动物模型尸体的灭菌方法是（ ）
6. 对物体表面或实验室空气消毒，常用的方法是（ ）
7. 有芽胞的细菌培养物常用的灭菌方法是（ ）
8. 含血清的人工培养基常用的灭菌方法是（ ）
9. 生产大批量一次性手术衣时,灭菌方法是（ ）

【X型题】
1. 对数期的细菌具有以下特点（ ）
A. 细菌繁殖迅速　　　　B. 形态最典型
C. 产生大量合成代谢产物　D. 对药物敏感
E. 染色性最好

2. 人工培养细菌的用途包括（ ）
A. 感染性疾病的诊断　　B. 疫苗生产
C. 细菌耐药性研究　　　D. 基因工程的应用
E. 生产酶制剂

3. 在营养琼脂平板上可以观察到的菌落特征包括（ ）
A. 大小　　　　B. 透明度　　　C. 是否溶血

D. 颜色　　　　　E. 光滑度
4. 能够杀灭细菌芽胞的有（　　）
A. 巴氏消毒法　　　B. 焚烧
C. 高效消毒剂　　　D. 高压蒸汽灭菌法
E. 碘酊
5. 下列符合无菌操作规范的是（　　）
A. 接种细菌时靠近酒精灯
B. 在生物安全柜内开启菌种
C. 实验时穿工作服、戴手套、口罩
D. 实验完毕，及时洗手
E. 在实验室饮食

（三）判断题

1. 革兰氏阳性菌和革兰氏阴性菌在中性或弱碱性的环境中均带负电。（　　）
2. 兼性厌氧菌对气体环境没有特殊要求，有氧、无氧均能生长。（　　）
3. 专性厌氧菌只能在无氧环境中进行发酵，氧气对其有毒害作用。（　　）
4. 细菌在人工培养基和动物体内生长繁殖，均出现典型的生长曲线。（　　）
5. 无菌是指没有任何细菌存在，包括死细菌。（　　）
6. 热力、辐射、滤过和低温均属于物理消毒灭菌法。（　　）
7. 在同一温度下，干热灭菌比湿热灭菌效果好。（　　）
8. 紫外线主要是通过干扰细菌蛋白质合成而使细菌变性或死亡。（　　）
9. 高压蒸汽灭菌法压力达到103.4kPa，温度达到121.3℃，维持15～20分钟能够杀灭包括朊粒在内所有的微生物。（　　）

（四）问答题

1. 叙述人工培养基的种类（按营养组成分类）及其用途。
2. 叙述细菌合成代谢产物及其医学意义。
3. 湿热灭菌法的分类及应用。

五、复习思考题参考答案和解析

（一）名词解释

1. 专性需氧菌：具有完善的呼吸酶系统，需要分子氧作为受氢体完成需氧呼吸，仅能在有氧环境下生长。
2. 专性厌氧菌：缺乏完善的呼吸酶系统，利用氧以外的其他物质作为受氢体，只能在低氧分压或无氧环境中进行发酵。
3. 兼性厌氧菌：具有需氧呼吸和无氧发酵两种功能，无论在有氧环境还是无氧环境中都能生长，但以有氧时生长较好。
4. 致热原：是细菌合成的一种注入人体或动物体内能引起发热反应的物质。产生致热原的细菌大多是革兰氏阴性菌，致热原即其细胞壁的脂多糖。
5. 纯培养物：挑取一个菌落转种到另一个培养基中，可生长出大量的纯种细菌，这些细菌称为纯培养物。
6. 菌落：单个细菌培养18～24小时后，经过无数代分裂繁殖，形成一堆肉眼可见的细菌集团，称为菌落。
7. 细菌生化反应：不同的细菌具有不同的酶系统，其对营养物质的分解能力亦有不同，因而其代谢产物有差别，利用生物化学的方法来检测代谢产物，从而鉴别不同细菌。
8. 培养基：是由人工方法配制而成，专供微生物生长繁殖使用的混合营养物制品。
9. 灭菌：是指杀灭物体上所有微生物的方法，包括杀灭细菌芽胞、病毒和真菌等在内的全部病原微生物和非病原微生物。
10. 消毒：是指杀死物体上或环境中的病原微生物，并不一定能杀死细菌芽胞或非病原微生物的方法。
11. 无菌操作：防止微生物进入人体或其他物品的操作技术。

（二）选择题

【A₁型题】

1. B。一般细菌大约20分钟繁殖一代，结核分枝杆菌18～20小时繁殖一代。
2. B。对数期的细菌形态、染色性、生理活性都比较典型，适合做多种研究。
3. C。外毒素、抗生素等合成代谢产物大都在稳定期产生。
4. B。抗生素是合成代谢产物，其他选项均为分解代谢产物。
5. B。致热原是一种细菌的合成代谢产物，即革兰氏阴性菌的细胞壁，注入人体可引起发热，可用蒸馏或过滤除去，但高压蒸汽灭菌不能破坏。
6. E。靛基质、酸、硫化氢属于细菌分解代谢产物，色素属于合成代谢产物，均对细菌鉴定有价值。

7. A。细菌素有抗菌活性，没有致病性。
8. C。细菌外毒素毒性强于内毒素，具有选择性毒害，引起特殊临床表现。
9. B。胱氨酸、半胱氨酸等含硫的氨基酸被细菌分解后产物之一是硫化氢，其他几种氨基酸不含硫，细菌分解后没有硫化氢产生。
10. D。抗毒素是类毒素刺激机体产生的抗体，不是细菌合成代谢产物。
11. A。蒸馏法、滤过法和250℃高温干烤可以破坏致热原，但蒸馏法效果最好。巴氏消毒法和高压蒸汽灭菌法不能破坏致热原。
12. D。抗生素可由细菌、放线菌和真菌产生，对微生物、肿瘤有较广的杀灭作用。只对近缘关系菌有杀伤作用是细菌素的特点。
13. E。菌落是由一个细菌在固体培养基上经过分裂繁殖形成的肉眼可见的细菌集团，不同细菌形成的菌落特征会有所不同，可用于鉴别细菌。
14. D。鉴别培养基是根据细菌对糖类、蛋白质的分解能力不同，在培养基中加入底物和指示剂用以区分不同细菌的。
15. B。大肠埃希菌能够分解色氨酸、分解葡萄糖产酸，所以靛基质（I）、甲基红（M）试验为阳性；大肠埃希菌分解葡萄糖后不能产生乙酰甲基甲醇、不能利用枸橼酸盐，所以VP试验（Vi）和枸橼酸盐利用试验（C）为阴性。
16. E。糖发酵试验、VP试验、甲基红试验是检测细菌分解糖类的能力，枸橼酸盐利用试验是检测利用无机盐的能力，吲哚试验是检测细菌能否分解色氨酸。
17. C。半固体培养基常用于保存菌种、观察细菌有无运动能力。
18. C。牛肉渣中的不饱和脂肪酸能够吸收氧气，造成无氧环境，利于厌氧菌生长。
19. B。胆盐抑制革兰氏阳性菌，煌绿抑制大肠埃希菌，利于粪便标本中的致病菌生长。
20. A。高压蒸汽灭菌法灭菌效果好，是最常用的灭菌方法。
21. D。紫外线常用于物体表面或空气的消毒。
22. B。高压蒸汽灭菌法达到的温度最高，穿透力更强，灭菌效果更佳。
23. A。为达到灭菌效果，高压蒸汽灭菌法常用103.4kPa，121℃，15～20分钟组合。

【A₂型题】
1. D。粪便标本里细菌种类和数量众多，一般不做革兰染色，不接种营养琼脂平板进行培养，但接种SS或麦康凯等选择性培养基更利于分离出致病菌。
2. C。疑似链球菌感染，其对营养要求较高，选用血平板，有利于链球菌生长，还可观察是否溶血。
3. D。对患者排泄物用含氯高效消毒剂效果更好。

【A₃型题】
1. B。革兰染色是适用范围最广的染色方法，能对细菌进行初步鉴定。
2. B。革兰氏阴性成双排列的球菌多见于奈瑟菌属，根据患者临床表现，首先考虑淋病奈瑟菌感染。
3. B。奈瑟菌属不耐低温，标本冷藏易致其死亡，导致分离失败。
4. B。牙龈脓肿多由厌氧菌感染所致，常规培养不易长出细菌。
5. A。厌氧菌培养需要使用厌氧培养基，提供无氧环境。

【A₄型题】
1. D。根据患者出现的临床表现，中枢神经系统感染可能性较大，血常规、脑脊液检查倾向于细菌性感染，脑膜炎奈瑟菌是引起此类感染的常见病原菌。
2. C。革兰染色是最常用的细菌染色方法，如果在脑脊液标本中检出革兰氏阴性成双排列的细菌具有较大价值。
3. B。脑膜炎奈瑟菌对营养要求较高，培养基中需含有血清、血液才能满足其生长需要，多用80℃以上加温的含血培养基（巧克力平板）进行分离培养。
4. E。脑膜炎奈瑟菌对低温敏感，标本需保温、及时送检，其为专性需氧菌，5%二氧化碳条件下生长更好，在用抗生素之前采集标本阳性率更高。
5. C。粪便标本细菌种类繁多，为了分离得到致病菌，最好选用含乳糖、中性红等指示剂的肠道选择性培养基。
6. A。一般而言，肠道主要致病菌（沙门菌、志贺菌）不分解乳糖，在选择性培养基上呈无色、半透明光滑菌落。
7. B。伤寒沙门菌与志贺菌生化结果相似，但伤寒沙门铁菌在双糖铁培养基中硫化氢和动力均为阳性，而志贺菌均为阴性。
8. D。志贺菌容易出现多重耐药，需要药物敏感试验结果指导临床用药。

【B型题】
1. D。双糖铁培养基是初步鉴别肠道致病菌的常用培养基。

2. B。观察细菌有无动力，常将其穿刺接种至半固体培养基中观察生长情况。

3. C。固体平板培养基常用来做分离培养，以达到分离、纯化细菌的目的。

4. E。血平板中含有新鲜红细胞，如果细菌产生溶血毒素，会导致红细胞溶解破坏，呈现α溶血或β溶血。

5. A。感染性动物模型尸体通常采用高温焚烧以达到彻底灭菌效果。

6. C。紫外线常用来对空气或物体表面进行消毒。

7. B。含芽胞的培养物常选用高压蒸汽灭菌来灭活。

8. E。为了不破坏其中的营养物质，含血清的培养基多用过滤法除菌。

9. D。一次性使用的手术衣多用电离辐射消毒。

【X 型题】

1. ABDE。对数期的细菌繁殖迅速，形态、染色等生理特征最典型，对药物敏感性好，稳定期的细菌才产生大量合成代谢产物。

2. ABCDE。感染性疾病的诊断、疫苗生产、细菌耐药性研究、基因工程的应用、生产酶制剂等均是细菌分离培养的用途。

3. ABDE。在营养琼脂平板上可以观察到菌落的大小、透明度、颜色和光滑度，但是溶血情况需在血平板上才可观察到。

4. BCD。焚烧、高效消毒剂、高压蒸汽灭菌法均能有效杀灭芽胞，巴氏消毒法和碘酊不能有效杀灭芽胞。

5. ABCD。在实验室饮食易造成实验室感染，应严格禁止，其余几项为规范化的无菌操作。

（三）判断题

1. T。革兰阳性菌的等电点 pH 为 2～3，革兰阴性菌的等电点 pH 为 4～5，所以在中性或弱碱性的环境细菌都带负电。

2. T。兼性厌氧菌具有需氧呼吸和无氧发酵两种功能，有氧、无氧均能生长。

3. T。专性厌氧菌缺乏完善的呼吸酶系统，不能利用分子氧。

4. F。细菌生长曲线只在体外人工液体培养基上才能看到，在人类、动物体内繁殖时，受环境和免疫因素的影响，不会出现典型的生长曲线。

5. F。无菌是指不存在活细菌。

6. T。灭菌方法分为物理灭菌法和化学灭菌法，依靠温度、滤过、射线照射等来灭菌的方法都属于物理灭菌法。

7. F。湿热灭菌法穿透力比干热灭菌法强，湿热灭菌法更易使细菌蛋白质变性，湿热灭菌法的蒸汽能释放潜热来杀菌，所以同种温度下，湿热灭菌法的灭菌效果更好。

8. F。紫外线主要是通过干扰细菌 DNA 的复制与转录，使细菌变性或死亡。

9. F。高压蒸汽灭菌法压力达到 103.4kPa，温度达到 121.3℃，维持 15～20 分钟能够杀灭包括细菌芽胞在内的所有微生物，但不能灭活朊粒。

（四）问答题

1. 见思维导图。

2.

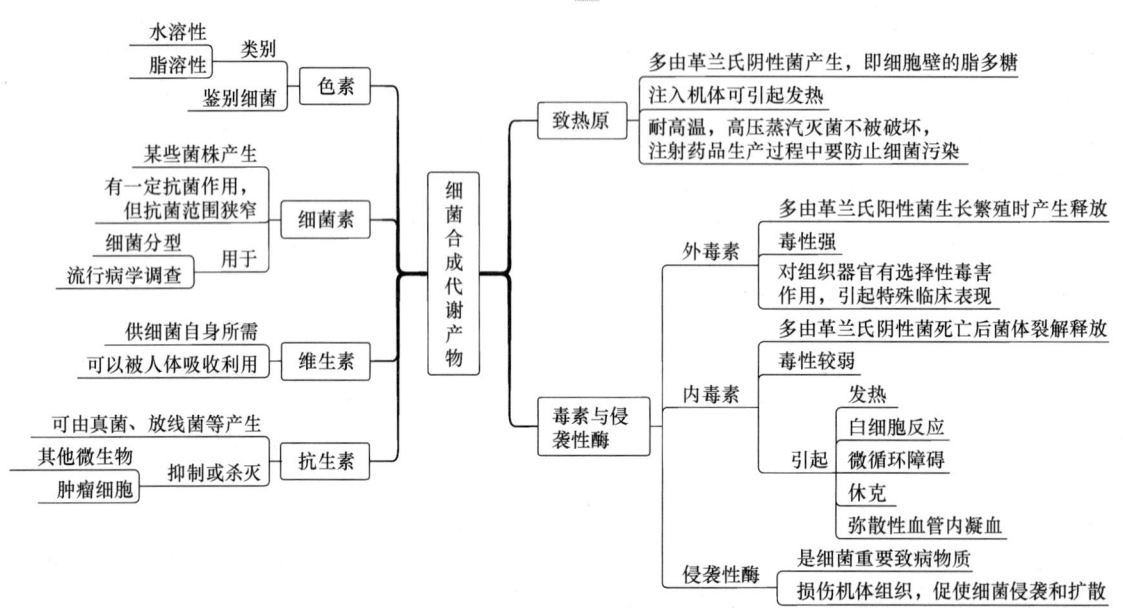

3.

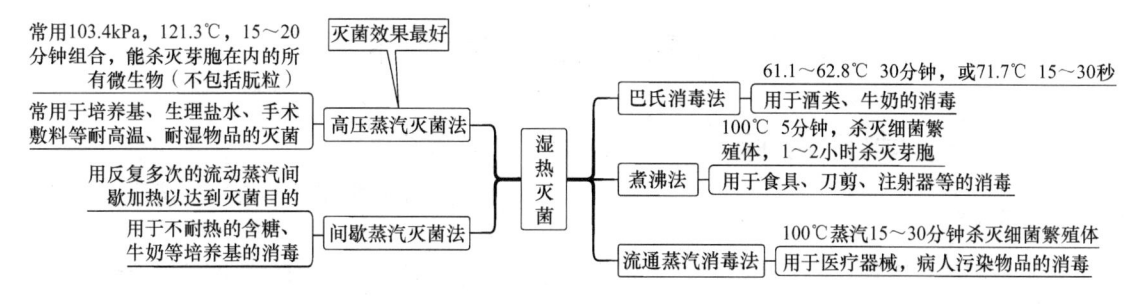

```
                                                    ┌─ 巴氏消毒法 ─── 61.1~62.8℃ 30分钟，或71.7℃ 15~30秒
常用103.4kPa，121.3℃，15~20 ── 灭菌效果最好              │              └─ 用于酒类、牛奶的消毒
分钟组合，能杀灭芽胞在内的所    │
有微生物（不包括朊粒）          │                         │              ┌─ 100℃ 5分钟，杀灭细菌繁
                          ── 高压蒸汽灭菌法 ──┐           │              │  殖体，1~2小时杀灭芽胞
常用于培养基、生理盐水、手术    │               ├─ 湿热灭菌 ─┼─ 煮沸法 ───┤
敷料等耐高温、耐湿物品的灭菌    │               │           │              └─ 用于食具、刀剪、注射器等的消毒
                            ──间歇蒸汽灭菌法──┘           │
用反复多次的流动蒸汽间          │                         │              ┌─ 100℃蒸汽15~30分钟杀灭细菌繁殖体
歇加热以达到灭菌目的            │                         └─流通蒸汽消毒法┤
                             │                                         └─ 用于医疗器械，病人污染物品的消毒
用于不耐热的含糖、
牛奶等培养基的消毒
```

（张才军）

第三章 噬菌体

一、学习目标

（一）知识目标

1. 能够阐述噬菌体、烈性噬菌体、温和噬菌体的概念。
2. 能够归纳噬菌体的生物学性状。
3. 能够分析烈性噬菌体的增殖过程。
4. 能够理解温和噬菌体对宿主菌的作用。

（二）技能目标

1. 能够根据噬菌体感染宿主菌的特点来鉴定细菌。
2. 能够将噬菌体相关知识应用于细菌性感染的治疗。

（三）情感、态度和价值观目标

通过学习噬菌体与宿主菌的相互关系全面理解微生物与微生物的关系。

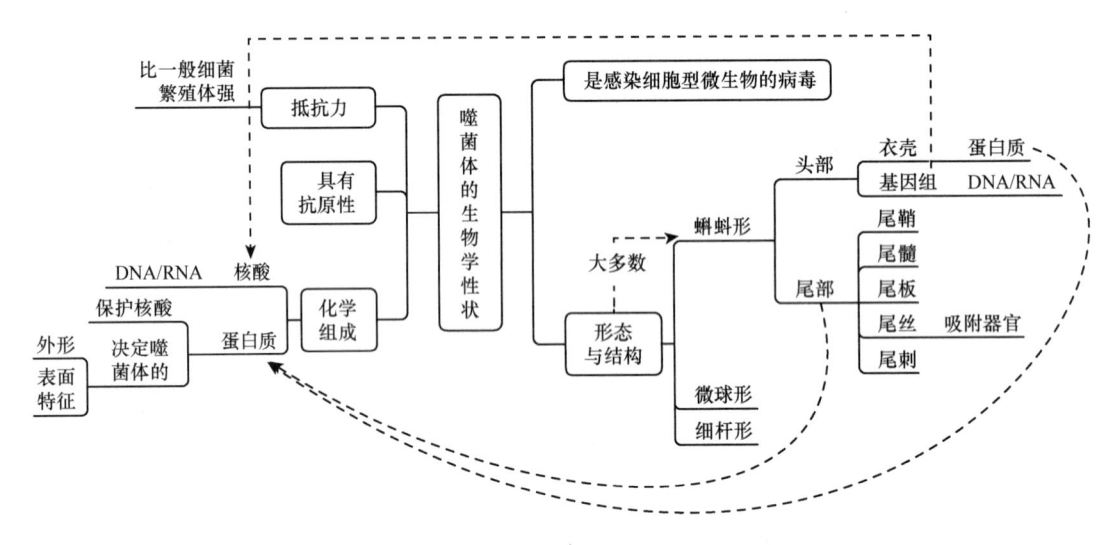

二、思维导图

噬菌体的种类与应用

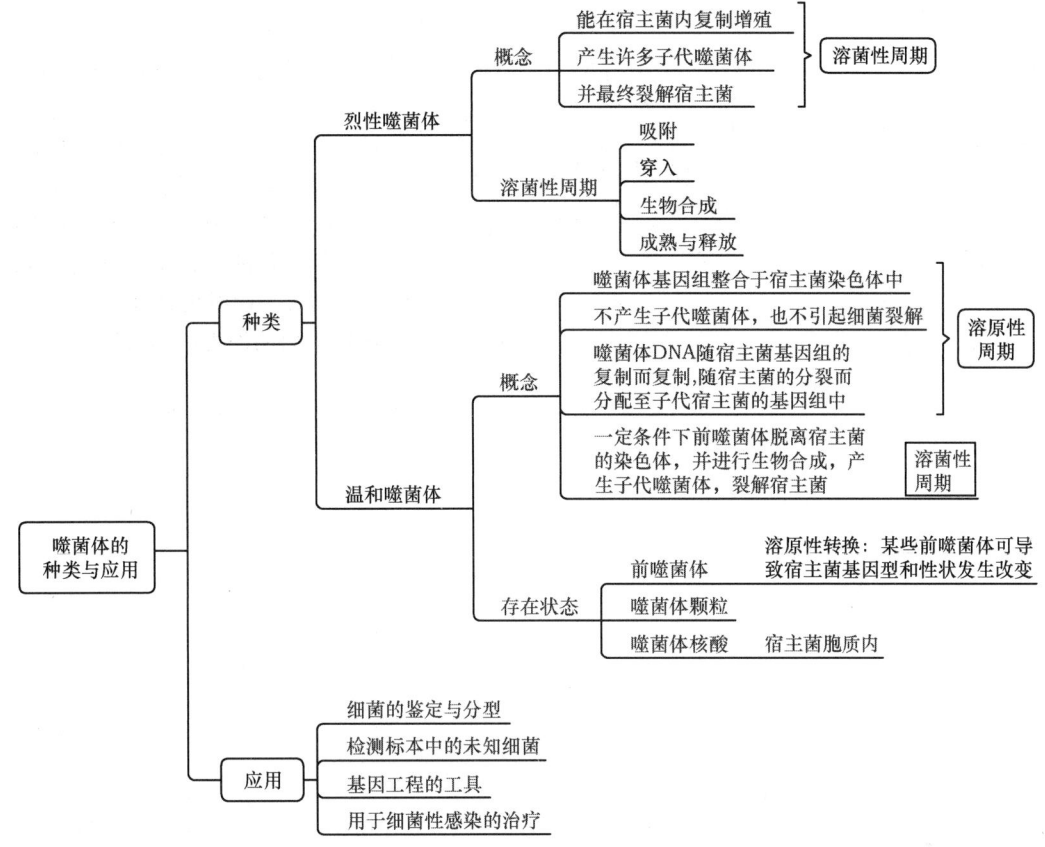

- **种类**
  - **烈性噬菌体**
    - 概念：能在宿主菌内复制增殖，产生许多子代噬菌体，并最终裂解宿主菌（溶菌性周期）
    - 溶菌性周期：吸附、穿入、生物合成、成熟与释放
  - **温和噬菌体**
    - 概念：
      - 噬菌体基因组整合于宿主菌染色体中
      - 不产生子代噬菌体，也不引起细菌裂解
      - 噬菌体DNA随宿主菌基因组的复制而复制，随宿主菌的分裂而分配至子代宿主菌的基因组中
      - （以上为溶原性周期）
      - 一定条件下前噬菌体脱离宿主菌的染色体，并进行生物合成，产生子代噬菌体，裂解宿主菌（溶菌性周期）
    - 存在状态：
      - 前噬菌体——溶原性转换：某些前噬菌体可导致宿主菌基因型和性状发生改变
      - 噬菌体颗粒
      - 噬菌体核酸——宿主菌胞质内
- **应用**
  - 细菌的鉴定与分型
  - 检测标本中的未知细菌
  - 基因工程的工具
  - 用于细菌性感染的治疗

要点口诀：菌之病毒噬菌体，分作毒性与温和。细菌鉴定与治疗，噬菌体来显身手。

三、英汉名词对照

1. bacteriophage 噬菌体
2. virulent phage 烈性噬菌体
3. temperate phage 温和噬菌体
4. prophage 前噬菌体

四、复习思考题

（一）名词解释

参考"英汉名词对照"

（二）选择题

【A₁型题】

1. 噬菌体属于（　　）
A. 原核细胞型微生物　B. 真核细胞型微生物
C. 非细胞型微生物　　D. 寄生虫
E. 以上都不是

2. 烈性噬菌体增殖的过程不包括（　　）
A. 吸附　　　B. 穿入　　　C. 脱壳
D. 生物合成　E. 装配与释放

【B型题】

（1～3题共用备选答案）
A. 烈性噬菌体　　B. 温和噬菌体
C. 前噬菌体　　　D. 子代噬菌体
E. 溶原性噬菌体

1. 只有溶菌性周期没有溶原性周期的是（　　）
2. 既有溶菌性周期又有溶原性周期的是（　　）
3. 整合至宿主菌染色体上的噬菌体基因组是（　　）

（三）问答题

烈性噬菌体和温和噬菌体感染细菌各有何特点？

五、复习思考题参考答案和解析

（一）名词解释

参考"英汉名词对照"

（二）选择题

【A₁型题】

1. C。噬菌体是感染细菌、真菌、放线菌或螺旋体等微生物的病毒,是非细胞型微生物。
2. C。(详见问答题)

【B型题】
1. A。烈性噬菌体只有溶菌性周期。
2. B。温和噬菌体有溶原性周期,又有溶菌性周期。
3. C。整合在宿主菌染色体上的温和噬菌体基因组称为前噬菌体。

(三)问答题

烈性噬菌体在宿主菌内以复制方式进行增殖,增殖过程包括吸附、穿入、生物合成、成熟与释放四个阶段。从其吸附至宿主菌裂解释放出子代噬菌体为止,称为噬菌体的复制周期或溶菌性周期。温和噬菌体吸附后,其基因组整合于宿主菌基因组中,可随细菌染色体的复制而复制,并通过细菌的分裂而世代传递,同时也具有产生成熟子代噬菌体和裂解宿主菌的潜力,称为溶原性。

(李 贞 付书雅)

第四章 细菌的遗传与变异

一、学习目标

(一)知识目标

1. 能够归纳细菌遗传变异相关的物质。
2. 能够分析细菌变异的机制。
3. 能够认识细菌的常见变异现象。

(二)技能目标

1. 能够应用细菌的遗传变异知识，解决医学上的实际问题。
2. 能够提出诱导细菌发生定向变异的方案。

(三)情感、态度和价值观目标

根据细菌遗传与变异相关的知识，理解临床诊治细菌性疾病时，我们要警惕细菌可能发生的变异。

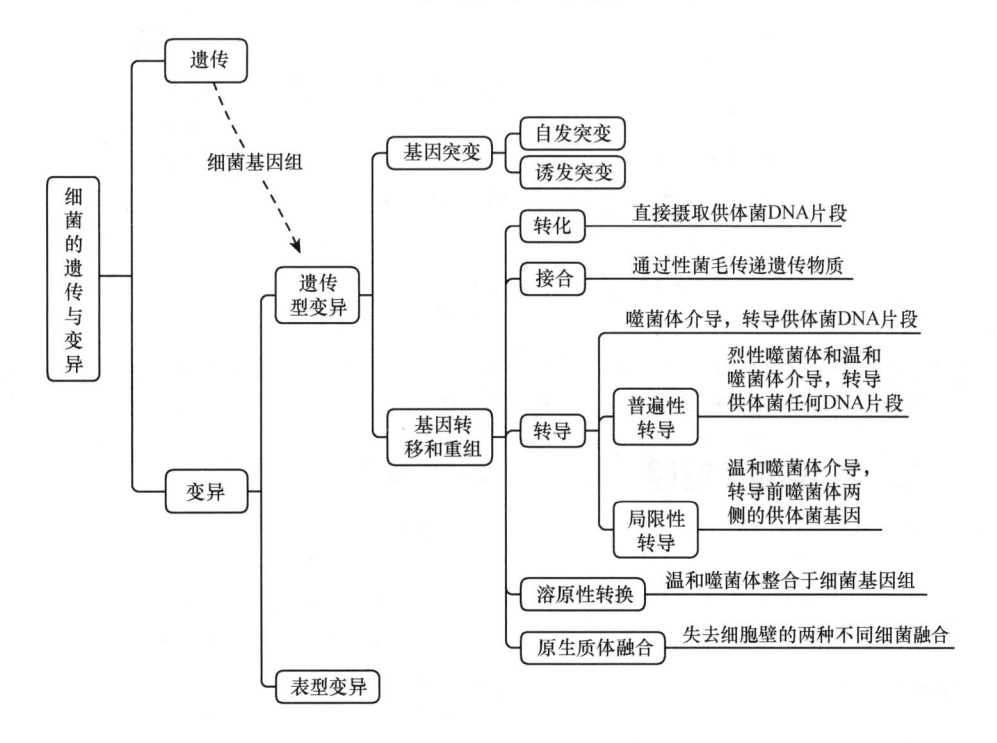

二、思维导图

细菌的遗传与变异
- 遗传
  - 细菌基因组
- 变异
  - 遗传型变异
    - 基因突变
      - 自发突变
      - 诱发突变
    - 基因转移和重组
      - 转化：直接摄取供体菌DNA片段
      - 接合：通过性菌毛传递遗传物质
      - 转导
        - 噬菌体介导，转导供体菌DNA片段
        - 普遍性转导：烈性噬菌体和温和噬菌体介导，转导供体菌任何DNA片段
        - 局限性转导：温和噬菌体介导，转导前噬菌体两侧的供体菌基因
      - 溶原性转换：温和噬菌体整合于细菌基因组
      - 原生质体融合：失去细胞壁的两种不同细菌融合
  - 表型变异

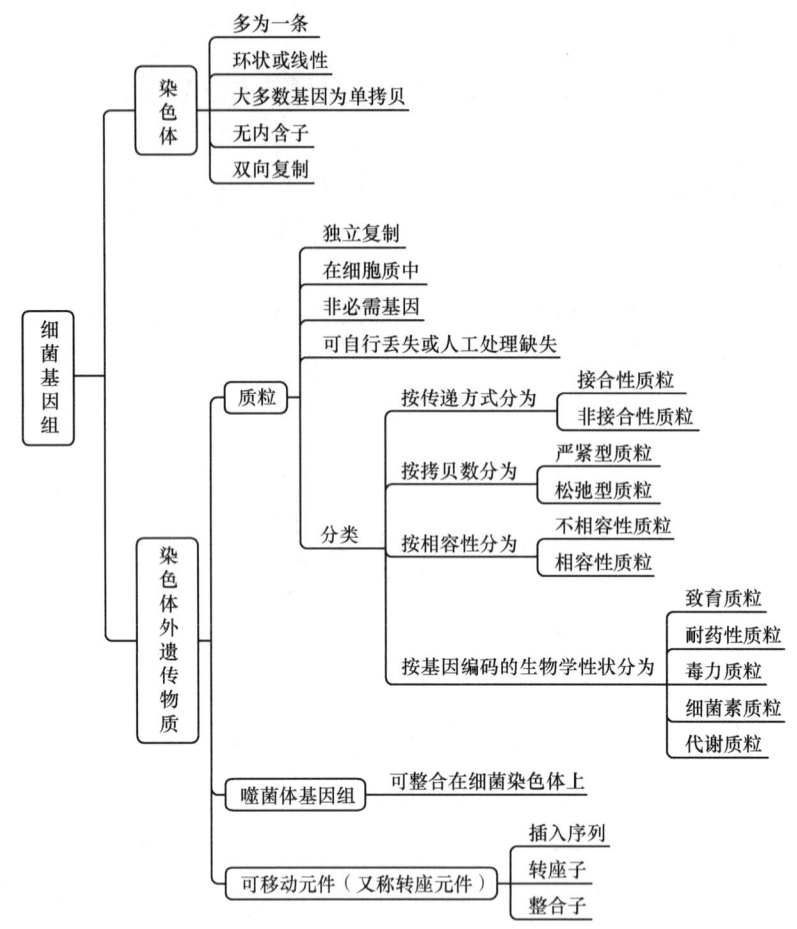

```
                            ┌─ 多为一条
                            ├─ 环状或线性
                    ┌─染色体─┼─ 大多数基因为单拷贝
                    │        ├─ 无内含子
                    │        └─ 双向复制
                    │
                    │                  ┌─ 独立复制
                    │                  ├─ 在细胞质中
                    │                  ├─ 非必需基因
                    │                  ├─ 可自行丢失或人工处理缺失
                    │                  │                      ┌─ 接合性质粒
                    │                  │        ┌─按传递方式分为┤
                    │        ┌─质粒────┤        │              └─ 非接合性质粒
细菌基因组─┬─染色体外│        │        │              ┌─ 严紧型质粒
           │  遗传物质│        │        ├─按拷贝数分为─┤
           │          │        │        │              └─ 松弛型质粒
           │          │        │ 分类─┤              ┌─ 不相容性质粒
           │          │        │        ├─按相容性分为─┤
           │          │        │        │              └─ 相容性质粒
           │          │        │        │                      ┌─ 致育质粒
           │          │        │        │                      ├─ 耐药性质粒
           │          │        └        └─按基因编码的生物学性状分为┼─ 毒力质粒
           │          │                                         ├─ 细菌素质粒
           │          │                                         └─ 代谢质粒
           │          │
           │          ├─ 噬菌体基因组 ── 可整合在细菌染色体上
           │          │                              ┌─ 插入序列
           │          └─ 可移动元件（又称转座元件）──┼─ 转座子
           │                                         └─ 整合子
```

要点口诀：细菌基因组，复杂又多变，核质质粒整合子，还有插入与转座，可别忘了噬菌体。基因转移与重组，转化接合和转导，溶原性转换要注意，还有原生质体融合。

三、英汉名词对照

1. genome　基因组
2. chromosome　染色体
3. plasmid　质粒
4. transformation　转化
5. conjugation　接合
6. transduction　转导
7. lysogenic conversion　溶原性转换
8. protoplast fusion　原生质体融合
9. genetic engineering　基因工程

四、复习思考题

（一）名词解释

1. 转化
2. 转导

（二）选择题

【A₁型题】

1. 关于质粒叙述错误的是（　　）
A. 细菌染色体外的遗传物质
B. 细菌生命活动所必需的结构
C. 可以丢失
D. 能自行复制
E. 与某些细菌的耐药性有关

2. 不属于细菌基因转移与重组的方式是（　　）
A. 突变　　　　B. 转化　　　　C. 接合
D. 转导　　　　E. 溶原性转换

【B型题】

（1~2题共用备选答案）
A. 转化　　　　B. 转导　　　　C. 接合
D. 溶原性转换　　E. 原生质体融合

1. 通过性菌毛连接沟通，将 DNA 从供体菌转移至

受体菌,称为（　　）
2. 细菌染色体整合有前噬菌体而获得新的遗传性状,称为（　　）
(3~4题共用备选答案)
  A. 形态结构变异　　　B. 耐药性变异
  C. 荚膜变异　　　　　D. 毒力变异
  E. 菌落变异
3. H-O变异属于（　　）
4. 卡介苗（BCG）是细菌经（　　）制成的。

【X型题】
1. 细菌遗传变异相关的物质有（　　）
  A. 质粒　　　　B. 染色体　　　C. 噬菌体
  D. 转座子　　　E. 插入序列
2. 细菌遗传变异相关知识可被应用于（　　）
  A. 耐药性防控　　　　B. 疫苗研制
  C. 流行病学分析　　　D. 致癌物质检测
  E. 基因工程

(三) 判断题
1. 局限性转导转移的基因是噬菌体基因。（　　）
2. 普遍性转导转移的基因是宿主菌染色体及质粒上任何部位的基因。（　　）

(四) 问答题
1. 质粒的主要特性是什么？根据基因编码的生物学性状来分类,质粒可以分为哪几类？
2. 细菌是怎么发生变异的？

五、复习思考题参考答案和解析

(一) 名词解释

1. 转化：受体菌直接摄取供体菌DNA片段而获得新的遗传性状的过程。
2. 转导：由噬菌体介导,将供体菌的DNA片段转入受体菌,重组后使受体菌获得供体菌的部分遗传性状。

(二) 选择题

【A₁型题】
1. B。质粒是细菌染色体外具有独立复制能力的遗传物质,携带与细菌生命活动非必需的基因,可自行丢失或通过人工处理缺失,赋予宿主的某些生物学性状亦随之消失。
2. A。细菌基因转移与重组的方式包括转化、接合、转导、溶原性转换和原生质体融合。

【B型题】
1. C。接合是细菌通过性菌毛将遗传物质从供体菌传递给受体菌的方式。
2. D。溶原性转换指温和噬菌体整合于细菌基因组使细胞获得新的遗传性状。
3. A。有鞭毛的细菌变异后可失去鞭毛称为H-O变异,属于形态结构变异。
4. D。BCG是有毒力的牛分枝杆菌在含甘油、胆汁、马铃薯的培养基上经13年230次传代后获得的减毒菌株,属于毒力变异。

【X型题】
1. ABCDE。细菌遗传变异相关的物质有染色体、质粒、噬菌体基因组、可移动元件,其中可移动元件包括插入序列、转座子、整合子。
2. ABCDE。细菌遗传变异在细菌学诊断、耐药性防控、疫苗研制、流行病学分析、致癌物质检测、基因工程方面的应用都具有重要的意义。

(三) 判断题

1. F。局限性转导是由温和噬菌体介导,是前噬菌体从宿主菌染色体上脱离时发生偏差,将前噬菌体及两侧的宿主菌染色体基因转移到受体菌,使受体菌的遗传性状发生改变。
2. T。烈性噬菌体和温和噬菌体都可能介导普遍性转导。其错误装配细菌DNA片段的状况是随机的,供体菌内任何基因片段都有可能被误装入噬菌体内。

(四) 问答题

1. 参见本章"思维导图"。
2. 参见本章"思维导图"。

（张　慧　马碧书）

第五章 细菌的耐药性

一、学习目标

（一）知识目标
1. 能够阐述细菌耐药性的概念及细菌的耐药机制。
2. 能够说明细菌耐药性的防治原则。
3. 能够认识抗菌药物的种类和作用机制。

（二）技能目标
1. 能够举一反三，将细菌产生的钝化酶与对应的抗菌药物联系起来。
2. 能够分析临床常见的耐药现象产生的原因。

（三）情感、态度和价值观目标
1. 能够认识细菌耐药性的危害，深刻领会不能滥用抗菌药物，并能在今后的工作生活中遵守职业规范。
2. 能够结合细菌与抗菌药物之间的关系，辩证地看待问题，学会尊重生命，热爱生命，具备医学生的责任心和使命感。

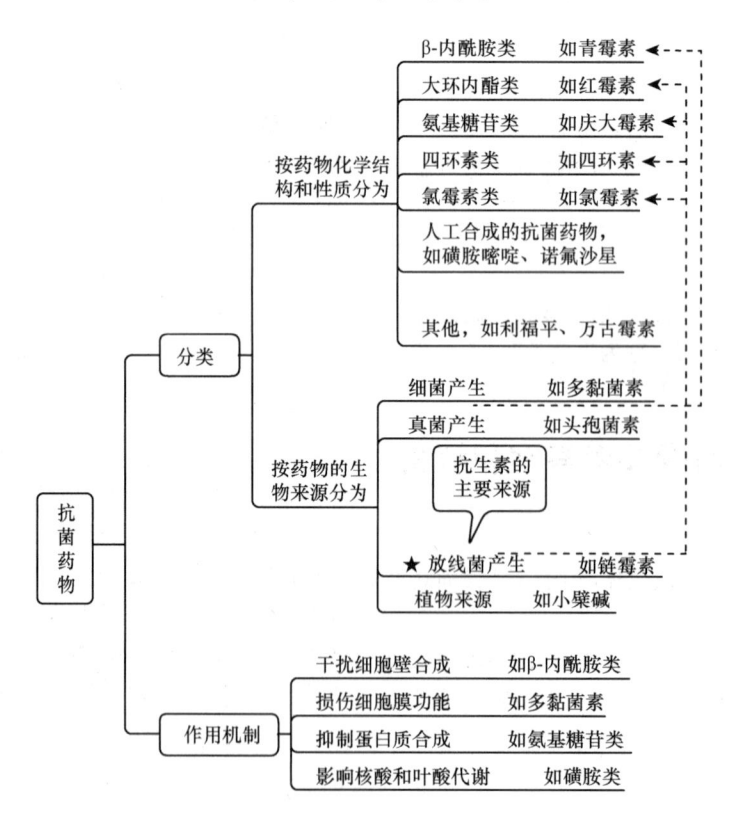

二、思维导图

抗菌药物
- 分类
  - 按药物化学结构和性质分为
    - β-内酰胺类　　如青霉素
    - 大环内酯类　　如红霉素
    - 氨基糖苷类　　如庆大霉素
    - 四环素类　　　如四环素
    - 氯霉素类　　　如氯霉素
    - 人工合成的抗菌药物，如磺胺嘧啶、诺氟沙星
    - 其他，如利福平、万古霉素
  - 按药物的生物来源分为
    - 细菌产生　　如多黏菌素
    - 真菌产生　　如头孢菌素
    - ★放线菌产生　如链霉素（抗生素的主要来源）
    - 植物来源　　如小檗碱
- 作用机制
  - 干扰细胞壁合成　　　如β-内酰胺类
  - 损伤细胞膜功能　　　如多黏菌素
  - 抑制蛋白质合成　　　如氨基糖苷类
  - 影响核酸和叶酸代谢　如磺胺类

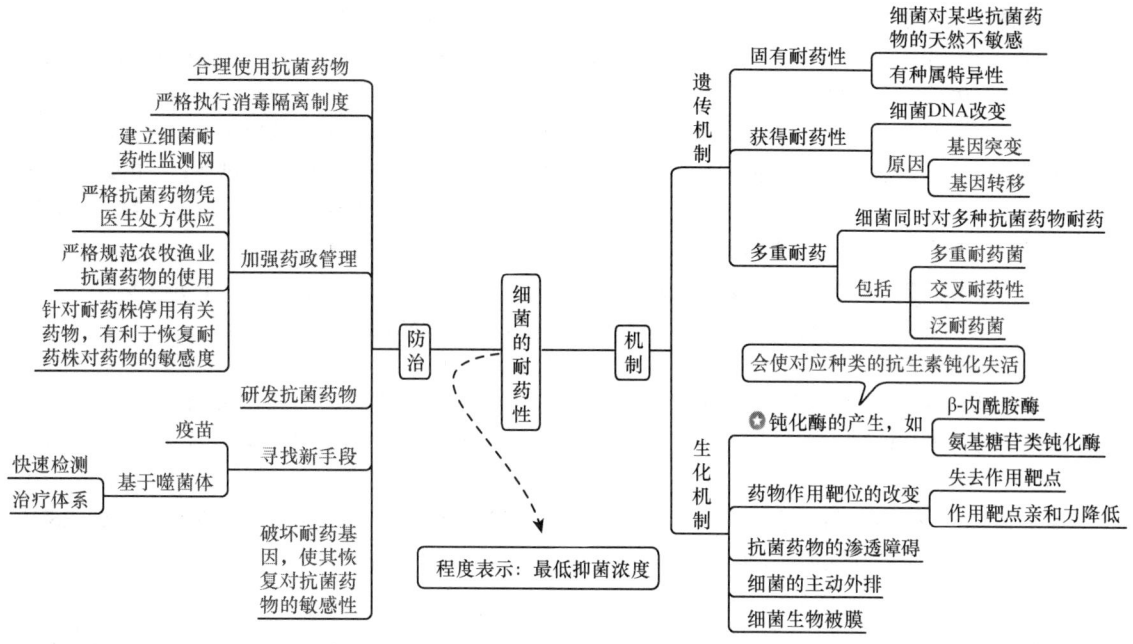

要点口诀：抗菌药物杀或抑，机制涉及菌全身。细菌耐药两类型，固有获得不同谋。合理应用抗菌药，多管齐下防耐药。

三、英汉名词对照

1. antimicrobial agent　抗菌药物
2. minimum inhibitory concentration，MIC　最低抑菌浓度
3. multidrug resistance，MDR　多重耐药性
4. modified enzyme　钝化酶

四、复习思考题

（一）名词解释

1. 抗菌药物
2. multidrug resistance，MDR
3. 钝化酶

（二）选择题

【A₁型题】

1. 下列属于细菌耐药的情况是（　　）
A. 药物对细菌的常用治疗浓度等于其最低抑菌浓度
B. 药物对细菌的常用治疗浓度大于其最高抑菌浓度
C. 药物对细菌的常用治疗浓度小于其最高抑菌浓度
D. 药物对细菌的最低抑菌浓度大于药物的常用治疗浓度
E. 药物对细菌的最低抑菌浓度小于药物的常用治疗浓度

2. 下列治疗方法中，不利于防止耐药菌株产生的是（　　）
A. 应尽量使用广谱抗菌药物
B. 用药前做药物敏感试验
C. 必要时可联合用药
D. 可交替使用抗菌药物
E. 应给予适当剂量的药物

【A₂型题】

患者，女，45岁，因尿频、尿急、肉眼血尿收住入院，临床诊断为尿路感染，给予第三代头孢菌素静脉滴注治疗，1周后症状减轻出院。10天后复发再次入院。细菌培养：大肠埃希菌（ESBL+）。进一步做药物敏感试验后，改用呋喃妥因治疗好转后出院。该菌的耐药机制是（　　）
A. 细菌的主动外排
B. 与耐药质粒无关的基因突变
C. 药物作用靶位发生改变
D. 细菌通过改变自身代谢逃避抗菌药物作用
E. 细菌产生钝化酶，使药物失去抗菌活性

【B型题】

（1～5题共用备选答案）
A. 交叉耐药　　　　　B. 泛耐药
C. 药物作用靶位改变　D. 抗菌药物的渗透障碍
E. 钝化酶的产生

1. 对头孢菌素类抗菌药耐药的细菌，在做药物敏感试验时，发现其同时对青霉素类抗菌药耐药，这是因为其产生了（　　）。
2. 细胞膜上微孔缺失，亚胺培南无法进入胞内而失去抗菌活性，这属于细菌的哪种耐药机制？（　　）
3. 青霉素结合蛋白的改变，导致对β-内酰胺类抗菌药耐药，这属于细菌的哪种耐药机制？（　　）
4. 发现一株铜绿假单胞菌，除多黏菌素外，对临床上的抗菌药物均耐药，这一现象称为（　　）
5. 耐药菌产生能灭活林可霉素的核苷转移酶，这属于细菌的哪种耐药机制？（　　）

【X 型题】
下列属于β-内酰胺类抗菌药的是（　　）
A. 青霉素　　B. 红霉素　　C. 万古霉素
D. 头孢唑啉　　E. 亚胺培南

（三）判断题

1. 抗生素可选择性抑制或杀灭体内病原菌，因此当机体被病原菌感染时，应尽快联合使用抗生素治疗。（　　）
2. 碳青霉烯类抗生素的作用机制是抑制细胞壁肽聚糖交叉联结，使细菌细胞壁缺损。（　　）

（四）问答题

1. 简述抗菌药物作用机制。
2. 简述细菌耐药性的防治原则。

五、复习思考题参考答案和解析

（一）名词解释

1. 抗菌药物：是指具有抑菌或杀菌活性，用于治疗和预防细菌性感染的药物，包括抗生素和人工合成药物。
2. multidrug resistance，MDR：多重耐药性，是细菌同时对多种作用机制不同或结构完全各异的抗菌药物具有耐药性。
3. 钝化酶：由耐药菌株产生的具有破坏或灭活抗菌药物活性的一类酶。

（二）选择题

【A₁型题】

1. D。在特定环境，药物与某细菌孵育24小时，可抑制某种微生物出现明显增长的最低药物浓度即最低抑菌浓度（MIC），细菌耐药性的程度通常用药物对细菌的MIC表示。通常某菌株不能被某种抗菌药物抑制或杀灭，则该菌株对该抗菌药物耐药，反之则为敏感。通常临床判定标准：某菌株的MIC小于该抗菌药物临床常用治疗浓度，常用药量临床有效，则判定为敏感；某菌株的MIC大于该抗菌药物临床常用治疗浓度，常用药量临床无效，则判定为耐药。
2. A。临床上过度、大量使用广谱抗菌药物是导致细菌耐药性的重要原因。

【A₂型题】

E。超广谱β-内酰胺酶（extended spectrum β lactamase，ESBL）是由多重耐药质粒编码产生，多由普通的β-内酰胺酶基因发生突变而来。治疗所用第三代头孢菌素属于β-内酰胺类抗菌药，ESBL会使其失去抗菌活性。

【B 型题】

1. A。交叉耐药是细菌对某一种抗菌药物产生耐药性后，对其他作用机制相似的抗菌药物也产生耐药性。头孢菌素类和青霉素类抗菌药物均通过干扰细胞壁合成达到抑菌效果。
2. D。药物必须进入细胞内部到达作用靶位后才能发挥抗菌活性，而细胞膜上的微孔缺失，使亚胺培南无法进入细胞内部，而失去抗菌活性。
3. C。青霉素结合蛋白是β-内酰胺类抗菌药的作用靶位，它的改变会导致细菌对药物不再敏感，从而产生耐药性。
4. B。泛耐药是对除多黏菌素、替加环素以外所有临床上的抗菌药物均耐药的现象。
5. E。核苷转移酶能灭活林可霉素，故该耐药机制是产生了钝化酶。

【X 型题】

ADE。青霉素属于青霉素类，头孢唑啉属于头孢菌素类，亚胺培南属于碳青霉烯类，结构上这三者均属于β-内酰胺类抗菌药；红霉素属于大环内酯类；万古霉素属于糖肽类。

（三）判断题

1. F。合理使用抗菌药物是细菌耐药性的防治原则。使用抗菌药物前应尽可能进行病原学检测并以药物敏感试验作为用药依据，疗程应尽量缩短，一种抗菌药物可以控制的感染则不应采用多种药物联用。故题干中尽快联合使用抗菌药物治疗不符合上述原则。
2. T。碳青霉烯类抗生素属于β-内酰胺类，β-内酰胺类抗生素抗菌作用机制主要就是与青霉素结合蛋白共价结合，抑制其转肽酶、内肽酶和羧肽酶的活性后，阻碍肽聚糖的交叉联结，导致细菌细胞壁缺损，丧失屏障作用，使细菌在相对低渗环境中变形、裂解而死亡。

（四）问答题

1. ①干扰细胞壁合成：β-内酰胺类抗菌药和一些糖肽类抗菌药等具有导致细菌细胞壁缺损的功能，使细菌丧失屏障保护，在相对低渗环境中就会变形、裂解而死亡。②损伤细胞膜功能：如多黏菌素等呈两极性，导致细菌细胞膜裂解；如制霉菌素等是使含有固醇类的细胞膜通透性增加，但由于细菌细胞膜缺乏固醇类，所以这类药物大多是抗真菌药。③抑制蛋白质合成：作用于细菌核糖体的30S亚单位（如四环素类）或50S亚单位（如氯霉素），导致细菌蛋白质合成受阻。④影响核酸和叶酸代谢，如喹诺酮类、磺胺类等。

2. ①合理使用抗菌药物。临床上，用药前尽可能进行病原学检测并以药物敏感试验作为用药依据，尽量缩短用药流程，能单一用药不联合用药，制订个体化治疗方案。②严格执行消毒隔离制度。对已经感染耐药菌株的患者，应及时隔离治疗，防止交叉感染和医院感染的发生。③加强药政管理。建立严格的用药制度，及时检测细菌耐药性。④研发抗菌药物。根据细菌耐药性的产生机制入手，改良、研发抗菌药物。⑤寻找新手段，如疫苗的研发与应用。⑥破坏耐药基因，使细菌恢复对抗菌药物的敏感性。

（姜雨薇　董丽君）

第六章 细菌的感染与免疫

一、学习目标

（一）知识目标

1. 能够阐述正常菌群的概念及其生理作用。
2. 能够归纳机会性感染的概念。
3. 能够说明正常菌群与机会致病菌的关系，分析机会致病菌的致病条件。
4. 能够把握细菌毒力的概念、侵袭力的概念、内毒素与外毒素的主要区别点。
5. 能够说出细菌感染的来源和途径、细菌感染的类型，归纳全身感染几种类型间的区别。
6. 能够复述出医院内感染的概念、分类及微生态特征，医院感染的危险因素及防控措施。

（二）技能目标

1. 能够总结分析人体各部位的微生态系统。
2. 能够灵活运用免疫学知识，体会人体抗细菌感染免疫的主要机制。
3. 能够联系胞内菌感染、胞外菌感染的特点，举一反三，分析不同致病菌的机体免疫反应。

（三）情感、态度和价值观目标

1. 能够理解人类与细菌性传染病的斗争与免疫功能密切相关。
2. 能够体会微生态平衡和微生态失调的含义，注意相关认知的更新。

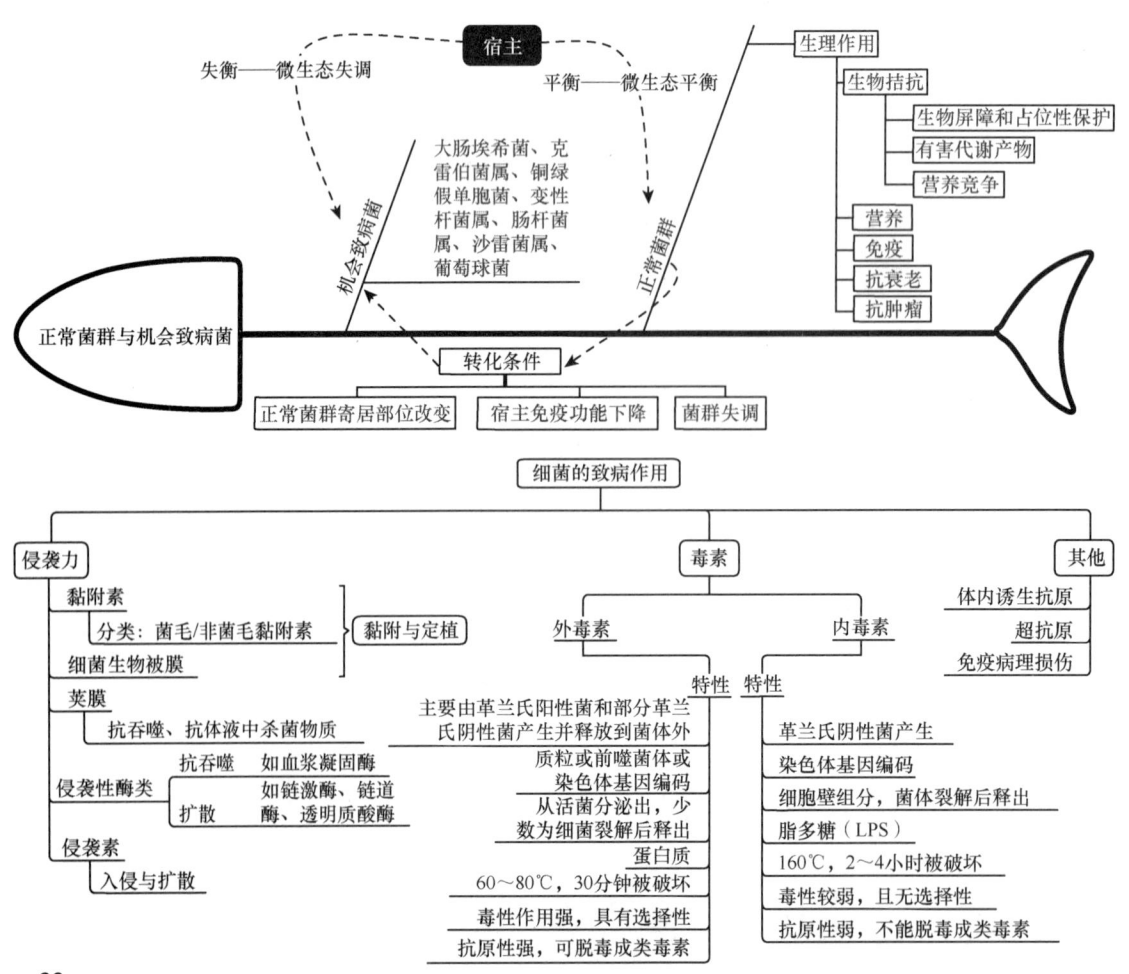

二、思维导图

```
                                        宿主
  失衡——微生态失调                              平衡——微生态平衡          生理作用
                                                                          ├ 生物拮抗
                                                                          │   ├ 生物屏障和占位性保护
                          大肠埃希菌、克                                   │   ├ 有害代谢产物
                          雷伯菌属、铜绿                                   │   └ 营养竞争
                          假单胞菌、变性                                   ├ 营养
                          杆菌属、肠杆菌                                   ├ 免疫
                          属、沙雷菌属、                                   ├ 抗衰老
                          葡萄球菌                                         └ 抗肿瘤
               机会致病菌                         正常菌群
  正常菌群与机会致病菌
                              转化条件
                    ┌───────────┼───────────┐
              正常菌群寄居部位改变  宿主免疫功能下降  菌群失调

                          细菌的致病作用
        ┌──────────────────┼──────────────────┐
      侵袭力                毒素                 其他
      ├ 黏附素           外毒素    内毒素        ├ 体内诱生抗原
      │  ├ 分类：菌毛/非菌毛黏附素 → 黏附与定植    ├ 超抗原
      │  └ 细菌生物被膜       特性   特性         └ 免疫病理损伤
      ├ 荚膜
      │  └ 抗吞噬、抗体液中杀菌物质
      │                 主要由革兰氏阳性菌和部分革兰    革兰氏阴性菌产生
      │       抗吞噬    氏阴性菌产生并释放到菌体外
      ├ 侵袭性酶类 ┬ 如血浆凝固酶                    染色体基因编码
      │           │ 如链激酶、链道     质粒或前噬菌体或
      │           └ 扩散  酶、透明质酸酶  染色体基因编码   细胞壁组分，菌体裂解后释出
      └ 侵袭素                                         脂多糖（LPS）
         └ 入侵与扩散    从活菌分泌出，少
                        数为细菌裂解后释出              160℃，2～4小时被破坏
                        蛋白质                         毒性较弱，且无选择性
                        60～80℃，30分钟被破坏          抗原性弱，不能脱毒成类毒素
                        毒性作用强，具有选择性
                        抗原性强，可脱毒成类毒素
```

感染的类型

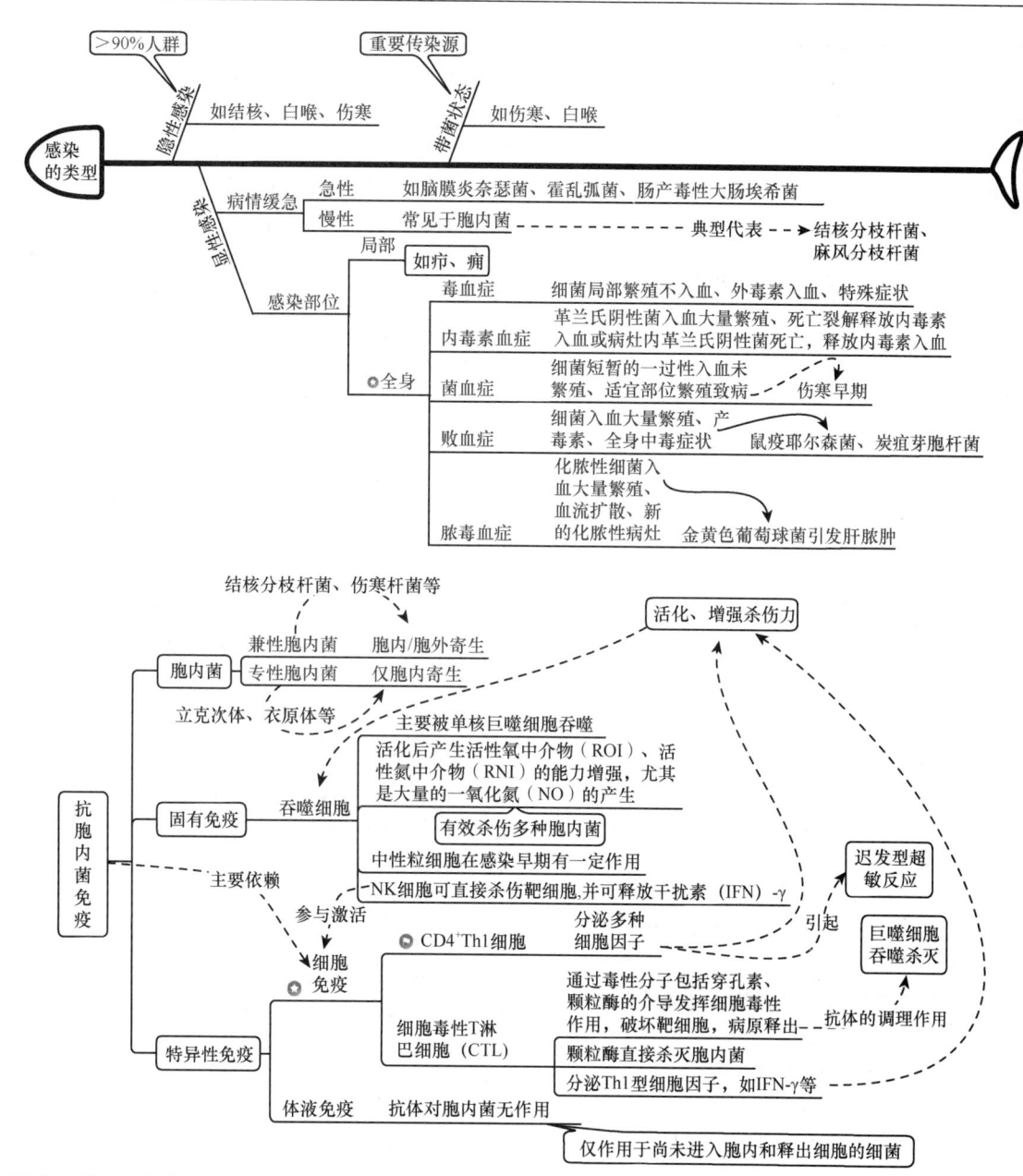

- **隐性感染** （>90%人群）
  - 如结核、白喉、伤寒
- **带菌状态** （重要传染源）
  - 如伤寒、白喉
- **显性感染**
  - 病情缓急
    - 急性：如脑膜炎奈瑟菌、霍乱弧菌、肠产毒性大肠埃希菌
    - 慢性：常见于胞内菌 —— 典型代表 → 结核分枝杆菌、麻风分枝杆菌
  - 感染部位
    - 局部：如疖、痈
    - 全身：
      - 毒血症：细菌局部繁殖不入血、外毒素入血、特殊症状
      - 内毒素血症：革兰氏阴性菌入血大量繁殖，死亡裂解释放内毒素入血或病灶内革兰氏阴性菌死亡，释放内毒素入血
      - 菌血症：细菌短暂的一过性入血未繁殖、适宜部位繁殖致病 —— 伤寒早期
      - 败血症：细菌入血大量繁殖、产毒素、全身中毒症状 —— 鼠疫耶尔森菌、炭疽芽胞杆菌
      - 脓毒血症：化脓性细菌入血大量繁殖、血流扩散、新的化脓性病灶 —— 金黄色葡萄球菌引发肝脓肿

抗胞内菌免疫

- **胞内菌**
  - 兼性胞内菌：胞内/胞外寄生（结核分枝杆菌、伤寒杆菌等）
  - 专性胞内菌：仅胞内寄生（立克次体、衣原体等）
- **固有免疫**
  - 吞噬细胞：主要被单核巨噬细胞吞噬
    - 活化后产生活性氧中介物（ROI）、活性氮中介物（RNI）的能力增强，尤其是大量的一氧化氮（NO）的产生
    - 有效杀伤多种胞内菌
  - 中性粒细胞在感染早期有一定作用
  - NK细胞可直接杀伤靶细胞，并可释放干扰素（IFN）-γ
- **特异性免疫**（主要依赖）
  - 细胞免疫（参与激活）
    - CD4⁺Th1细胞：分泌多种细胞因子 → 引起迟发型超敏反应、巨噬细胞吞噬杀灭
    - 细胞毒性T淋巴细胞（CTL）：
      - 通过毒性分子包括穿孔素、颗粒酶的介导发挥细胞毒性作用，破坏靶细胞，病原释出 ← 抗体的调理作用
      - 颗粒酶直接杀灭胞内菌
      - 分泌Th1型细胞因子，如IFN-γ等 → 活化、增强杀伤力
  - 体液免疫：抗体对胞内菌无作用，仅作用于尚未进入胞内和释出细胞的细菌

要点口诀：正常菌群存体表，皮肤口鼻和黏膜。三大特定条件下，正常可变机会菌。细菌毒素侵袭力，各有奇招致疾病。宿主固有适应性，免疫系统有对策。细菌感染类型多，全身感染五血症。

三、英汉名词对照

1. normal flora　正常菌群
2. conditioned pathogen　条件致病菌
3. dysbacteriosis　菌群失调
4. virulence　毒力
5. median lethal dose，LD_{50}　半数致死量
6. median infective dose，ID_{50}　半数感染量
7. exotoxin　外毒素
8. endotoxin　内毒素
9. superantigen　超抗原
10. pathogen-associated molecular pattern，PAMP　病原体相关分子模式
11. pattern recognition receptor，PRR　模式识别受体
12. exogenous infection　外源性感染
13. endogenous infection　内源性感染
14. carrier　带菌者
15. inapparent infection　隐性感染

16. apparent infection　显性感染
17. endotoxemia　内毒素血症
18. bacteremia　菌血症
19. septicemia　败血症
20. pyemia　脓毒血症
21. nosocomial infection　医院感染

四、复习思考题

（一）名词解释

1. 正常菌群
2. 机会致病菌
3. 超抗原
4. toxemia
5. endotoxemia
6. bacteremia
7. septicemia
8. pyemia
9. carrier
10. 医院感染

（二）选择题

【A₁型题】

1. 下列哪种细菌属于肠道正常菌群？（　）
   A. 霍乱弧菌　　　　B. 副溶血弧菌
   C. 肠炎沙门菌　　　D. 大肠埃希菌
   E. 军团菌
2. 关于条件致病菌致病的原因，正确的是（　）
   A. 正常菌群的耐药性改变
   B. 正常菌群的遗传性状改变
   C. 肠蠕动减慢使细菌增多
   D. 长期使用广谱抗生素
   E. 免疫功能亢进
3. 正常菌群的生理作用不包括（　）
   A. 抗肿瘤作用　　　B. 营养竞争
   C. 合成补体　　　　D. 抗衰老
   E. 刺激免疫系统的成熟
4. 与细菌致病性无关的结构是（　）
   A. 荚膜　　B. 菌毛　　C. 磷壁酸
   D. 多糖　　E. 异染颗粒
5. 细菌代谢产物中，与致病性无关的是（　）
   A. 毒素　　　　　　B. 细菌素
   C. 致热原　　　　　D. 血浆凝固酶
   E. 透明质酸酶
6. 革兰氏阳性菌类似菌毛作用的成分是（　）
   A. 肽聚糖　　　　　B. M 蛋白
   C. 脂磷壁酸　　　　D. 四肽侧链　　E. SPA
7. 内毒素的主要毒性组分是（　）
   A. 特异性多糖　　　B. 磷壁酸
   C. 核心多糖　　　　D. 脂质 A　　　E. 脂蛋白
8. 有关外毒素的特点，正确的是（　）
   A. 化学组成是脂多糖
   B. 可制备成类毒素
   C. 多为细菌裂解后释放
   D. 多由革兰氏阴性菌产生　　E. 耐热
9. 细菌毒素中，毒性最强的是（　）
   A. 破伤风痉挛毒素　　B. 霍乱肠毒素
   C. 白喉外毒素　　　　D. 金黄色葡萄球菌肠毒素
   E. 肉毒毒素
10. 不能引起食物中毒的细菌是（　）
    A. 金黄色葡萄球菌　　B. 产气荚膜梭菌
    C. 肉毒梭菌　　　　　D. 破伤风梭菌
    E. 肠炎沙门菌
11. 有关抗毒素的作用，正确的是（　）
    A. 中和细菌内毒素的毒性作用
    B. 中和游离外毒素的毒性作用
    C. 中和与易感细胞结合的外毒素的毒性作用
    D. 为外毒素经甲醛处理后获得
    E. 无中和毒素作用
12. 下述细菌中，常引起菌血症的是（　）
    A. 破伤风梭菌　　　　B. 肉毒梭菌
    C. 白喉棒状杆菌　　　D. 伤寒沙门菌
    E. 霍乱弧菌
13. 带菌者是指（　）
    A. 体内带有正常菌群者
    B. 悉生动物
    C. 体内带有条件致病菌者
    D. 感染后，临床症状消失，但体内病原菌未被彻底清除，不断向体外排菌者
    E. 感染后，临床症状明显，并可传染他人者
14. 构成细菌毒力的是（　）
    A. 基本结构　　　　B. 特殊结构
    C. 侵袭力和毒素　　D. 分解代谢产物
    E. 侵入机体的途径
15. 参与调理吞噬作用的受体有（　）
    A. C3b 受体　　　　B. PHA 受体
    C. PWM 受体　　　　D. LPS 受体
    E. ConA 受体

16. 因长期大量使用抗生素引起的腹泻或鹅口疮多属于（　　）
A. 内源性感染　　B. 医源性感染
C. 交叉感染　　　D. 外源性感染
E. 隐性感染

17. 引起医院感染的病原体主要是（　　）
A. 细菌　　B. 支原体　　C. 病毒
D. 立克次体　　E. 真菌

18. 有关外源性医院感染，正确的是（　　）
A. 是自身感染
B. 感染原来自体内正常菌群
C. 感染原来自体内潜伏的致病性微生物
D. 交叉感染是此感染类型之一
E. 一般不引起健康人感染

19. 下列是医院感染中引起伤口和皮肤感染的常见细菌，除了（　　）
A. 金黄色葡萄球菌　　B. 链球菌
C. 变形杆菌　　　　　D. 宋氏志贺菌
E. 凝固酶阴性葡萄球菌

【A₃型题】
(1~3题共用题干)
患者，男，31岁，军人。左手指皮肤碰伤伴有化脓性炎症，破损后第5天出现发热、烦躁、腹痛、四肢厥冷，脉搏细微而扪不清。入院时血压50/30mmHg，皮肤呈猩红热样红斑，间有出血点。当即进行抗休克治疗，抽血做血培养，金黄色葡萄球菌阳性。经抗生素治疗后好转。

1. 本病例是哪种细菌引发的感染？（　　）
A. 链球菌　　　　　B. 肺炎链球菌
C. 金黄色葡萄球菌　D. 变形杆菌
E. 新型隐球菌

2. 本病例引发的全身感染类型是（　　）
A. 菌血症　　　B. 毒血症
C. 内毒素血症　D. 败血症
E. 脓毒血症

3. 本病例感染的病原体产生的致病物质中，属于超抗原的是（　　）
A. 血浆凝固酶　　B. 葡萄球菌溶素
C. 杀白细胞素　　D. 表皮剥脱毒素
E. 毒性休克综合征毒素-1

(4~5题共用题干)
患者，女，29岁，持续3天尿频、尿急、尿痛，尿有异味。无发热、腹痛及皮疹。血常规：白细胞计数 $18.5×10^9/L$，中性粒细胞95%，血红蛋白130g/L，血小板计数 $200×10^9/L$。腹部B超显示肝、胆、脾、胰、肾、输尿管、膀胱未见异常。离心尿标本做显微镜检查每个高倍视野见10~15个白细胞和大量革兰氏阴性杆菌。

4. 该患者可能感染了何种病原体？（　　）
A. 痢疾杆菌　　B. 伤寒杆菌
C. 大肠埃希菌　D. 变形杆菌
E. 克雷伯菌

5. 患者感染的原因，主要考虑（　　）
A. 正常菌群寄居部位改变
B. 宿主免疫功能下降
C. 菌群失调
D. 皮肤黏膜破损
E. 以上都不对

【A₄型题】
(1~4题共用题干)
患者，女，33岁，以反复午后低热伴咳嗽、少痰、消瘦5个月为主诉求诊，体检：体温38.3℃，双肺未闻及明显干湿啰音。血白细胞计数 $8.0×10^9/L$，中性粒细胞70%，淋巴细胞30%，X线片可见双上肺炎症性改变，其间可见空洞性病变。

1. 此患者最有可能感染何种病原体？（　　）
A. 金黄色葡萄球菌　B. 肺炎链球菌
C. 人类免疫缺陷病毒　D. 结核分枝杆菌
E. 白假丝酵母

2. 该病原体属于哪一类微生物感染？（　　）
A. 真菌　　B. 病毒　　C. 胞内菌
D. 衣原体　E. 支原体

3. 该病原体感染人体的主要方式不包括（　　）
A. 呼吸道　　　B. 消化道
C. 破损的皮肤　D. 破损的黏膜
E. 性传播

4. 机体防御该病原体的免疫方式主要是（　　）
A. 固有免疫　B. 细胞免疫
C. 体液免疫　D. 黏膜免疫
E. 以上都不是

【B型题】
(1~2题共用备选答案)
A. 绝对致死剂量　B. 体内诱生抗原
C. 超抗原　　　　D. 最大耐受剂量
E. 半数致死量和半数感染量

1. 测定细菌毒力的指标常采用（　　）

2. 一类具有超强能力刺激淋巴细胞增殖的抗原是（   ）

（3~5题共用备选答案）
A. IgM　　　　B. sIgA　　　　C. IgE
D. IgD　　　　E. IgG
3. 在细菌初次感染早期出现的是（   ）
4. 对局部黏膜感染有重要防御作用的是（   ）
5. 一般在感染晚期出现的是（   ）

（6~8题共用备选答案）
A. 大肠埃希菌　　　　B. 葡萄球菌
C. 丙酸杆菌　　　　　D. 新型隐球菌
E. 白假丝酵母菌
6. 引起机会性感染最常见的真菌是（   ）
7. 皮肤最重要的常住厌氧菌是（   ）
8. 医务人员带菌率最高的细菌是（   ）

【X型题】
1. 关于正常菌群的叙述，正确的是（   ）
A. 正常寄居在宿主体内
B. 对宿主无害而有利
C. 是宿主微生物群的重要构成部分
D. 尿道有正常菌群分布
E. 眼结膜有正常菌群分布
2. 下列哪些物质可构成病原菌的侵袭力？（   ）
A. 普通菌毛　　　　B. 细菌生物被膜
C. 荚膜　　　　　　D. 沙眼衣原体表面凝集素
E. A族链球菌 LTA-M 蛋白复合体
3. 有关细菌毒素，表述正确的是（   ）
A. 只有革兰氏阴性菌产生内毒素
B. 外毒素主要由革兰氏阳性菌产生，其毒性作用大致相同
C. 内毒素免疫原性很强
D. 外毒素对热不稳定，60℃ 30分钟可被破坏
E. 细胞毒素属于外毒素
4. 关于内毒素的叙述，正确的是（   ）
A. 来源于革兰氏阴性菌
B. 能用甲醛脱毒制成类毒素
C. 其化学成分是脂多糖
D. 性质稳定，耐热
E. 只有当菌体死亡裂解后才释放出来
5. 对机体固有免疫的叙述，正确的是（   ）
A. 在种系发育和进化过程中形成
B. 与生俱来，人皆有之
C. 对某种细菌感染针对性强
D. 与机体的组织结构和生理功能密切相关
E. 对入侵的病原菌最先发挥作用
6. 关于抗感染免疫的叙述，下列正确的是（   ）
A. 完整的皮肤与黏膜屏障是抗感染的第一道防线
B. 吞噬细胞和体液中的杀菌物质是抗感染的第二道防线
C. 体液免疫主要针对胞外寄生菌的感染
D. 细胞免疫主要针对胞内寄生菌的感染
E. 抗体与抗原结合可直接杀死抗原
7. 抗胞外菌感染的免疫主要包括（   ）
A. 中性粒细胞与吞噬作用
B. 补体参与调理作用
C. IgG 抗体介导的依赖抗体的细胞毒性（ADCC）作用
D. 抗毒素对体内相应病原菌外毒素的中和作用
E. CTL 的杀伤作用
8. 下面哪些属于细菌释放的侵袭性酶？（   ）
A. 血浆凝固酶　　B. 透明质酸酶
C. 链激酶　　　　D. 链道酶　　　E. 色氨酸酶
9. 细菌生物被膜的特征，正确的是（   ）
A. 可附着在有生命或无生命材料表面
B. 具有极强的耐药性
C. 是细菌形成的一种保护性生存状态
D. 可阻挡抗生素的渗入
E. 对机体免疫物质的杀伤敏感
10. 超抗原的特征是（   ）
A. 有严格的 MHC 限制性　　B. 无 MHC 限制性
C. 大量活化 T 细胞　　　　　D. 大量活化 B 细胞
E. 产生过量的细胞因子
11. 医院感染的危险因素包括（   ）
A. 放射治疗　　　　B. 化学治疗
C. 激素的应用　　　D. 滥用抗生素
E. 长期使用呼吸机
12. CTL 抗胞内菌感染的作用机制主要有（   ）
A. 穿孔素介导的细胞毒性作用
B. 颗粒酶介导的细胞毒性作用
C. 抗体的调理作用
D. 分泌 Th1 型细胞因子活化巨噬细胞
E. 活化 NK 细胞直接杀伤
13. 防御细菌的适应性免疫主要包括（   ）
A. 体液免疫　　　　B. 细胞免疫
C. 黏膜免疫　　　　D. 溶菌酶　　　E. 屏障结构

（三）判断题

1. 自噬仅发挥适应性免疫应答效应。（　　）
2. 结核分枝杆菌属于专性胞内菌。（　　）
3. 抗体无法进入细胞内发挥作用，可在胞外阻断细菌对其他细胞的感染。（　　）
4. 从潜伏期一直到病后的一段恢复期，患者均有可能将感染原排出污染外环境。（　　）
5. 带菌者是很重要的传染源，其危害性往往超过患者。（　　）
6. 在每次传染病流行中，隐性感染者一般占人群的90%或更多。（　　）
7. 医院感染的微生物主要为机会致病菌。（　　）
8. 婴幼儿和青壮年易发生医院感染。（　　）
9. 血液透析和腹膜透析的患者极易发生医院感染。（　　）
10. 痢疾志贺菌必须经口进入才能引起痢疾，而经皮肤伤口则不会引起疾病。（　　）

（四）问答题

1. 简述细胞免疫对细胞内寄生菌是如何发挥作用的？
2. 简述吞噬细胞吞噬病原菌后的两种结果。
3. 简述菌群失调症及发生机制。

（五）案例分析题

患者，男，57岁。肝癌术后放疗数周后出现发热、咳嗽、咳痰，外院抗生素治疗2周未见好转，近3天咳嗽加重，痰呈脓性入院。查体：体温38.2℃，口唇发绀，口腔黏膜可见点状白膜。痰涂片找到真菌菌丝，未找到抗酸杆菌，3次痰培养见白假丝酵母。
问题：本病诊断为肺炎，其感染的病原体是什么？诊断依据是什么？

五、复习思考题参考答案和解析

（一）名词解释

1. 正常菌群：指正常寄居在宿主体内，对宿主无害而有利的细菌群，是宿主微生物群的重要组成部分。
2. 机会致病菌：当正常菌群与宿主间的生态平衡失调时，一些正常菌群会成为机会致病菌而引起宿主发病，故机会致病菌也称为条件致病菌。
3. 超抗原：是一类刺激淋巴细胞增殖和刺激产生过量T细胞及细胞因子的特殊抗原。其刺激淋巴细胞增殖的能力是植物凝集素的数千倍。
4. toxemia：毒血症，致病菌侵入宿主体内后，只在机体局部生长繁殖，不进入血液循环，但其产生的外毒素入血。外毒素经血到达易感的组织和细胞，引起特殊的毒性症状，如白喉等。
5. endotoxemia：内毒素血症，革兰氏阴性菌侵入血流，并在其中大量繁殖、崩解后释放出大量内毒素；也可由病灶内大量革兰氏阴性菌死亡、释放的内毒素入血所致。在严重革兰氏阴性菌感染时，常发生内毒素血症。
6. bacteremia：菌血症，致病菌由局部侵入血流，但未在血流中生长繁殖，只是短暂的一过性通过血液循环到达体内适宜部位后再进行繁殖而致病，如伤寒早期有菌血症期。
7. septicemia：败血症，致病菌侵入血流后，在其中大量繁殖并产生毒性产物，引起全身性中毒症状，如高热、皮肤和黏膜瘀斑、肝脾大等。鼠疫耶尔森菌、炭疽芽胞杆菌等可引起败血症。
8. pyemia：脓毒血症，指化脓性病原菌侵入血流后，在其中大量繁殖，并通过血流扩散至宿主体内的其他组织或器官，产生新的化脓性病灶。例如金黄色葡萄球菌的脓毒血症，常导致多发性肝脓肿、皮下脓肿和肾脓肿等。
9. carrier：带菌者，有时致病菌在显性感染或隐性感染后并未立即消失，在体内继续留存一定时间，与机体免疫力处于相对平衡状态，称为带菌状态，该宿主称为带菌者。
10. 医院感染：是指病人或医务人员在医院环境内发生的感染。医院感染是伴随着医院建立而发生的问题。

（二）选择题

【A_1型题】

1. D。大多数大肠埃希菌寄居在肠道不致病，属于肠道正常菌群，其他都属于致病菌。
2. D。正常菌群转化为机会致病菌的转化条件包括宿主免疫防御功能下降；菌群失调；正常菌群的寄居部位改变。抗生素使用不当时，可破坏肠道内微生态平衡造成菌群失调。
3. C。正常菌群的生理作用包括生物拮抗、营养、免疫、抗衰老、抗肿瘤等。
4. E。与细菌致病性有关的包括侵袭力和毒素。比如菌体的表面结构（黏附素、荚膜）、侵袭性物质

（侵袭素、侵袭性酶类）、细菌生物被膜、毒素（内毒素、外毒素）。异染颗粒有助于细菌的鉴定，但与致病性无关。

5. B。细菌素发挥的是窄谱抑菌作用，与致病性无关，也与侵袭力无关。

6. C。脂磷壁酸（lipotechoic acid，LTA）又称膜磷壁酸，它属于非菌毛黏附素，能黏附在人类细胞表面，其作用类似菌毛，可能与致病性有关。

7. D。脂质A是内毒素的毒性和生物学活性的主要组分，无种属特异性。

8. B。外毒素可被甲醛脱去毒性，但仍保持免疫原性，成为类毒素。而其他选项为内毒素的特点。

9. E。肉毒毒素的毒性比氰化钾强1万倍，1mg肉毒毒素纯品能杀死2亿只小鼠，是目前已知的生物毒素中毒性最强的毒素。

10. D。破伤风梭菌通过阻断抑制性神经元释放甘氨酸等抑制性神经递质引发破伤风。

11. B。抗毒素能中和游离的外毒素的毒性作用，保护靶细胞免受损伤。

12. D。伤寒沙门菌可引起二次菌血症。

13. D。带菌者是指有些健康人或传染病潜伏期患者可携带某种致病菌，也有些传染病患者恢复后一段时间内仍继续排菌。

14. C。构成细菌毒力的是侵袭力和毒素。

15. A。吞噬细胞亦可通过调理素识别致病菌，即在特异性抗体产生前，通过其表面的C3b受体识别和结合被C3b包被的致病菌。

16. A。题干中的腹泻或鹅口疮属于不适当使用抗生素导致患者体内菌群失调。而内源性感染是指病原体来自患者体内或体表的感染，亦称为自身感染。

17. A。引起医院感染的病原体中，细菌占90%以上。

18. D。交叉感染、环境感染和医源性感染是外源性医院感染的类型，其余的选项都为内源性医院感染的特点。

19. D。伤口和皮肤脓毒症感染常见的细菌包括金黄色葡萄球菌、链球菌、变形杆菌、厌氧菌、凝固酶阴性葡萄球菌等。宋氏志贺菌引起细菌性痢疾，属于胃肠道感染。

【A_3型题】

1. C。该患者血培养后金黄色葡萄球菌阳性，为金黄色葡萄球菌引起皮肤的原发性化脓性感染。

2. D。化脓性细菌引发败血症的临床症状主要包括高热寒战、皮肤出血点瘀斑，甚至出现感染性休克。脓毒血症，除具有以上败血症的症状外，还可能会导致全身各个器官出现化脓性病变，如肝脓肿、肾脓肿，可危及生命。本病例仅进展到败血症阶段。

3. E。毒性休克综合征毒素-1是一种由金黄色葡萄球菌分泌的细菌性超抗原。可激活$CD4^+T$淋巴细胞产生大量细胞因子，引起全身性毒性反应（即中毒性休克综合征）。

4. C。根据该患者的症状和检查结果，考虑该患者是尿路感染，我国女性尿路感染的病原菌以革兰氏阴性杆菌为主，大肠埃希菌是首位的病原菌，其次是革兰氏阳性球菌、克雷伯菌及假单胞菌属。

5. A。大肠埃希菌是肠道中的正常菌群，通常不致病，但如果从肠道进入尿路则可引发尿路感染，可能的感染途径是结肠内的大肠埃希菌污染了尿道并上行至膀胱。

【A_4型题】

1. D。根据该患者的症状、体征和检查结果考虑是结核分枝杆菌感染引发的肺结核。典型的肺结核起病缓慢，病程较长，有低热、乏力、盗汗、食欲不振、体重减轻、咳嗽。多数患者病情轻微，常无明显症状，仅在体检时被X线检查发现。

2. C。胞内菌是一种能够寄生在宿主细胞内的细菌。常见的有结核分枝杆菌、伤寒沙门菌等。

3. E。结核分枝杆菌主要经呼吸道进入机体，也可经消化道和破损的皮肤黏膜侵入。

4. B。由于结核分枝杆菌是胞内菌，因此机体抗结核分枝杆菌感染以细胞免疫为主。

【B型题】

1. E。测定细菌毒力的指标常采用半数致死量和半数感染量。

2. C。超抗原是一类刺激淋巴细胞增殖和刺激产生过量T细胞及细胞因子的特殊抗原。其刺激淋巴细胞增殖的能力是植物凝集素的数千倍。

3. A。IgM是机体初次被病原体感染后，最先出现的抗体，可作为传染病的早期诊断指标。

4. B。sIgA是黏膜局部抗感染的主要抗体类别。

5. E。IgG出现晚，但是持续时间长，是机体抗感染的主要抗体。

6. E。引起机会性感染最常见的真菌是白假丝酵母。

7. C。皮肤最重要的常住厌氧菌是丙酸杆菌。

8. B。医务人员带菌率最高的细菌是葡萄球菌。

【X型题】
1. ABCDE。正常菌群指的是正常人体的体表及与外界相通的腔道中，存在着的不同种类和数量的微生物。在正常情况下，这些微生物对人类无害。
2. ABCDE。病原菌的侵袭力包括黏附素、荚膜、侵袭性酶类、侵袭素、细菌生物被膜等。题干中沙眼衣原体表面凝集素和A族链球菌LTA-M蛋白复合体属于非菌毛黏附素。
3. ADE。内毒素主要由革兰氏阴性菌产生，免疫原性弱，其毒性作用大致相同。
4. ACDE。内毒素免疫原性弱，甲醛液处理不能形成类毒素。
5. ABDE。固有免疫是非特异性免疫应答，而对某种细菌感染针对性强是特异性免疫应答的特征。
6. ABCD。抗体只能发挥捕捉抗原的作用（即与抗原发生高度特异性的结合作用），但是不能杀灭抗原。
7. ABCD。CTL的杀伤作用主要针对的是胞内菌。
8. ABCD。大肠埃希菌表达的色氨酸酶，不属于细菌产生的侵袭性酶类，主要用于催化色氨酸生成丙酮酸、吲哚和氨。
9. ABCD。细菌生物被膜可抵御机体免疫物质的杀伤，是细菌在生长过程中为了适应周围环境而形成的一种保护性生存状态。有极强的耐药性和抵抗机体免疫系统的作用。
10. BCE。超抗原无MHC限制性，可大量活化T细胞，激活T细胞增殖并释放大量细胞因子，如IL-1、IL-2、TNF-α和INF-γ等。
11. ABCDE。医院感染中，常见损害免疫系统的因素包括放射治疗，化学治疗，激素的应用，抗生素使用不当，甚至滥用，进行外科手术及各种引流，住院时间过长，长期使用呼吸机等。
12. ABD。CTL抗胞内菌感染的作用机制主要有：①通过毒性分子包括穿孔素、颗粒酶的介导发挥细胞毒性作用，破坏靶细胞，使病原菌释出；②颗粒酶对胞内寄生菌的直接杀灭作用；③通过分泌Th1型细胞因子，如IFN-γ等，活化巨噬细胞，增强其杀伤能力。
13. ABC。抗菌免疫中的适应性免疫应答包括体液免疫、细胞免疫和黏膜免疫。其余选项为固有免疫作用。

（三）判断题
1. F。细胞不仅通过自噬/溶酶体途径发挥固有免疫应答效应，还通过自噬及其形成的自噬体参与抗原呈递过程。
2. F。兼性胞内菌既可在宿主细胞内寄居，也可在细胞外环境中生长繁殖，如结核分枝杆菌、伤寒沙门菌等。专性胞内菌则必须在活细胞内生长繁殖，如立克次体、衣原体等。
3. T。
4. T。
5. T。
6. T。
7. T。
8. F。老年人和婴幼儿免疫力比较弱，易发生医院感染，而青壮年免疫力强不易发生。
9. T。
10. T。

（四）问答题
1. 抗体难以对细胞内寄生的病原菌发挥作用，故消灭胞内寄生菌主要靠细胞免疫。发挥细胞免疫的T细胞主要有细胞毒T细胞和Th1细胞。细胞毒T细胞可以特异性杀伤病原菌感染的靶细胞，当靶细胞被裂解，释出的胞内寄生菌可以被体液因素清除。Th1细胞通过释放淋巴因子产生免疫效应。胞内寄生菌进入机体后，一般先被吞噬细胞吞噬而不被杀灭，形成不完全吞噬。Th1细胞可通过释放细胞因子，如IFN-γ等，激活巨噬细胞，使其吞噬杀菌能力极大增强，可将不完全吞噬转变为完全吞噬，即可迅速将胞内寄生菌杀灭清除。
2. 病原菌被吞噬细胞吞噬后，其后果与病原菌的种类、毒力和机体的免疫状态等有密切关系，可有以下两种不同的结果：
（1）完全吞噬：病原菌被吞噬后，在吞噬溶酶体中被杀灭，然后将残渣排出胞外，此为完全吞噬。例如化脓性球菌被吞噬后，一般在5～10分钟内死亡，30～60分钟内被破坏。
（2）不完全吞噬：有些病原菌，如结核分枝杆菌、布鲁氏杆菌、伤寒沙门菌等胞内寄生菌，在机体免疫力缺乏或低下时，只被吞噬而不被杀灭，称为不完全吞噬。不完全吞噬可使病原菌在吞噬细胞内得到保护，免受机体体液中特异性抗体、非特异性抗菌物质和抗菌药物的杀伤作用；有的病原菌甚至可在吞噬细胞内生长繁殖，导致吞噬细胞的死亡或随游走的吞噬细胞而扩散到其他部位。
3. 正常菌群的成员组成和数量发生明显变化称为

菌群失调，若进一步发展引起一系列临床症状和体征，就称为肠道菌群失调症。其发生机制包括：①长期使用抗生素。特别是长期使用广谱抗生素，在抑制致病菌的同时也抑制了正常菌群中的敏感菌，使耐药菌过度繁殖，出现菌群失调，进而引起菌群失调症。②机体免疫力低下或内分泌失调。恶性肿瘤、长期糖尿病等使全身或局部免疫功能低下，导致正常菌群中某些菌群过度繁殖，形成菌群失调。严重者会出现一系列临床症状和体征，导致肠道菌群失调症。

（五）案例分析题

该病例感染的病原体是白假丝酵母，诊断依据是：白假丝酵母是条件致病菌，通常存在于人体皮肤、口腔、上呼吸道、肠道及阴道。机体抵抗力下降或菌群失调是其引起感染的主要原因。该患者有肝癌病史，术后放疗导致机体免疫力下降出现肺炎。患者口腔黏膜可见点状白膜，即白假丝酵母感染引起的鹅口疮，痰涂片找到真菌菌丝，未找到抗酸杆菌，3次痰培养见白假丝酵母，故能排除结核分枝杆菌感染，确定病原体为白假丝酵母。

（李冰雪）

第七章 细菌感染的检测方法与防治原则

一、学习目标

（一）知识目标

1. 能够说出细菌学诊断的基本程序。
2. 能够说出血清学诊断的原理和方法。
3. 能够说出细菌感染的特异性预防和治疗方法。

（二）技能目标

1. 学会细菌感染的检测程序与方法。

2. 能用病原学诊断、血清学诊断的方法诊断细菌感染。

（三）情感、态度和价值观目标

1. 认识检测细菌感染的临床意义，培养学生严谨、科学、综合的思维方式和人文关怀素养。
2. 认识预防接种在现代医学中对人类健康的重大意义。

二、思维导图

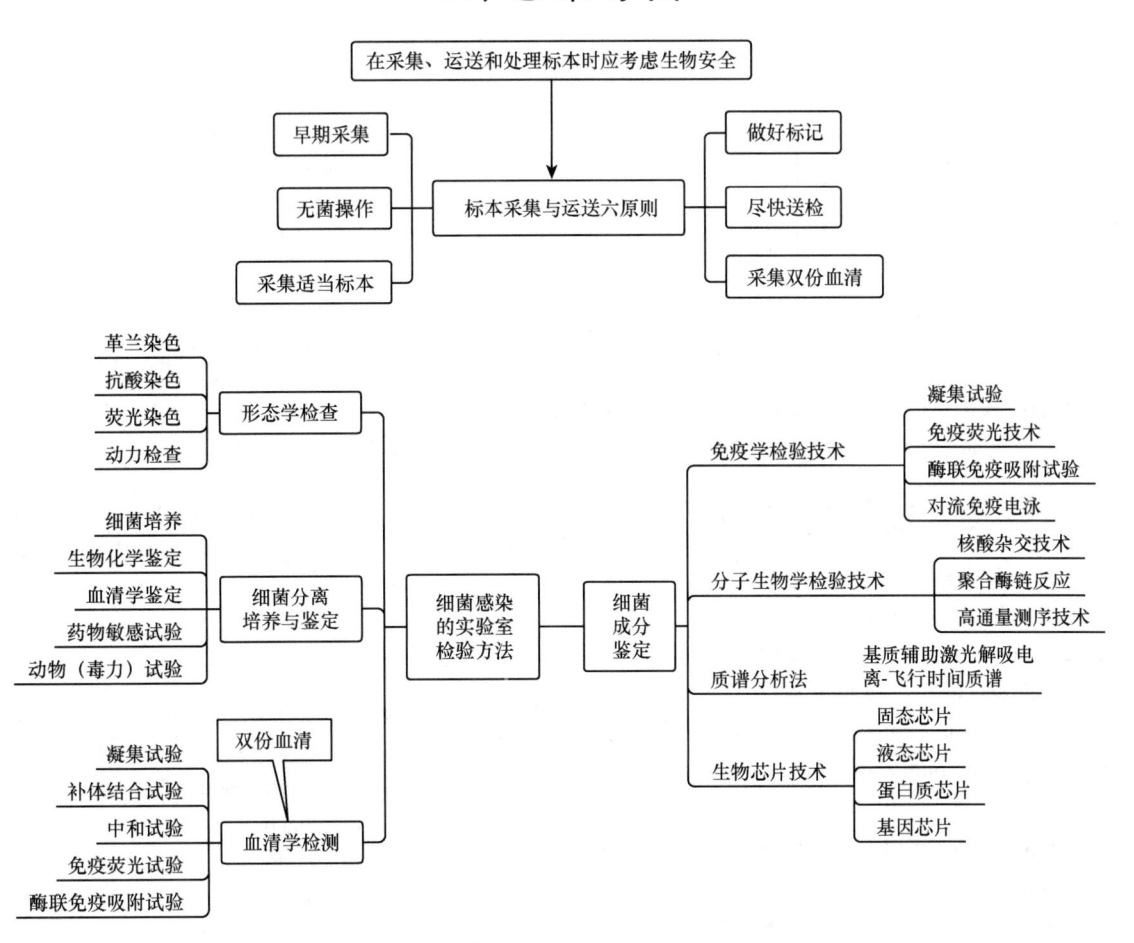

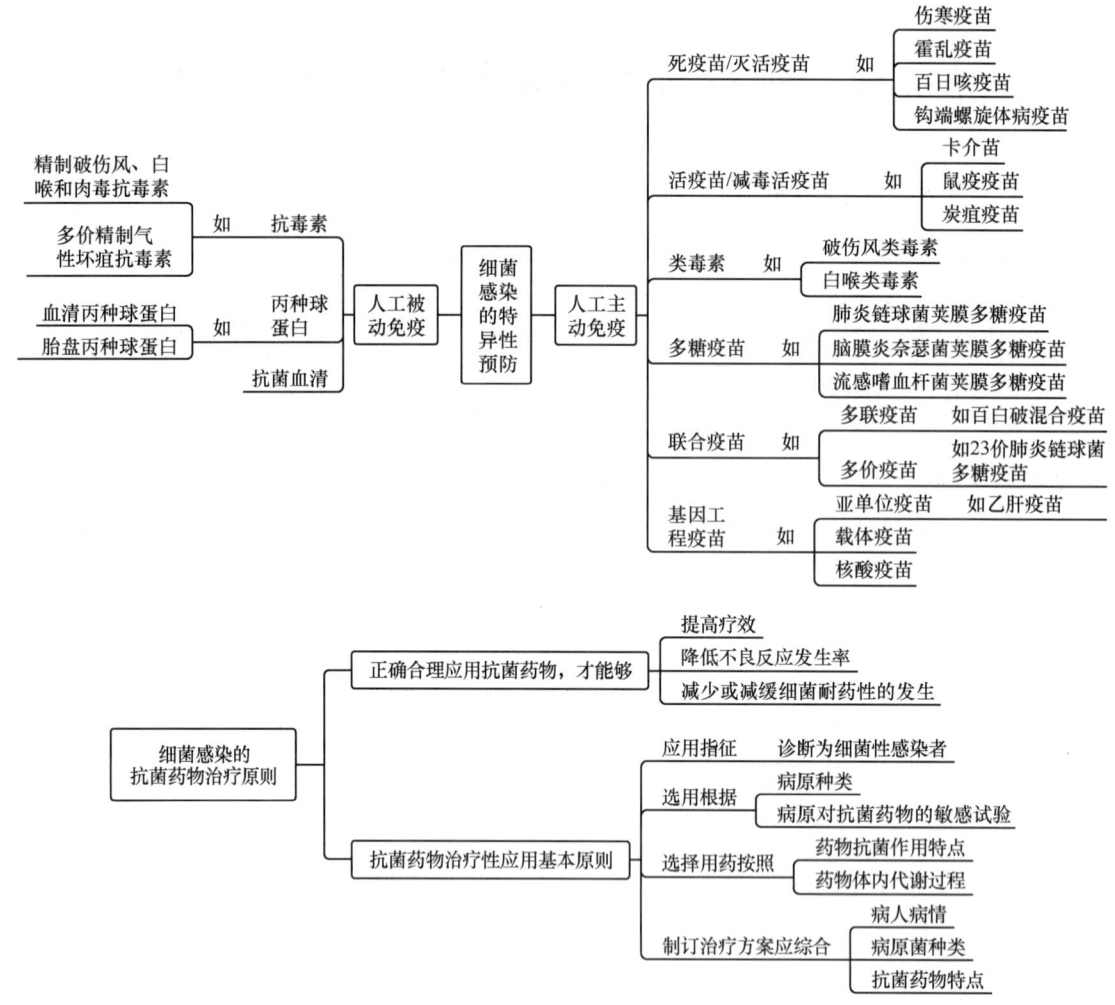

```
                                                        ┌─ 伤寒疫苗
                                    ┌ 死疫苗/灭活疫苗  如 ├─ 霍乱疫苗
                                    │                  ├─ 百日咳疫苗
                                    │                  └─ 钩端螺旋体病疫苗
                                    │                    ┌─ 卡介苗
                                    ├ 活疫苗/减毒活疫苗 如├─ 鼠疫疫苗
                                    │                    └─ 炭疽疫苗
                                    ├ 类毒素    如 ┌─ 破伤风类毒素
                                    │              └─ 白喉类毒素
                                    │              ┌─ 肺炎链球菌荚膜多糖疫苗
                                    ├ 多糖疫苗  如 ├─ 脑膜炎奈瑟菌荚膜多糖疫苗
  人工主动免疫 ──┤              └─ 流感嗜血杆菌荚膜多糖疫苗
                                    │              ┌ 多联疫苗  如百白破混合疫苗
                                    ├ 联合疫苗  如 └ 多价疫苗  如23价肺炎链球菌多糖疫苗
                                    │              ┌─ 亚单位疫苗  如乙肝疫苗
                                    └ 基因工程疫苗 如├─ 载体疫苗
                                                    └─ 核酸疫苗
```

(细菌感染的特异性预防 — 人工被动免疫: 抗毒素[精制破伤风、白喉和肉毒抗毒素; 多价精制气性坏疽抗毒素]; 丙种球蛋白[血清丙种球蛋白; 胎盘丙种球蛋白]; 抗菌血清)

细菌感染的抗菌药物治疗原则:
- 正确合理应用抗菌药物,才能够: 提高疗效; 降低不良反应发生率; 减少或减缓细菌耐药性的发生
- 抗菌药物治疗性应用基本原则:
  - 应用指征: 诊断为细菌性感染者
  - 选用根据: 病原种类; 病原对抗菌药物的敏感试验
  - 选择用药按照: 药物抗菌作用特点; 药物体内代谢过程
  - 制订治疗方案应综合: 病人病情; 病原菌种类; 抗菌药物特点

要点口诀:细菌感染采标本,标记做好即送检。涂片染色再分离,血清生化必药敏,分子生物可快检。疫苗预防效果好,紧急防治球蛋白。细菌感染慎选药,避免耐药好疗效。

三、英汉名词对照

1. biological product　生物制品
2. bacteriological diagnosis　细菌学诊断
3. serological diagnosis　血清学诊断
4. clinical specimens　临床标本
5. antimicrobial susceptibility test　抗菌药物敏感试验
6. minimum inhibitory concentration,MIC　最低抑菌浓度
7. minimum bactericidal concentration,MBC　最低杀菌浓度
8. polymerase chain reaction,PCR　聚合酶链反应
9. nucleic acid hybridization　核酸杂交
10. high-throughput sequencing　高通量测序
11. mass spectrometry　质谱法
12. matrix assisted laser desorption ionization time of flight mass spectrometry　基质辅助激光解吸电离-飞行时间质谱
13. biochip　生物芯片
14. vaccine　疫苗
15. artificial immunization　人工免疫
16. artificial active immunization　人工主动免疫
17. artificial passive immunization　人工被动免疫
18. prophylactic immunization　预防接种
19. vaccination　疫苗接种
20. killed vaccine　死疫苗
21. inactivated vaccine　灭活疫苗
22. living vaccine　活疫苗
23. attenuated vaccine　减毒活疫苗
24. toxoid　类毒素

25. polysaccharide vaccine 多糖疫苗
26. combined vaccine 联合疫苗
27. divalent vaccines，polyvalent vaccine 多价疫苗
28. gene engineered vaccine 基因工程疫苗
29. subunit vaccine 亚单位疫苗
30. nucleic acid vaccine 核酸疫苗
31. antitoxin 抗毒素
32. serum gammaglobulin 血清丙种球蛋白
33. placental gammaglobulin 胎盘丙种球蛋白
34. antisera 抗菌血清

四、复习思考题

（一）名词解释

1. 生物制品
2. 抗菌药物敏感试验
3. 疫苗
4. 人工免疫
5. 人工主动免疫
6. 人工被动免疫
7. 灭活疫苗
8. 减毒活疫苗
9. 类毒素
10. 多糖疫苗
11. 多联疫苗
12. 多价疫苗
13. 基因工程疫苗
14. 核酸疫苗

（二）选择题

【A₁型题】

1. 在采集与送检临床标本时，不正确的操作是（　　）
A. 严格无菌操作，避免外源性污染
B. 标本采集后应立即送检
C. 尽可能采集病变处标本
D. 严格对病灶消毒后采集局部病变标本
E. 标本容器上贴好标签

2. 关于直接涂片镜检的叙述，下列选项正确的是（　　）
A. 适用于所有细菌感染性疾病的初步检查
B. 方法简单，但均不能快速鉴定细菌
C. 只适用于形态结构和染色性上具有明显鉴别特征的病原菌

D. 镜检结果必须结合临床症状方有诊断价值
E. 以上都不是

3. 下列哪项不是革兰染色的意义？（　　）
A. 细菌鉴定的依据　　B. 细菌分类的依据
C. 选择抗菌药物　　D. 了解细菌的致病性
E. 观察细菌结构

4. 不宜直接采用革兰染色观察的标本是（　　）
A. 脓汁标本　　B. 粪便标本
C. 脑脊液标本　　D. 生殖道分泌物
E. 鼻咽拭子

5. 血清学诊断方法不包括（　　）
A. 外斐反应　　B. 肥达试验
C. 酶联免疫吸附试验　　D. 抗O试验
E. 乳糖发酵试验

6. 大肠埃希菌在伊红美蓝平板上的菌落特征是（　　）
A. 无色透明状　　B. 呈迁徙状生长
C. 紫黑色、有金属光泽　　D. 有β-溶血环
E. 金黄色不透明

7. 生化反应鉴定细菌的主要依据是（　　）
A. 细菌色素的产生　　B. 细菌合成代谢产物
C. 细菌分解代谢产物　　D. 细菌毒素的活性
E. 细菌的崩解碎片

8. 细菌药物敏感试验不包括（　　）
A. 纸片扩散法　　B. 试管稀释法
C. 平板稀释法　　D. 抗生素浓度梯度法
E. 电泳电场法

9. 关于药物敏感试验，下列说法正确的是（　　）
A. 药物敏感试验的结果是指导临床用药的唯一依据
B. 根据药物敏感试验的结果，应选用抑菌环最大的药物
C. 抑菌环直径为2cm说明抑菌效果显著
D. 纸片扩散法是根据抑菌环的有无和直径大小来判定试验菌对该药物的敏感程度
E. 以上说法都不对

10. 对细菌型别的鉴定，应选择（　　）
A. 革兰染色　　B. 分离培养
C. 生化鉴定　　D. 血清学鉴定
E. 药物敏感试验

11. 可辅助诊断肠热症的试验是（　　）
A. 外斐反应　　B. 抗O试验
C. 肥达试验　　D. 冷凝集试验
E. 锡克试验

12. 机体获得人工主动免疫的方式是（　　）
 A. 通过胎盘从母体直接获得　　B. 显性感染
 C. 隐性感染　　D. 注射抗毒素　　E. 疫苗接种
13. 破伤风的紧急预防应注射（　　）
 A. 破伤风疫苗　　B. 破伤风类毒素
 C. 破伤风抗毒素　　D. 百白破混合疫苗
 E. 大剂量抗生素
14. 百白破混合疫苗的组成是（　　）
 A. 百日咳毒素，白喉类毒素，破伤风类毒素
 B. 百日咳死疫苗，白喉类毒素，破伤风类毒素
 C. 百日咳死疫苗，白喉类毒素，破伤风活疫苗
 D. 百日咳毒素，白喉死疫苗，破伤风死疫苗
 E. 百日咳活疫苗，白喉类毒素，破伤风类毒素
15. 减毒活疫苗的优点不包括（　　）
 A. 接种者无禁忌证　　B. 接种次数少
 C. 免疫效果好　　D. 免疫维持时间长
 E. 可在体内繁殖
16. 关于灭活疫苗的描述，不正确是（　　）
 A. 稳定性相对较好　　B. 可诱导体液免疫
 C. 接种次数少　　D. 易于保存
 E. 无毒力回升
17. 可用类毒素预防的疾病是（　　）
 A. 伤寒　　B. 白喉　　C. 结核病
 D. 百日咳　　E. 痢疾
18. 当前被广泛运用的基因工程疫苗是（　　）
 A. 卡介苗
 B. 百日咳菌苗
 C. DNA 疫苗
 D. 流感嗜血杆菌荚膜多糖疫苗
 E. 乙肝疫苗
19. 经胎盘、初乳获得免疫力是（　　）
 A. 人工主动免疫　　B. 人工被动免疫
 C. 自然主动免疫　　D. 自然被动免疫
 E. 被动主动免疫

【A₂型题】
1. 19 岁患者，男，近 3 个月来咳嗽伴有胸痛，痰中时有血丝。消瘦并感疲乏无力，无心学习，午后低热，心悸，盗汗，食欲不振。家中祖父有肺结核病史。根据患者临床症状，接诊医生怀疑其患肺结核，对患者采样痰标本进行涂片镜检，应该采用的染色方法是（　　）
 A. 革兰染色　　B. 抗酸染色
 C. 荚膜染色　　D. 芽胞染色
 E. 镀银染色

2. 50 岁患者，女，左手被铁锈镰刀割伤 14 天。伤口疼痛有腐臭味，突然出现张口困难，继而出现苦笑面容，角弓反张，声响及触碰患者可诱发上述症状，患者神志清楚，不发热。引起该病的致病菌对机体威胁最大的是（　　）
 A. 肌肉断裂　　B. 尿潴留　　C. 骨折
 D. 营养障碍　　E. 持续的呼吸肌痉挛

【A₃型题】
（1~4 题共用题干）
某患者，长期低热，测量体温不超过 38℃，入睡或睡醒时全身出汗，咳嗽、咳痰伴明显胸痛，X线片显示肺部有感染的迹象。
1. 根据患者临床症状，考虑结核分枝杆菌感染，此时应取患者标本做（　　）
 A. 革兰染色　　B. 抗酸染色
 C. 芽胞染色　　D. 荚膜染色
 E. 镀银染色
2. 采用此种染色方法，是因为细菌细胞壁中含较多的（　　）
 A. 肽聚糖　　B. 脂质　　C. 磷壁酸
 D. 蛋白质　　E. 核酸
3. 通过抗酸染色，结核分枝杆菌被染成（　　）
 A. 紫色　　B. 蓝色　　C. 红色
 D. 棕褐色　　E. 黑色
4. 要对痰标本进行分离培养，需要的培养基是（　　）
 A. 巧克力平板　　B. 血平板
 C. 营养琼脂平板　　D. 罗氏培养基
 E. 沙氏培养基

【B 型题】
（1~4 题共用备选答案）
 A. 死疫苗　　B. 活疫苗　　C. 类毒素
 D. 抗毒素　　E. 丙种球蛋白
1. 百日咳菌苗是（　　）
2. BCG 是一种（　　）
3. 破伤风疫苗是一种（　　）
4. 可用于预防烧伤病人细菌感染的是（　　）
（5~8 题共用备选答案）
 A. 鼻咽拭子涂抹物　　B. 脑脊液
 C. 泌尿生殖系统分泌物　　D. 血液　　E. 粪便
5. 疑为中枢神经系统感染应采集（　　）
6. 疑为呼吸道感染应采集（　　）
7. 疑为消化道感染应采集（　　）
8. 疑为泌尿生殖道感染应采集（　　）

(9～12题共用备选答案)
A. 人工主动免疫 B. 人工被动免疫
C. 自然主动免疫 D. 自然被动免疫
E. 被动主动免疫

9. 接种疫苗和类毒素后获得免疫力称为（　）
10. 胎儿通过胎盘接受来自母体的抗体称为（　）
11. 隐性感染或患传染病获得免疫力称为（　）
12. 注射抗毒素获得免疫力称为（　）

【X型题】
1. 病原菌鉴定的一般程序是（　）
A. 直接涂片镜检 B. 分离培养
C. 生化试验 D. 血清学试验
E. 动物试验
2. 细菌学诊断标本采集和送检时，应遵循的原则是（　）
A. 采集标本时严格无菌操作，避免外源性污染
B. 尽可能在疾病早期或者使用抗菌药物之前采集标本
C. 用于分离培养的标本均需要冷藏运送
D. 根据疾病类型和病程，不同时期不同位置采集目的标本
E. 送检标本及容器需要做好标记

（三）判断题
1. 从患者标本中分离出病原菌是诊断某种细菌性感染的最确切依据。（　）
2. 从临床标本中分离到的细菌一定是引起疾病的致病菌。（　）

（四）问答题
1. 简述进行细菌学和血清学检验时，采集和送检临床标本过程中应遵守的原则。
2. 简述抗菌药物治疗性应用的基本原则。
3. 简述病毒检测和细菌检测方法的异同点。

五、复习思考题参考答案和解析

（一）名词解释

1. **生物制品**：用于人工免疫的疫苗、免疫血清、细胞制剂以及诊断用品（如结核菌素、诊断血清、诊断菌液）等生物性制剂统称为生物制品。
2. **抗菌药物敏感试验**：简称药敏试验，是测定抗菌药物在体外对病原微生物有无抑菌或杀菌作用的方法，对指导临床选择用药，及时控制感染有重要意义。常用的方法包括纸片扩散法、稀释法、抗生素浓度梯度法和自动化仪器法。
3. **疫苗**：是以病原微生物或其组成成分、代谢产物为起始材料，采用生物技术制备而成，用于预防、治疗人类相应疾病的生物制品。
4. **人工免疫**：是指用人工的方法给机体输入抗原性物质（如疫苗、类毒素等）或直接输入免疫效应分子（如抗体、细胞因子等），使机体获得特异性免疫力的方法。人工免疫可以分为人工主动免疫和人工被动免疫。
5. **人工主动免疫**：是指用人工接种的方法给机体输入抗原性物质，刺激机体免疫系统产生特异性体液和（或）细胞免疫应答，从而达到特异性预防相应疾病的措施。
6. **人工被动免疫**：将含有特异性抗体的免疫血清、纯化免疫球蛋白或免疫细胞等免疫制剂直接输入机体，使机体立即获得特异性免疫力的过程，用于某些急性传染病的紧急预防和治疗。
7. **灭活疫苗**：亦称死疫苗，是用物理和（或）化学的方法将经人工大量培养的病原微生物处理后，破坏其感染性但仍然保持其免疫原性制备而成的一种生物制剂。目前常用的有预防伤寒、霍乱、百日咳、钩端螺旋体病、流行性脑脊髓膜炎等的灭活疫苗。
8. **减毒活疫苗**：亦称活疫苗，是通过自然筛选或人工方法获得的病原微生物的弱毒或无毒株经培养后制备而成。接种后在体内有生长繁殖能力，接近于自然感染，可激发机体对相应病原体产生比较持久的免疫力，如卡介苗、鼠疫减毒活疫苗、炭疽减毒活疫苗等。
9. **类毒素**：是经0.3%～0.4%甲醛处理外毒素，使其失去毒性但仍然保持免疫原性的生物制品。
10. **多糖疫苗**：是提取纯化细菌中能引起特异性保护作用的多糖成分制备而成的一种疫苗。其成分相对单一，不存在易引起免疫不良反应的物质。目前常用的有肺炎链球菌、脑膜炎奈瑟菌、流感嗜血杆菌等的荚膜多糖疫苗。
11. **多联疫苗**：是由两种或两种以上疫苗原液按特定比例配合制成的具有多种免疫原性的疫苗，可同时预防多种疾病，如百白破疫苗。
12. **多价疫苗**：是由同一种细菌或病毒的不同亚型或不同血清型抗原合并组成的含多价抗原成分的一种疫苗，如23价肺炎球菌多糖疫苗。
13. **基因工程疫苗**：是利用基因工程技术将编码病原体保护性抗原表位的目的基因导入原核或真核

表达系统中，利用表达的抗原产物或重组体本身制成的疫苗，包含有基因工程亚单位疫苗、基因工程载体疫苗、核酸疫苗及基因缺失活疫苗等。

14. 核酸疫苗：也称 DNA 疫苗，是将编码保护性抗原的基因重组到质粒载体上，经肌内注射或黏膜免疫等方法导入宿主体内，外源基因在体内表达的抗原能刺激机体产生免疫应答。

（二）选择题

【A₁ 型题】

1. D。在采集可疑含菌标本进行细菌学检查时，应严格无菌操作，避免外源性污染，但是不能对病变局部进行消毒，以免杀死局部的细菌，造成假阴性的实验结果。

2. C。标本直接涂片镜检只适用于形态结构和染色性具有明显鉴别特征的病原菌。形态、染色性相同的细菌无法通过染色镜检直接区分鉴定，对于染色性和形态结构有显著特征的病原菌有直接的诊断价值。

3. E。革兰染色能够将待检菌区分为革兰氏阳性菌和革兰氏阴性菌，对细菌进行初步分类，观察到细菌基本形态及染色性，了解细菌的致病物质，有利于选择敏感的抗菌药物，但是要通过特殊染色法才能观察到细菌如芽胞、荚膜、鞭毛等特殊结构。

4. B。革兰染色可初步将细菌分为革兰氏阳性菌和革兰氏阴性菌，粪便标本多数为肠道杆菌，肠道杆菌经革兰染色后为革兰氏阴性菌，仅通过革兰染色不能进行区分，需要纯化培养后做细菌的生化鉴定方可进一步区分。其他几种标本通过革兰染色都有检出致病菌的可能。

5. E。乳糖发酵试验为细菌的生化鉴定试验，其余四项都是血清学诊断试验。

6. C。伊红美蓝平板为肠道杆菌的选择性培养基，能够促进肠道杆菌科细菌生长，并抑制其他革兰氏阳性菌以及少数革兰氏阴性菌及部分真菌的生长。大肠埃希菌在伊红美蓝平板上呈现紫黑色、有金属光泽的菌落，这也是大肠埃希菌有别于其他细菌的特征。

7. C。各种细菌具有的酶不完全相同，对营养物质的吸收和分解能力也有所区别，因而其代谢产物也不相同，所以细菌分解代谢的产物可作为生化鉴定的核心指标。

8. E。抗菌药物敏感试验分为纸片扩散法、试管稀释法、平板稀释法和连续梯度法。

9. D。纸片扩散法是根据抑菌环的有无和直径大小，结合耐药、中介还是敏感的抑菌环标准直接来判定试验菌对该药物的敏感程度。稀释法主要通过最低抑菌浓度来进行判断。药物敏感试验只是作为药物选择的一个指标。

10. D。血清学鉴定是根据血清学反应的特异性，利用含有已知抗体的免疫血清，对分离出的待检菌抗原进行属、种和血清群及型的鉴定。

11. C。历史上伤寒感染影响力最大的"伤寒玛丽"，厨师出身的健康带菌者，被证实以一己之力在美国 7 个地区传染多达 1500 例伤寒患者，可见伤寒传染力之强，高效精准的检测方法尤为重要。肥达试验是用已知伤寒沙门菌菌体 O 抗原和 H 抗原、引起副伤寒的甲型副伤寒沙门菌、肖氏沙门菌和希氏沙门菌 H 抗原的诊断菌液与待检血清进行凝集反应，检测待检血清中是否含有相应特异性抗体及其效价的试验，具有辅助诊断肠热症的重要意义。

12. E。人工主动免疫是将抗原性物质接种于人体，刺激机体免疫系统产生特异性免疫应答，从而特异性预防相应病原体感染的措施。机体获得人工主动免疫的方式是通过疫苗接种。

13. C。破伤风抗毒素用于紧急治疗和预防，破伤风类毒素（破伤风疫苗）用于远期预防。

14. B。百白破混合疫苗是由百日咳死疫苗、白喉类毒素、破伤风类毒素组成的三联疫苗。

15. A。减毒活疫苗有毒力回升的风险，所以有免疫缺陷者和孕妇不能使用。

16. C。与减毒活疫苗相比，灭活疫苗接种次数多，因为该类疫苗的繁殖能力经物理或化学方法处理后已经丧失，感染性被破坏。

17. B。白喉是由白喉棒状杆菌感染引起，其主要的致病物质为外毒素，类毒素能诱导机体的免疫应答形成抗毒素，中和外毒素，达到免疫预防的目的。

18. E。卡介苗是减毒活疫苗，百日咳菌苗是死疫苗，DNA 疫苗是核酸疫苗，流感嗜血杆菌夹膜多糖疫苗是多糖疫苗。乙肝疫苗是目前应用最为广泛的基因工程疫苗。

19. D。母乳喂养促进宝宝发育、增强宝宝体质。通过 37℃的母子连接，婴儿的吸吮促进母亲分泌催产素、促进子宫收缩，有利于产后康复。通过胎盘或者初乳接受来自于母体的抗体从而获得免疫力是一个自然被动获得特异性免疫力的过程。

【A₂型题】

1. B。结核分枝杆菌为典型的抗酸杆菌。因为结核分枝杆菌细胞壁中含有大量脂质，革兰染色不易着色，脂质既是结核分枝杆菌的主要致病物质，又能抵抗3%盐酸酒精的脱色，且进行染色时需要加温和延长染色时间，这也是分枝杆菌与其他细菌的重要区别。结核分枝杆菌有微荚膜、无芽胞、无菌毛，所以不用芽胞染色和镀银染色。

2. E。根据患者临床症状，考虑该患者为革兰氏阳性厌氧芽胞梭菌——破伤风梭菌感染。破伤风梭菌在局部繁殖，释放破伤风痉挛毒素，入血后引起毒血症，导致机体出现持续性的肌肉痉挛，若累及呼吸肌可能危及生命。

【A₃型题】

1. B。结核分枝杆菌为典型的抗酸杆菌。因为结核分枝杆菌细胞壁中含有大量脂质，革兰染色不易着色，但是能抵抗3%盐酸酒精的脱色，这也是分枝杆菌与其他细菌的重要区别。

2. B。结核分枝杆菌细胞壁中含有大量脂质，水溶性染液不易着色，且脂质能够让分枝杆菌与石炭酸品红结合更牢固、更容易着色。

3. C。结核分枝杆菌细胞壁中的脂质，经石炭酸品红加温染色可着色，且它能抵抗3%盐酸酒精的脱色，故菌体呈红色，而非抗酸杆菌呈蓝色。

4. D。结核分枝杆菌是专性需氧菌，对营养物质要求很高，初次分离培养需要用含有蛋黄、马铃薯、甘油和天冬酰胺等营养物质的罗氏培养基。

【B型题】

1. A。百日咳疫苗是用物理和（或）化学方法处理后，感染性被破坏而保持其免疫原性的病原微生物制备而成的一种生物制剂，是灭活疫苗，又称死疫苗。

2. B。BCG是卡介苗的简称，是通过自然筛选或者人工方法获得的病原微生物的弱毒或者无毒株经培育后制备而成。接种后在体内有生长繁殖能力，接近于自然感染，可激发机体对相应的病原体产生比较持久的免疫力。其为一种减毒活疫苗，亦称活疫苗。

3. C。破伤风疫苗是经过0.3%~0.4%甲醛处理破伤风痉挛毒素后，使其失去了毒性但仍然保持免疫原性的生物制品。加入吸附剂（佐剂）氢氧化铝后制成的类毒素制剂。佐剂可延缓类毒素在体内的吸收时间，刺激机体产生足量的抗毒素。

4. E。因为大多数成人患过多种感染性疾病、经历过隐性感染及疫苗接种，可以从正常人血浆中提取的丙种球蛋白制剂或者从健康产妇的胎盘或脐带中提制而成的丙种球蛋白，是一种血清中含有的抗多种微生物的特异性抗体，主要用于对某些疾病的紧急预防及烧伤病人预防细菌感染。

5. B。中枢神经系统感染主要是细菌或者病毒突破血脑屏障进入脑脊液后引起的疾病，采样时取脑脊液。

6. A。呼吸道感染主要由细菌或者病毒通过鼻咽部进入呼吸系统所致，采样时取鼻咽拭子。

7. E。消化道感染主要由细菌或者病毒进入消化系统所致，采样时取粪便做细菌或者病毒检测。

8. C。泌尿生殖系统感染主要由细菌或者病毒进入泌尿生殖系统所致，采样时取泌尿生殖系统分泌物进行检测。

9. A。人工主动免疫是将抗原性物质接种于人体，刺激机体免疫系统产生特异性免疫应答，从而特异性预防相应病原体感染的措施主要是疫苗接种。

10. D。胎儿通过胎盘接受来自于母体的抗体是一个自然被动获得特异性免疫力的过程。

11. C。隐性感染或患传染病本身不是人工主动感染的结果，感染后机体通过外来抗原刺激产生免疫应答，是主动免疫的过程。

12. B。人工被动免疫是将含有特异性抗体的免疫血清、纯化免疫球蛋白或免疫细胞等免疫制剂直接输入机体，使机体立即获得特异性免疫力的过程，可用于某些急性传染病的紧急预防和治疗。

【X型题】

1. ABCDE。病原菌鉴定的一般程序为采集标本直接涂片染色镜检，分离培养，染色性相同的细菌可通过生化试验、特异性的血清学试验、动物试验进一步确认。

2. ABDE。细菌学标本采集及送检六原则，大部分细菌可冷藏送检，部分细菌需要保温送检，如淋病奈瑟菌等。

（三）判断题

1. T。从患者标本中分离出病原菌是诊断该种细菌性感染的最直接、最确切依据。

2. F。标本来自临床患者，从标本中可能分离到致病菌或非致病菌。

(四) 问答题

1. 进行细菌学和血清学检查的临床标本在采集和送检过程应遵循以下六原则：①采集标本时应严格无菌操作，将标本放置于无菌容器中，避免标本外源性污染；②尽可能在疾病早期、急性期或症状典型时以及使用抗菌药物之前采集标本，对已用抗菌药物患者的标本，应注明所用药物名称；③根据疾病类型和特点，结合致病菌在患者不同病期的体内分布和排出部位采集目的标本；④标本采集后应尽快送检，除某些不耐冷细菌（如淋病奈瑟菌、脑膜炎奈瑟菌）在送检过程要注意保温外，大多数标本可冷藏送检；⑤在检材容器上贴好标签，并在化验单上详细填写标本种类、检验目的和临床诊断，以供检测时参考；⑥检查病原体的特异性IgG抗体时，应采集急性期和恢复期双份血清，只有当恢复期血清抗体效价比急性期的效价明显升高达4倍或以上时，方有诊断价值。检测特异性抗体的血清标本应保存在 −20℃冰箱。在采集、运送和处理标本时应考虑生物安全。

2. 抗菌药物治疗性应用的基本原则是：①诊断为细菌性感染者，方有指征应用抗菌药物；②尽早查明引起感染的病原菌，根据病原菌种类及药物敏感试验结果选用抗菌药物；③按照药物的抗菌作用特点及其体内代谢过程特点选择用药；④抗菌药物治疗方案应综合病人病情、病原菌种类及抗菌药物特点制订。

3. 病毒检测和细菌检测都是为了明确病原体及致病物质；但是病毒是非细胞型微生物，必须在活细胞内才能增殖，因此与细菌检测存在以下不同：①病毒的观察需要借助电子显微镜，光学显微镜只能观察细胞在某些病毒感染后形成的包涵体；细菌则常用光学显微镜观察其染色性、基本形态以及特殊结构。②细菌检测应尽早采样，病毒检测在急性期采样；细菌检测不对采样部位消毒，病毒检测对有菌部位采样应加青霉素和链霉素以杀死杂菌。③除不耐冷细菌外多数细菌标本可冷藏送检，病毒在室温中易失去活性，应低温送检。④病毒的分离培养需要用动物接种、鸡胚培养和组织细胞培养，而绝大多数细菌可用人工培养基进行体外培养。⑤培养物的鉴定，病毒多通过观察动物发病或细胞病变效应等方法进行鉴定，细菌则主要通过形态学检查及生化反应进行鉴定。

（陈 芳）

第八章 球 菌

一、学习目标

（一）知识目标

1. 能够解释葡萄球菌 A 蛋白的概念。
2. 能够概括致病性葡萄球菌分类鉴定的原则。
3. 能够归纳金黄色葡萄球菌致病物质（外毒素与胞外酶）及所致疾病（侵袭性疾病与毒素性疾病）；A 群链球菌和肺炎链球菌的致病物质及所致疾病。
4. 能够依据溶血现象、抗原构造对链球菌进行分类。
5. 能够解释抗链球菌溶血素 O 试验的原理。
6. 能够描述脑膜炎奈瑟菌和淋病奈瑟菌的致病物质和所致疾病。

（二）技能目标

1. 能够灵活运用葡萄球菌分类原则对其进行分类。
2. 能够联系金黄色葡萄球菌的致病物质和所致疾病。
3. 能够拟定临床脓汁标本的病原性球菌分离鉴定方法。

（三）情感、态度和价值观目标

能够感受科学自然观科学精神和科学态度，感受病原体与人体的相互作用。

二、思维导图

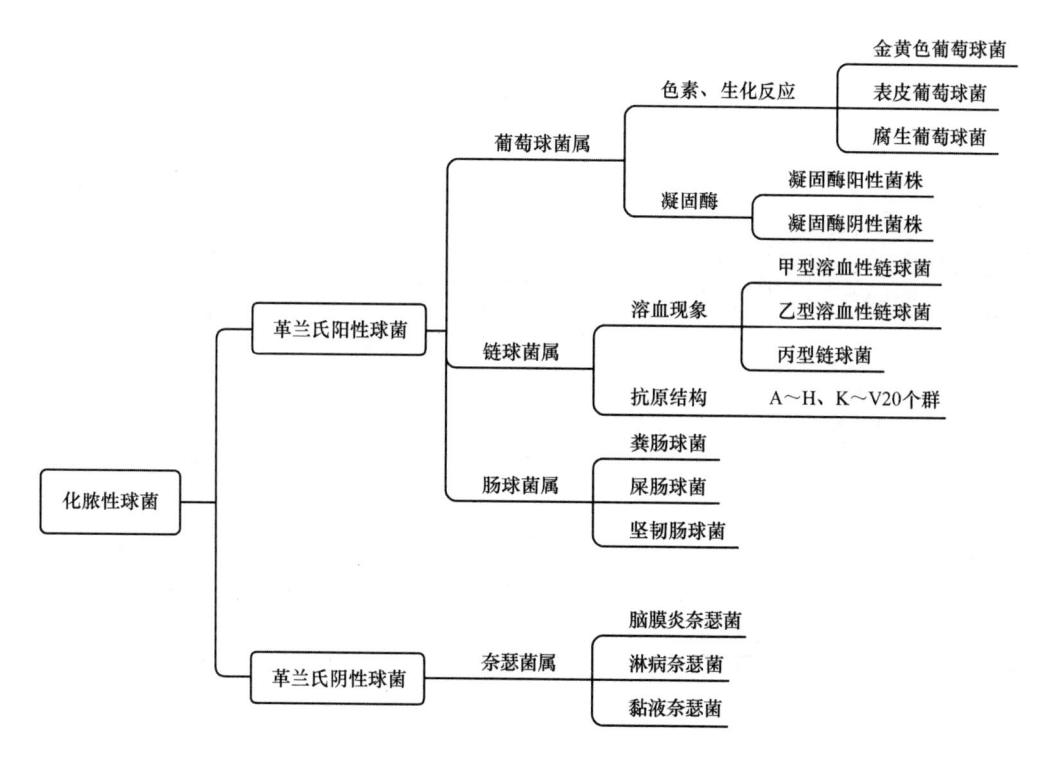

```
                                                      ┌─ 金黄色葡萄球菌
                                        ┌─ 色素、生化反应 ─┼─ 表皮葡萄球菌
                          ┌─ 葡萄球菌属 ─┤              └─ 腐生葡萄球菌
                          │              │              ┌─ 凝固酶阳性菌株
                          │              └─ 凝固酶 ─────┴─ 凝固酶阴性菌株
                          │                             ┌─ 甲型溶血性链球菌
             ┌─ 革兰氏阳性球菌 ─┤              ┌─ 溶血现象 ─┼─ 乙型溶血性链球菌
             │            │              │              └─ 丙型链球菌
             │            ├─ 链球菌属 ───┤
             │            │              └─ 抗原结构 ── A～H、K～V 20个群
             │            │              ┌─ 粪肠球菌
化脓性球菌 ──┤            └─ 肠球菌属 ───┼─ 屎肠球菌
             │                           └─ 坚韧肠球菌
             │                                          ┌─ 脑膜炎奈瑟菌
             └─ 革兰氏阴性球菌 ── 奈瑟菌属 ─────────────┼─ 淋病奈瑟菌
                                                        └─ 黏液奈瑟菌
```

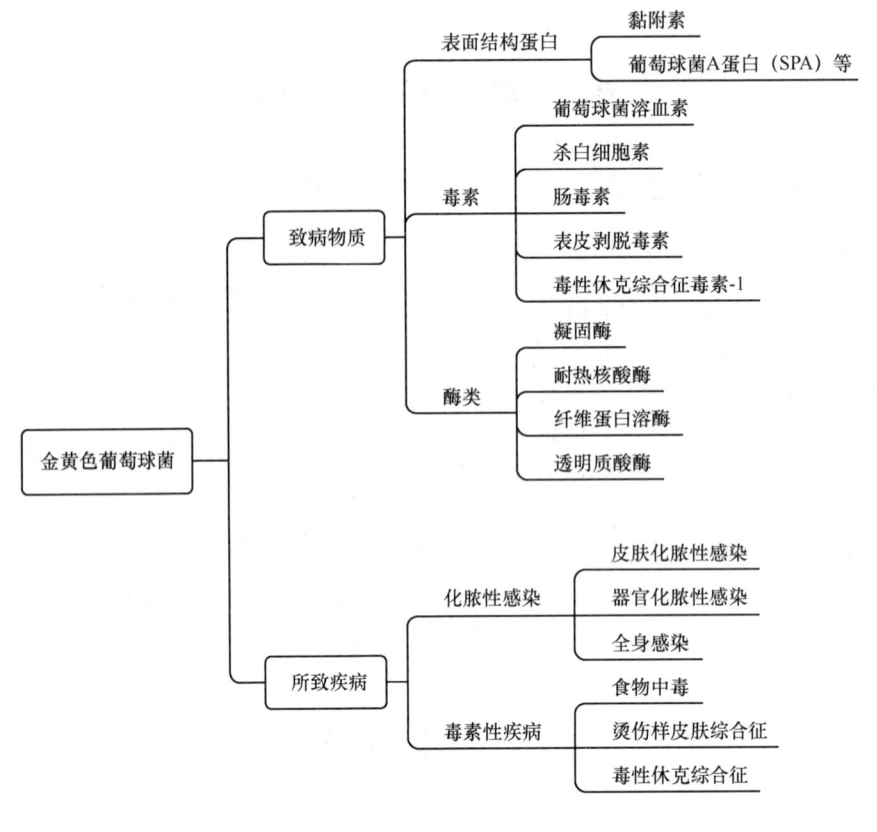

```
金黄色葡萄球菌
├── 致病物质
│   ├── 表面结构蛋白
│   │   ├── 黏附素
│   │   └── 葡萄球菌A蛋白（SPA）等
│   ├── 毒素
│   │   ├── 葡萄球菌溶血素
│   │   ├── 杀白细胞素
│   │   ├── 肠毒素
│   │   ├── 表皮剥脱毒素
│   │   └── 毒性休克综合征毒素-1
│   └── 酶类
│       ├── 凝固酶
│       ├── 耐热核酸酶
│       ├── 纤维蛋白溶酶
│       └── 透明质酸酶
└── 所致疾病
    ├── 化脓性感染
    │   ├── 皮肤化脓性感染
    │   ├── 器官化脓性感染
    │   └── 全身感染
    └── 毒素性疾病
        ├── 食物中毒
        ├── 烫伤样皮肤综合征
        └── 毒性休克综合征
```

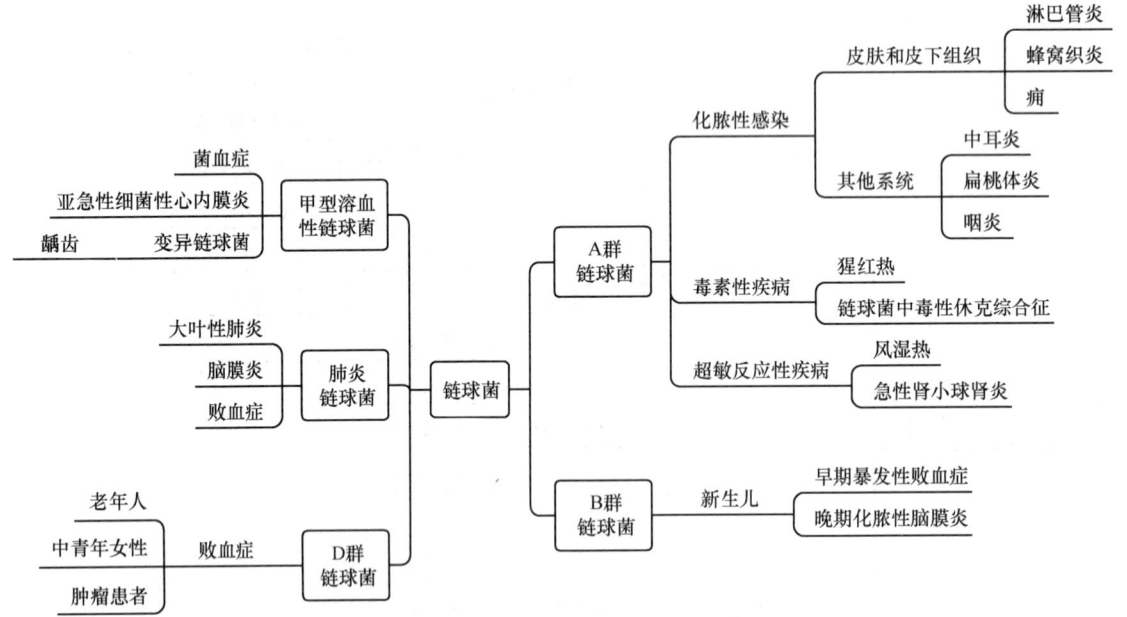

```
链球菌
├── 甲型溶血性链球菌
│   ├── 菌血症
│   ├── 亚急性细菌性心内膜炎
│   └── 变异链球菌 —— 龋齿
├── 肺炎链球菌
│   ├── 大叶性肺炎
│   ├── 脑膜炎
│   └── 败血症
├── A群链球菌
│   ├── 化脓性感染
│   │   ├── 皮肤和皮下组织
│   │   │   ├── 淋巴管炎
│   │   │   ├── 蜂窝织炎
│   │   │   └── 痈
│   │   └── 其他系统
│   │       ├── 中耳炎
│   │       ├── 扁桃体炎
│   │       └── 咽炎
│   ├── 毒素性疾病
│   │   ├── 猩红热
│   │   └── 链球菌中毒性休克综合征
│   └── 超敏反应性疾病
│       ├── 风湿热
│       └── 急性肾小球肾炎
├── B群链球菌 —— 新生儿
│   ├── 早期暴发性败血症
│   └── 晚期化脓性脑膜炎
└── D群链球菌 —— 败血症
    ├── 老年人
    ├── 中青年女性
    └── 肿瘤患者
```

肺炎链球菌生物学性状

- **形态与染色**
  - 革兰氏阳性
  - 菌体形态：矛头状
  - 排列：成双排列，宽端相对，尖端向外
  - 鞭毛：无
  - 芽胞：无
  - 典型荚膜：有
- **培养特性**
  - 营养要求高
  - 兼性厌氧
  - α溶血环
  - 平板上脐状菌落
  - 血清肉汤初期混浊后变澄清
  - 产生自溶酶
- **生化反应**
  - 分解葡萄糖等产酸不产气
  - 胆汁溶菌试验（+）
- **抗原结构**
  - 荚膜多糖
  - 菌体抗原
- **抵抗力**
  - 较弱
  - 荚膜株抗干燥

淋病奈瑟菌

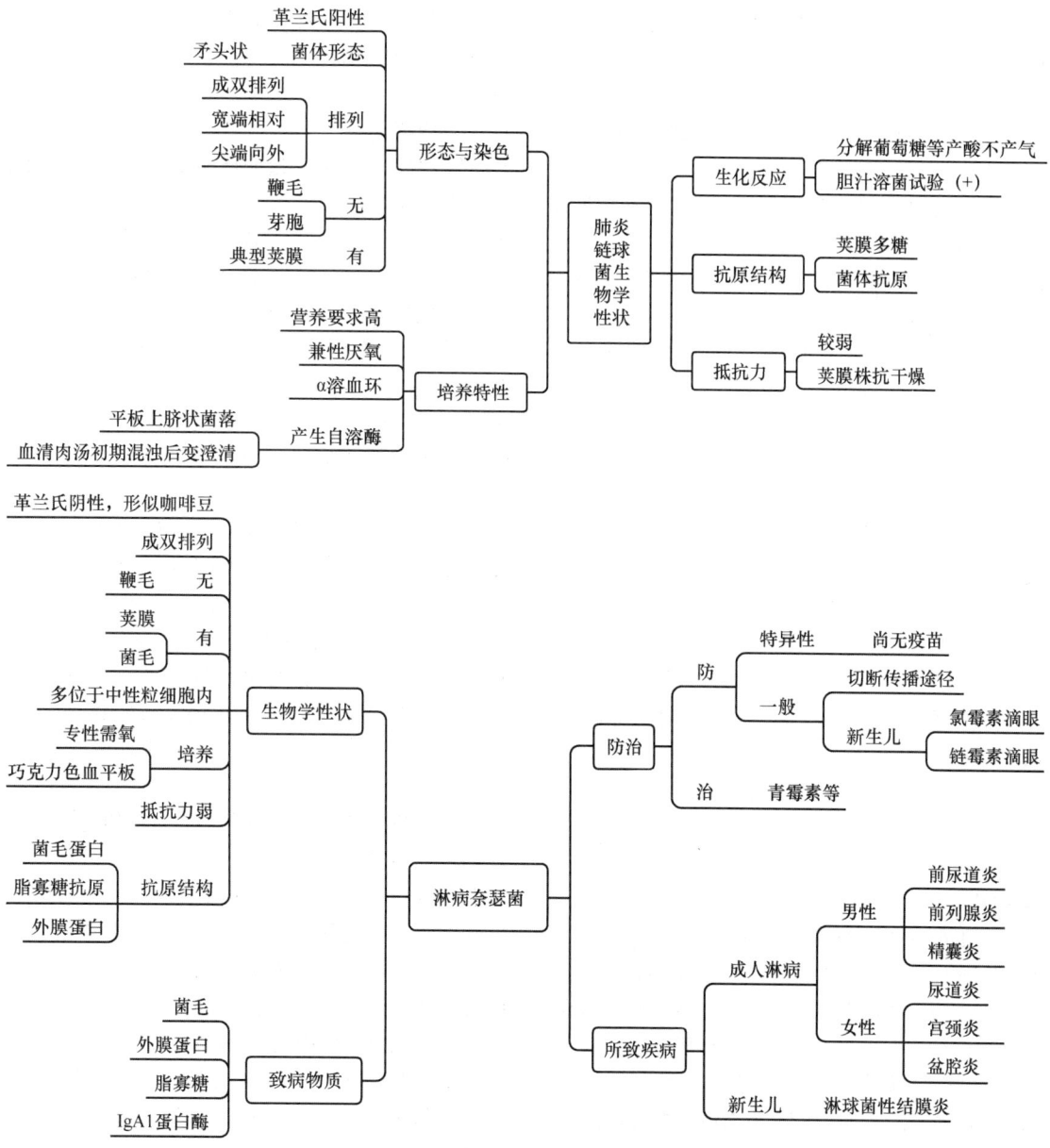

- **生物学性状**
  - 革兰氏阴性，形似咖啡豆
  - 成双排列
  - 鞭毛：无
  - 荚膜：有
  - 菌毛：有
  - 多位于中性粒细胞内
  - 培养：专性需氧、巧克力色血平板
  - 抵抗力弱
  - 抗原结构：菌毛蛋白、脂寡糖抗原、外膜蛋白
- **致病物质**
  - 菌毛
  - 外膜蛋白
  - 脂寡糖
  - IgA1蛋白酶
- **防治**
  - 防
    - 特异性：尚无疫苗
    - 一般：切断传播途径
    - 新生儿：氯霉素滴眼、链霉素滴眼
  - 治：青霉素等
- **所致疾病**
  - 成人淋病
    - 男性：前尿道炎、前列腺炎、精囊炎
    - 女性：尿道炎、宫颈炎、盆腔炎
  - 新生儿：淋球菌性结膜炎

要点口诀：化脓球菌形态多，革兰染色阳或阴。金葡血浆凝固酶，脓汁黄稠灶局限。A链扩散因子众，脓汁稀薄界不清。肺炎球菌双矛头，致病主因有荚膜。革兰阴性奈瑟菌，巧克力色培养基。脑膜炎球菌致流脑，淋球菌入侵染淋病。

三、英汉名词对照

1. pyogenic coccus 化脓性球菌
2. staphylococcal protein A，SPA 葡萄球菌A蛋白
3. methicillin resistant *Staphylococcus aureus*，MRSA 耐甲氧西林金黄色葡萄球菌
4. *Streptococcus* 链球菌
5. streptolysin O，SLO 链球菌溶血素O
6. *Neisseria* 奈瑟菌

四、复习思考题

（一）名词解释

1. 化脓性球菌
2. SPA

（二）选择题

【A₁型题】

1. 葡萄球菌的培养特性是（ ）

A. 营养要求高，必须在血平板上才能生长

B. 均能产生金黄色色素

C. 能分解菊糖产酸产气

D. 耐盐性较弱，不能在含 10%～15% NaCl 的培养基中生长

E. 需氧或兼性厌氧，营养要求不高，普通琼脂平板上即可生长

2. 根据抗原结构可将链球菌分成 20 个群，其中对人致病的 90% 属于（ ）

A. A 群　B. B 群　C. C 群　D. D 群　E. E 群

3. 关于乙型溶血性链球菌的描述，下列哪项是错误的（ ）

A. 引起的感染容易扩散

B. 是链球菌属中致病力最强的

C. 能引起超敏反应性疾病

D. 对青霉素敏感

E. 能产生多种外毒素，可用类毒素进行预防

4. SPA 主要存在于下列哪种球菌表面（ ）

A. 表皮葡萄球菌　　B. 肺炎链球菌

C. 金黄色葡萄球菌　D. 乙型溶血性链球菌

E. 脑膜炎奈瑟菌

5. A 群链球菌感染后引起的超敏反应性疾病是（ ）

A. 猩红热　B. 风湿热　C. 产褥感染

D. 中耳炎　E. 蜂窝织炎

6. 可与 IgG Fc 片段结合的细菌表面蛋白是（ ）

A. M 蛋白　B. Vi 抗原　C. SPA

D. 炭疽杆菌荚膜多糖抗原　E. 大肠杆菌 K 抗原

7. 引起感染性心内膜炎最常见的致病菌是（ ）

A. 金黄色葡萄球菌　B. 肺炎链球菌

C. 大肠埃希菌　　　D. 甲型溶血性链球菌

E. 脑膜炎奈瑟菌

8. 有关淋病奈瑟菌的描述，正确的是（ ）

A. 主要经呼吸道传播

B. 为革兰氏阳性球菌

C. 人是淋病奈瑟菌的唯一宿主

D. 淋病奈瑟菌可产生自溶酶

E. 大多无荚膜和菌毛

9. 最容易对青霉素产生耐药性的细菌是（ ）

A. 链球菌　　　　B. 金黄色葡萄球菌

C. 脑膜炎奈瑟菌　D. 淋球菌

E. 白喉杆菌

10. 关于肺炎链球菌的叙述，正确的是（ ）

A. 产生芽胞和自溶酶

B. 菌体呈矛头状，成双排列

C. 革兰染色阴性

D. 有鞭毛

E. 不形成荚膜

11. 链激酶、链道酶和透明质酸酶可由下列哪种细菌产生？（ ）

A. 沙门菌　　　　B. 肺炎链球菌

C. 淋病奈瑟菌　　D. A 群链球菌

E. 金黄色葡萄球菌

12. 奈瑟菌属细菌进行人工培养时，最适宜的培养基是哪一种？（ ）

A. 普通琼脂平板　　B. 巧克力血琼脂平板

C. 麦康凯琼脂平板　D. 罗氏固体培养基

E. SS 选择培养基

13. 有关肺炎链球菌的生物学性状不包括（ ）

A. 能形成脐状菌落　　B. 能产生自溶酶

C. 机体内可产生荚膜　D. 极易产生耐药性

E. 血平板上形成 α 溶血环

14. 以下哪种细菌为奈瑟菌属细菌？（ ）

A. 粪肠球菌　　B. 脑膜炎奈瑟菌

C. 变异链球菌　D. 草绿色链球菌

E. D 群链球菌

15. 下列病原菌与其传播途径组合错误的是（ ）

A. 淋病奈瑟菌——性传播

B. 伤寒沙门菌——消化道传播

C. 引起猩红热的 A 族链球菌——血行传播

D. 脑膜炎奈瑟菌——呼吸道传播

E. 肺炎链球菌——呼吸道传播

16. 菌毛是主要毒力因子的细菌是（ ）

A. 金黄色葡萄球菌　B. 乙型溶血性链球菌

C. 破伤风梭菌　　　D. 肺炎链球菌

E. 淋病奈瑟菌

【A₂型题】

1. 某单位发生了以呕吐为主，腹泻为次的食物中毒，防疫站检查单位食堂食材等未培养出肠道致病菌，而在食堂厨师手上查出了化脓感染灶，试问致病菌最可能是以下哪种？（ ）

A. 鼠伤寒沙门菌　B. 产气荚膜梭菌

C. 金黄色葡萄球菌　D. 肠杆菌

E. 副溶血弧菌

2. 某青年摘除扁桃体后发热，并出现心力衰竭。采血进行细菌培养，血平板由草绿色溶血环的小菌落形成，涂片染色为革兰氏阳性，呈链状排列球菌，诊断为甲型溶血性链球菌引起的心内膜炎。

试问下列还有哪种细菌能形成草绿色溶血环？（　　）
A. 金黄色葡萄球菌　　B. 乙型溶血性链球菌
C. 表皮葡萄球菌　　D. 丙型链球菌
E. 肺炎链球菌

3. 某青年近 3 日咳嗽，高热 39℃，咯铁锈色痰，白细胞计数 $18.5×10^9$/L，胸片发现右肺中叶有大片状阴影，临床诊断为大叶性肺炎，该病致病菌是（　　）
A. 嗜肺军团菌　　B. 肺炎链球菌
C. 肺炎克雷伯菌　　D. 肺炎支原体
E. 肺炎衣原体

4. 某患儿 1 周前患中耳炎，经抗生素治疗后得到控制，近 3 天来患儿有低热，咽充血，眼睑浮肿，肉眼血尿，尿液检查发现红细胞和蛋白。该患儿的病变与下列哪种细菌和物质有关？（　　）
A. 金黄色葡萄球菌　　葡萄球菌溶血素
B. 乙型溶血性链球菌　　红疹毒素
C. 肺炎链球菌　　荚膜多糖
D. 乙型溶血性链球菌　　M 蛋白
E. 甲型溶血性链球菌　　F 蛋白

【A₃ 型题】

（1～3 题共用题干）

患者，女，32 岁。拔牙术后发热就诊。5 天前患者由于严重龋齿拔牙，术后出现发热、乏力、肌痛等症状。听诊有心律失常、心脏杂音。血培养结果在血平板上有灰白色细小菌落形成，菌落周围出现草绿色溶血环。镜下见革兰氏阳性呈链状排列的球菌。诊断为亚急性心内膜炎。

1. 可能的致病菌为哪一种菌？（　　）
A. 肠球菌　　B. 乙型溶血性链球菌
C. 金黄色葡萄球菌　　D. 甲型溶血性链球菌
E. 脑膜炎奈瑟菌

2. 该细菌最可能来自哪个部位？（　　）
A. 口腔　B. 肠道　C. 皮肤　D. 胃　E. 眼结膜

3. 要将此细菌与肺炎链球菌相区别，可以采用哪种方法？（　　）
A. 革兰染色　　B. 血平板培养
C. Optochin 试验　　D. 分解葡萄糖
E. 耐触酶试验

（4～6 题共用题干）

患者，男，43 岁。右下肢疼痛 3 天，伴红肿发热 2 天。患者 3 天前出现右下肢膝关节以下至小腿疼痛，伴有局部硬结，表面无红肿发热。近日患者右下肢疼痛蔓延至右踝关节处，伴红肿发热，张力高，右腹股沟区压痛。右膝关节下见一长 1.5cm 伤口。以"蜂窝织炎"入院治疗。

4. 引起该种化脓性感染的致病菌为（　　）
A. 铜绿假单胞菌　　B. A 群链球菌
C. D 群链球菌　　D. 粪肠球菌
E. 表皮葡萄球菌

5. 蜂窝织炎感染病灶不易局限，与周围正常组织边界不清的原因主要是致病菌产生以下哪种物质？（　　）
A. 脂磷壁酸　　B. M 蛋白
C. 链球菌溶血素 O　　D. 侵袭性酶
E. 致热外毒素

6. 此种疾病的传播途径是（　　）
A. 空气飞沫传播　　B. 消化道传播
C. 皮肤伤口感染　　D. 性传播
E. 血液传播

【A₄ 型题】

（1～4 题共用题干）

一名 5 岁男童因发热头痛伴呕吐入院就诊。据患儿母亲描述 2 天前患儿突然畏寒、发热，次日上午头痛加剧，伴呕吐多次，呈喷射状，呕吐物为胃内容物，午后即发现患儿神志不清。经检查，体温 39℃，神志欠清醒，烦躁不安，颈项强直，胸腹部有散在出血点，脑脊液检查白细胞增高，镜下见革兰氏阴性呈肾形的双球菌。

1. 采集患儿脑脊液分离培养细菌时，应接种在哪种培养基上？（　　）
A. 普通琼脂平板　　B. 普通血平板
C. 巧克力平板培养　　D. 罗氏固体培养基
E. 选择性培养基

2. 经分离培养后，该细菌形成透明、光滑、圆形、类似露滴状菌落，镜下查到革兰氏阴性呈肾形的双球菌，结合患儿的临床表现，引起该病最有可能的致病菌是（　　）
A. 脑膜炎奈瑟菌　　B. 肺炎链球菌
C. 金黄色葡萄球菌　　D. 破伤风梭菌
E. 伤寒沙门菌

3. 该细菌引起的流行性脑脊髓膜炎的传播途径是（　　）
A. 消化道　　B. 血液　　C. 蚊虫叮咬
D. 呼吸道　　E. 皮肤创口

4. 关于流行性脑脊髓膜炎的防治措施,哪项错误?（　　）
A. 早期诊断,进行隔离治疗
B. 切断传播途径
C. 尽早使用足量敏感的抗生素
D. 治疗时首选磺胺药
E. 给儿童注射流行性脑脊髓膜炎荚膜多糖疫苗进行特异性预防

【B型题】
(1～4题共用备选答案)
A. 肺炎链球菌　　　　B. 金黄色葡萄球菌
C. 淋病奈瑟菌　　　　D. A群链球菌
E. 脑膜炎奈瑟菌
1. 可产生脂溶性色素的是（　　）
2. 常成双排列,似一对咖啡豆的是（　　）
3. 细胞壁中含有M蛋白的是（　　）
4. 有典型荚膜的是（　　）
(5～9题共用备选答案)
A. 肺炎链球菌　　　　B. 乙型溶血性链球菌
C. 金黄色葡萄球菌　　D. 结核分枝杆菌
E. 甲型溶血性链球菌
5. 常引起食物中毒的是（　　）
6. 常引起大叶性肺炎的是（　　）
7. 常引起细菌性心内膜炎的是（　　）
8. 常引起猩红热的是（　　）
9. 与风湿热有关的细菌是（　　）
(10～13题共用备选答案)
A. 血浆凝固酶　　　　B. 透明质酸酶
C. 致热外毒素　　　　D. 肠毒素
E. 链球菌溶血素O
10. 金黄色葡萄球菌引起食物中毒是由于产生（　　）
11. 与抗链球菌溶血素O试验有关的是（　　）
12. 引起猩红热的是（　　）
13. 有助于链球菌在体内扩散的是（　　）
(14～16题共用备选答案)
A. 耐触酶试验　　　　B. Optochin试验
C. 分解葡萄糖　　　　D. 血浆凝固酶试验
E. 抗链球菌溶血素O试验
14. 鉴别葡萄球菌是否具有致病性的是（　　）
15. 区别甲型溶血性链球菌与肺炎链球菌的是（　　）
16. 用于风湿热辅助诊断的是（　　）

【X型题】
1. 以下哪些毒素可由金黄色葡萄球菌产生?（　　）
A. 肠毒素　　　　　　B. 表皮剥脱毒素
C. α溶血素　　　　　D. 毒性休克综合征毒素-1
E. 血凝素
2. 区别甲型溶血性链球菌与肺炎链球菌常用的方法有（　　）
A. 抗链球菌溶血素O试验　　B. 菊糖发酵试验
C. Optochin试验　　　　　　D. 荚膜肿胀试验
E. 胆汁溶菌试验
3. A群链球菌所引起的疾病有（　　）
A. 猩红热　　　　　　B. 风湿热
C. 急性肾小球肾炎　　D. 中耳炎
E. 产褥感染
4. 对疑为流行性脑脊髓膜炎患者进行标本采集时,应注意（　　）
A. 标本应立即保温
B. 标本应立即保湿
C. 标本应立即冷藏
D. 标本应立即接种至增菌培养液
E. 标本应置于5%～10%二氧化碳中培养
5. 淋病奈瑟菌可引起的疾病有（　　）
A. 盆腔炎　　　　　　B. 化脓性结膜炎
C. 宫颈炎　　　　　　D. 梅毒　　　E. 尿道炎
6. A群链球菌引起的化脓性病灶脓汁稀薄且易扩散,主要原因是病原菌产生（　　）
A. 链激酶　　　　　　B. 透明质酸酶
C. 溶血毒素　　　　　D. 链道酶
E. 血浆凝固酶
7. 对人致病的奈瑟菌属中的细菌有（　　）
A. 金黄奈瑟菌　　　　B. 黏膜奈瑟菌
C. 淋病奈瑟球菌　　　D. 干燥奈瑟菌
E. 脑膜炎奈瑟菌
8. 金黄色葡萄球菌引起化脓性感染的特点是（　　）
A. 病灶易局限
B. 可引起败血症、脓毒血症
C. 可引起皮肤及脏器感染
D. 病灶与周围正常组织边界不清
E. 脓液带有黄色且黏稠
9. 肺炎链球菌典型的荚膜（　　）
A. 具有抗吞噬作用　　B. 具有促进吞噬作用

C. 是其主要毒力因子　　D. 使其失去致病性
E. 保护细菌，对机体致病力减低
10. 淋病奈瑟菌的致病物质有（　　）
A. 鞭毛　　　　　B. 内毒素　　　C. 荚膜
D. 菌毛　　　　　E. 外膜蛋白
11. 金黄色葡萄球菌引起的毒素性疾病有（　　）
A. 烫伤样皮肤综合征
B. 食物中毒
C. 猩红热
D. 链球菌中毒性休克综合征
E. 败血症

（三）判断题

1. 金黄色葡萄球菌在血琼脂平板上的菌落周围可形成α溶血环。（　　）
2. 金黄色葡萄球菌产生的肠毒素属于外毒素，是对热不稳定的可溶性蛋白。（　　）
3. 根据溶血现象，将链球菌分为甲型溶血性链球菌、乙型溶血性链球菌和丙型溶血性链球菌。（　　）
4. 肺炎链球菌胆汁溶菌试验结果为阴性，Optochin试验和荚膜肿胀试验结果为阳性。（　　）
5. 脑膜炎奈瑟菌对营养要求较高，需在含有血清、血液的培养基中生长，所以在巧克力平板培养基中，专性需氧，5%二氧化碳的条件下最宜生长。（　　）

（四）问答题

1. 试用思维导图绘制标本中葡萄球菌的检查，怎样确定其有无致病性？
2. A群链球菌的致病物质是什么？可引起哪些疾病？

（五）案例分析题

患儿，男，2岁，以"发现口周皮疹2天"就诊。2天前患儿口周出现皮疹。入院前1天，患儿口周皮疹加重，并累及面部、颈部和背部。体温37.8℃，心率95次/分，咽充血，口周、头面部、颈部、背部及大腿部可见红色斑丘疹，部分呈风团样。皮肤潮红，似烫伤样改变，部分皮肤有放射状皲裂、结痂伴少量渗液，背部有明显抓痕，无渗液及化脓。血常规：白细胞计数12.11×10⁹/L，中性粒细胞占76.2%。皮损糜烂面分泌物培养出呈葡萄串排列的革兰氏阳性球菌。诊断为烫伤样皮肤综合征。入院后给予第三代头孢类抗生素，10%葡萄糖酸钙与维生素C静脉滴注，糜烂处皮损选择高锰酸钾溶液湿敷后用莫匹罗星软膏外涂。治疗5天后患儿体温正常，白细胞计数正常，皮损糜烂、干燥、结痂。

1. 该疾病与哪种细菌感染有关？试绘制该致病菌的生物学性状思维导图。
2. 该致病菌的致病物质及所致疾病是什么？

五、复习思考题参考答案和解析

（一）名词解释

1. 化脓性球菌：引起机体化脓性炎症的球菌称为化脓性球菌，有革兰氏阳性球菌，如葡萄球菌、链球菌、肺炎链球菌，也有革兰氏阴性球菌，如脑膜炎奈瑟菌和淋病奈瑟菌。
2. SPA：葡萄球菌A蛋白，是90%以上金黄色葡萄球菌细胞壁的一种表面蛋白，能与人及某些哺乳类动物的IgG分子Fc片段发生非特异性结合，结合后IgG分子Fab片段仍能与抗原特异性结合，据此可用协同凝集试验检测微生物抗原，此外，SPA与IgG分子结合形成的复合物还有抗吞噬、促细胞分裂、引起超敏反应、损伤血小板等作用。

（二）选择题

【A_1型题】

1. E。葡萄球菌需氧或兼性厌氧，营养要求不高，普通琼脂培养基即可生长，致病株可产生金黄色色素，多数葡萄球菌分解葡萄糖产酸不产气。故选E。
2. A。根据链球菌细胞壁中抗原结构不同，可将其分为A~H、K~V 20个群，对人致病的链球菌菌株90%左右属于A群。
3. E。乙型溶血性链球菌能产生多种外毒素，如致热外毒素、链球菌溶血素。青霉素出现后，病理学家弗劳雷和生化学家钱恩将青霉素注射到已经感染链球菌的小鼠体内使之得以存活，证实了青霉素对链球菌、葡萄球菌等多种细菌感染导致的疾病有明显疗效，后将青霉素大量提纯并用于治疗伤口感染，挽救了众多生命。但目前没有链球菌类毒素可用于预防由链球菌引起的感染性疾病的证据。故选E。
4. C。90%以上金黄色葡萄球菌细胞壁表面存在SPA。故选C。

5. B。A群链球菌感染后引起的超敏反应性疾病有风湿热和急性肾小球肾炎等。

6. C。见名词解释第2题。

7. D。甲型溶血性链球菌是引起感染性心内膜炎最常见的致病菌，也可成为脑、肝和腹腔内感染的病原菌。

8. C。淋病奈瑟菌是革兰氏阴性球菌，无鞭毛，有荚膜和菌毛。人类是淋球菌唯一的宿主，人类淋病主要通过性接触传播。故选C。

9. B。1928年亚历山大·弗莱明首先发现了青霉素。青霉素的发现，使人类找到了一种具有强大杀菌作用的药物，结束了传染病几乎无法治疗的时代。经过数十年的研发，青霉素已能治疗肺炎、脑膜炎、心内膜炎、炭疽等疾病，但与此同时，部分病原菌的耐药性也在逐渐增强。金黄色葡萄球菌易产生耐药性变异，约90%菌株产生β-内酰胺酶，成为青霉素的耐药菌株。为了解决这一问题，科研人员一方面开发药效更强的抗生素，另一方面也在探索如何阻止病原菌获得耐药性质粒。

10. B。见思维导图。

11. D。A群链球菌可产生透明质酸酶、链激酶和链道酶。金黄色葡萄球菌可以产生透明质酸酶，但不产生链激酶和链道酶。故选D。

12. B。奈瑟菌属细菌进行人工培养时，对营养要求较高，需在巧克力培养基中生长。

13. D。见思维导图。

14. B。奈瑟菌属包括脑膜炎奈瑟菌、淋病奈瑟菌、黏液奈瑟菌等，脑膜炎奈瑟菌又称脑膜炎球菌，是引起流行性脑脊髓膜炎的病原菌。

15. C。A群链球菌引起的猩红热通过空气飞沫传播。故选C。

16. E。淋病奈瑟菌侵入尿道后，通过菌毛黏附于柱状上皮细胞表面，在局部形成小菌落后再侵入细胞增殖，可使细菌不易被尿液冲掉，且有抗吞噬作用，是主要毒力因子。故选E。

【A_2型题】

1. C。该食物中毒的症状以呕吐为主，虽没有检出肠道致病菌，但在厨师手部发现了化脓性感染，引起化脓性感染的球菌有葡萄球菌、链球菌等，而其中能产生肠毒素的只有金黄色葡萄球菌，故选C。

2. E。革兰氏阳性，呈链状排列，在血平板上形成细小菌落，且菌落周围有草绿色α溶血环的是肺炎链球菌和甲型溶血性链球菌。故选E。

3. B。大叶性肺炎是由肺炎链球菌引起的疾病，患者多有机体抵抗力下降等诱因，并出现咳嗽、高热、咯铁锈色痰等症状，白细胞计数升高，胸片可见肺部大片状阴影。

4. D。M蛋白与心肌、肾小球基膜有共同抗原，可刺激机体产生特异性抗体，损伤人类心血管等组织，故与超敏反应性疾病有关。该病例为A群链球菌引起的中耳炎，由于细菌没有被彻底清除，继而导致链球菌感染后的急性肾小球肾炎的发生。

【A_3型题】

1. D。血培养见灰白色细小菌落形成，菌落周围有草绿色溶血环。镜下见革兰氏阳性呈链状排列的球菌，诊断为亚急性心内膜炎，而甲型溶血性链球菌是引起该病的主要致病菌。

2. A。由于患者有口腔手术史，有细菌侵入的创口引起细菌感染。

3. C。甲型溶血性链球菌与肺炎链球菌相区别可用胆汁溶菌试验、Optochin试验和荚膜肿胀试验。

4. B。蜂窝织炎为A群链球菌引起的常见皮下组织化脓性感染，好发于下肢、面部等部位。患者先有皮肤损伤或化脓性感染，之后表现为弥漫性红肿，边界不清，疼痛显著，病灶附近淋巴结肿痛等。

5. D。A群链球菌可产生多种侵袭性酶，均是扩散因子，包括透明质酸酶、链激酶和链道酶，使致病菌在组织中扩散，病灶不易局限。

6. C。患者右膝下有皮肤创口，致病菌经创口感染右下肢导致蜂窝织炎的发生。

【A_4型题】

1. C。患儿有发热、头痛、喷射状呕吐，神志欠清醒，颈项强直，胸腹部有散在出血点，脑脊液检查白细胞增高，镜下见革兰氏阴性呈肾形的双球菌，可能为脑膜炎奈瑟菌引起的流行性脑脊髓膜炎。由于脑膜炎奈瑟菌营养要求高，培养该细菌应该用巧克力平板培养基。

2. A。脑脊液分离培养的菌落特点，以及脑脊液白细胞增高，镜下显示的革兰氏阴性呈肾形的双球菌，进一步确定该病例为流行性脑脊髓膜炎。脑膜炎奈瑟菌为引起流行性脑脊髓膜炎的致病菌。

3. D。流行性脑脊髓膜炎是呼吸道传播的疾病，传染源为患者和带菌者。好发于冬春季，儿童因为免疫力弱，是易感人群，发病率高。

4. D。流行性脑脊髓膜炎的防控在于控制传染源，切断传播途径，做到早发现，早诊断，进行隔离治疗；给儿童注射流行性脑脊髓膜炎荚膜多糖疫苗进行特异性预防，尽早使用足量青霉素。

【B 型题】
1. B。金黄色葡萄球菌可以产生金黄色的脂溶性色素。
2. C。见思维导图。
3. D。M 蛋白是 A 群链球菌主要的致病因子。含 M 蛋白的链球菌能抗吞噬，抵抗吞噬细胞杀菌系统的作用。
4. A。脑膜炎奈瑟菌、淋病奈瑟菌和肺炎链球菌都会产生荚膜，但是肺炎链球菌宽大的荚膜较典型，并且是其主要的毒力因子。
5. C。金黄色葡萄球菌能产生肠毒素引起食物中毒，选项中其他细菌不产生肠毒素。
6. A。甲型溶血性链球菌引起亚急性心内膜炎；乙型溶血性链球菌可引起中耳炎、咽炎等上呼吸道感染，以及猩红热、风湿热、急性肾小球肾炎等；而肺炎链球菌引起大叶性肺炎，可导致整个肺叶或肺段出现炎症。
7. E。见该题型第 6 题。
8. B。见该题型第 6 题。
9. B。见该题型第 6 题。
10. D。见该题型第 5 题。
11. E。链球菌溶血素 O 抗原性强，可刺激机体产生抗体。活动性风湿热患者血清中链球菌溶血素 O 抗体显著增高。故抗链球菌溶血素 O 试验可用于风湿热的辅助诊断。
12. C。致热外毒素又称红疹毒素，是引起人类猩红热的主要毒性物质。
13. B。A 群链球菌可产生多种侵袭性酶，均是扩散因子，包括透明质酸酶、链激酶和链道酶。
14. D。致病性葡萄球菌的鉴定依据：①能产生金黄色色素；②有溶血性；③凝固酶试验阳性；④耐热核酸酶试验阳性；⑤能分解甘露醇产酸。
15. B。甲型溶血性链球菌与肺炎链球菌相区别可用胆汁溶菌试验、Optochin 试验和荚膜肿胀试验。
16. E。见该题型第 11 题。

【X 型题】
1. ABCD。见思维导图。

2. CDE。甲型溶血性链球菌与肺炎链球菌相区别可用胆汁溶菌试验、Optochin 试验和荚膜肿胀试验。
3. ABCDE。A 群链球菌可引起中耳炎、咽炎、鼻窦炎、产褥感染等化脓性感染，以及猩红热、链球菌中毒性休克综合征等毒素性疾病，风湿热和急性肾小球肾炎等超敏反应性疾病。
4. ABDE。脑膜炎奈瑟菌对干燥和低温敏感，流行性脑脊髓膜炎患者脑脊液或血液采集后应立即保暖保湿，先接种至增菌培养液，培养时 5% 二氧化碳条件下最佳。
5. ABCE。见思维导图。
6. ABD。见【A_3 型题】第 5 题解析。
7. CE。奈瑟菌属中对人致病的是脑膜炎奈瑟菌和淋病奈瑟菌，其余为鼻、咽喉和口腔的正常菌群。
8. ABCE。金黄色葡萄球菌引起的皮肤化脓性感染脓液黏稠且呈金黄色，病灶界限清晰，多为局限性。若皮肤原发病灶受到外力挤压或机体抵抗力下降，则会引起败血症和脓毒血症。
9. AC。荚膜有抗吞噬的作用，是肺炎链球菌主要的致病物质，失去荚膜后细菌的毒力下降甚至消失。
10. BDE。见思维导图。
11. ABD。见思维导图。

（三）判断题
1. F。致病性葡萄球菌菌落呈金黄色，在血琼脂平板上菌落周围形成 β 溶血环。
2. F。金黄色葡萄球菌产生的肠毒素是一组对热稳定的可溶性蛋白，约 50% 临床分离的金黄色葡萄球菌可产生。
3. F。①甲型溶血性链球菌菌落周围有 1~2mm 宽的草绿色溶血环，称为甲型溶血或 α 溶血。②乙型溶血性链球菌菌落周围形成一个 2~4mm 宽、边界分明、完全透明的无色溶血环，称为乙型溶血或 β 溶血。③丙型链球菌不产生溶血素，菌落周围无溶血环。
4. F。肺炎链球菌能产生自溶酶，胆汁溶菌试验结果为阳性。
5. T。经 80℃ 以上加温的血琼脂平板由于颜色似巧克力，故称为巧克力平板培养基。

(四) 问答题

1.

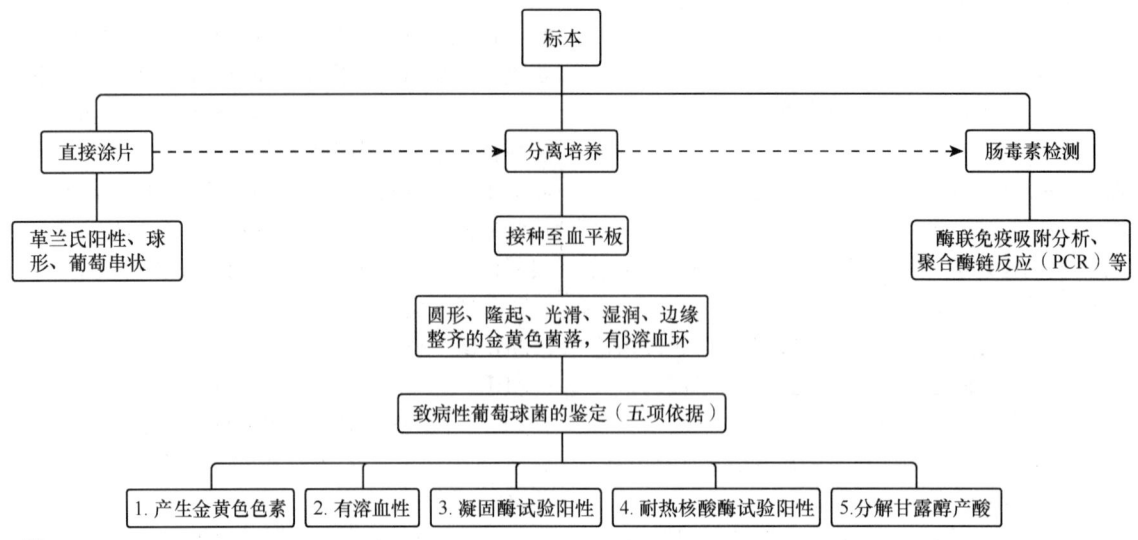

```
                          标本
                           │
         ┌─────────────────┼─────────────────┐
       直接涂片          分离培养          肠毒素检测
         │                 │                 │
    革兰氏阳性、球      接种至血平板      酶联免疫吸附分析、
    形、葡萄串状           │           聚合酶链反应（PCR）等
                           │
                  圆形、隆起、光滑、湿润、边缘
                  整齐的金黄色菌落，有β溶血环
                           │
                  致病性葡萄球菌的鉴定
                    （五项依据）
         ┌──────┬────────┼────────┬──────┐
    1.产生金  2.有溶  3.凝固酶试  4.耐热核酸酶  5.分解甘露
    黄色色素   血性   验阳性      试验阳性    醇产酸
```

2. A 群链球菌有较强的侵袭力取决于其能产生多种胞外酶及外毒素：①黏附素，包括脂磷壁酸（LTA）和 F 蛋白；② M 蛋白；③肽聚糖；④致热外毒素；⑤链球菌溶血素；⑥侵袭性酶，包括透明质酸酶、链激酶、链道酶等。A 群链球菌引起的感染包括 3 种类型：①化脓性感染，如局部皮肤及皮下组织感染（丹毒、淋巴管炎、蜂窝织炎、痈、脓疱疮等）和其他系统感染（化脓性扁桃体炎、咽炎、鼻窦炎、中耳炎及产褥热等）；②毒素性疾病，如猩红热、链球菌中毒性休克综合征；③超敏反应性疾病，如风湿热、急性肾小球肾炎等。

(五) 案例分析题

1. 该疾病是金黄色葡萄球菌引起的烫伤样皮肤综合征。

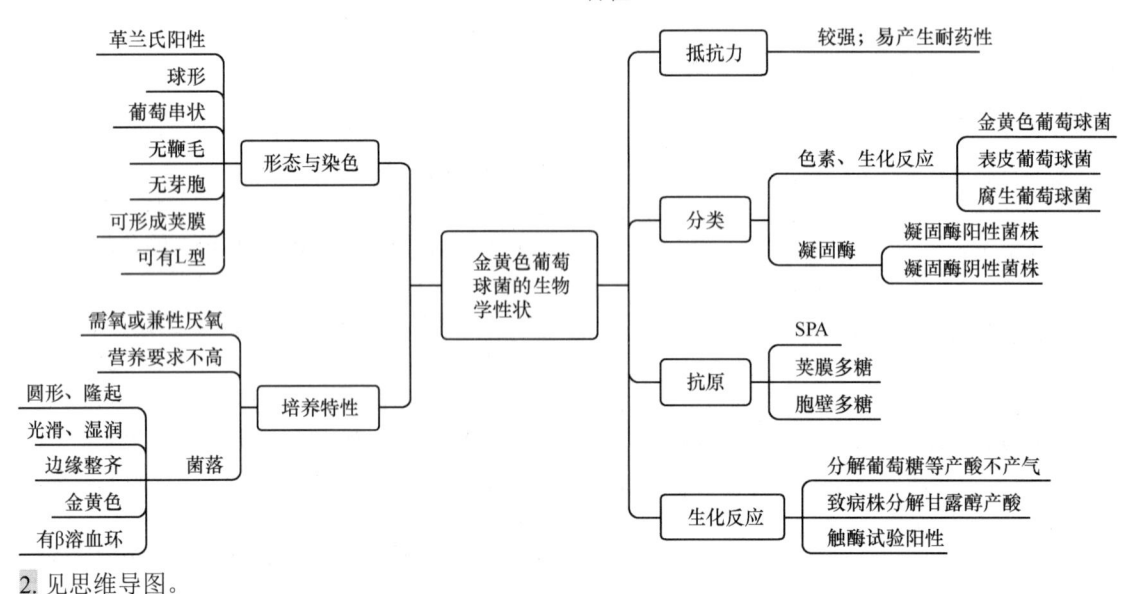

```
                                    ┌── 较强；易产生耐药性
                        抵抗力 ──────┤
                                    │
                                              ┌─ 金黄色葡萄球菌
                                    ┌─色素、生化反应─┤ 表皮葡萄球菌
                                    │              └─ 腐生葡萄球菌
                        分类 ────────┤
                                    │         ┌─ 凝固酶阳性菌株
                                    └─凝固酶 ──┤
  革兰氏阳性 ┐                                 └─ 凝固酶阴性菌株
     球形    │
   葡萄串状  │
   无鞭毛    ├─形态与染色
   无芽胞    │
  可形成荚膜 │         金黄色葡萄
   可有L型   │         球菌的生物
             │          学性状
 需氧或兼性厌氧┐                              ┌─ SPA
 营养要求不高 ├─培养特性          抗原 ───────┤ 荚膜多糖
             │                                └─ 胞壁多糖
  圆形、隆起 ┐
  光滑、湿润 │                              ┌─分解葡萄糖等产酸不产气
  边缘整齐  ├菌落             生化反应 ─────┤ 致病株分解甘露醇产酸
  金黄色    │                              └─ 触酶试验阳性
  有β溶血环 ┘
```

2. 见思维导图。

（戴书颖）

第九章 肠杆菌科

一、学习目标

(一) 知识目标

1. 能够描述肠道感染细菌的种类。
2. 能够描述肠产毒性大肠埃希菌（ETEC）、肠侵袭性大肠埃希菌（EIEC）、肠致病性大肠埃希菌（EPEC）、肠出血性大肠埃希菌（EHEC）、肠集聚性大肠埃希菌（EAEC）的致病特性。
3. 能够描述大肠埃希菌的生物学特性，大肠埃希菌引起的肠道外感染及微生物学检查法。
4. 能够解释志贺菌的致病物质和所致疾病；志贺菌生物学特性和微生物学检查法。
5. 能够概括沙门菌属细菌的抗原构造与分类，致病物质与所致疾病；使用肥达试验，判断肠热症疾病进程。
6. 能够解释沙门菌属细菌的生物学特性、免疫性；能够设计沙门菌属的分离鉴定程序。
7. 能够描述带菌者检查与意义；能够回忆沙门菌属所致疾病的防治原则。
8. 能够理解肠道感染的防治原则。

(二) 技能目标

1. 建立从基因水平及分子水平探索临床问题的思维方法，提升学生在医学基础知识学习阶段的临床思维能力。
2. 自学其他肠杆菌科细菌，培养学生自学能力。
3. 能够绘制志贺菌形态结构。
4. 能够判断志贺菌生化反应。
5. 能够诊断、预防、治疗肠杆菌科细菌感染。

(三) 情感、态度和价值观目标

1. 通过对肠杆菌科第一节的学习，学生可以理解大肠埃希菌的生物学特性及致病性在临床诊断中的重要性。认识到医生的职业不仅仅是临床技能的学习，更要深刻理解微生物学基础知识学习的重要性。
2. 培养学生严谨、科学、综合的思维方式和人文关怀素质。
3. 养成良好卫生习惯和环境卫生习惯。
4. 能够认同相关疾病给患者带来的痛苦，培养医者仁心、大爱无疆的无私品质。

二、思维导图

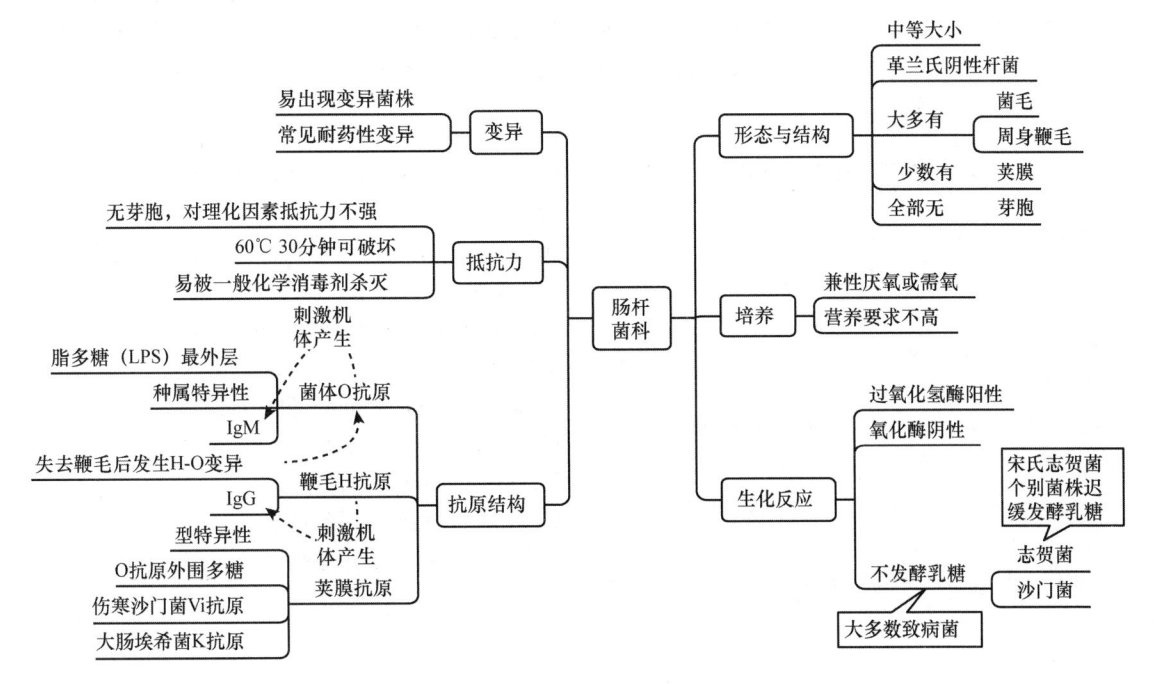

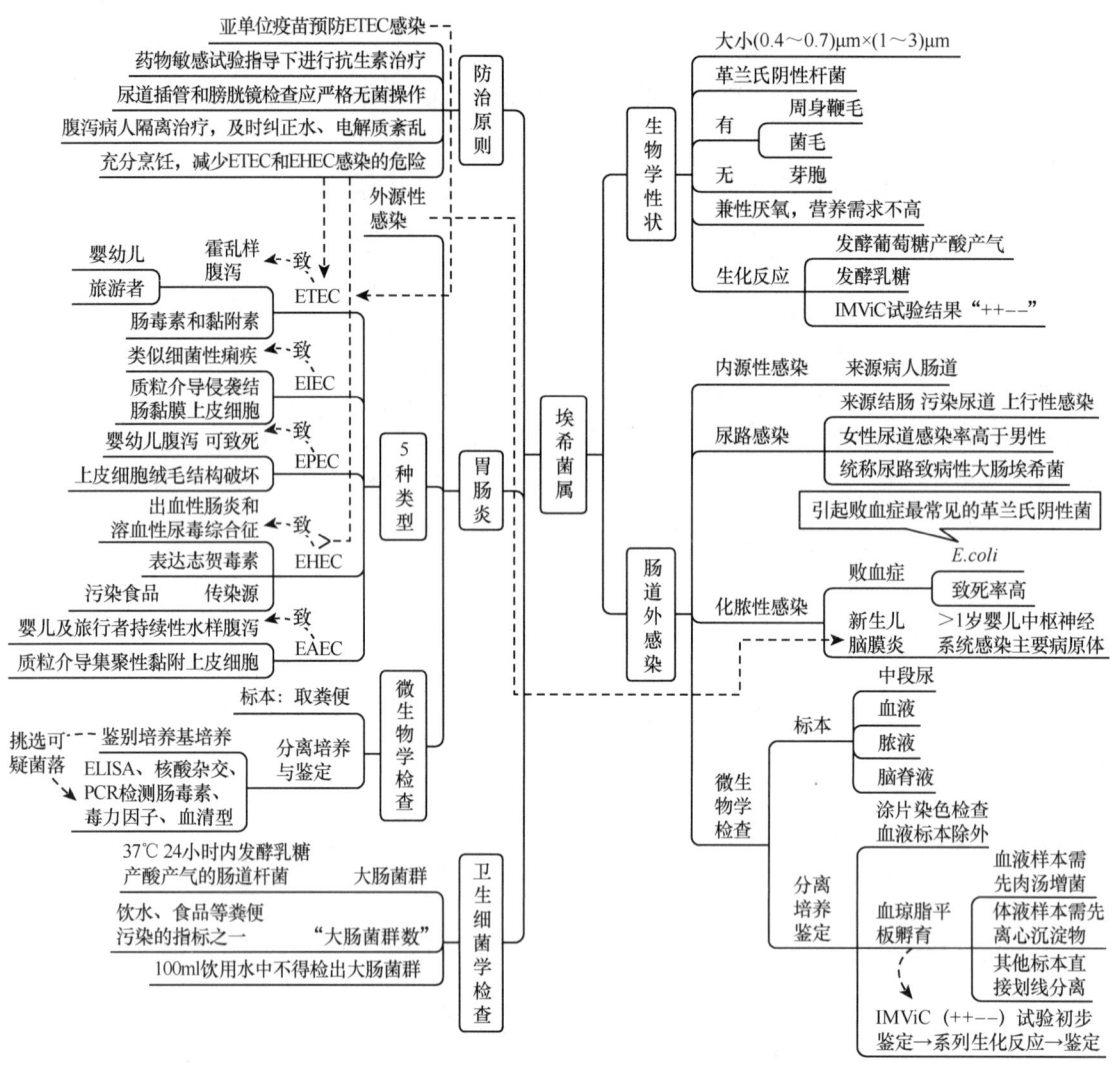

要点口诀：革兰阴性肠杆菌，致病种类常乳阴。大肠埃希机会菌，肠道感染五血清。志贺菌属无鞭毛，里急后重脓血便。沙门菌属多致病，有的无症却带菌；某些型致肠热症，肥达试验来定型；另外肠炎败血症，也有沙门在作怪。

三、英汉名词对照

1. Enterobacteriaceae　肠杆菌科
2. *Escherichia*　埃希菌属
3. *Shigella*　志贺菌属
4. *Salmonella*　沙门菌属
5. *E. coli*　大肠埃希菌
6. enterotoxigenic *E. coli*，ETEC　肠产毒性大肠埃希菌
7. enteroinvasive *E. coli*，EIEC　肠侵袭性大肠埃希菌
8. enteropathogenic *E. coli*，EPEC　肠致病性大肠埃希菌
9. enterohemor-rhagic *E. coli*，EHEC　肠出血性大肠埃希菌
10. enteroaggre-gative *E. coli*，EAEC　肠集聚性大肠埃希菌
11. hemolytic-uremic syndrome，HUS　溶血性尿毒综合征
12. dysentery bacterium　痢疾杆菌
13. tenesmus　里急后重
14. enteric fever　肠热症
15. gastroenteritis　胃肠炎
16. Widal test　肥达试验

四、复习思考题

（一）名词解释

1. IMViC 试验
2. 大肠菌群
3. 志贺毒素
4. Vi 抗原
5. 肠热症
6. 肥达试验

（二）选择题

【A₁型题】

1. 下列关于肠杆菌科的论述，不正确的是（　　）
   A. 所有肠杆菌科细菌均不产生芽胞
   B. 肠杆菌科细菌为中等大小的革兰氏阴性杆菌
   C. 肠杆菌科的细菌对营养要求不高
   D. 肠杆菌科细菌对理化因素有很强的抵抗力
   E. 肠杆菌科细菌易出现变异菌株

2. 肠杆菌科细菌不具备以下哪一种抗原？（　　）
   A. H 抗原　　B. K 抗原　　C. M 抗原
   D. O 抗原　　E. Vi 抗原

3. 可用于初步鉴别致病性肠道杆菌和其他大部分非致病肠道杆菌的依据是（　　）
   A. 是否发酵葡萄糖　　B. 是否具有动力
   C. 是否发酵乳糖　　　D. 是否产生过氧化氢酶
   E. 是否具有芽胞

4. 尿路致病性大肠埃希菌引起尿路感染的主要原因是（　　）
   A. 为结肠内正常菌群
   B. 具有特别的毒力物质
   C. 可利用二氧化碳作为碳源
   D. 可抵抗尿道中的抗菌物质
   E. 具有分解尿素的能力

5. 以下哪一种病原菌产生的致病物质中，存在与霍乱弧菌肠毒素密切相关的物质？（　　）
   A. 肠产毒性大肠埃希菌
   B. 肠侵袭性大肠埃希菌
   C. 肠致病性大肠埃希菌
   D. 肠出血性大肠埃希菌
   E. 肠集聚性大肠埃希菌

6. 可引起细菌性痢疾样症状的大肠埃希菌是（　　）
   A. 肠产毒性大肠埃希菌
   B. 肠侵袭性大肠埃希菌
   C. 肠致病性大肠埃希菌
   D. 肠出血性大肠埃希菌
   E. 肠集聚性大肠埃希菌

7. 能产生外毒素的志贺菌是（　　）
   A. 痢疾志贺菌　　B. 福氏志贺菌
   C. 鲍氏志贺菌　　D. 宋氏志贺菌
   E. 以上都不是

8. 下列关于肠热症的致病特点，正确的是（　　）
   A. 不侵犯肝、脾、肾、胆囊等器官
   B. 第一次菌血症通常无症状
   C. 患病后机体获得的免疫力弱
   D. 感染后两周内细菌不会再次入血
   E. 潜伏期可在肠系膜淋巴结繁殖

9. 机体抗沙门菌的免疫主要依赖于（　　）
   A. 补体的作用　　　　B. 干扰素的作用
   C. 中性粒细胞的吞噬作用　　D. 体液免疫
   E. 细胞免疫

10. 肠热症的并发症之一是肠穿孔，其原因是（　　）
    A. 细菌的直接作用　　B. 胃酸过多
    C. 肠壁淋巴组织发生超敏反应
    D. 毒素的直接作用　　E. 肠梗阻

11. 下列细菌中，无动力的菌属是（　　）
    A. 大肠埃希菌属　　B. 志贺菌属
    C. 沙门菌属　　　　D. 变形杆菌属
    E. 沙雷菌属

12. 以下关于大肠埃希菌的叙述，错误的是（　　）
    A. 多数菌株有周身鞭毛
    B. 多有普通菌毛和性菌毛
    C. 能发酵葡萄糖产酸产气
    D. IMViC 试验结果为"＋＋－－"
    E. 是肠道正常菌群，不具有致病性

13. 志贺菌属不具有以下哪种物质？（　　）
    A. 内毒素　　B. 外毒素　　C. H 抗原
    D. O 抗原　　E. 菌毛

14. 目前对于伤寒带菌者的筛选，常用血清学方法检测可疑者的（　　）
    A. O 抗体　　B. H 抗体　　C. K 抗体
    D. Vi 抗体　　E. M 抗体

15. 下列关于肠道杆菌的特性描述，错误的是（　　）
    A. 为中等大小革兰氏阴性杆菌，大多有菌毛和周鞭毛
    B. 能分解多种糖类，并具有鉴定作用
    C. 多由消化道传播致病
    D. 致病物质均为内毒素

E. 兼性厌氧或需氧，营养要求不高

16. 下列关于志贺菌抗原结构与分类的叙述，错误的是（　　）

A. 志贺菌属可分为 4 群 40 余血清型
B. H 抗原是分类的指标之一
C. K 抗原无分类学意义
D. O 抗原分为群特异抗原和型特异抗原 2 种
E. O 抗原是分类的依据

17. 下列症状中，哪项不是伤寒的表现？（　　）

A. 持续高热　　　　B. 相对缓脉
C. 里急后重　　　　D. 皮肤出现玫瑰疹
E. 全身中毒症状显著

18. 志贺菌刺激机体产生抗感染免疫后，在消化道黏膜表面存在的主要抗体类别是（　　）

A. sIgA　　　B. IgD　　　C. IgE
D. IgG　　　E. IgM

19. 痢疾志贺菌在人体内除产生侵袭力外，还产生（　　）

A. 肠毒素　　　　B. 内毒素
C. 霍乱样毒素　　　D. 大肠菌素
E. 外毒素和内毒素

20. 协助诊断肠热症可用（　　）

A. 肥达试验　　　　B. 外斐反应
C. 抗链球菌溶血素 O 试验　　D. 血浆凝固酶试验
E. 结核菌素试验

21. 卫生细菌学中作为饮水、食品等粪便污染指标的细菌是（　　）

A. 霍乱弧菌　　　　B. 伤寒沙门菌
C. 大肠埃希菌　　　D. 蜡状芽胞杆菌
E. 痢疾志贺菌

22. 伤寒沙门菌的 O 抗原刺激机体产生的抗体是（　　）

A. IgA　B. IgD　C. IgE　D. IgG　E. IgM

23. 下列哪项试验可用于鉴别沙门菌和志贺菌？（　　）

A. 尿素分解试验　　B. 动力试验
C. 甲基红试验　　　D. 枸橼酸盐利用试验
E. 甘露醇发酵实验

24. 急性中毒性痢疾的主要临床表现有（　　）

A. 脓血黏液便　　　B. 剧烈呕吐
C. 相对缓脉　　　　D. 全身中毒症状
E. 腹痛和水样腹泻

【A₂型题】

1. 患者，女，4 岁，随父母旅游途中，购买路边摊切片水果一份并尽数吃完，回家 3 天后，出现严重腹部痉挛痛，大便次数增多，且多次血便，伴发热、呕吐，至医院急诊，检查有溶血性贫血及血小板减少的溶血性尿毒综合征，可能造成该患儿病症的细菌是（　　）

A. 宋内志贺菌　　　B. 肖氏沙门菌
C. 霍乱弧菌　　　　D. 肠出血性大肠埃希菌
E. 奇异变形杆菌

2. 患者，男，5 岁，因高热、抽搐多次、意识不清，送院查体。其面色苍白、昏迷，时有惊厥，两瞳孔不等大，光反射迟钝，脉细，呼吸弱。粪便镜检，脓细胞 5 个，血常规检查：白细胞计数 $18×10^9/L$，中性粒细胞 72%，脑脊液检查正常，最有可能是以下哪种疾病？（　　）

A. 流行性乙型脑炎　　B. 森林脑炎
C. 急性中毒性痢疾　　D. 肠热症
E. 暴发性流行性脑脊髓膜炎

【A₃型题】

（1～2 题共用题干）

患者，男，29 岁。在参加一次聚餐 3 天后，突然出现发热、腹痛和腹泻，始为水样便，腹泻 4 次后，后面数次出现有便意但无粪便排出的情况。1 天后转变为脓血黏液便。

1. 根据以上症状，应考虑的疾病是（　　）

A. 伤寒　　　B. 霍乱　　　C. 食物中毒
D. 胃肠炎　　E. 细菌性痢疾

2. 对该患者进行微生物学检查，应采取何种标本？（　　）

A. 粪便　　　B. 尿液　　　C. 痰液
D. 胆汁　　　E. 血液

【A₄型题】

（1～3 题共用题干）

患者，女，29 岁。发热 1 周入院，食欲不振、乏力、腹胀、腹泻、脾大，腹部见玫瑰疹。外周血白细胞偏低，起病后曾服退热药及磺胺类药，发热仍不退，临床怀疑为肠热症。

1. 为进一步确诊，首选应做的检查是（　　）

A. 粪便培养　　　　B. 骨髓培养
C. 尿液培养　　　　D. 血液培养
E. 肥达试验

2. 在患者血液标本中检出革兰氏阴性中等大小杆菌，不分解乳糖，硫化氢试验阳性，动力试验阳性，该病原体可能具有（　　）

A. 尿素酶　　　　　B. O139 抗原

C. Vi 抗原　　　　　　D. 志贺毒素
E. 霍乱毒素
3. 患者入院时肥达试验结果为伤寒沙门菌O凝集效价为1∶80；伤寒沙门菌H凝集效价1∶40，甲型副伤寒沙门菌（-），乙型副伤寒沙门菌（-），两周后再次做肥达试验，其结果是伤寒沙门菌O凝集效价1∶320，伤寒沙门菌H凝集效价1∶320，甲型副伤寒沙门菌凝集效价1∶40，乙型副伤寒沙门菌凝集效价1∶40，该患者可能是（　　）
A. 曾预防接种伤寒疫苗
B. 伤寒沙门菌感染引起的伤寒
C. 甲型副伤寒沙门菌引起的副伤寒
D. 希氏沙门菌引起的副伤寒
E. 来自疫区的健康者

【B型题】
（1～2题共用备选答案）
A. IMViC试验结果为++++
B. IMViC试验结果为----
C. IMViC试验结果为++--
D. IMViC试验结果为--++
E. IMViC试验结果为+-+-
1. 大肠埃希菌（　　）
2. 产气肠杆菌（　　）
（3～6题共用备选答案）
A. 第1周　　　　　　B. 第2周起
C. 第3周起　　　　　D. 第1～3周
E. 数月以后
3. 肠热症患者的尿液标本采集应在（　　）
4. 肠热症患者的外周血标本采集应在（　　）
5. 肠热症患者的骨髓标本采集应在（　　）
6. 肠热症患者的粪便标本采集应在（　　）
（7～11题共用备选答案）
A. 肠热症可能性大
B. 肠热症可能性小
C. 预防接种或非特异性回忆反应
D. 肠热症感染早期或交叉反应
E. 早期使用抗生素治疗或病人免疫功能低下
7. 肥达试验O、H凝集效价均在正常值范围内（　　）
8. 肥达试验O、H凝集效价均超过正常值（　　）
9. 肥达试验O、H凝集效价始终正常，病人出现肠热症明显症状（　　）
10. 肥达试验凝集效价O高H不高（　　）
11. 肥达试验凝集效价H高O不高（　　）

（12～15题共用备选答案）
A. 定植因子抗原　　　B. 志贺毒素
C. 耐热肠毒素　　　　D. 不耐热肠毒素
E. 内毒素
12. 能引起宿主发热、白细胞反应、休克、弥散性血管内凝血反应的致病物质是（　　）
13. 能使大肠埃希菌紧密黏着在尿道上皮细胞上的致病物质是（　　）
14. 能引起霍乱样腹泻且对热不稳定的致病物质是（　　）
15. 可介导溶血性尿毒综合征的致病物质是（　　）

【X型题】
1. 大肠埃希菌的抗原包括（　　）
A. O抗原　　　B. H抗原　　　C. K抗原
D. Vi抗原　　　E. M抗原
2. "大肠菌群数"中的大肠菌群包括下列哪些肠道杆菌？（　　）
A. 克雷伯菌属　　　　B. 枸橼酸杆菌属
C. 变形杆菌属　　　　D. 埃希菌属
E. 肠杆菌属
3. 在SS选择培养基上，不能发酵乳糖的肠道杆菌有（　　）
A. 大肠埃希菌　　　　B. 伤寒沙门菌
C. 痢疾志贺菌　　　　D. 奇异变形杆菌
E. 肖氏沙门菌
4. 沙门菌感染可导致（　　）
A. 肠热症　　　　　　B. 斑疹伤寒
C. 无症状带菌　　　　D. 胃肠炎　　　E. 败血症
5. 能导致人类腹泻的大肠埃希菌类型有（　　）
A. 肠产毒性大肠埃希菌
B. 肠侵袭性大肠埃希菌
C. 肠致病性大肠埃希菌
D. 肠出血性大肠埃希菌
E. 肠集聚性大肠埃希菌
6. 以下关于肠杆菌科细菌的叙述，正确的是（　　）
A. 均为中等大小的革兰氏阳性杆菌
B. 兼性厌氧或需氧，营养要求不高
C. 大多有菌毛和周鞭毛
D. 无芽胞，故对理化因素抵抗力不强
E. 生化反应活泼，均可发酵乳糖
7. 细菌性痢疾的临床表现有（　　）
A. 发热　　　B. 水样腹泻　　　C. 腹痛
D. 脓血黏液便　　　E. 里急后重
8. 志贺菌内毒素的生物学作用有（　　）

A. 破坏肠黏膜，促进炎症、溃疡、坏死和出血
B. 增高肠黏膜通透性，促进对内毒素的吸收
C. 使肠功能发生紊乱
D. 造成直肠括约肌痉挛
E. 介导上皮细胞损伤

9. 对细菌性痢疾病人做微生物学检查，正确的是（　　）
A. 采粪便的脓血或黏液部分
B. 在使用抗生素之前采样
C. 标本应新鲜
D. 不能及时送检时，需将标本保存于30%甘油缓冲盐水或专门送检的培养基中
E. 接种于肠道选择性培养基上，进行分离培养

10. 肥达试验可协助下列哪些疾病的诊断？（　　）
A. 风湿热　　　B. 甲型副伤寒
C. 乙型副伤寒　D. 斑疹伤寒　E. 伤寒

（三）判断题

1. 志贺菌感染会侵入血液循环造成两次菌血症。（　　）
2. 对疑似细菌性痢疾患者进行微生物学检查，挑取粪便标本时，需避免与尿混合。（　　）
3. 伤寒沙门菌O抗体是IgG类抗体，出现较晚，持续时间长。（　　）
4. 埃希菌感染只局限于肠道。（　　）
5. 埃希菌造成的尿路感染中，女性的感染率高于男性。（　　）

（四）问答题

1. 试述肠杆菌科细菌的共同生物学特性。
2. 试述引起胃肠炎的大肠埃希菌的类型、作用部位、所致疾病与症状和致病机制。

（五）案例分析题

患者，女，20岁，某大学三年级学生。主述：昨晚食用了校外夜宵店海鲜生腌，今早开始恶心、腹痛，已有1次呕吐，6次腹泻，腹泻量多，呈稀水样。病史：无胃肠道慢性炎症或溃疡史，无过敏史，无消化道肿瘤家族史。近期大便正常，此前5小时突然出现恶心、阵发性腹痛与腹泻，无寒战。近期未曾接触过有此类症状患者，未长期服用过抗生素。查体：体温38.3℃，血压138/73mmHg，脉搏102次/分，呼吸17次/分。腹部无反跳痛，上腹轻微压痛。肝脾未触及。心肺正常。实验室检查：大便常规见粪便稀液状、色淡、有腥臭，镜检见中性粒细胞，极少见红细胞。血常规：白细胞计数$6.9×10^9$/L，其中淋巴细胞占31.8%，中性粒细胞占56.7%。

问题讨论：
1. 总结患者的主要临床症状、查体及实验室检查异常项目。
2. 该患者的初步诊断是什么？应与哪些疾病做鉴别？
3. 可以引起该病的病原体主要有哪些？
4. 取何种标本，如何进行微生物学检查？

五、复习思考题参考答案和解析

（一）名词解释

1. IMViC试验：是一组细菌生化反应试验的缩写，包括靛基质试验、甲基红试验、VP试验和枸橼酸盐利用试验。常用于鉴定肠道杆菌，尤其对革兰染色反应和培养特性相同或相似的细菌更为重要。主要用于鉴别大肠埃希菌和产气肠杆菌，多用于水的细菌学检验。埃希菌属的IMViC试验结果为"+ + - -"。

2. 大肠菌群：系指在37℃ 24小时内发酵乳糖产酸产气的肠道杆菌，包括埃希菌属、枸橼酸杆菌属、克雷伯菌属及肠杆菌属等。我国《生活饮用水卫生标准》（GB 5749—2022）规定，在100ml饮用水中不得检出大肠菌群。

3. 志贺毒素：是由A群志贺菌Ⅰ型和Ⅱ型产生的一种外毒素，与EHEC产生的志贺毒素Ⅰ型基本相同。毒素作用的基本表现是上皮细胞的损伤，但在小部分病人中可介导肾小球内皮细胞损伤，导致溶血性尿毒综合征。

4. Vi抗原：是一种存在于新分离的伤寒沙门菌和希氏沙门菌的表面抗原，功能上与大肠埃希菌的K抗原类似，一般认为其与毒力有关。Vi抗原不稳定。Vi抗原存在于细菌表面，可阻止O抗原与其相应抗体的凝集反应。

5. 肠热症：包括伤寒沙门菌引起的伤寒，以及甲型副伤寒沙门菌、肖氏沙门菌、希氏沙门菌引起的副伤寒。伤寒和副伤寒的致病机制和临床症状基本相似，只是副伤寒的病情较轻，病程较短。临床以持续高热，相对缓脉，肝脾大，全身中毒症状显著，皮肤出现玫瑰疹及外周血白细胞明显下降为主要表现。第二次菌血症期间，由于胆囊中的细菌通过胆汁进入肠道，再次侵入肠壁淋巴组织，使已致敏的组织发生超敏反应，导致局部

坏死和溃疡，严重的肠热症患者可能有出血或肠穿孔并发症。

6.肥达试验：是用已知伤寒沙门菌菌体O抗原和鞭毛H抗原，以及引起副伤寒的甲型副伤寒沙门、肖氏沙门菌和希氏沙门菌鞭毛H抗原的诊断菌液与受检血清做试管或微孔板定量凝集试验，测定受检血清中有无相应抗体存在及其效价的试验。

(二) 选择题

【A_1型题】

1. D。肠杆菌科细菌因无芽胞，对理化因素抵抗力不强。

2. C。肠杆菌科细菌主要有菌体O抗原、鞭毛H抗原、伤寒荚膜Vi抗原和大肠埃希菌荚膜K抗原。

3. C。乳糖发酵试验可初步用于鉴别志贺菌、沙门菌等致病菌和其他大部分非致病肠道杆菌，前两者不发酵乳糖。

4. B。虽然大多数大肠埃希菌菌株都能引起尿路感染，但尿路致病性大肠埃希菌能产生包括P菌毛、AAF/Ⅰ、AAF/Ⅱ和Dr菌毛等黏附素和溶血素HlyA在内的多种毒力物质，因此引起的尿路感染更常见。

5. A。ETEC产生的肠毒素中LT-Ⅰ是引起人类胃肠炎的致病物质，在结构和功能上与霍乱弧菌产生的肠毒素密切相关，对热不稳定，65℃ 30分钟可被破坏。

6. B。EIEC在表型和致病性方面与志贺菌密切相关，所致疾病很像细菌性痢疾，有发热、腹痛、腹泻、脓血便及里急后重等症状。

7. A。A群即痢疾志贺菌Ⅰ型和Ⅱ型能产生一种叫作志贺毒素的外毒素，致使细胞内蛋白质合成中断，表现为上皮细胞的损伤。

8. E。沙门菌经M细胞被吞噬细胞吞噬，部分细菌经淋巴液到达肠系膜淋巴结大量繁殖，经胸导管进入血液循环引起第一次菌血症，随血流到达肝、脾、肾、胆囊等器官并出现发热、不适、全身疼痛等前驱症状。肠热症通常潜伏期为2周，但最短可仅有3天，最长可至50天。肠热症后可获得一定程度的免疫性，虽然有恢复后2~3周复发的情况存在，但比首次感染要轻得多。

9. E。沙门菌是胞内寄生菌，要彻底杀灭这类胞内寄生菌，特异性细胞免疫是主要防御机制。

10. C。肠热症第二次菌血症后，胆囊中的细菌随胆汁进入肠道，一部分再次侵入肠壁淋巴组织，使已致敏的组织发生超敏反应，导致局部坏死和溃疡，严重者有出血或肠穿孔等并发症。

11. B。肠杆菌科细菌多数有周鞭毛，但志贺菌属无鞭毛，为少数没有动力的肠杆菌科细菌。

12. E。大肠埃希菌是肠道中重要的正常菌群，有一些血清型具有致病性，能导致人类胃肠炎。

13. C。H抗原为鞭毛抗原，志贺菌属细菌不具有鞭毛故无H抗原。

14. D。因伤寒带菌者分离标本病原菌检出率不高，一般先用血清学方法检测可疑者Vi抗体进行筛选，若效价≥1∶10时，再反复取粪便等进行分离培养，以确定是否为伤寒带菌者。

15. D。肠杆菌科中许多细菌可产生多种类型的外毒素。同时，他们的致病物质还包括侵袭力。

16. B。志贺菌属细菌有O和K两种抗原，O抗原是分类的依据，K抗原无分类学意义，志贺菌属细菌没有H抗原。

17. C。里急后重为细菌性痢疾的典型临床症状之一。

18. A。志贺菌抗感染免疫主要是消化道黏膜表面的分泌型IgA。

19. E。志贺菌所有菌株都有强烈的内毒素，此外A群即痢疾志贺菌Ⅰ型和Ⅱ型能产生一种叫作志贺毒素的外毒素。

20. A。因肠热症的症状常不典型，临床标本阳性分离率低，故血清学试验有协助诊断的意义，其中肥达试验仍较普及。

21. C。卫生细菌学以包括埃希菌属、枸橼酸杆菌属、克雷伯菌属及肠杆菌属等在内的大肠菌群数作为饮水、食品等粪便污染的指标之一。

22. E。伤寒沙门菌O抗原刺激机体产生IgM类抗体，其出现较早，持续约半年。

23. B。志贺菌无鞭毛，动力试验阴性，沙门菌除个别例外都有周身鞭毛，动力阳性，因此志贺菌和沙门菌可用动力试验予以鉴别。

24. D。急性中毒性痢疾常无明显的消化道症状而表现为全身中毒症状，其原因是内毒素致使微血管痉挛、缺血和缺氧，导致弥散性血管内凝血、多器官功能衰竭和脑水肿。

【A_2型题】

1. D。该患儿可能由于进食污染食物（路边摊切片水果）感染EHEC，该细菌易感染5岁以下儿童，症状轻重不一，可出现伴剧烈腹痛的血便，且并发急性肾衰竭、血小板减少、溶血性贫血的溶血性尿毒综合征，死亡率达3%~5%。

2. C。急性中毒性痢疾多见于小儿，各型志贺菌都有可能引起，常无明显的消化道症状而表现为全身中毒症状。临床主要以高热、休克、中毒性脑病为表现，可迅速发生呼吸循环衰竭，若抢救不及时，往往造成死亡。

【A₃型题】
1. E。该患者发病前有3天潜伏期，突然发病，有发热、腹痛和水样腹泻，且于1天后转为脓血黏液便并伴里急后重感，以上均为细菌性痢疾典型症状，高度怀疑为细菌性痢疾。
2. A。对于细菌性痢疾的微生物学检查，应采取粪便的脓血或黏液部分，避免与尿混合。

【A₄型题】
1. D。对于疑似肠热症的患者，发热1周可取外周血培养后进行鉴定。
2. C。在具有疑似肠热症病人血液样品中检出的革兰氏阴性中等大小，硫化氢及动力试验阳性，不发酵乳糖的病原菌应为沙门菌属细菌，其致病物质中有具微荚膜功能的Vi抗原，其余选项均与沙门菌属细菌无关。
3. B。该病患伤寒沙门菌O凝集效价和H凝集效价于恢复期均比初次高4倍以上，而两个引起副伤寒的沙门菌H凝集效价无明显变化，可判定其为伤寒沙门菌感染引起的伤寒。

【B型题】
1. C。大肠埃希菌IMViC试验结果为"＋＋－－"。
2. D。产气肠杆菌IMViC试验结果为"－－＋＋"，与大肠埃希菌相反。
3. C。肠热症随病程的进展，细菌出现的主要部位不同，因而应根据不同的病程采取不同标本。第3周起可取尿液。
4. A。肠热症随病程的进展，细菌出现的主要部位不同，因而应根据不同的病程采取不同标本。第1周取外周血。
5. D。肠热症随病程的进展，细菌出现的主要部位不同，因而应根据不同的病程采取不同标本。从第1周至第3周均可取骨髓液。
6. B。肠热症随病程的进展，细菌出现的主要部位不同，因而应根据不同的病程采取不同标本。第2周起取粪便。
7. B。患伤寒和副伤寒后，肥达试验凝集效价O与H在体内的消长情况不同。肥达试验O、H凝集效价均低，肠热症可能性小。
8. A。肥达试验O、H凝集效价均超过正常值，肠热症的可能性大。
9. E。有少数病例，在整个病程中，肥达试验始终在正常范围内。其可能由于早期使用抗生素治疗，或病人免疫功能低下等所致。
10. D。肥达试验凝集效价O高H不高，可能是感染早期或与伤寒沙门菌O抗原有交叉反应的其他沙门菌（如肠炎沙门菌）感染。
11. C。肥达试验凝集效价H高O不高，有可能是预防接种或非特异性回忆反应。
12. E。革兰氏阴性菌细胞壁中的脂多糖组分为细菌的内毒素，可致发热反应，极微量内毒素就能引起人体体温上升。
13. A。大肠埃希菌的黏附素能使细菌紧密黏着在尿道和肠道的上皮细胞上，避免因排尿时尿液的冲刷和肠道的蠕动作用而被排出。它们包括定植因子抗原Ⅰ、Ⅱ、Ⅲ；集聚黏附菌毛Ⅰ和Ⅲ，束形成菌毛；紧密黏附素；P菌毛；Dr菌毛；Ⅰ型菌毛和侵袭质粒抗原蛋白等。
14. D。不耐热肠毒素Ⅰ是引起人类肠胃炎的致病物质，对热不稳定，65℃ 30分钟可被破坏。其可导致肠黏膜细胞内水、氯和碳酸氢钾等过度分泌至肠腔，同时钠的再吸收减少，导致可持续几天的霍乱样腹泻。
15. B。志贺毒素可引起上皮细胞微绒毛的A/E（attachment/effacement）组织病理损伤，而其中的志贺毒素Ⅱ还能选择性地破坏肾小球内皮细胞，引起肾小球滤过减少和急性肾衰竭，从而导致溶血性尿毒综合征的发生。

【X型题】
1. ABC。大肠埃希菌有O、H、K 3种抗原，是血清学分型的基础。
2. ABDE。大肠菌群系指在37℃ 24小时内发酵乳糖产酸产气的肠道杆菌，包括埃希菌属、枸橼酸杆菌属、克雷伯菌属及肠杆菌属等。
3. BCDE。痢疾志贺菌、沙门菌、变形杆菌不发酵乳糖。
4. ACDE。沙门菌感染后除肠热症、胃肠炎和败血症3种有明显症状的临床疾病外，还可存在无症状带菌者。
5. ABCDE。全部5个选项均为可引起人类胃肠炎的大肠埃希菌类型，均可引起腹泻，但致病机制有所不同。
6. BCD。肠杆菌科细菌为中等大小的革兰氏阴性杆菌，大多有菌毛和周鞭毛，无芽胞，故对理化因素抵抗力不强。兼性厌氧或需氧,营养要求不高。生化反应活泼,但志贺菌、沙门菌等不发酵乳糖。

7. ABCDE。急性细菌性痢疾经过1~3天潜伏期后,突然发病,常有发热、腹痛和水样腹泻,约1天,腹泻次数增多,并由水样腹泻转变为脓血黏液便,伴有里急后重、下腹部疼痛等症状。

8. ABCD。志贺菌属的致病物质中介导上皮细胞损伤的是志贺毒素,不是内毒素。

9. ABCDE。对于痢疾病人,进行微生物学检查时应挑取粪便的脓血或黏液部分,避免与尿混合。应在使用抗生素之前采样,标本应新鲜,若不能及时送检,宜将标本保存于30%甘油缓冲盐水或专门送检的培养基内。标本接种于肠道选择性培养基上,37℃孵育18~24小时后,挑取无色半透明可疑菌落进行鉴定。

10. BCE。肥达试验是用于辅助诊断肠热症的血清学试验,肠热症包括伤寒沙门菌引起的伤寒,以及甲型副伤寒沙门菌、肖氏沙门菌(原称乙型副伤寒沙门菌)、希氏沙门菌引起的副伤寒。

(三)判断题

1. F。志贺菌感染几乎只局限于肠道,细菌一般不入血。会造成两次菌血症的为沙门菌感染。
2. T。对于疑似志贺菌引起的感染进行微生物学检查,挑取粪便样本时,需避免与尿混合。
3. F。沙门菌O抗体类别为IgM,出现较早,持续约半年。
4. F。大肠埃希菌可移位至肠道外的组织或器官,引起肠道外感染。
5. T。大肠埃希菌造成的尿路感染,女性感染率高于男性。

(四)问答题

1. 形态与结构:中等大小的革兰氏阴性杆菌,大多有菌毛,多数为周鞭毛,少数有荚膜,全部无芽胞。培养特性:兼性厌氧或需氧,营养要求不高,在液体培养基中,呈均匀混浊生长。生化反应:过氧化氢酶阳性,能还原硝酸盐为亚硝酸盐,氧化酶阴性,后者在鉴别肠道杆菌和其他革兰氏阴性杆菌上有重要价值。乳糖发酵试验可初步用于鉴别志贺菌、沙门菌等致病菌和其他大部分非致病肠道杆菌,前两者不发酵乳糖。抗原结构:主要有菌体O抗原、鞭毛H抗原和荚膜K或Vi抗原。其他还有菌毛抗原。抵抗力:无芽胞,对理化因素抵抗力不强。变异:易出现变异株,最常见的是耐药性变异。此外尚有毒素产生、生化反应、抗原性等特性的改变。
2. 见下表。

类型	作用部位	所致疾病与症状	致病机制
ETEC	小肠	旅行者腹泻;婴幼儿腹泻;水样便、恶心、呕吐、腹痛、低热	质粒介导不耐热肠毒素和耐热肠毒素,大量分泌液体和电解质
EIEC	大肠	水样便,继以少量血便,腹痛和发热	质粒介导侵袭和破坏结肠黏膜上皮细胞
EPEC	小肠	婴儿腹泻;水样便、恶心、呕吐、发热	质粒介导A/E组织病理学变化,伴上皮细胞绒毛结构破坏,导致吸收受损和腹泻
EHEC	大肠	水样便,继以大量出血,剧烈腹痛,低热或无,可并发溶血性尿素综合征、血小板减少性紫癜	溶原性噬菌体编码志贺毒素-I或志贺毒素-II,中断蛋白质合成;A/E损伤,伴小肠绒毛结构破坏,导致吸收受损
EAEC	小肠	婴儿腹泻;持续性水样便,呕吐,脱水,低热	质粒介导聚集性黏附上皮细胞,伴绒毛变短,单核细胞浸润和出血,液体吸收下降

(五)案例分析题

1. 主要临床症状:恶心、腹痛、呕吐1次,腹泻6次;腹泻量多,呈稀水样。查体:发热(体温38.3℃),脉搏加快(102次/分),上腹轻微压痛。实验室检查:粪便稀液状、色淡、有腥臭,镜检见中性粒细胞。
2. 应考虑细菌感染性腹泻食物中毒,并与非细菌性食物中毒、其他病原体感染性腹泻、非感染性腹泻相区别。
3. 可引起该病的病原体主要是肠杆菌科细菌,尤其是沙门菌属细菌和埃希菌属细菌,但考虑到粪便水样、有腥臭的特征,鼠伤寒沙门菌的可能性不低。此外,还应考虑其他能产生肠毒素的细菌,如金黄色葡萄球菌、产气荚膜梭菌等。
4. 首选粪便样品进行粪便培养,如还有残余的食物及呕吐物,也要做培养,接种于肠道选择性培养基37℃ 24小时培养后,挑取可疑菌落进行生化反应检测以确定病原菌。

(孙 乐)

第十章 弧菌属

一、学习目标

（一）知识目标

1. 能够学会霍乱弧菌的生物学性状。
2. 能够阐述霍乱毒素的作用机制。
3. 能够描述霍乱的临床表现及防治原则。
4. 能够认识副溶血性弧菌所致疾病特点及其防治原则。

（二）技能目标

1. 能够鉴定霍乱弧菌。
2. 能够诊断、预防、治疗弧菌属引起的疾病。
3. 能够通过案例分析，逐渐形成临床工作思维。

（三）情感、态度和价值观目标

1. 通过学习霍乱弧菌和副溶血性弧菌的传播途径，让医学生养成良好的卫生饮食习惯。
2. 通过临床案例，让医学生理解霍乱弧菌的生物学特性及致病性在临床诊断中的重要作用，认识到学好微生物学基础知识的重要性。

二、思维导图

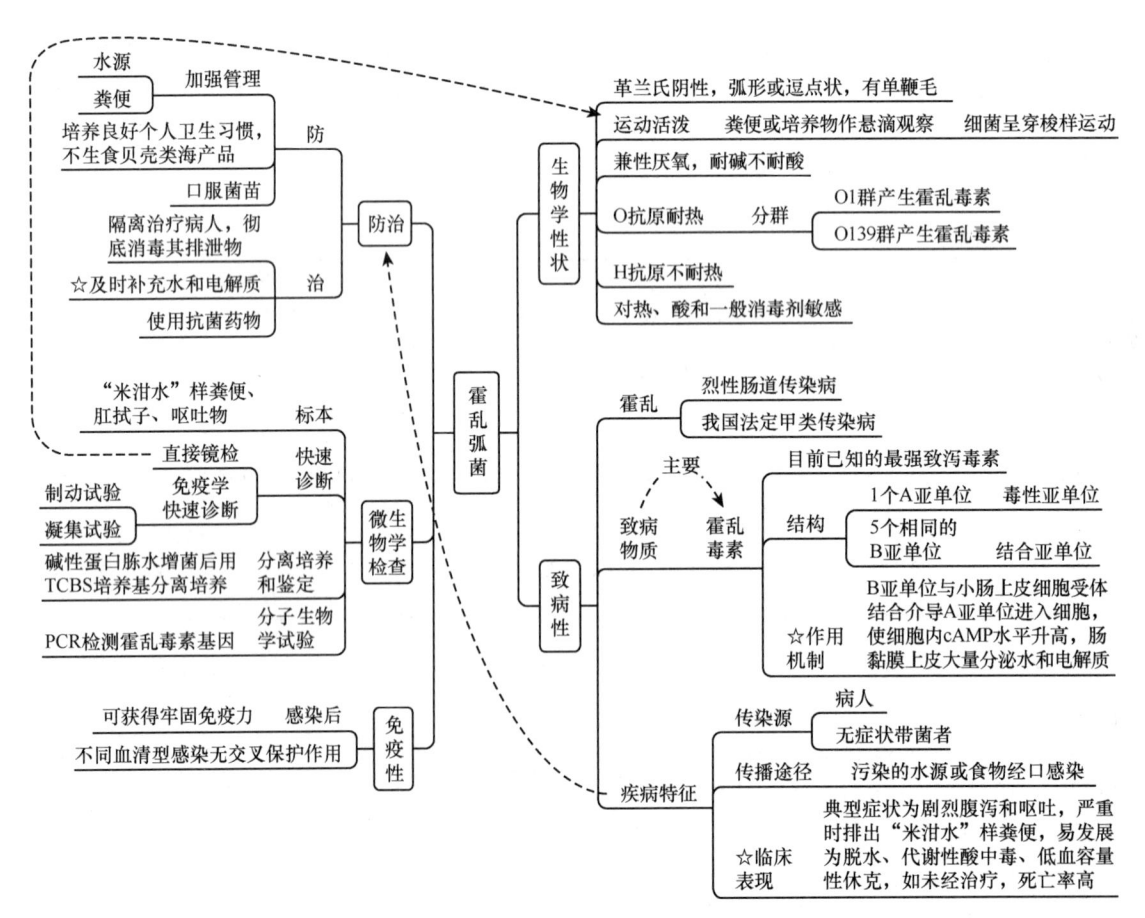

霍乱弧菌

- **生物学性状**
  - 革兰氏阴性，弧形或逗点状，有单鞭毛
  - 运动活泼　粪便或培养物作悬滴观察　细菌呈穿梭样运动
  - 兼性厌氧，耐碱不耐酸
  - O抗原耐热　分群　O1群产生霍乱毒素／O139群产生霍乱毒素
  - H抗原不耐热
  - 对热、酸和一般消毒剂敏感

- **致病性**
  - 霍乱
    - 烈性肠道传染病
    - 我国法定甲类传染病
  - 致病物质（主要）——霍乱毒素
    - 目前已知的最强致泻毒素
    - 结构
      - 1个A亚单位　毒性亚单位
      - 5个相同的B亚单位　结合亚单位
    - ☆作用机制：B亚单位与小肠上皮细胞受体结合介导A亚单位进入细胞，使细胞内cAMP水平升高，肠黏膜上皮大量分泌水和电解质
  - 疾病特征
    - 传染源：病人／无症状带菌者
    - 传播途径：污染的水源或食物经口感染
    - ☆临床表现：典型症状为剧烈腹泻和呕吐，严重时排出"米泔水"样粪便，易发展为脱水、代谢性酸中毒、低血容量性休克，如未经治疗，死亡率高

- **微生物学检查**
  - 标本："米泔水"样粪便、肛拭子、呕吐物
  - 快速诊断
    - 直接镜检
    - 免疫学快速诊断：制动试验、凝集试验
  - 分离培养和鉴定：碱性蛋白胨水增菌后用TCBS培养基分离培养
  - 分子生物学试验：PCR检测霍乱毒素基因

- **免疫性**
  - 感染后可获得牢固免疫力
  - 不同血清型感染无交叉保护作用

- **防治**
  - 防
    - 加强管理：水源、粪便
    - 培养良好个人卫生习惯，不生食贝壳类海产品
    - 口服菌苗
  - 治
    - 隔离治疗病人，彻底消毒其排泄物
    - ☆及时补充水和电解质
    - 使用抗菌药物

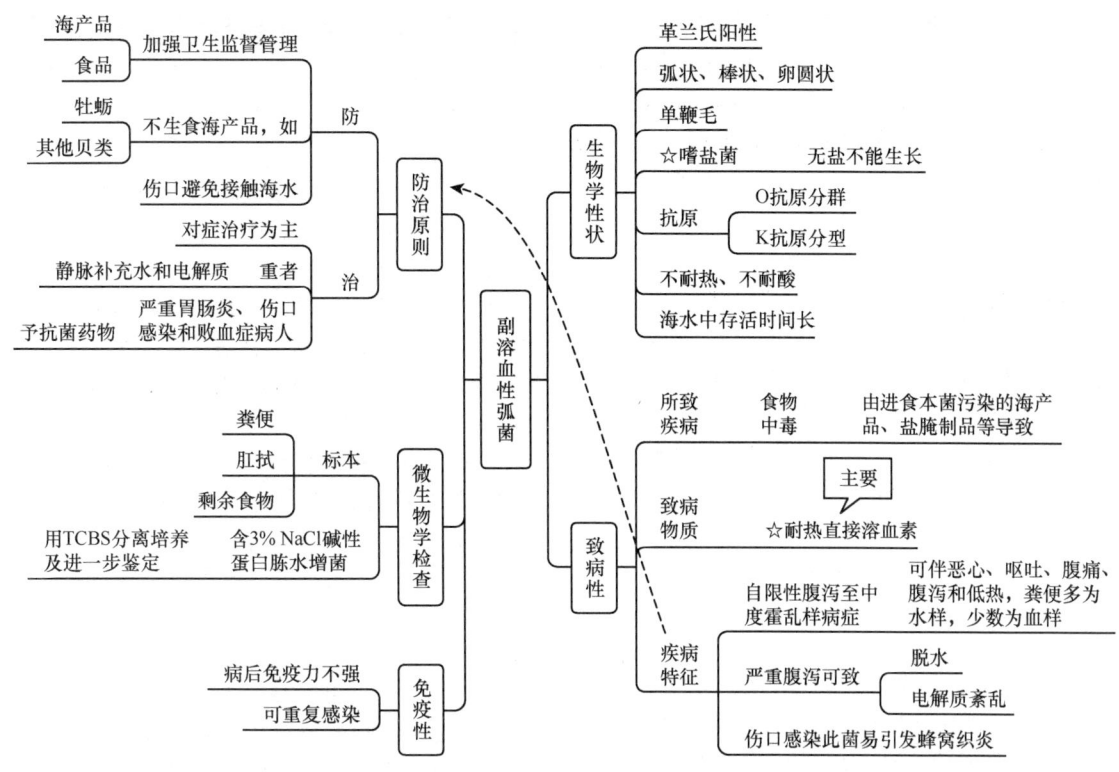

```
         海产品
              加强卫生监督管理                              革兰氏阳性
         食品                                           弧状、棒状、卵圆状
         牡蛎    不生食海产品,如                           单鞭毛
                                      防          生物学   ☆嗜盐菌      无盐不能生长
         其他贝类                                  性状              O抗原分群
              伤口避免接触海水                           抗原
              对症治疗为主        防治                        K抗原分型
                            原则                    不耐热、不耐酸
         静脉补充和电解质   重者   治                   海水中存活时间长
              严重胃肠炎、伤口         副
         予抗菌药物                 溶
              感染和败血症病人        血
                                性         所致   食物    由进食本菌污染的海产
              粪便                弧          疾病   中毒    品、盐腌制品等导致
                                菌
                肛拭     标本
                                                          主要
                 剩余食物               微
                               生          致病
         用TCBS分离培养  含3%NaCl碱性    物          物质    ☆耐热直接溶血素
         及进一步鉴定    蛋白胨水增菌     学
                                检          致                可伴恶心、呕吐、腹痛、
                                查          病          自限性腹泻至中    腹泻和低热,粪便多为
                                            性          度霍乱样病症    水样,少数为血样
                病后免疫力不强
                                免                                脱水
                                疫          疾病   严重腹泻可致
                    可重复感染    性          特征                    电解质紊乱
                                                    伤口感染此菌易引发蜂窝织炎
```

要点口诀:霍乱弧菌致霍乱,革兰阴性单毛菌,霍乱毒素引腹泻。副溶血菌食中毒。

三、英汉名词对照

1. *Vibrio cholerae*   霍乱弧菌
2. cholera toxin   霍乱毒素
3. *Vibrio parahaemolyticus*   副溶血性弧菌

四、复习思考题

(一)选择题

【A₁型题】

1. 霍乱弧菌的主要致病物质是(   )
A. 鞭毛   B. 菌毛   C. 荚膜
D. 霍乱毒素   E. 内毒素
2. 关于霍乱弧菌生物学性状,描述错误的是(   )
A. 革兰染色阴性
B. 有菌毛和单鞭毛
C. 粪悬滴观察细菌呈穿梭样运动
D. 菌体有一个弯曲
E. 耐酸不耐碱
3. 霍乱患者最典型的临床表现是(   )
A. 腹痛   B. 腓肠肌痉挛
C. 发热   D. 剧烈腹泻和呕吐
E. 里急后重

4. 霍乱病人严重时会排出"米泔水样"粪便是因为(   )
A. 粪便中含大量红细胞
B. 粪便中含大量脓细胞
C. 粪便中含大量肠黏膜组织
D. 肠液中黏液过多,胆汁过少
E. 胃酸减少,消化不良
5. 以下属于嗜盐菌的是(   )
A. 霍乱弧菌   B. 副溶血性弧菌
C. 痢疾志贺菌   D. 结核分枝杆菌
E. 伤寒沙门菌

【A₂型题】

患者,男,25岁,生食海鲜后出现腹痛、腹泻,水样便。粪便培养:TCBS平板不发酵蔗糖,见蓝绿色S型菌落。该患者可能感染的细菌是(   )
A. 痢疾志贺菌   B. 大肠埃希菌
C. 霍乱弧菌   D. 副溶血性弧菌
E. 伤寒沙门菌

【A₃型题】

(1~4题共用题干)

患者,男,30岁。因腹泻半日来诊,共腹泻20余次,初为稀便,后为米泔水样便,量较多,呕吐6~7

次，初为胃内容物，后为水样，无发热腹痛，尿少，伴腓肠肌痉挛。病前曾去东南亚旅游。查体：体温 36.4℃，脉搏 110 次/分，血压 60/40mmHg，较为烦躁，口唇干裂，眼窝凹陷，皮肤弹性差，腹部无压痛。

1. 该患者最可能的诊断是（　　）
A. 急性胃肠炎　　　　B. 霍乱
C. 细菌性食物中毒　　D. 急性细菌性痢疾
E. 轮状病毒肠炎

2. 为尽快诊断，应首先进行的检查是（　　）
A. 呕吐物培养　　　　B. 粪便分离培养
C. 粪便常规　　　　　D. 粪便涂片查细菌
E. 粪便动力试验和制动试验

3. 应紧急采取的治疗措施是（　　）
A. 口服补液　　　　　B. 给予升压药
C. 快速静脉补液　　　D. 尽快使用抗生素
E. 给予止泻药

4. 若该患者最终确诊为霍乱，为防止该病的传播，该院立即对患者进行隔离和治疗（该院为县级医院），同时应按规定的时限向所在地卫生防疫机构报告，报告时限是（　　）
A. 1 小时　　　B. 2 小时　　　C. 3 小时
D. 6 小时　　　E. 12 小时

【B 型题】
(1～3 题共用备选答案)
A. SS 琼脂培养基
B. TCBS 培养基
C. Cary-Blair 运送培养基
D. 碱性蛋白胨水培养基
E. 克氏双糖铁培养基

1. 常用于霍乱弧菌增菌培养的是（　　）
2. 常用于霍乱弧菌分离培养的是（　　）
3. 采集疑似霍乱患者呕吐物或粪便标本不能及时接种时，应把标本置于（　　）

（二）判断题
1. 霍乱弧菌主要通过侵入肠上皮细胞和肠腺损伤肠壁而致病。（　　）
2. 霍乱弧菌血清分型的主要依据是 O 抗原。（　　）
3. 霍乱患者出现腓肠肌痉挛主要是由低钾血症所致。（　　）

（三）问答题
简述霍乱毒素的结构及作用机制。

五、复习思考题参考答案和解析

（一）选择题

【A₁ 型题】
1. D。霍乱弧菌的主要致病物质是霍乱毒素。
2. E。霍乱弧菌革兰染色阴性，从病人体内新分离出的细菌形态典型，有一个弯曲，呈弧形或逗点状，菌体一端有单鞭毛，运动活泼，取病人"米泔水"样粪便或培养物作悬滴观察，细菌呈快速飞镖样或流星样运动。霍乱弧菌耐碱不耐酸，在 pH 8.8～9.0 碱性蛋白胨水中生长良好，故初次分离霍乱弧菌常用碱性蛋白胨水增菌。霍乱弧菌不耐酸，在正常胃酸中仅能存活 4 分钟。故选项 A、B、C、D 正确，E 错误。
3. D。霍乱患者最典型的临床表现是剧烈腹泻和呕吐。
4. D。霍乱患者由于短期内肠道失液量大，导致胆汁排泄减少或中断，使原来被胆色素染成黄色的大便形成清水样或淘米水样大便。
5. B。副溶血性弧菌为嗜盐菌，以含 3% 氯化钠的培养基最为适宜，无盐不能生长。在进行嗜盐性试验时，在含 7% 氯化钠的培养基上也能生长良好，而其他细菌则不能。

【A₂ 型题】
D。该患者病前有生食海鲜史，有腹痛、腹泻症状，粪便培养在 TCBS 培养基上形成不分解蔗糖的蓝绿色 S 型菌落，为副溶血性弧菌的菌落特征，综合分析患者感染副溶血性弧菌的可能性较大。

【A₃ 型题】
1. B。该患者出现严重吐泻，米泔水样粪便，短时间内出现脱水和休克，曾有东南亚旅游史，综合分析考虑霍乱的可能性较大。选项 ACDE 虽然都可导致腹泻和呕吐，但病情进展不如霍乱迅速。
2. E。该患者临床表现高度疑似霍乱，微生物学检查原则是取粪便标本做悬滴镜检观察，若观察到穿梭样运动细菌，则动力试验阳性，滴加霍乱诊断血清，细菌运动停止，且凝集成块，此为制动试验阳性。该实验简单、耗时短，可快速辅助诊断霍乱。
3. C。患者血压低，脉搏快，口唇干裂，眼窝凹陷，尿少，伴腓肠肌痉挛，出现了脱水和休克症状，目前的急救原则是尽快补充水和电解质以改善脱水和休克症状，口服补液可以起到一定效果，但患者目前状况静脉补液效果更快更好。D 和 E 可起到一定治疗作用，但不是目前需紧急采取的措施。给予患者充分补液和扩容后若血压仍低可酌情使用升压药。

4. B。根据我国传染病防治法规定，医疗机构发现甲类传染病病人、病原携带者或者疑似传染病病人时，城市和农村上报时间分别不超过 2 小时和 6 小时，该院为县级医院，应不超过 2 小时。

【B 型题】

1. D。
2. B。
3. C。

霍乱弧菌常用碱性蛋白胨水增菌培养，增菌培养后常用 TCBS 培养基分离培养，若标本不能及时接种则需用 Cary-Blair 运送培养基保存。

（二）判断题

1. F。霍乱弧菌主要是通过黏附于肠上皮表面迅速繁殖产生霍乱毒素而致病，不侵入肠上皮。
2. T。霍乱弧菌抗原主要有 O 抗原和 H 抗原，O 抗原主要用于分群，H 抗原无特异性。
3. F。霍乱患者腓肠肌痉挛主要是由低血钠所致。

（三）问答题

霍乱毒素由 1 个 A 亚单位和 5 个相同的 B 亚单位构成，A 亚单位为毒性亚单位，B 亚单位为结合亚单位。B 亚单位可与小肠黏膜上皮细胞相应受体结合，介导 A 亚单位进入细胞，A 亚单位进入细胞后可导致腺苷环化酶持续活化，导致肠细胞大量向肠腔分泌肠液，引起剧烈腹泻和呕吐，严重时可排出"米泔水"样粪便。

（董丽君　姜雨薇）

第十一章 螺杆菌属

一、学习目标

(一) 知识目标

1. 能够阐述幽门螺杆菌的生物学性状。
2. 能够归纳幽门螺杆菌的致病性及防治原则。

(二) 技能目标

能够诊断、预防、治疗幽门螺杆菌感染相关疾病。

(三) 情感、态度和价值观目标

由于幽门螺杆菌感染对胃黏膜造成慢性持久性损伤,且与胃癌发生相关,因此医学生在未来工作中应重视幽门螺杆菌感染,及时诊治相关疾病,避免传播。

二、思维导图

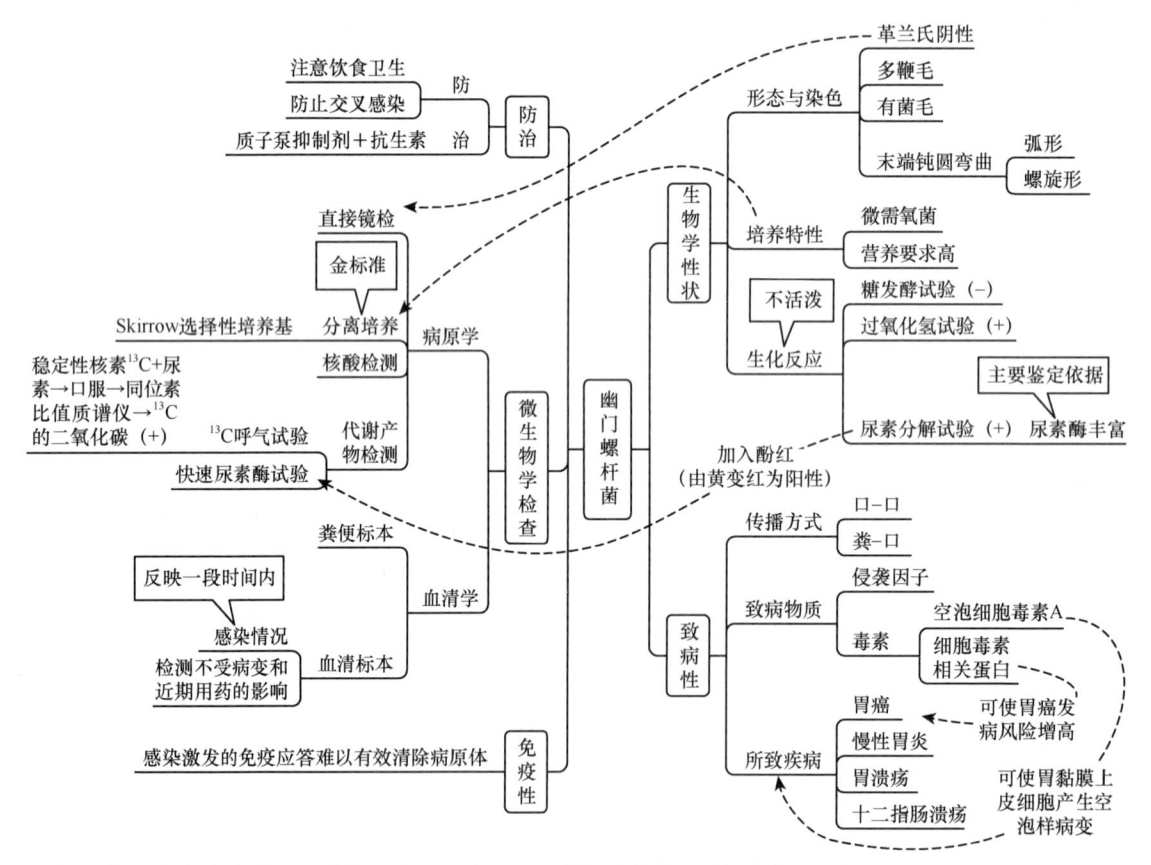

要点口诀:幽门螺杆革兰阴,降解尿素因尿酶。主要感染胃黏膜,胃炎溃疡和胃癌。

三、英汉名词对照

1. Helicobacter　螺杆菌属
2. Helicobacter pylori, HP　幽门螺杆菌

四、复习思考题

（一）选择题

【A₃型题】

（1～3题共用题干）

患者，女，35岁，因近日餐后上腹疼痛来院就诊，经 ^{13}C 呼气试验（+），经胃镜检查诊断为慢性浅表性胃炎，请回答下列题目。

1. 请问，引起该疾病的病原体最可能是（　）
   A. 幽门螺杆菌　　　B. 大肠埃希菌
   C. 空肠弯曲菌　　　D. 霍乱弧菌
   E. 痢疾志贺菌
2. 关于该病原体的描述正确的是（　）
   A. 革兰染色阳性　　B. 有单鞭毛
   C. 菌体螺旋形弯曲　D. 有芽胞　E. 有荚膜
3. 该病原体的传播途径是（　）
   A. 呼吸道传播　　　B. 粪口传播
   C. 性接触传播　　　D. 虫媒传播
   E. 血液传播

（4～6题共用题干）

患者，男，50岁，因上腹饱胀不适半年，加重半个月入院。医生诊断为：①胃癌；②幽门螺杆菌感染。请回答下列题目。

4. 请问，可快速诊断鉴定幽门螺杆菌的试验是（　）
   A. 尿素酶试验　　　B. 吲哚试验
   C. 乳糖发酵试验　　D. 肥达试验
   E. 硫化氢试验
5. 幽门螺杆菌使胃癌发病风险增加主要相关的物质是（　）
   A. 菌毛　　B. 鞭毛　　C. 尿素酶
   D. 细胞毒素相关蛋白A　　E. 空泡细胞毒素A
6. 如何治疗幽门螺杆菌感染？（　）
   A. 大量使用抗生素　B. 大量使用抑酸剂
   C. 使用单一抗生素　D. 质子泵抑制剂+抗生素
   E. 使用多种抗生素

【B型题】

（1～2题共用备选答案）
   A. 菌毛　　B. 鞭毛　　C. 尿素酶
   D. 细胞毒素相关蛋白A　　E. 空泡细胞毒素A
1. 幽门螺杆菌能在胃内强酸环境中存活，主要依靠（　）
2. 由幽门螺杆菌产生可使胃黏膜上皮细胞发生空泡样病变主要相关的物质是（　）

（二）问答题

叙述幽门螺杆菌的微生物学检查方法。

五、复习思考题参考答案和解析

（一）选择题

【A₃型题】

1. A。^{13}C 呼气试验是鉴定幽门螺杆菌的试验，该患者为阳性，故为幽门螺杆菌感染。
2. C。幽门螺杆菌是革兰氏阴性、单端多鞭毛、末端钝圆、螺旋形或弧形弯曲的细菌，有菌毛。
3. B。幽门螺杆菌主要经口-口途径或粪-口途径在人与人之间传播。
4. A。快速尿素酶试验将胃黏膜活检组织加入以酚红为指示剂的尿素试剂中，如果试剂由黄变红则为阳性，提示胃黏膜组织中可能有活的幽门螺杆菌。
5. D。分子流行病学调查显示，细胞毒素相关蛋白A阳性菌株感染，明显增加了胃癌的发病风险。
6. D。幽门螺杆菌的治疗主要以胶体铋剂或质子泵抑制剂为基础，加阿莫西林、克拉霉素或甲硝唑等两种抗生素来联合治疗。

【B型题】

1. C。幽门螺杆菌产生的尿素酶分解胃中尿素产生氨，菌体表面形成"氨云"，中和胃酸，有缓解局部胃酸的作用。
2. E。幽门螺杆菌分泌的空泡毒素可导致胃黏膜上皮细胞产生空泡样病变。

（二）问答题

（1）直接镜检：胃镜下取胃黏膜活检标本，涂片做革兰染色，观察革兰氏阴性弯曲状或螺旋形细菌。

（2）快速尿素酶试验：将胃黏膜活检组织加入以酚红为指示剂的尿素试剂中，如果试剂由黄变红则为阳性，提示胃黏膜组织中可能有活的幽门螺杆菌。

（3）分离培养：将胃黏膜活检组织直接或磨碎后

接种于含万古霉素、多黏菌素B等的Skirrow选择性培养基,微需氧条件下培养2~6天后再进行鉴定。分离培养是诊断幽门螺杆菌感染的"金标准",然而,分离培养的敏感性受多种因素影响。

(4) ^{13}C呼气试验:口服标有稳定性核素^{13}C的尿素,若感染了幽门螺杆菌,该菌的尿素酶分解了尿素产生的CO_2在病人呼出的气体中大量存在,可利用同位素比值质谱仪检测出来。

(5)血清学检测:收集血清,采用ELISA法检测幽门螺杆菌特异性抗体,可以反映一段时间内幽门螺杆菌的感染状况。血清抗体的检测不受近期用药和胃内局部病变的影响。

(6)粪便抗原检测:采用特异性抗体检测粪便中幽门螺杆菌抗原。

(7)核酸检测:用PCR直接检测胃液、粪便、牙菌斑和水源中的幽门螺杆菌,也可检测到耐药基因和*CagA*等毒力基因。

(付书雅　李　贞)

第十二章　厌氧性细菌

一、学习目标

（一）知识目标

1. 能够说出厌氧性细菌的种类和分布。
2. 能够归纳破伤风梭菌的形态、培养特性、致病物质和所致疾病。
3. 能够说明破伤风梭菌感染的防治原则。
4. 能够说出产气荚膜梭菌和肉毒梭菌的主要生物学特征和致病性。

（二）技能目标

1. 能够辨识描绘破伤风梭菌及肉毒梭菌的芽胞形态特点。
2. 能够列举无芽胞厌氧菌的致病特点。

（三）情感、态度和价值观目标

认识厌氧性细菌的临床意义，培养学生严谨、科学、综合的思维方式和人文关怀素质。

二、思维导图

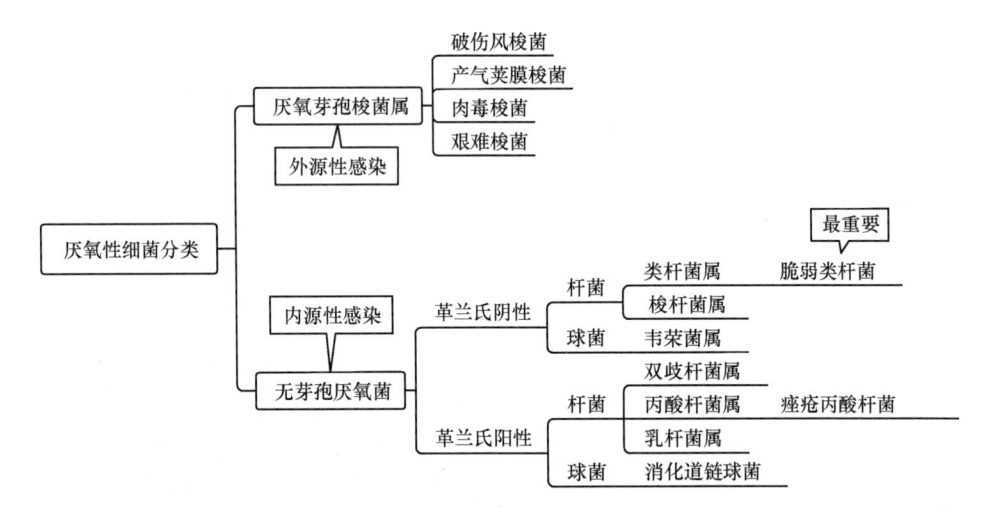

```
                            ┌─ 破伤风梭菌
                            ├─ 产气荚膜梭菌
              ┌─ 厌氧芽孢梭菌属 ─┤
              │             ├─ 肉毒梭菌
              │             └─ 艰难梭菌
              │    外源性感染
厌氧性细菌分类 ─┤
              │                              最重要
              │                          ┌─ 类杆菌属 ─ 脆弱类杆菌
              │    内源性感染    ┌─ 杆菌 ─┤
              │              ┌─革兰氏阴性─┤       └─ 梭杆菌属
              │              │         └─ 球菌 ─ 韦荣菌属
              └─ 无芽孢厌氧菌 ─┤
                             │         ┌─ 双歧杆菌属
                             │    ┌─ 杆菌 ─┤ 丙酸杆菌属 ─ 痤疮丙酸杆菌
                             └─革兰氏阳性─┤
                                       │    └─ 乳杆菌属
                                       └─ 球菌 ─ 消化道链球菌
```

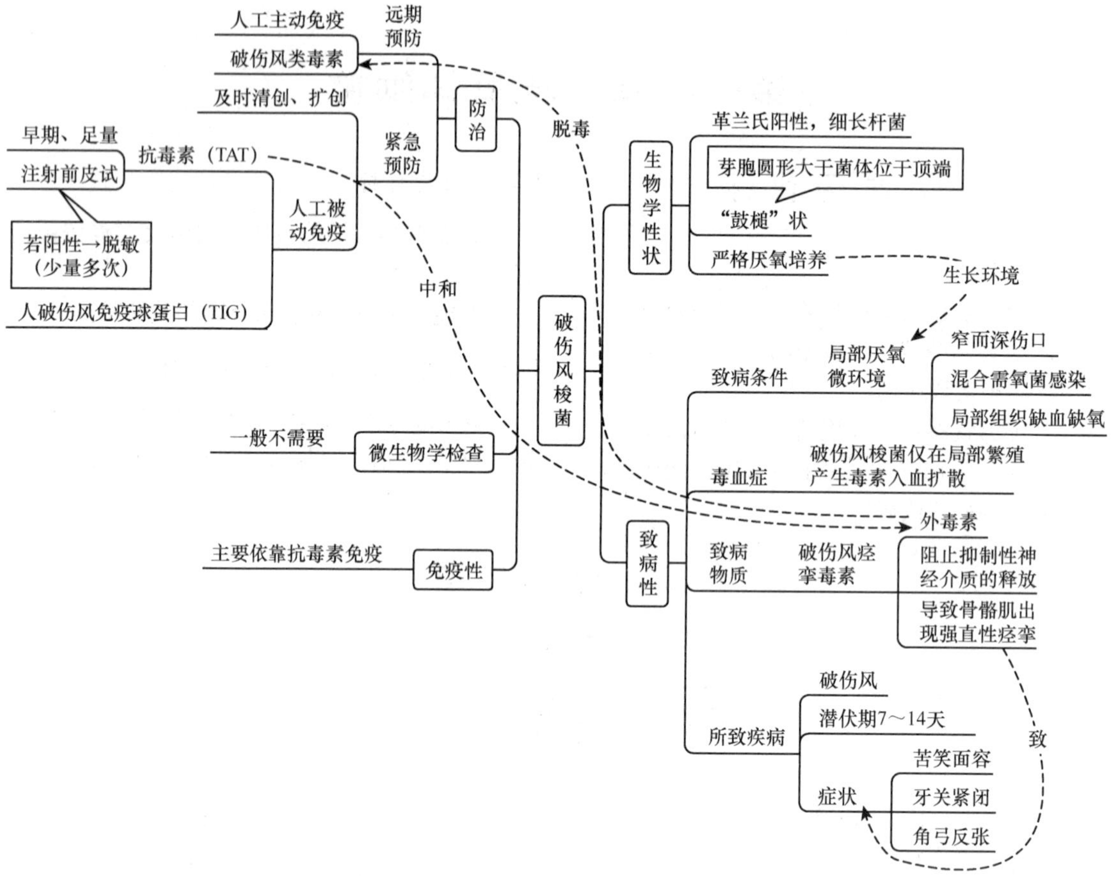
破伤风梭菌
防治
远期预防
人工主动免疫
破伤风类毒素
紧急预防
及时清创、扩创
人工被动免疫
抗毒素（TAT）
早期、足量
注射前皮试
若阳性→脱敏（少量多次）
人破伤风免疫球蛋白（TIG）
脱毒
中和
微生物学检查
一般不需要
免疫性
主要依靠抗毒素免疫
生物学性状
革兰氏阳性，细长杆菌
芽胞圆形大于菌体位于顶端
“鼓槌”状
严格厌氧培养
生长环境
致病性
致病条件
局部厌氧微环境
窄而深伤口
混合需氧菌感染
局部组织缺血缺氧
毒血症
破伤风梭菌仅在局部繁殖产生毒素入血扩散
外毒素
致病物质
破伤风痉挛毒素
阻止抑制性神经介质的释放
导致骨骼肌出现强直性痉挛
致
所致疾病
破伤风
潜伏期7～14天
症状
苦笑面容
牙关紧闭
角弓反张

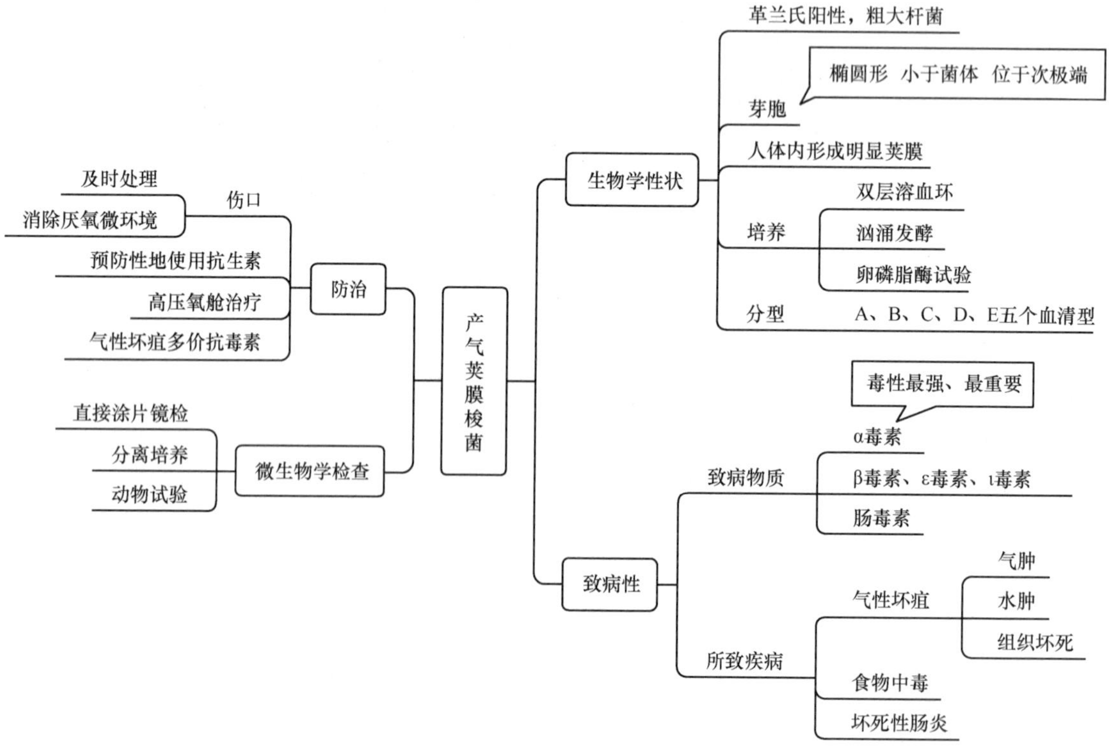
产气荚膜梭菌
生物学性状
革兰氏阳性，粗大杆菌
芽胞
椭圆形 小于菌体 位于次极端
人体内形成明显荚膜
培养
双层溶血环
汹涌发酵
卵磷脂酶试验
分型
A、B、C、D、E五个血清型
致病性
致病物质
毒性最强、最重要
α毒素
β毒素、ε毒素、ι毒素
肠毒素
所致疾病
气性坏疽
气肿
水肿
组织坏死
食物中毒
坏死性肠炎
防治
伤口
及时处理
消除厌氧微环境
预防性地使用抗生素
高压氧舱治疗
气性坏疽多价抗毒素
微生物学检查
直接涂片镜检
分离培养
动物试验

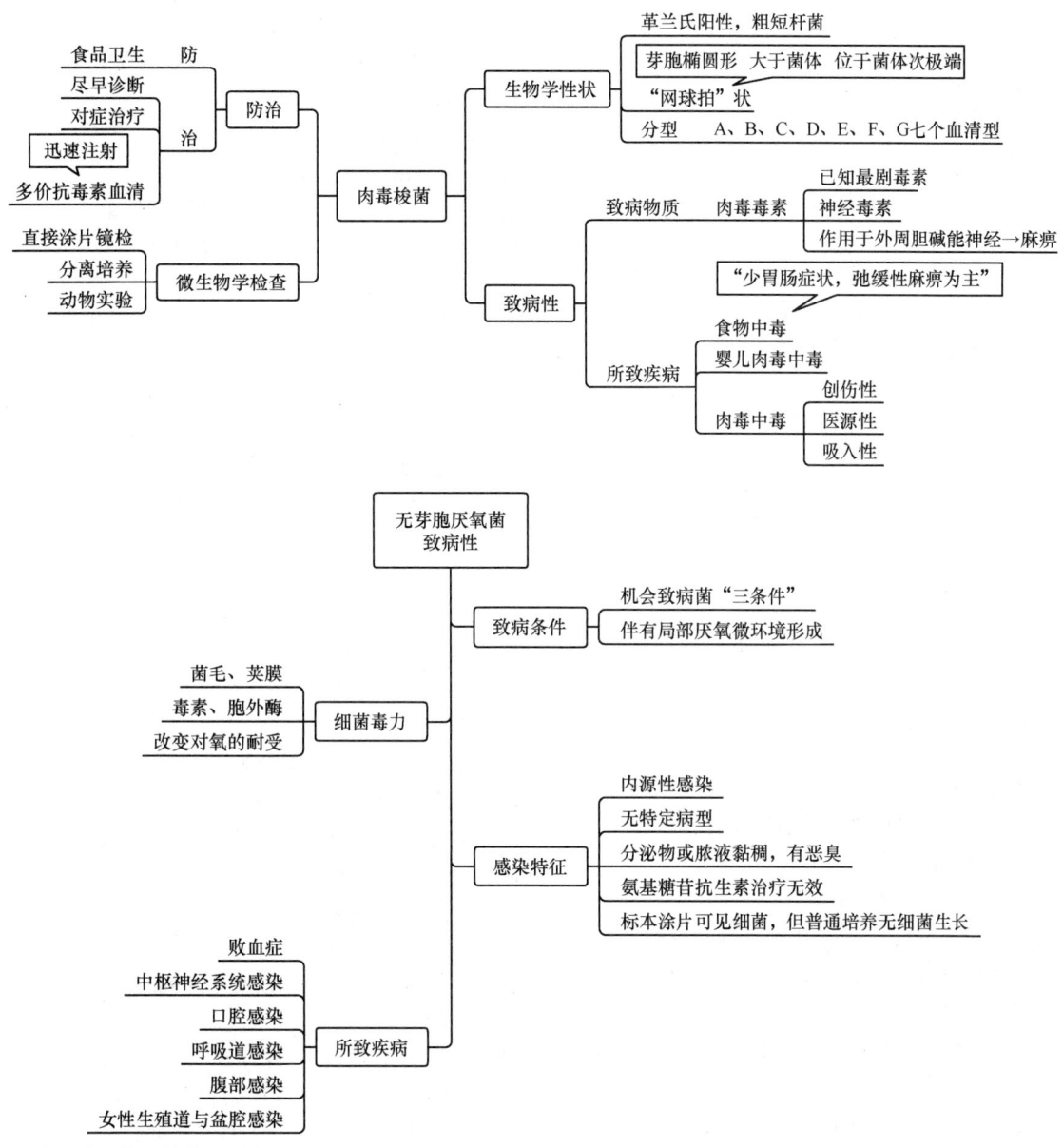

```
                                          革兰氏阳性，粗短杆菌
                    食品卫生    防           芽胞椭圆形 大于菌体 位于菌体次极端
                    尽早诊断    治  ┬防治  生物学性状  "网球拍"状
                    对症治疗        │
                    迅速注射        │       分型 A、B、C、D、E、F、G七个血清型
                  多价抗毒素血清    │
                                   │                    已知最剧毒素
                                   ├肉毒梭菌  致病物质──肉毒毒素──神经毒素
                                   │                    作用于外周胆碱能神经→麻痹
                    直接涂片镜检   │致病性   "少胃肠症状，弛缓性麻痹为主"
                    分离培养──微生物学检查
                    动物实验                          食物中毒
                                                     婴儿肉毒中毒
                                           所致疾病        创伤性
                                                    肉毒中毒──医源性
                                                              吸入性
```

```
        无芽胞厌氧菌
          致病性
             │
             ├致病条件──机会致病菌"三条件"
             │         伴有局部厌氧微环境形成
             │
    菌毛、荚膜│
   毒素、胞外酶├细菌毒力
   改变对氧的耐受│
             │         内源性感染
             │         无特定病型
             ├感染特征  分泌物或脓液黏稠，有恶臭
             │         氨基糖苷抗生素治疗无效
             │         标本涂片可见细菌，但普通培养无细菌生长
             │
        败血症│
    中枢神经系统感染│
        口腔感染├所致疾病
        呼吸道感染│
        腹部感染│
   女性生殖道与盆腔感染│
```

要点口诀： 芽胞梭菌拒绝氧，革兰阳性外毒素。痉挛毒素破伤风，角弓反张牙紧咬。肉毒毒素致中毒，胃肠症状很少见。无芽胞的厌氧菌，机会感染看条件。

三、英汉名词对照

1. anaerobic bacteria　厌氧性细菌
2. *Clostridia*　梭菌属
3. *C. tetani*　破伤风梭菌
4. tetanus　破伤风
5. tetanospasmin　破伤风痉挛毒素
6. tetanus antitoxin，TAT　破伤风抗毒素
7. pertussis diphtheria tetanus mixed vaccine，DPT　百白破混合疫苗
8. *C. petfringens*　产气荚膜梭菌
9. stormy fermentation　汹涌发酵
10. *C. botulinum*　肉毒梭菌
11. food-borne botulism　食源性肉毒中毒
12. infant botulism　婴儿肉毒中毒

四、复习思考题

（一）名词解释

1. 厌氧性细菌
2. 破伤风痉挛毒素

3. TAT
4. "汹涌发酵"现象

（二）选择题

【A₁型题】

1. 厌氧芽胞梭菌对氧、热、干燥和消毒剂有强大抵抗力的主要原因是（　　）
   A. 菌毛　　　B. 鞭毛　　　C. 荚膜
   D. 芽胞　　　E. 内毒素

2. 目前所知，最剧烈的细菌毒素是（　　）
   A. 破伤风痉挛毒素　　B. 肉毒毒素
   C. 卵磷脂酶　　　　　D. 炭疽毒素
   E. 鼠疫毒素

3. 破伤风梭菌致病的重要条件为（　　）
   A. 合并病毒感染　　　B. 菌群失调
   C. 伤口的厌氧微环境　D. 细菌繁殖体污染伤口
   E. 机体免疫力低下

4. 应用破伤风抗毒素（TAT）治疗破伤风，其目的是（　　）
   A. 抑制破伤风梭菌生长
   B. 阻止细菌产生毒素
   C. 中和内毒素
   D. 中和游离于神经细胞外的外毒素
   E. 中和结合在神经细胞上的外毒素

5. 紧急预防破伤风，最好注射（　　）
   A. 破伤风类毒素　　　B. 破伤风抗毒素
   C. 丙种球蛋白　　　　D. 抗生素
   E. 破伤风死菌苗

6. 产气荚膜梭菌可产生多种外毒素，其中毒性最强、最重要的是（　　）
   A. α毒素　　　B. β毒素　　　C. ε毒素
   D. κ毒素　　　E. ι毒素

7. 关于破伤风痉挛毒素的特性，下列说法错误的是（　　）
   A. 属于神经毒素　　　B. 化学性质为蛋白质
   C. 可被肠道蛋白酶所破坏　D. 耐热
   E. 属于细菌外毒素

8. 关于破伤风梭菌形态染色的描述，下列说法正确的是（　　）
   A. 革兰氏阴性短杆菌　B. 无鞭毛
   C. 菌体呈竹节状排列　D. 菌体呈鼓槌状
   E. 芽胞正圆形，位于菌体次极端

9. 注射TAT的目的是（　　）
   A. 对易感人群进行常规预防
   B. 杀灭伤口中繁殖的破伤风梭菌
   C. 对可疑破伤风患者进行治疗及紧急预防
   D. 主要用于儿童的预防接种
   E. 中和与神经细胞结合的毒素

10. 以下不属于厌氧性细菌的是（　　）
    A. 肉毒梭菌　　　　B. 产气荚膜梭菌
    C. 破伤风梭菌　　　D. 艰难梭菌
    E. 结核分枝杆菌

11. 下列细菌在牛奶培养基中培养，能产生"汹涌发酵"现象的是（　　）
    A. 破伤风梭菌　　　B. 产气荚膜梭菌
    C. 肉毒梭菌　　　　D. 大肠埃希菌
    E. 霍乱弧菌

12. 引起食物中毒，但很少有胃肠症状的细菌是（　　）
    A. 肉毒梭菌　　　　B. 产气荚膜梭菌
    C. 肠炎沙门菌　　　D. 副溶血性弧菌
    E. 金黄色葡萄球菌

13. 肉毒梭菌的芽胞特点是（　　）
    A. 椭圆形，位于菌体顶端
    B. 椭圆形，位于菌体次极端
    C. 正圆形，位于菌体顶端
    D. 正圆形，位于菌体次极端
    E. 椭圆形，小于菌体

14. 破伤风痉挛毒素作用于（　　）
    A. 肠黏膜上皮细胞　B. 红细胞
    C. 神经细胞　　　　D. 中性粒细胞
    E. 白细胞

15. 肉毒毒素作用的主要部位是（　　）
    A. 肠上皮细胞　　　B. 脊髓前角运动细胞
    C. 脑神经细胞　　　D. 胃黏膜细胞
    E. 外周胆碱能神经

【A₂型题】

1. 新生儿出生7天，因吞咽困难，全身抽搐，四肢痉挛入院，经询问有不洁断脐史，该患儿最有可能考虑以下哪种疾病？（　　）
   A. 肉毒中毒　　B. 破伤风　　C. 脑瘫
   D. 新生儿肺炎　E. 流行性脑脊髓膜炎

2. 可疑肉毒中毒的患者，为明确诊断应采集的标本是（　　）
   A. 患者吃剩的食物　B. 伤口的渗出液
   C. 患者的脑脊液　　D. 患者的血液
   E. 患者的尿液

3. 患者，男，23岁，因外伤送至医院，检查发现

伤口污染严重，深约3cm，周围组织有坏死情况。首先应考虑给予注射（　　）
A. 破伤风类毒素　　B. 破伤风减毒活菌苗
C. 百白破混合疫苗　　D. 丙种球蛋白
E. 破伤风抗毒素

4. 母亲携3月龄婴儿来院进行预防接种，经医生根据既往接种疫苗情况判断此次应接种百白破混合疫苗，该疫苗中预防破伤风的成分为（　　）
A. 破伤风减毒活菌苗　　B. 破伤风灭活菌苗
C. 破伤风类毒素　　D. 破伤风抗毒素
E. 破伤风丙种球蛋白

5. 某患者因疑似气性坏疽入院，经创口取材培养，于血平板上可见"双层溶血环"，该患者感染的细菌可能是（　　）
A. 葡萄球菌　　B. 肺炎球菌
C. 破伤风梭菌　　D. 产气荚膜梭菌
E. 白喉杆菌

【A₃型题】
（1～2题共用题干）
患者，男，30岁，建筑工人。工作中不慎被一生锈铁钉扎伤足底后紧急入院就诊。检查患者生命指征平稳，神志清楚，肌张力正常。

1. 该患者最应该预防哪种疾病的发生？（　　）
A. 伤口化脓性感染　　B. 肉毒中毒
C. 足部坏疽　　D. 破伤风
E. 神经坏死

2. 对该患者的处理，以下哪项是错误的？（　　）
A. 使用双氧水清洗伤口
B. 严密包扎伤口止血
C. 及时注射TAT
D. 青霉素进行局部抗菌治疗
E. 早期足量注射TIG

（3～4题共用题干）
患者，女，44岁，进食自制豆豉后3天，自觉头晕复视，乏力，眼睑下垂，吞咽困难，在当地治疗无效，上述症状加重并出现全身瘫痪。后转上级医院就诊。

3. 该患者最有可能的诊断是（　　）
A. 急性胃肠炎　　B. 流行性乙型脑炎
C. 破伤风　　D. 肉毒中毒
E. 狂犬病

4. 患者出现复视、眼睑下垂和吞咽困难的原因是（　　）
A. 细菌产生肠毒素引发肠外症状
B. 细菌产生的外毒素导致肌肉弛缓性瘫痪
C. 细菌产生的外毒素导致肌肉强直性痉挛
D. 脑血管堵塞引发神经功能紊乱
E. 病毒透过血脑屏障侵犯中枢神经系统

【A₄型题】
（1～3题共用题干）
某妇女下腹部疼痛，阴道有大量黄色、无血、无气味的分泌物，1周前曾做过经阴道结扎术。检查时，从阴道穹隆后部穿刺，得20ml带血性、恶臭的脓性物。

1. 取患者脓性标本直接涂片可见革兰氏阴性细菌，两端钝圆浓染，无芽胞，无鞭毛。但进行普通培养无细菌生长，后续应如何进行微生物学检查？（　　）
A. 重新取标本再次进行普通培养
B. 延长细菌普通培养时间
C. 使用营养培养基进行标本培养
D. 采集标本迅速进行厌氧培养
E. 将标本接种于活细胞培养瓶内培养

2. 引起该患者化脓感染的病原体可能是下列哪项？（　　）
A. 大肠埃希菌　　B. 铜绿假单胞菌
C. 变形杆菌　　D. 脆弱类杆菌
E. 肉毒杆菌

3. 该患者的后续治疗不包括（　　）
A. 外科穿刺引流排净脓液
B. 维持感染局部良好的血液循环
C. 抗厌氧菌治疗
D. 标本进行药物敏感试验，选择敏感抗菌药物
E. 使用抗毒素血清，中和该菌产生的毒素

【B型题】
（1～3题共用备选答案）
A. 产气荚膜梭菌　　B. 破伤风梭菌
C. 肉毒梭菌　　D. 金黄色葡萄球菌
E. 痢疾杆菌

1. 引起气性坏疽的细菌是（　　）
2. 能引起弛缓性瘫痪的细菌是（　　）
3. 能引起肌肉强直痉挛的细菌是（　　）

（4～6题共用备选答案）
A. 霍乱弧菌　　B. 炭疽杆菌
C. 肉毒梭菌　　D. 破伤风梭菌
E. 产气荚膜梭菌

4. 不能形成芽胞的细菌是（　　）
5. 有芽胞且位于菌体顶端的细菌是（　　）

6. 有荚膜的细菌是（　　）
（7~8题共用备选答案）
A. 炭疽病　　　　　　B. 气性坏疽
C. 食物中毒　　　　　D. 烫伤样皮肤综合征
E. 破伤风
7. 产气荚膜梭菌和肉毒梭菌均可引起（　　）
8. 苦笑面容、牙关紧闭、角弓反张等症状见于（　　）
（9~12题共用备选答案）
A. 菌体细长，芽胞圆形位于菌体顶端，细菌呈鼓槌状
B. 革兰氏阳性粗大杆菌，两端截平，呈竹节样排列，芽胞小于菌体位于菌体中央
C. 粗短杆菌，芽胞椭圆形，位于菌体次极端，细菌呈网球拍状
D. 菌体细长稍有弯曲，可见分枝状
E. 革兰氏阳性粗大杆菌，两端略微钝圆，芽胞呈椭圆形，直径略小于菌体，位于菌体次极端
9. 肉毒梭菌的形态特征是（　　）
10. 破伤风梭菌的形态特征是（　　）
11. 产气荚膜梭菌的形态特征是（　　）
12. 炭疽芽胞杆菌的形态特征是（　　）

【X型题】
1. 下列属于专性厌氧菌的是（　　）
A. 炭疽芽胞杆菌　　　B. 肉毒梭菌
C. 白喉棒状杆菌　　　D. 肺炎链球菌
E. 脆弱类杆菌
2. 厌氧芽胞梭菌的共同特点（　　）
A. 产生外毒素　　　　B. 无荚膜
C. 革兰染色阳性，有芽胞　D. 专性厌氧
E. 致病性强
3. 关于破伤风梭菌的特性，下列哪项是正确的？（　　）
A. 有芽胞与鞭毛　　　B. 繁殖体对青霉素敏感
C. 可产生外毒素　　　D. 细菌呈鼓槌状
E. 可在干燥土壤中存活较长时间
4. 产生嗜神经毒素的厌氧菌有（　　）
A. 艰难梭菌　　　　　B. 肉毒梭菌
C. 霍乱弧菌　　　　　D. 破伤风梭菌
E. 结核杆菌
5. 关于产气荚膜梭菌的致病性，下列哪些是正确的？（　　）
A. 可引起坏死性肠炎

B. 可导致食物中毒
C. 致病因素为荚膜、鞭毛、毒素和酶
D. 以组织气肿、水肿、坏死为主要病理表现
E. 可引起严重的创伤感染
6. 无芽胞厌氧菌的致病条件是（　　）
A. 正常菌群数量和比例失调
B. 局部形成厌氧微环境
C. 由于机械或病理损伤，使细菌侵入非正常寄居部位
D. 机体免疫力减退
E. 常伴有组织缺氧
7. 无芽胞厌氧菌的感染特点是（　　）
A. 大多为化脓性感染
B. 分泌物黏稠，有恶臭
C. 主要引起内源性感染
D. 使用氨基糖苷类抗生素无效
E. 标本涂片可见细菌，但普通培养无细菌生长
8. 产气荚膜梭菌的培养特点是（　　）
A. 血平板上双层溶血环
B. 厌氧培养
C. 牛奶培养基中产生"汹涌发酵"现象
D. 代谢活跃，能分解多种糖
E. 分离培养用SS培养基
9. 关于破伤风抗毒素的说法，下列正确的是（　　）
A. 可中和破伤风痉挛毒素
B. 仅对游离的痉挛毒素有阻断作用
C. 注射前必须先做皮试，防止超敏反应
D. 破伤风病后可产生大量TAT
E. 破伤风抗毒素主要用于紧急预防和治疗破伤风
10. 无芽胞厌氧菌所致疾病有（　　）
A. 败血症　　　　　　B. 中枢神经系统感染
C. 口腔感染　　　　　D. 呼吸道感染
E. 女性生殖道与盆腔感染

（三）判断题
1. 厌氧性细菌包括专性厌氧菌和兼性厌氧菌。（　　）
2. 厌氧性细菌中的芽胞梭菌属是由于细菌芽胞膨大于菌体，使细菌呈梭形而得名。（　　）
3. 不同菌种的厌氧芽胞梭菌，芽胞形态、大小及其在菌体中的位置各不相同。（　　）
4. 破伤风可根据病史、症状和微生物学检查来进行确诊。（　　）

5. 及时严密包扎创口,可有效预防破伤风的发生。(　)
6. 60%~80%的气性坏疽是由B型产气荚膜梭菌引起。(　)
7. 肉毒中毒与其他食物中毒不同,较少出现胃肠症状,而以弛缓性瘫痪为主。(　)
8. 抗生素相关性腹泻往往与艰难梭菌感染有关。(　)
9. 无芽胞厌氧菌中,与人类疾病相关的只有革兰氏阴性细菌。(　)
10. 无芽胞厌氧菌主要是寄生于人体体表及与外界相通腔道黏膜表面的正常菌群。(　)

（四）问答题

1. 简述破伤风梭菌的感染条件、主要致病物质及防治原则。
2. 简述破伤风梭菌的致病机制。
3. 请列举无芽胞厌氧菌的感染特征。

（五）案例分析题

患者,男,56岁,体重56kg。10天前上坟时在泥地上燃放鞭炮不慎炸伤左手,自行包扎后未予进一步处理。2天前患者开始出现张口困难、牙关紧闭,逐渐进展为吞咽困难,到院就诊,查体:体温37.0℃,脉搏109次/分,呼吸20次/分,血压164/82mmHg。患者神志清楚,牙关紧闭,颈部强直,双侧对称,无颈静脉怒张,肝颈静脉回流征阴性。腹软,无压痛及反跳痛,墨菲征阴性。四肢肌张力正常。检查见左手伤口未完全愈合,深约4cm,对伤口进行扩创清创,注射TAT,同时完善相关检查。血常规:白细胞计数(WBC) 7.27×10^9/L,中性粒细胞(N)84%,红细胞计数(RBC) 4.83×10^{12}/L,血小板计数(PLT) 184×10^9/L。今起患者出现全身阵发性抽搐、肌肉疼痛。临床诊断患者为"破伤风"。

1. 绘制破伤风梭菌致病性的思维导图。
2. 绘制破伤风梭菌紧急预防和治疗原则的思维导图。
3. 简述本病例主要诊断依据及鉴别诊断。

五、复习思考题参考答案和解析

（一）名词解释

1. 厌氧性细菌:是一群必须在无氧环境下才能生长繁殖的细菌,根据能否形成芽胞,可分为两大类即厌氧芽胞梭菌属和无芽胞厌氧菌。

2. 破伤风痉挛毒素:指破伤风梭菌产生的神经毒素。由质粒编码的两条肽链(重链和轻链)所组成,重链能与脊髓前角细胞或脑干组织神经细胞表面的神经节苷脂受体特异性结合,使毒素进入神经细胞;轻链为毒性部分,能封闭抑制性突触的神经递质释放,使伸肌、屈肌同时发生强烈收缩,导致骨骼肌强直痉挛。患者出现牙关紧闭、角弓反张、四肢肌肉痉挛等特有症状。

3. TAT:破伤风抗毒素(tetanus antitoxin,TAT)。目前所用的TAT是用破伤风类毒素多次免疫马所获得的马血清纯化制剂,可中和破伤风痉挛毒素,用于破伤风感染的治疗与紧急预防(注射前需皮试)。

4. "汹涌发酵"现象:产气荚膜梭菌在牛奶培养基中能分解乳糖产酸,使其中酪蛋白凝固,同时产生大量气体(H_2和CO_2),可将凝固的酪蛋白冲成蜂窝状,将液面封固的凡士林层上推,甚至冲走试管口棉塞,气势汹涌,称为"汹涌发酵"现象。

（二）选择题

【A_1型题】

1. D。芽胞是细菌增强自身抵抗力的主要特殊结构。选项A、B和C都属于细菌的特殊结构,与细菌黏附、运动、抗吞噬等特性有关。选项E是革兰氏阴性细菌致病的胞壁成分。

2. B。肉毒梭菌可产生一种剧烈的外毒素——肉毒毒素,该毒素毒性较氰化钾强一万倍,是目前已知的最剧烈的毒物。选项A、C、D和E均不符。

3. C。破伤风梭菌的致病重要条件为伤口局部形成厌氧微环境,因为该菌为专性厌氧菌,只有在无氧的局部环境中才能生长。选项A和D描述的伤口仅有污染不一定无氧;选项B和E与破伤风梭菌感染伤口无关。

4. D。TAT作为抗体可中和游离的破伤风外毒素。选项A和B,抗体不能抑制细菌生长与毒素释放;选项C,不能中和内毒素;选项E,TAT无法中和已结合于靶细胞的毒素。

5. B。紧急情况下需及时注射抗体中和游离的破伤风痉挛毒素,以防止破伤风的发生。选项A用于远期预防;选项C不能特异性中和主要致病物质;选项D可作为治疗手段之一但没有明显预防疾病发生的效果；选项 E 无该类型疫苗。

6. A。α毒素是产气荚膜梭菌产生的毒性最强、最重要的毒素。各型菌株均能产生，以 A 型产量最大。选项 B 仅 C 型菌株产生，与肠黏膜损伤、坏死有关；选项 C 为 B 型和 D 型菌株产生的一种毒素前体，被胰蛋白酶激活，增加胃肠壁血管的通透性；选项 E 为 E 型菌株产生，导致坏死和增加血管的通透性。

7. D。破伤风痉挛毒素是由破伤风梭菌合成分泌的一种外毒素属神经毒素，化学本质为蛋白质，可被肠道蛋白酶所破坏。不耐热，65℃，30 分钟即可破坏。所以选项 D 是错误的。

8. D。破伤风梭菌是革兰氏阳性细长杆菌，有周鞭毛，无荚膜。芽胞正圆形位于顶端且膨出于菌体使细菌呈"鼓槌状"，所以只有选项 D 是正确的。

9. C。TAT 可以中和游离的破伤风痉挛毒素，以防止该毒素与神经细胞结合从而致病，达到治疗和紧急预防的目的。选项 A 和 D，对易感人群和儿童进行破伤风的常规预防需要注射破伤风类毒素；选项 B 杀灭伤口中繁殖的破伤风梭菌可选用青霉素和甲硝唑；选项 E，TAT 无法中和已经结合于神经细胞的毒素。

10. E。参考"厌氧性细菌分类"思维导图。

11. B。参考名词解释第 4 题"汹涌发酵"。

12. A。肉毒梭菌因产生神经毒性很强的肉毒毒素，食入该菌污染食物后引发的食物中毒通常胃肠道症状不明显，而以弛缓性瘫痪为主。选项 B、C、D 和 E 均可引起以胃肠道症状明显的食物中毒。

13. B。肉毒梭菌的芽胞呈椭圆形，直径大于菌体，位于菌体次极端，使细菌呈汤匙状或网球拍状，注意与选项 C 描述的破伤风梭菌的芽胞相鉴别。

14. C。破伤风痉挛毒素与神经肌肉接头处运动神经元细胞膜上的受体相结合，通过内吞作用进入胞质进而致病；选项 A、B、D 和 E 均不是破伤风痉挛毒素结合的靶细胞。

15. E。肉毒毒素的结构、功能和致病机制与破伤风痉挛毒素非常相似，主要不同之处在于：肉毒毒素进入小肠后跨过黏膜层被吸收进血液循环，之后作用于外周胆碱能神经。

【A₂型题】

1. B。不洁断脐史可能接触破伤风梭菌，发病时间与破伤风潜伏期，患儿症状均属肌肉强直性痉挛，综上可判断该患儿所患疾病为新生儿破伤风。

2. A。肉毒素中毒最常见为食源性肉毒中毒。所以可以将最简便易获得的剩余食物标本作为检测对象。

3. E。患者伤口符合破伤风致病条件，罹患破伤风可能性较大，该病死亡率较高且无有效药物，所以应预防发生，给予患者注射破伤风抗毒素能有针对性地预防该病发生。

4. C。百白破混合疫苗是白喉类毒素、百日咳死菌苗和破伤风类毒素制剂。

5. D。产气荚膜梭菌可产生多种毒素，所以在血平板上可形成双层溶血环，内层是由 β 毒素引起的完全溶血，外层是 α 毒素引起的不完全溶血。

【A₃型题】

1. D。生锈铁钉扎伤足底造成的伤口深而窄。若有破伤风梭菌污染，此菌容易在缺氧的局部生长繁殖引发破伤风，该病死亡率高且无有效药物，所以应重视并预防破伤风的发生。

2. B。破伤风梭菌为专性厌氧菌，选项 B 严密包扎伤口会加重伤口缺氧促进细菌生长。及早注射 TIG（人破伤风免疫球蛋白）或 TAT（破伤风抗毒素），可有效特异性预防破伤风。

3. D。自制豆制品极易污染肉毒梭菌，且患者的症状符合肉毒中毒后出现的弛缓性瘫痪的特征，所以可以诊断为"食源性肉毒中毒"。

4. B。肉毒梭菌产生的肉毒毒素可抑制神经肌肉接头处神经递质乙酰胆碱的释放，导致弛缓性瘫痪。患者的复视、眼睑下垂与眼周肌肉麻痹有关，继而患者出现头面部肌肉弛缓性瘫痪引发吞咽困难的症状。

【A₄型题】

1. D。无芽胞厌氧菌感染的一个重要特征是涂片可见细菌。普通培养条件是有氧环境，厌氧性细菌无法生长。如要获得病原菌，需对标本进行厌氧培养。

2. D。临床上最常见的革兰氏阴性杆菌中，以类杆菌属中的脆弱类杆菌最为重要。在无芽胞厌氧菌感染中，占临床厌氧菌分离株的 25%，类杆菌分离株的 50%。

3. E。选项 ABCD 为无芽胞厌氧菌的主要治疗原则；该类细菌致病因素复杂，仅中和毒素不能有效治疗该病。

【B 型题】

1. A。气性坏疽是产气荚膜梭菌所致疾病之一。

2. C。肉毒梭菌产生的肉毒毒素，可引发弛缓性瘫痪。

3. B。破伤风梭菌产生的破伤风痉挛毒素可引起肌肉持续性强直痉挛。
4. A。除A外其余选项都能形成芽胞。
5. D。破伤风梭菌的典型形态就是芽胞正圆形位于顶端且膨出于菌体。
6. E。产气荚膜梭菌在被感染的人或动物体内可形成明显荚膜。
7. C。食物中毒是产气荚膜梭菌和肉毒梭菌均可引发的疾病。
8. E。破伤风痉挛毒素可引起全身肌肉群出现强直性收缩。
9. C。肉毒梭菌形态如C选项描述。
10. A。破伤风梭菌形态如A选项描述。
11. E。产气荚膜梭菌形态如E选项描述。
12. B。炭疽芽胞杆菌形态如B选项描述。

【X型题】
1. BE。肉毒梭菌属于厌氧芽胞梭菌，脆弱类杆菌属于无芽胞厌氧菌，两者均属于厌氧性细菌。
2. ACDE。厌氧芽胞梭菌均为革兰氏阳性带芽胞的杆菌，可产生外毒素，有较强致病性。选项B不正确，因为产气荚膜梭菌在被感染的人或动物体内可形成明显荚膜。
3. ABCDE。破伤风梭菌有芽胞细菌呈鼓槌状，有周鞭毛。繁殖体对青霉素敏感。可产生外毒素。可在干燥土壤和尘埃中存活数年。
4. BD。肉毒梭菌产生的肉毒毒素和破伤风梭菌产生破伤风痉挛毒素均属于神经毒素。选项A，产生的主要是细胞毒素；选项C，可产生肠毒素；选项E，不会产生毒素。
5. ABDE。产气荚膜梭菌的主要致病物质为外毒素和酶，无鞭毛，感染后可引起以组织气肿、水肿、坏死为主要病理表现的创伤感染，也可引起坏死性肠炎和食物中毒。
6. ABCDE。无芽胞厌氧菌通常是内源性感染，主要致病条件除局部形成厌氧微环境的同时伴有组织缺氧利于细菌生长外，还与正常菌群转变为条件致病的3个条件有关，即机体免疫力减退、寄居部改变和菌群失调。
7. ABCDE。无芽胞厌氧菌主要引起内源性感染，感染特点包括大多为化脓性感染，分泌物黏稠有恶臭，使用氨基糖苷类抗生素治疗无效，标本涂片可见细菌，但普通培养无细菌生长。
8. ABCD。产气荚膜梭菌是典型厌氧菌，培养时必须厌氧培养；因其产生不同种类溶血毒素，所以血平板上可见双层溶血环；因其代谢活跃能分解多种糖产酸产气，所以牛奶培养基中培养可见"汹涌发酵"现象。
9. ABCDE。TAT可以中和游离的破伤风痉挛毒素，以防止该毒素与神经细胞结合从而致病。但TAT仅对游离的痉挛毒素有阻断作用，合理使用可达到治疗和紧急预防的目的。因TAT来源于马血清，注射前必须先做皮试，以防超敏反应。在破伤风病后或注射破伤风类毒素后，可诱导机体产生大量TAT。
10. ABCDE。无芽胞厌氧菌所致疾病有败血症、中枢神经系统感染、口腔感染、呼吸道感染、腹部感染和女性生殖道盆腔感染等。

（三）判断题
1. F。厌氧性细菌特指专性厌氧菌。
2. T。
3. T。
4. F。破伤风病史清楚、症状典型，不需要微生物学检查就可确诊。
5. F。清创扩创让伤口暴露于空气中，防止局部厌氧环境的形成，才能有效预防破伤风。
6. F。60%～80%的气性坏疽是由A型产气荚膜梭菌引起。
7. T。
8. T。
9. F。无芽胞厌氧菌中与人类疾病相关的既有革兰氏阴性细菌，也有革兰氏阳性细菌。
10. T。

（四）问答题
1. 破伤风梭菌感染的重要条件是伤口形成厌氧微环境，伤口深而窄，有异物、泥土、血凝块、坏死组织等堵塞伤口，局部组织缺血，同时有需氧菌或兼性厌氧菌混合感染的伤口，均易造成厌氧微环境。破伤风梭菌致病的主要物质是破伤风痉挛毒素。防治原则包括3个方面：一要正确处理伤口及清创扩创；二要进行特异性预防，一般以注射类毒素主动免疫为主，以注射TAT作紧急预防；三要治疗，包括使用特异性抗毒素及抗生素。
2. 破伤风梭菌感染后，在厌氧条件下，在局部繁殖并产生破伤风痉挛毒素，毒素通过外周神经末梢沿神经轴突逆行向上，到达中枢神经系统，从而阻止抑制性神经递质的释放，使肌肉活动的兴奋与抑制失调，造成强烈痉挛。

3. ①内源性感染，多呈慢性过程；②多为发生在口腔、鼻咽部、胸腔、腹腔、盆腔的感染及其他深部脓肿，无特定病型；③分泌物或脓液黏稠，带血色或呈黑色，有恶臭，有时有气体；④分泌物直接涂片可见细菌，但普通培养法无细菌生长；⑤使用氨基糖苷类抗生素，如链霉素、卡那霉素、庆大霉素，治疗无效。

（五）案例分析题

1.

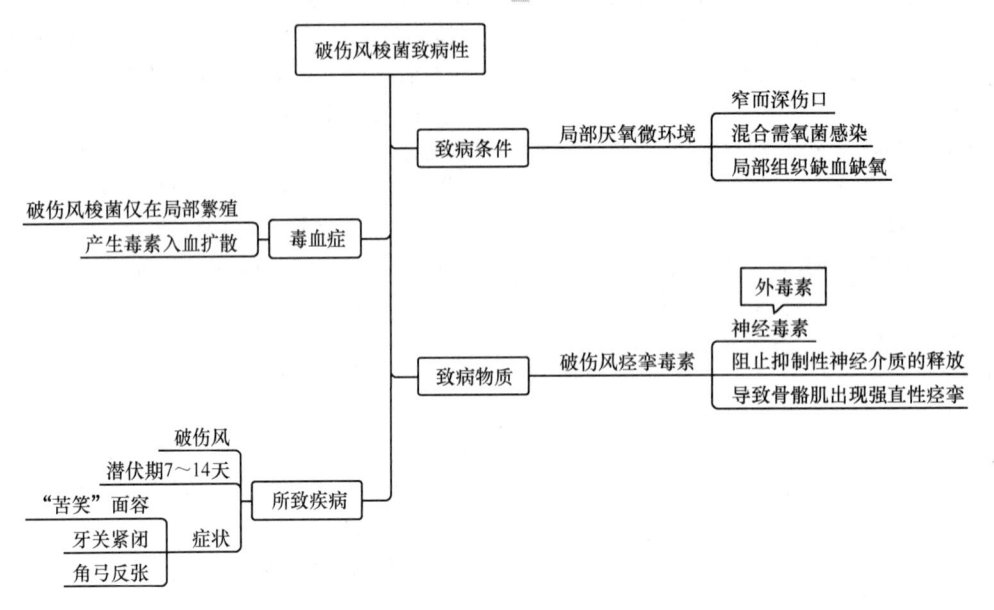

```
破伤风梭菌致病性
├─ 致病条件 ── 局部厌氧微环境 ┬ 窄而深伤口
│                              ├ 混合需氧菌感染
│                              └ 局部组织缺血缺氧
├─ 毒血症 ── 破伤风梭菌仅在局部繁殖
│            产生毒素入血扩散
├─ 致病物质 ── 破伤风痉挛毒素 ┬ 外毒素
│                              ├ 神经毒素
│                              ├ 阻止抑制性神经介质的释放
│                              └ 导致骨骼肌出现强直性痉挛
└─ 所致疾病 ── 破伤风
               潜伏期7～14天
               症状 ┬ "苦笑"面容
                    ├ 牙关紧闭
                    └ 角弓反张
```

2.

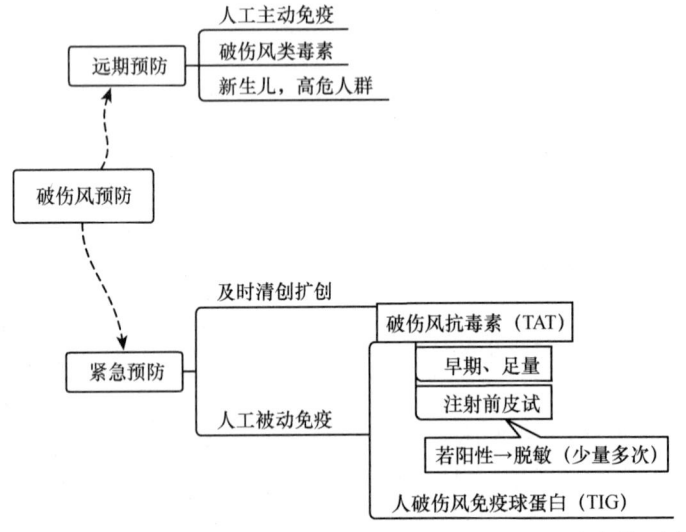

```
破伤风预防
├─ 远期预防 ┬ 人工主动免疫
│           ├ 破伤风类毒素
│           └ 新生儿，高危人群
└─ 紧急预防 ┬ 及时清创扩创
            └ 人工被动免疫 ┬ 破伤风抗毒素（TAT）
                           ├ 早期、足量
                           ├ 注射前皮试
                           ├ 若阳性→脱敏（少量多次）
                           └ 人破伤风免疫球蛋白（TIG）
```

3. 诊断依据：①病史：左手受伤史，推测受伤伤口污染泥土可能性较大；②破伤风潜伏期7～14天；③患者出现肌肉强直性痉挛的典型破伤风症状。

鉴别诊断：破伤风应与狂犬病相鉴别，狂犬病患者以恐水和吞咽困难为典型症状，很少出现牙关紧闭。在狂犬病发作间歇期，肌肉完全松弛，且有狂犬或其他野生动物咬伤的病史。

（王　峰）

第十三章 分枝杆菌属

一、学习目标

（一）知识目标

1. 能够学会分枝杆菌属的共同特性，结核分枝杆菌的形态结构、培养特性、抵抗力、致病物质及结核菌素试验的原理与用途。
2. 能够阐述人体对结核分枝杆菌的免疫特点、免疫与超敏反应的关系、微生物学检查和防治原则。
3. 能够认识结核分枝杆菌的变异性。

（二）技能目标

1. 能够灵活运用相关知识对分枝杆菌进行鉴定。
2. 能够诊断、预防、治疗结核病。
3. 能够通过案例分析，培养学生逐渐形成临床工作思维。

（三）情感、态度和价值观目标

1. 能够结合科研实例和临床实例，培养医学生专业知识素养和道德素质。
2. 能够树立良好的医德，自觉培养敬业精神和社会责任心。

二、思维导图

（一）分枝杆菌属

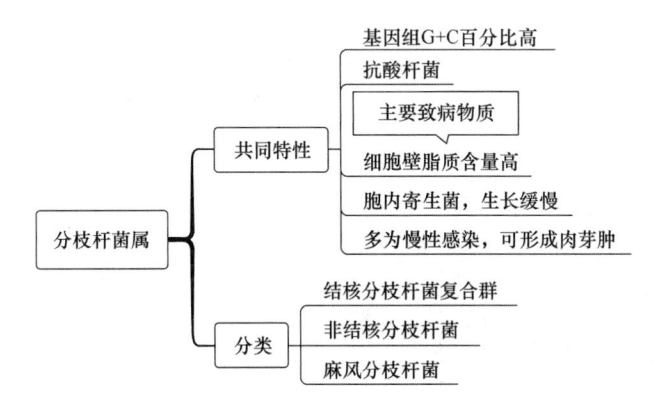

分枝杆菌属
- 共同特性
  - 基因组G+C百分比高
  - 抗酸杆菌
  - 主要致病物质
  - 细胞壁脂质含量高
  - 胞内寄生菌，生长缓慢
  - 多为慢性感染，可形成肉芽肿
- 分类
  - 结核分枝杆菌复合群
  - 非结核分枝杆菌
  - 麻风分枝杆菌

（二）结核分枝杆菌

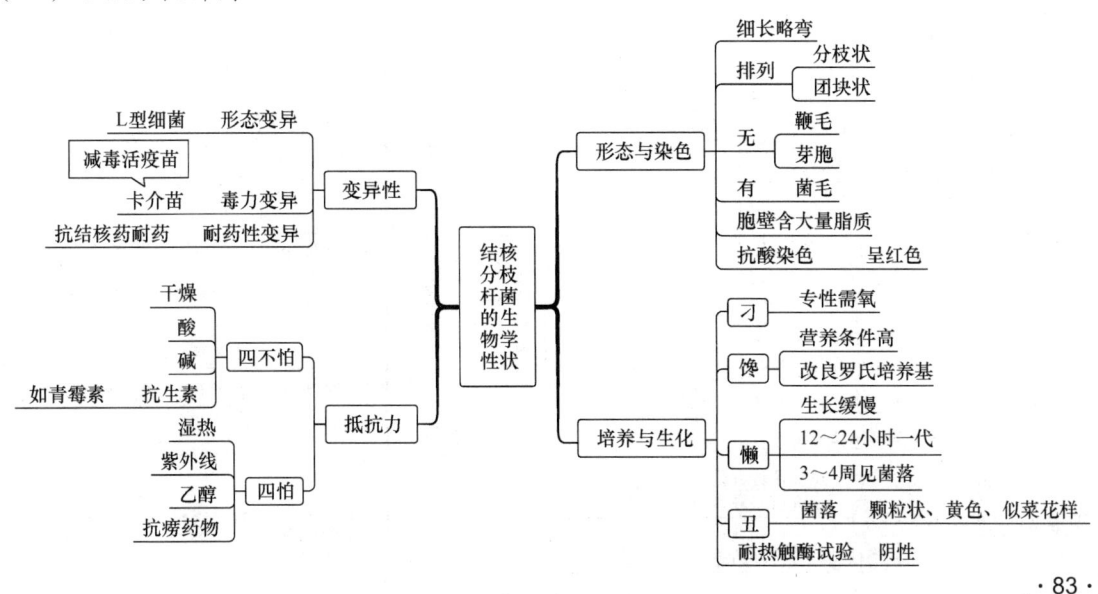

结核分枝杆菌的生物学性状
- 变异性
  - 形态变异：L型细菌
  - 毒力变异：减毒活疫苗——卡介苗
  - 耐药性变异：抗结核药耐药；抗生素（如青霉素）
- 抵抗力
  - 四不怕：干燥、酸、碱、抗生素（如青霉素）
  - 四怕：湿热、紫外线、乙醇、抗痨药物
- 形态与染色
  - 细长略弯
  - 排列：分枝状、团块状
  - 无：鞭毛、芽胞
  - 有：菌毛
  - 胞壁含大量脂质
  - 抗酸染色：呈红色
- 培养与生化
  - 刁：专性需氧
  - 馋：营养条件高；改良罗氏培养基
  - 懒：生长缓慢；12～24小时一代；3～4周见菌落
  - 丑：菌落 颗粒状、黄色、似菜花样
  - 耐热触酶试验 阴性

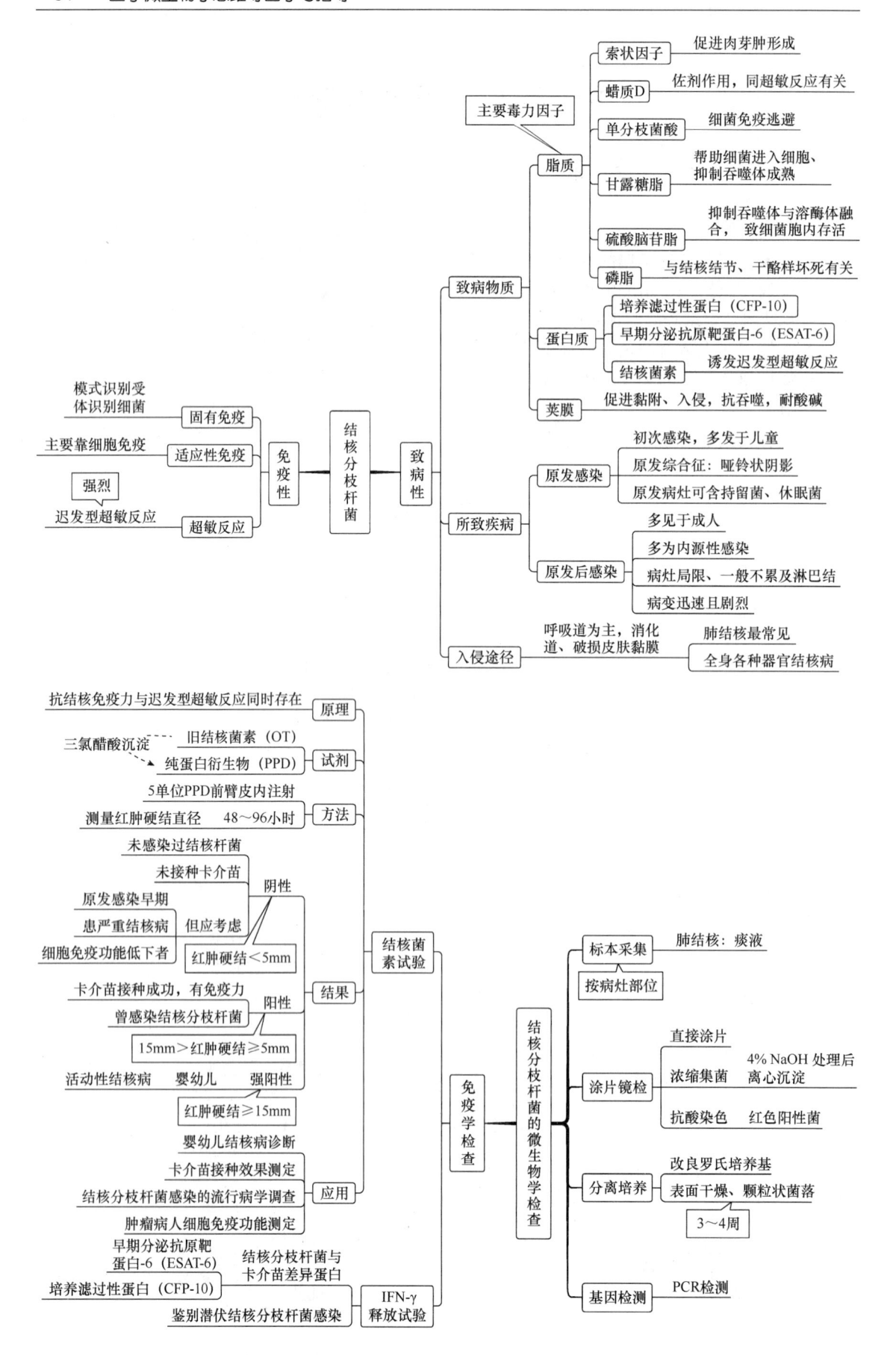

结核分枝杆菌

致病性

致病物质

- **主要毒力因子**
  - 脂质
    - 索状因子——促进肉芽肿形成
    - 蜡质D——佐剂作用，同超敏反应有关
    - 单分枝菌酸——细菌免疫逃避
    - 甘露糖脂——帮助细菌进入细胞、抑制吞噬体成熟
    - 硫酸脑苷脂——抑制吞噬体与溶酶体融合，致细菌胞内存活
    - 磷脂——与结核结节、干酪样坏死有关
  - 蛋白质
    - 培养滤过性蛋白（CFP-10）
    - 早期分泌抗原靶蛋白-6（ESAT-6）
    - 结核菌素——诱发迟发型超敏反应
  - 荚膜——促进黏附、入侵，抗吞噬，耐酸碱

所致疾病

- 原发感染
  - 初次感染，多发于儿童
  - 原发综合征：哑铃状阴影
  - 原发病灶可含有留菌、休眠菌
- 原发后感染
  - 多见于成人
  - 多为内源性感染
  - 病灶局限、一般不累及淋巴结
  - 病变迅速且剧烈

入侵途径

- 呼吸道为主，消化道、破损皮肤黏膜
  - 肺结核最常见
  - 全身各种器官结核病

免疫性

- 固有免疫——模式识别受体识别细菌
- 适应性免疫——主要靠细胞免疫
- 超敏反应——强烈 迟发型超敏反应

结核分枝杆菌的微生物学检查

免疫学检查

- **结核菌素试验**
  - 原理：抗结核免疫力与迟发型超敏反应同时存在
  - 试剂
    - 旧结核菌素（OT）——三氯醋酸沉淀
    - 纯蛋白衍生物（PPD）
  - 方法
    - 5单位PPD前臂皮内注射
    - 测量红肿硬结直径 48~96小时
  - 结果
    - 阴性
      - 未感染过结核杆菌
      - 未接种卡介苗
      - 原发感染早期（但应考虑）
      - 患严重结核病
      - 细胞免疫功能低下者
      - 红肿硬结＜5mm
    - 阳性
      - 卡介苗接种成功，有免疫力
      - 曾感染结核分枝杆菌
      - 15mm＞红肿硬结≥5mm
    - 强阳性
      - 活动性结核病 婴幼儿
      - 红肿硬结≥15mm
  - 应用
    - 婴幼儿结核病诊断
    - 卡介苗接种效果测定
    - 结核分枝杆菌感染的流行病学调查
    - 肿瘤病人细胞免疫功能测定
- **IFN-γ释放试验**
  - 早期分泌抗原靶蛋白-6（ESAT-6）
  - 培养滤过性蛋白（CFP-10）
  - 结核分枝杆菌与卡介苗差异蛋白
  - 鉴别潜伏结核分枝杆菌感染

标本采集

- 肺结核：痰液
- 按病灶部位

涂片镜检

- 直接涂片
- 浓缩集菌——4% NaOH处理后离心沉淀
- 抗酸染色——红色阳性菌

分离培养

- 改良罗氏培养基
- 表面干燥、颗粒状菌落
- 3~4周

基因检测

- PCR检测

（三）麻风分枝杆菌

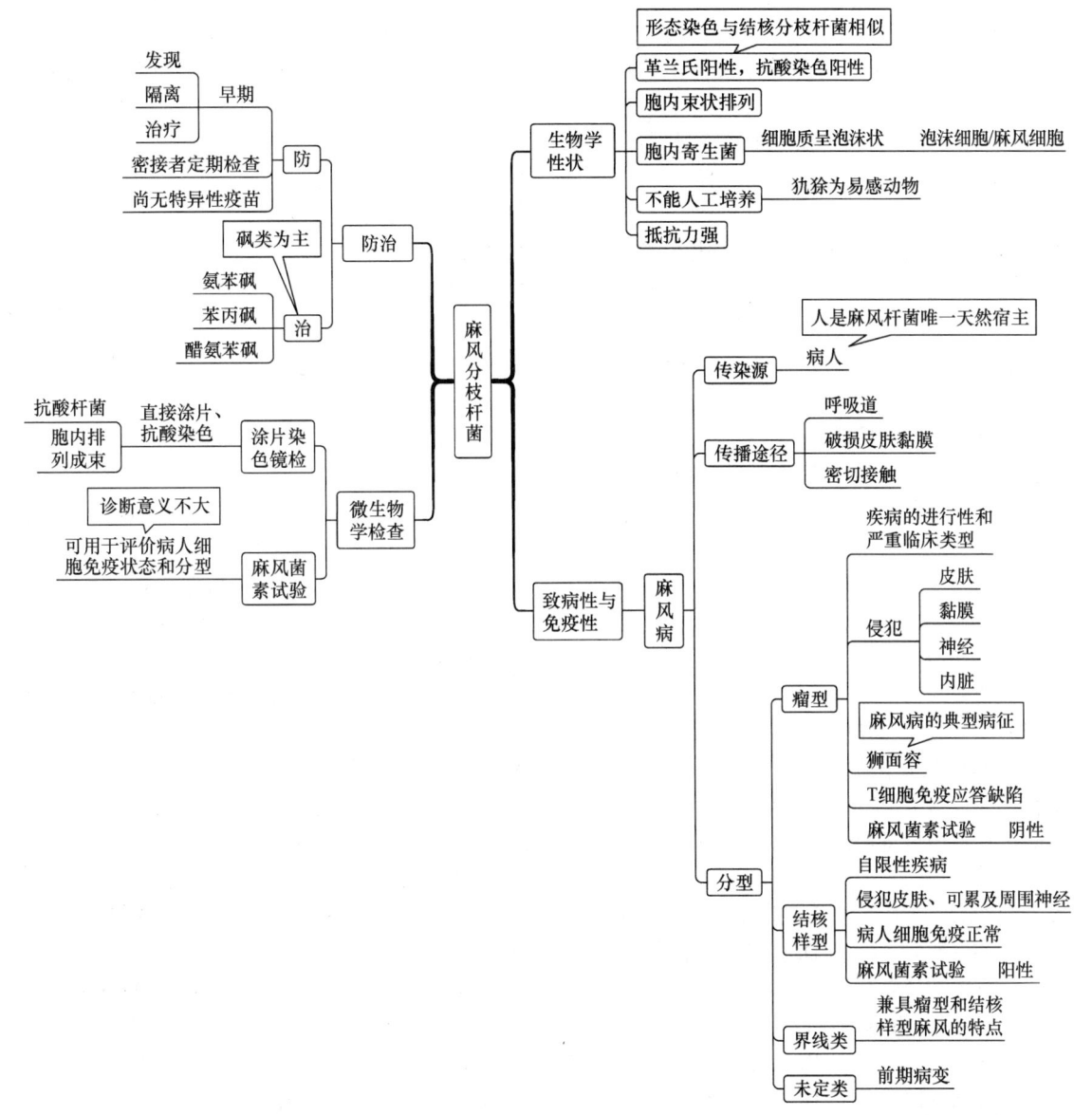

```
                                                            ┌─ 形态染色与结核分枝杆菌相似
                                                            ├─ 革兰氏阳性，抗酸染色阳性
                                              ┌─ 生物学 ────┤─ 胞内束状排列
                                              │   性状      ├─ 胞内寄生菌 ─── 细胞质呈泡沫状 ─── 泡沫细胞/麻风细胞
                                              │              ├─ 不能人工培养 ─── 犰狳为易感动物
                                              │              └─ 抵抗力强
              ┌─ 发现
              ├─ 隔离 ┐
              ├─ 治疗 ┼─ 早期
              ├─ 密接者定期检查 ─┐                           ┌─ 传染源 ── 人是麻风杆菌唯一天然宿主
              └─ 尚无特异性疫苗 ─┤─ 防                       │           病人
                                  │                           │
                  ┌─ 砜类为主 ────┼─ 防治                    ├─ 传播途径 ┬─ 呼吸道
                  │               │                           │           ├─ 破损皮肤黏膜
            ┌─ 氨苯砜 ┐           │                           │           └─ 密切接触
            ├─ 苯丙砜 ┼─ 治       │                           │
            └─ 醋氨苯砜┘          │                           │           ┌─ 疾病的进行性和
                                  │— 麻风分枝杆菌             │           │   严重临床类型
                                  │                           │           │              ┌─ 皮肤
      ┌─ 抗酸杆菌 ┬─ 直接涂片、   │                           │           │   ┌─ 侵犯 ────┼─ 黏膜
      │   胞内排   │   抗酸染色    │                           │           │   │          ├─ 神经
      │   列成束   ├─ 涂片染      │                           │           │   │          └─ 内脏
      │           │   色镜检     │                           │           │   │
      │           │              │                           │           ├─ 瘤型 ──┼─ 麻风病的典型病征
      ├─ 诊断意义不大─┐           │                           │           │          ├─ 狮面容
      │                │          │                           │           │          ├─ T细胞免疫应答缺陷
      └─ 可用于评价病人┼─ 微生物─┘                           │           │          └─ 麻风菌素试验 — 阴性
          细胞免疫状态和分型│   学检查                        │— 致病性与─┤
                        ├─ 麻风菌                          免疫性       │   ┌─ 自限性疾病
                        │   素试验                                       │   ├─ 侵犯皮肤、可累及周围神经
                                                                         ├─ 结核样型 ─┼─ 病人细胞免疫正常
                                                                         │             └─ 麻风菌素试验 — 阳性
                                                                         │
                                                                         ├─ 界线类 ── 兼具瘤型和结核
                                                                         │            样型麻风的特点
                                                                         └─ 未定类 ── 前期病变
                                                                         （分型）— 麻风病
```

要点口诀：分枝杆菌抗酸阳，结核麻风病原体。结核菌壁富脂质，处处结核肺常见；结核菌素做试验，临床意义很重要。麻风杆菌致麻风，结核样型与瘤型。

三、英汉名词对照

1. *Mycobacterium tuberculosis* 结核分枝杆菌
2. acid-fast bacilli 抗酸杆菌
3. infection immunity 感染免疫
4. Bacillus Calmette-Guérin（BCG） 卡介苗
5. acid-fast staining 抗酸染色
6. tuberculin 结核菌素
7. tuberculin skin test，TST 结核菌素皮肤试验

四、复习思考题

（一）名词解释

1. 卡介苗
2. 抗酸杆菌

（二）选择题

【A₁型题】
1. 结核分枝杆菌所致疾病最常见的是（　　）

A. 肺结核 B. 淋巴结核
C. 肠结核 D. 胸膜结核
E. 肾结核
2. 卡介苗的制备是利用结核分枝杆菌的哪种变异？（　　）
A. 毒力变异 B. 抗原性变异
C. 耐药性变异 D. 形态变异
E. 菌落变异
3. 对区别结核分枝杆菌与非结核分枝杆菌有重要意义的试验是（　　）
A. 结核菌素试验 B. 毒力鉴定试验
C. 耐热触酶试验 D. 乳糖发酵试验
E. 凝固酶试验
4. 分枝杆菌属最主要的特点是（　　）
A. 能分枝生长 B. 无特殊结构
C. 一般不易着色 D. 不产生内外毒素
E. 细胞壁含大量脂质
5. 下列对结核分枝杆菌的免疫特点叙述正确的是（　　）
A. 以体液免疫为主
B. 以细胞免疫为主
C. 体液和细胞免疫并重
D. 不能通过人工主动免疫获得
E. 细胞免疫与Ⅰ型超敏反应同时建立
6. 关于结核分枝杆菌生物学特性的叙述，错误的是（　　）
A. 耐盐性强 B. 培养的菌落呈颗粒状
C. 耐酸碱性 D. 抗酸染色阳性
E. 专性需氧
7. 下列细菌中，生长速度最慢的是（　　）
A. 霍乱弧菌 B. 大肠埃希菌
C. 结核分枝杆菌 D. 葡萄球菌
E. 脑膜炎奈瑟菌
8. 结核分枝杆菌常用的培养基是（　　）
A. 罗氏培养基 B. 巧克力平板
C. SS 培养基 D. 麦康凯平板
E. 吕氏血清斜面培养基
9. 下列关于结核分枝杆菌形态染色方面的特点，错误的是（　　）
A. 细长略弯的杆菌 B. 一般染色不易着色
C. 一般用抗酸染色法 D. 有荚膜
E. 一般用革兰染色法
10. 结核分枝杆菌引起机体Ⅳ型超敏反应的主要成分是（　　）

A. 硫酸脑苷脂 B. 结核菌素
C. 脂质和多糖 D. 荚膜和蛋白质
E. 荚膜和多糖
11. 关于麻风分枝杆菌与结核分枝杆菌，说法错误的是（　　）
A. 都是胞内寄生菌
B. 都是抗酸染色阳性
C. 细胞壁中脂质含量较高
D. 都能在罗氏培养基上生长
E. 细长略弯曲杆菌
12. 在结核分枝杆菌感染中，与形成结核结节和干酪样坏死有关的物质是（　　）
A. 磷脂 B. 索状因子
C. 蜡质 D D. 硫酸脑苷脂
E. 分枝菌酸
13. 下列哪一种细胞因子在抵抗结核分枝杆菌细胞内繁殖、再激活发挥的作用最大？（　　）
A. IFN-γ B. 白细胞介素 2
C. 白细胞介素 5 D. 白细胞介素 10
E. 肿瘤坏死因子
14. 结核分枝杆菌的致病机制主要归因于以下哪项？（　　）
A. 分枝杆菌产生的毒素 B. 特定细胞黏附位点
C. T 细胞介导的超敏反应 D. 体液免疫
E. 大量抗酸分枝杆菌堵塞肺泡
15. 结核分枝杆菌最常见的传播方式是（　　）
A. 皮肤接触 B. 消化道 C. 呼吸道
D. 生殖道 E. 蚊虫叮咬
16. IFN-γ 释放试验可用于诊断结核分枝杆菌潜伏感染，常使用的特异性抗原是（　　）
A. ESAT-6 B. 蜡质 D C. 磷酸
D. MPT 64 E. 分枝菌酸
17. 麻风病的微生物学诊断主要依靠（　　）
A. 在鼻黏膜或皮肤破损处取材，用抗酸染色后检查
B. 麻风菌素试验
C. 动物实验
D. 分离培养
E. 测血清中麻风杆菌特异性抗体
18. 卡介苗的接种对象主要是（　　）
A. 结核菌素试验阳性者
B. 严重结核患者
C. 成年人
D. 细胞免疫功能低下的患者
E. 新生儿和结核菌素试验阴性的儿童

19. 卡介苗的性质属于（　　）
A. 类毒素　　　　　　B. 死疫苗
C. 抗毒素　　　　　　D. 抗生素
E. 减毒活疫苗
20. 下列哪些属于胞内寄生菌？（　　）
A. 伤寒沙门菌、大肠埃希菌
B. 麻风分枝杆菌、结核分枝杆菌
C. 破伤风梭菌、结核分枝杆菌
D. 金黄色葡萄球菌、链球菌
E. 大肠埃希菌、金黄色葡萄球菌
21. 下列分枝杆菌中，不致病的是（　　）
A. 结核分枝杆菌　　　B. 麻风分枝杆菌
C. 溃疡分枝杆菌　　　D. 耻垢分枝杆菌
E. 海洋分枝杆菌
22. 下列无芽胞菌中，最耐干燥的是（　　）
A. 溶血性链球菌　　　B. 葡萄球菌
C. 白喉杆菌　　　　　D. 结核分枝杆菌
E. 肺炎链球菌
23. 麻风病最主要的传染源是（　　）
A. 麻风病人　　　　　B. 健康病原携带者
C. 带菌犰狳　　　　　D. 带菌小鼠
E. 带菌黑猩猩
24. 麻风病的临床类型不包括（　　）
A. 瘤型　　　　　　　B. 结核样型
C. 暴发感染型　　　　D. 界线类
E. 未定类
25. 下列关于结核分枝杆菌的培养特性中，正确的是（　　）
A. 专性需氧　　　　　B. 0~42℃时均可生长
C. 营养要求不高　　　D. 菌落表面光滑
E. 在液体培养基中呈浑浊生长
26. 结核菌素试验呈阴性，下列最有可能出现的情况是（　　）
A. 已感染过结核分枝杆菌
B. 可能是严重结核病
C. 对结核菌素有中和作用
D. 已对结核分枝杆菌有免疫力
E. 已接种过卡介苗

【A₂型题】
1. 在某地区对未接种过卡介苗的人群进行结核分枝杆菌的流行病学调查，部分人群结核菌素试验结果呈阳性，对此部分人群下列解释不正确的是（　　）
A. 需要接种卡介苗
B. 15mm＞红肿硬结≥5mm
C. 对结核病有免疫力
D. 细胞免疫功能正常
E. 感染过结核分枝杆菌
2. 一名女性患者1个月前感到疲劳、食欲减少、发热咳嗽、咳痰带血丝，取痰液进行抗酸染色并接种罗氏培养基培养。染色后镜下见红色、细长略弯曲杆菌；培养后出现乳酪色颗粒状菌落。该女性最有可能感染了（　　）
A. 结核分枝杆菌　　　B. 麻风分枝杆菌
C. 炭疽芽胞杆菌　　　D. 肺炎克雷伯菌
E. 白喉棒状杆菌
3. 30岁女性患者因咳嗽发热就诊，拍胸片发现右肺有片状阴影，结核菌素试验红肿硬结直径大于2.0cm，试问该患者可能是（　　）
A. 机体对结核无免疫力　B. 注射过卡介苗
C. 结核病恢复期　　　D. 结核病活动期
E. 结核病早期
4. 一名56岁的妇女因慢性咳嗽、盗汗和体重减轻4个月而自行去药房买药。除止咳外，她还买了异烟肼。服药后她的症状最初显著改善，但几周后又复发，并且病情继续恶化。她最有可能患的疾病是（　　）
A. 哮喘　　　　　　　B. 慢性支气管炎
C. 支原体肺炎　　　　D. 肺炎球菌肺炎
E. 肺结核
5. 一名67岁的酗酒男性出现发热、头痛、厌食、体重减轻和盗汗，已持续2周。体检发现眼外肌运动异常并且脑神经功能障碍；胸片显示许多小结节，直径约1mm；脑部检查脑脊液显示葡萄糖减少，蛋白中度升高，淋巴细胞增多。取该患者脑脊液涂片染色，最有可能发现的是（　　）
A. 抗酸杆菌　　　　　B. 革兰氏阳性杆菌
C. 革兰氏阴性杆菌　　D. 革兰氏阴性双球菌
E. 革兰氏阳性双球菌
6. 一名被带到监狱诊所的34岁囚犯，伴有发热、咳嗽和盗汗。医生怀疑该病人得了结核病，给病人皮内注射PPD（纯化蛋白衍生物），2天后注射部位皮肤出现红肿硬结。主要是哪种类型细胞对PPD做出反应并释放介质导致皮肤反应？（　　）
A. 内皮细胞　　　　　B. 角质形成细胞
C. 朗格汉斯细胞　　　D. 肥大细胞
E. Th1细胞
7. 一女患者就诊时主诉：1个多月来咳嗽，痰中时有血,消瘦并常感疲乏无力、午后低热、盗汗、食欲不振。医生高度怀疑为肺结核并对其进行临床检查,同时痰标本进行微生物学检查,痰标本集菌涂片后,应选用的染色方法是( )
A. 革兰染色法 B. 墨汁染色法
C. 抗酸染色法 D. 特殊染色法
E. 镀银染色法

8. 一患者近期经常咳嗽,体重降低了 8kg,午后低热、盗汗、食欲不振;拍胸片发现左肺有片状阴影。医生怀疑为肺结核,准备取患者痰标本进行分枝杆菌检查,下列错误的是( )
A. 用痰液做结核菌素试验
B. 痰浓缩集菌涂片进行抗酸染色
C. PCR 查痰中结核分枝杆菌
D. 接种罗氏培养基进行分离培养
E. 痰培养接种豚鼠进行动物试验

9. 20 岁男性患者咳嗽数周。1 个月前开始感到疲劳,食欲下降,发热 2 周后咳痰中带血丝,体重减轻。体温 38℃,非急性面容,右上肺有啰音,白细胞计数 $11×10^9$/L,多形核细胞 63%,临床怀疑患肺结核,下列处置中错误的是( )
A. 胸部 X 射线拍片
B. 接种卡介苗
C. 痰浓缩集菌涂片进行抗酸染色
D. 痰采用罗氏培养基培养
E. 给予抗痨药物治疗

10. 4 岁小儿,近 1 个月来低热、乏力、易怒且消瘦,体检:颈部淋巴结肿大,肺无啰音,肝肋下 1.5cm,结核菌素试验强阳性。胸片:右肺见哑铃状阴影,应诊断为( )
A. 支气管肺炎 B. 支气管淋巴结核
C. 原发综合征 D. 浸润性肺结核
E. 颈部淋巴结核 + 支气管淋巴结核

11. 患儿 3 岁,因乏力、低热、多汗怀疑患结核病。做结核菌素试验后,皮肤红肿且直径大于 2.0cm,其意义恰当的说法是( )
A. 曾接种卡介苗,人工免疫所致
B. 表示受过结核分枝杆菌感染
C. 排除结核感染可能
D. 表示患儿有活动性结核病
E. 未接种卡介苗

【A_3 型题】
(1~2 题共用题干)
病人是一名 25 岁的无家可归男子,最近咳嗽 1 个月,痰液带血丝、无恶臭。据患者称最近几个月他经常没有吃东西,体重轻了 8kg。体检结果:体温 38℃,左肺尖部可闻及粗啰音。痰液抗酸染色后镜下发现红色杆菌。痰培养第 7 天未见菌落生长,但继续培养至第 21 天可见浅黄色菌落。

1. 下列哪一种最有可能是导致病人感染的病原微生物?( )
A. 肺炎球菌 B. 麻风分枝杆菌
C. 海洋分枝杆菌 D. 结核分枝杆菌
E. 金黄色葡萄球菌

2. 对于该患者,以下最佳的初始治疗原则是( )
A. 异烟肼 9 个月
B. 异烟肼和庆大霉素 2 周
C. 异烟肼和利福平 12 个月
D. 异烟肼、利福平、乙胺丁醇和吡嗪酰胺 2 个月
E. 链霉素 6 个月

(3~5 题共用题干)
有一 42 岁男子最近有 2 周的发热史、盗汗史、体重减轻 10kg,常咳嗽、咳血痰。胸片可见肉芽肿性病变。

3. 最有可能引起这种感染的病原生物是( )
A. 荚膜嗜血杆菌 B. 肺炎克雷伯菌
C. 结核分枝杆菌 D. 肺炎链球菌
E. 伤寒沙门菌

4. 上述病例患者的痰液抗酸染色显示抗酸杆菌,核酸扩增试验证实了诊断。该患者合适的初始治疗是( )
A. 异烟肼
B. 异烟肼和利福平
C. 异烟肼、环丙沙星和阿米卡星
D. 异烟肼、利福平、吡嗪酰胺和乙胺丁醇
E. 异烟肼、链霉素、吡嗪酰胺、环丙沙星和阿米卡星

5. 该病原生物的毒力因子使其能够( )
A. 紧贴呼吸道上皮细胞
B. 改变呼吸道上皮细胞中的 cAMP 水平
C. 通过感染诱导免疫抑制 T 细胞
D. 裂解分泌型 IgA
E. 在巨噬细胞内存活

【B 型题】
(1~4 题共用备选答案)
A. 利福平 B. 硫酸脑苷脂
C. 结核菌素 D. 内毒素 E. 索状因子

1. 与治疗结核病有关的是( )

2. 具有佐剂作用的物质是（　　）
3. 与结核分枝杆菌能在吞噬细胞中长期存活有关的是（　　）
4. 使结核分枝杆菌在液体培养基中呈索状生长的是（　　）
（5～6题共用备选答案）
A. 蛋白质　　B. 多糖　　C. 肽聚糖
D. 脂质　　　E. 核酸
5. 结核菌素的性质属于（　　）
6. 结核分枝杆菌能在巨噬细胞内长期存活是因为该菌含有大量（　　）

【X型题】
1. 关于结核分枝杆菌，描述正确的是（　　）
A. 通常用罗氏培养基培养
B. 耐酸不耐碱
C. 人工主动免疫可产生保护性免疫
D. "莫赫"颗粒是结核分枝杆菌L型
E. 为兼性需氧菌
2. 麻风分枝杆菌主要侵犯的部位是（　　）
A. 皮肤　　　　B. 黏膜　　C. 周围神经
D. 淋巴结、脾、肝　　E. 肾、骨骼
3. 结核菌素试验是测定机体对结核分枝杆菌（　　）
A. 有无特异性体液免疫
B. 有无特异性细胞免疫
C. 对结核病有无免疫力
D. 有无Ⅳ型超敏反应
E. 耐药性
4. 结核分枝杆菌可发生的变异有（　　）
A. 形态变异　　　　B. 毒力变异
C. 菌落变异　　　　D. 耐药性变异
E. 细胞膜变异
5. 结核分枝杆菌的生物学特性包括（　　）
A. 抗酸染色阳性，呈红色
B. 专性需氧，生长缓慢
C. 菌落表面粗糙并呈菜花状
D. 耐酸碱，抗干燥
E. 革兰染色阴性
6. 麻风分枝杆菌的防治原则有（　　）
A. 开展普查　　　　B. 定期检查密切接触者
C. 早期诊断　　　　D. 早期隔离
E. 联合用药进行彻底治疗

7. 麻风分枝杆菌感染人类的途径有（　　）
A. 破损皮肤　　　　B. 呼吸道
C. 破损黏膜　　　　D. 密切接触
E. 消化道
8. 对于结核分枝杆菌抵抗力的叙述，正确的有（　　）
A. 耐干燥，在干燥痰内可存活6～8个月
B. 煮沸能被杀死
C. 对紫外线敏感
D. 对酸碱有抵抗力
E. 对抗结核药物易产生耐药性
9. 结核菌素试验阴性可能为（　　）
A. 未感染过结核分枝杆菌
B. 对结核分枝杆菌无特异性免疫
C. 感染初期
D. 严重的结核病患者
E. 细胞免疫功能低下

（三）判断题
1. 抗结核分枝杆菌感染与麻风分枝杆菌感染主要都是细胞免疫。（　　）
2. 结核分枝杆菌生长缓慢，菌落为光滑型（S型）。（　　）
3. 结核病的特异性预防是接种旧结核菌素。（　　）
4. 结核病人痰标本培养前可用4%NaOH处理并离心沉淀法浓缩集菌。（　　）
5. 结核分枝杆菌是抗酸菌，麻风分枝杆菌是非抗酸菌。（　　）
6. 原发感染指机体初次感染结核分枝杆菌，多发生于成人。（　　）
7. 结核分枝杆菌为兼性胞内寄生菌，抗感染免疫主要依靠细胞免疫。（　　）
8. IFN-γ释放试验可用来鉴别潜伏结核分枝杆菌感染和非结核分枝杆菌感染。（　　）
9. 卡介苗对不同人群的保护性效率差异较大，对成人免疫效果较好，但对儿童免疫效果并不理想。（　　）
10. 麻风分枝杆菌可在体外人工培养并用抗酸染色法进行鉴定。（　　）

（四）问答题
试述结核菌素试验原理、试剂、方法、结果判断和意义。

五、复习思考题参考答案和解析

（一）名词解释

1. 卡介苗：即 BCG，是将有毒力的牛结核分枝杆菌在含有胆汁、甘油和马铃薯的培养基中经过 230 次传代，历时 13 年培养而获得的减毒活疫苗。预防接种后，可使人获得对结核分枝杆菌的免疫力。

2. 抗酸杆菌：acid-fast bacilli，抗酸杆菌的细胞壁含有大量脂质；一般不容易着色，但经加温或延长染色时间着色后能抵抗酸性乙醇的脱色故得名；又因此类细菌的形态是细长略微弯曲的杆状，有分枝生长的趋势；故又称分枝杆菌，如结核分枝杆菌、麻风分枝杆菌等。

（二）选择题

【A₁型题】

1. A。结核分枝杆菌进入机体后可侵犯全身各种组织器官，引起相应器官的结核病，其中以肺结核最为常见。

2. A。结核分枝杆菌可发生形态、菌落、毒力及耐药性等变异。卡介苗是将牛分枝杆菌在人工培养基中经 230 次传代，使其毒力发生变异，成为对人无致病性，但保留了其良好免疫原性的疫苗株。

3. C。结核分枝杆菌的耐热触酶试验呈阴性，非结核分枝杆菌热触酶试验呈阳性。

4. E。分枝杆菌属的细胞壁中含有大量的脂质，超过菌体干重的 20%，是分枝杆菌与其他种属细菌的重要区别。

5. B。结核分枝杆菌为兼性胞内寄生菌，抗感染免疫以细胞免疫为主；在结核分枝杆菌感染时，细胞免疫与Ⅳ型变态反应同时存在。可通过人工注射卡介苗获得保护性免疫。

6. A。结核分枝杆菌为专性需氧菌，由于细胞壁中脂质含量高，抗酸染色为阳性，对酸碱的耐受性强，在改良罗氏培养基上形成的菌落干燥、坚硬，表面呈颗粒状、乳酪色。

7. C。大多数细菌的生长速度非常快，比如大肠埃希菌 20～30 分钟繁殖一代。结核分枝杆菌的生长速度非常缓慢，通常需要 12～24 小时才能繁殖一代，在固体培养基上接种后需要培养 3～4 周才能出现肉眼可见的菌落。

8. A。结核分枝杆菌对营养要求高，在含有蛋黄、马铃薯、甘油、无机盐、孔雀绿和天冬酰胺的罗氏培养基上生长良好。

9. E。结核分枝杆菌菌体细长略弯曲，有微荚膜。细胞壁中含有大量的脂质，难以被一般染料染色，通常用抗酸染色法进行染色。

10. B。结核菌素是结核分枝杆菌在液体培养基中培养后细菌分泌的蛋白质，它同具有佐剂活性的蜡质 D 结合能引起机体产生较强的Ⅳ型超敏反应。

11. D。麻风分枝杆菌不能在体外人工培养，结核分枝杆菌可在罗氏培养基中生长。

12. A。磷脂能刺激单核细胞增生，形成结核结节和干酪样坏死。

13. A。Th1 细胞产生的 IFN-γ 进一步激活巨噬细胞，从而抑制结核分枝杆菌。

14. C。大多数结核病例是患者吸入含有结核分枝杆菌的飞沫所致。当结核分枝杆菌沉积在肺泡腔时，它们会被巨噬细胞吞噬，不会堵塞肺泡。结核病组织损伤不是由结核分枝杆菌分泌的毒素造成的，而是通过 T 细胞介导的超敏反应造成，即"免疫损伤"。

15. C。结核分枝杆菌感染可导致多种结核病，其中肺结核最为常见，主要是通过呼吸道飞沫传播。

16. A。用于刺激 T 细胞释放 IFN-γ 的特异性抗原为 ESAT-6 和 CFP-10，这两种蛋白存在于所有结核分枝杆菌毒力株和牛分枝杆菌，但卡介苗中没有。

17. A。麻风分枝杆菌目前还不能体外人工培养，微生物学检查主要是标本涂片染色镜检或病理组织切片检查。麻风分枝杆菌与结核分枝杆菌有共同抗原，可发生交叉反应，故麻风菌素试验对诊断麻风病意义不大。

18. E。结核菌素试验阴性者才能接种卡介苗，卡介苗对儿童的免疫效果较好，对成人免疫效果不理想。

19. E。卡介苗是将牛分枝杆菌在体外培养基中传代 230 次获得的一株减毒活菌苗。

20. B。麻风分枝杆菌、结核分枝杆菌、伤寒沙门菌是胞内寄生菌。

21. D。耻垢分枝杆菌属于人体皮肤正常菌群。

22. D。结核分枝杆菌细胞壁中含有大量的脂质，在干燥的痰内可存活 6～8 个月。

23. A。麻风病人是主要的传染源。

24. C。麻风病潜伏期长，发病缓慢，病程长；主要包括瘤型、结核样型、界线类及未定类 4 种临床类型。

25. A。结核分枝杆菌为专性需氧菌，营养要求高，最适温度为37℃，菌落表面粗糙呈颗粒状，在液体培养基中呈表面生长。

26. B。结核菌素试验是用来测定机体对结核分枝杆菌是否具有Ⅳ型超敏反应的一种皮肤试验。阳性表示卡介苗接种成功；或感染过结核分枝杆菌；或机体为潜伏感染状态，阴性表示没有感染过结核分枝杆菌，但要排除严重的结核病可能会损伤机体的免疫力尤其是细胞免疫，导致结核菌素试验出现阴性。

【A₂型题】

1. A。结核菌素试验阳性表明机体感染过结核分枝杆菌，对结核分枝杆菌具有特异性免疫力，不需要再接种卡介苗。

2. A。结核分枝杆菌主要通过呼吸道感染，最常见的疾病是肺结核。抗酸染色阳性、呈红色，可在罗氏培养基中生长形成菌落。麻风分枝杆菌目前尚不能人工培养。

3. D。结核菌素试验红肿硬结直径大于2.0cm 表明为强阳性，机体对结核分枝杆菌具有特异性免疫力且发生了强烈的Ⅳ型超敏反应，由于患者目前肺部有阴影且发热咳嗽提示患者正患结核病且为结核病活动期。

4. E。该病人服用异烟肼后病情暂时缓解而后继续恶化，提示病原体对异烟肼敏感，不久后产生耐药。异烟肼常用于治疗结核分枝杆菌感染，治疗效果较好。但当只用异烟肼治疗时，结核分枝杆菌容易产生耐药性。

5. A。案例描述的是粟粒型肺结核合并脑膜炎。粟粒型结核在小孩或老年人中常见，尤其是免疫抑制以及有慢性疾病的人，如酗酒者、癌症患者。脑膜炎经常导致脑功能障碍，表现为眼睛异常运动。结核性脑膜炎的脑脊液检查结果与案例中的描述一致。相比之下，在急性细菌性脑膜炎患者的脑脊液中通常发现中性粒细胞大量增多和葡萄糖含量非常低。

6. E。结核患者对PPD的反应主要是由对结核分枝杆菌具有特异性记忆Th1细胞完成的。朗格汉斯细胞提呈抗原给特异性记忆Th1细胞后，Th1细胞释放细胞因子，从血液中募集和激活单核细胞进一步促进炎症反应并在PPD注射部位导致红肿硬结。

7. C。引起肺结核的病原体是结核分枝杆菌，该菌细胞壁中含有大量的脂质，不容易着色，着色后可以抵抗酸性乙醇的脱色，故为抗酸杆菌，应选用抗酸染色法。

8. A。结核菌素试验是用结核菌素检测机体是否对结核分枝杆菌具有免疫力及Ⅳ型超敏反应的一种皮肤试验，痰标本是不可以用来做结核菌素试验的。

9. B。结核菌素试验阴性者可接种卡介苗，该患者已高度怀疑患肺结核，不能接种卡介苗。

10. C。结核菌素试验强阳性提示有活动性肺结核，哑铃状阴影（原发灶-淋巴管炎-肿大的肺门淋巴结）是原发综合征的重要特点。

11. D。结核菌素试验红肿且直径大于2.0cm 表明强阳性，婴幼儿强阳性者提示有活动性肺结核。

【A₃型题】

1. D。痰液抗酸染色为阳性表明病原体可能是分枝杆菌属。培养21天有浅黄色菌落，表明该菌生长缓慢，目前麻风分枝杆菌不能在体外人工培养，结核分枝杆菌和海洋分枝杆菌可以在体外人工培养。病人主要症状在肺部，结核分枝杆菌感染最常见的就是肺结核。

2. D。抗结核病化学药物治疗的原则是早期、规律、适量、联合用药。异烟肼、利福平、乙胺丁醇和吡嗪酰胺是临床常用于治疗结核病药物，联合用药效果好，可降低耐药性的产生。

3. C。本例病史、体征、症状同肺结核一致。肺炎链球菌可导致肺部感染，通常会突然发作，可产生铁锈色痰但一般不产生肉芽肿。伤寒沙门菌感染表现为发热和腹部不适。

4. D。当前的治疗指南推荐结核病的前2个月用这4种药物治疗。早期四药联用可以有效避免结核分枝杆菌的耐药性产生。

5. E。结核分枝杆菌的毒力因子硫酸脑苷脂能够阻止溶酶体与吞噬体融合，故促进其在巨噬细胞内存活。

【B型题】

1. A。利福平是重要的一线抗结核化疗药物。

2. E。索状因子（TDM）是结核分枝杆菌的重要致病因子，索状因子还可以促进抗原提呈细胞成熟，具有佐剂特性。

3. B。硫酸脑苷脂可抑制吞噬细胞中吞噬体与溶酶体的融合，从而使结核分枝杆菌长期在宿主的吞噬细胞内存活。

4. E。索状因子是结核分枝杆菌产生的6,6-双分枝菌酸海藻糖酯，能使结核分枝杆菌在液体培养基中呈索状生长。
5. A。结核菌素是结核分枝杆菌产生的蛋白质。
6. D。结核分枝杆菌能在巨噬细胞内长期存活是因为该菌含有大量脂质。

【X 型题】
1. ACD。结核分枝杆菌为专性需氧菌，由于细胞壁中脂质含量高，对酸碱的耐受性强，在改良罗氏培养基上形成的菌落干燥、坚硬，表面呈颗粒状、乳酪色。可通过人工注射卡介苗获得保护性免疫。
2. ABCDE。麻风分枝杆菌主要侵犯皮肤、黏膜和外周神经组织，晚期还可侵入深部组织和内脏，造成严重病损。
3. BCD。结核菌素试验的原理是根据结核分枝杆菌感染、免疫、超敏反应三者共存，测定机体对结核分枝杆菌是否有Ⅳ型超敏反应，判断机体是否有抗结核免疫力。
4. ABCD。结核分枝杆菌可发生形态、菌落、毒力、免疫原性和耐药性等变异。
5. ABCD。结核分枝杆菌为革兰氏阳性菌，但革兰染色一般不易着色。
6. ABCDE。麻风分枝杆菌目前尚无特异性疫苗，主要靠早期发现、早期隔离、早期治疗患者并对密切接触者做定期检查。
7. ABCD。麻风分枝杆菌的传播途径主要通过呼吸道、破损的皮肤、黏膜和密切接触等方式传播。
8. ABCDE。结核分枝杆菌细胞壁中含有大量脂质，耐干燥，对酸碱有一定抵抗力，容易产生耐药性，但是对湿热、紫外线及脂溶剂抵抗力弱。
9. ABCDE。结核菌素试验阴性表明机体对结核分枝杆菌无免疫力，可能为未感染过结核分枝杆菌、感染初期还未建立免疫力、严重结核病患者、免疫受损及细胞免疫功能低下。

（三）判断题

1. T。结核分枝杆菌与麻风分枝杆菌都是胞内寄生菌，抗胞内寄生菌主要依赖细胞免疫。
2. F。结核分枝杆菌的菌落粗糙、呈颗粒状。
3. F。结核病的特异性预防是接种卡介苗。
4. T。结核分枝杆菌细胞壁含有大量脂质，可以耐受 4% NaOH 处理，处理后浓缩集菌有利于培养成功。
5. F。结核分枝杆菌和麻风分枝杆菌都是抗酸杆菌。
6. F。结核分枝杆菌原发感染多发生于儿童。
7. T。结核分枝杆菌可以在巨噬细胞内存活属于兼性胞内寄生菌，抗结核免疫主要依赖细胞免疫。
8. T。IFN-γ 释放试验对鉴别潜伏结核分枝杆菌感染与卡介苗接种后反应和非结核分枝杆菌感染有重要价值。
9. F。卡介苗对儿童免疫效果好，对成人免疫效果不好。
10. F。麻风病的标本可以直接涂片用抗酸染色法进行鉴别，但麻风分枝杆菌目前还不能在体外人工培养。

（四）问答题

（1）原理：结核菌素试验是应用结核菌素进行皮肤试验，通过观察是否出现Ⅳ型超敏反应，判断机体是否有对结核分枝杆菌的免疫力。
（2）试剂：旧结核菌素（OT）和纯化蛋白衍生物（PPD）。其中 PPD 包括人结核分枝杆菌来源的 PPD-C 和卡介苗来源的 BCG-PPD。
（3）方法：目前用 PPD 做试验，取两种 PPD 5 单位分别注射两前臂皮内，48~72 小时后观察注射部位红肿硬结直径。
（4）结果判定及意义：①阴性：红肿硬结直径小于 5mm 时为阴性，表明未感染过结核分枝杆菌、未接种卡介苗或者处于原发感染早期，超敏反应尚未产生，或正患其他疾病致细胞免疫功能低下者。②阳性：红肿硬结直径≥5mm 时为阳性，表明机体感染过结核分枝杆菌或曾接种过卡介苗。③强阳性：红肿硬结直径≥15mm 时为强阳性，表明机体可能有活动性结核，具有临床诊断意义。若 PPD-C 侧红肿大于 BCG-PPD 侧为结核分枝杆菌感染。反之 BCG-PPD 侧大于 PPD-C 侧，则可能是卡介苗接种所致。

（李盛安）

第十四章 嗜血杆菌属

一、学习目标

（一）知识目标

1. 能够描述流感嗜血杆菌的形态结构及培养特性。
2. 能够阐述主要致病物质，分析所致疾病和防治原则。

（二）技能目标

1. 能够根据流感嗜血杆菌的特征、致病性和免疫性，制订诊疗方案。
2. 能够根据致病机制，分析其原发感染和继发感染的特点。

（三）情感、态度和价值观目标

1. 能够联系临床，认识原发感染和继发感染的不同特点。
2. 能够认识到流感嗜血杆菌b多糖疫苗有较好的免疫效果，加强免疫预防的宣传教育。

二、思维导图

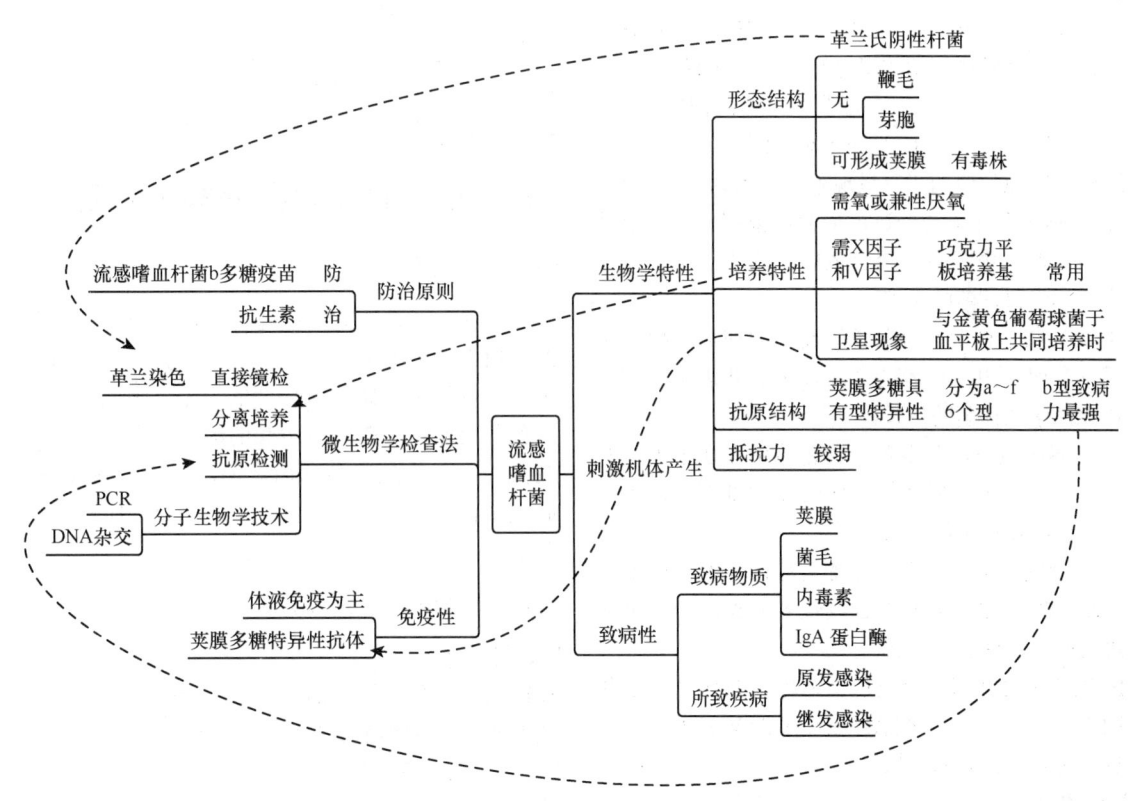

要点口诀：嗜血杆菌各不同，正常菌群或致病。流感杆菌革兰阴，感染分为原继发。

三、英汉名词对照

1. *Haemophilus* 嗜血杆菌属
2. *Haemophilus influenzae* 流感嗜血杆菌
3. satellitosis 卫星现象

四、复习思考题

（一）名词解释

卫星现象

(二) 选择题

【A₁型题】

1. 下列对流感嗜血杆菌的生物学特性描述错误的是（ ）
A. 需氧或兼性厌氧
B. 抵抗力强，对常用消毒剂不敏感
C. 最适生长温度为35～37℃
D. 人工培养时必须提供血液或血液成分
E. 可分为6个血清型，b型致病力最强

2. 与金黄色葡萄球菌同在血琼脂平板上培养，可生成"卫星现象"的细菌是（ ）
A. 白喉棒状杆菌   B. 流感嗜血杆菌
C. 霍乱弧菌   D. 炭疽芽胞杆菌
E. 脑膜炎奈瑟菌

3. 流感嗜血杆菌中，引起儿童感染最常见的血清型是（ ）
A. Hia   B. Hib   C. Hic   D. Hid   E. Hie

4. 分离流感嗜血杆菌的培养基中，应含有（ ）
A. V因子   B. X因子   C. 抑制因子
D. 叶酸   E. V因子和X因子

5. 流感嗜血杆菌的"卫星现象"是因为（ ）
A. 流感嗜血杆菌与金黄色葡萄球菌在血平板上共同培养时，由于后者能合成较多的Ⅰ因子，可促进流感嗜血杆菌的生长。
B. 流感嗜血杆菌与金黄色葡萄球菌在血平板上共同培养时，由于后者能合成较多的Ⅱ因子，可促进流感嗜血杆菌的生长。
C. 流感嗜血杆菌与金黄色葡萄球菌在血平板上共同培养时，由于后者能合成较多的Ⅲ因子，可促进流感嗜血杆菌的生长。
D. 流感嗜血杆菌与金黄色葡萄球菌在血平板上共同培养时，由于后者能合成较多的Ⅳ因子，可促进流感嗜血杆菌的生长。
E. 流感嗜血杆菌与金黄色葡萄球菌在血平板上共同培养时，由于后者能合成较多的Ⅴ因子，可促进流感嗜血杆菌的生长。

【A₂型题】

患儿，男，1岁。因"抽搐"入院。上呼吸道感染2天，发热1天。查体：嗜睡，体温40℃，颈项强直。实验室检查：白细胞计数17×10⁹/L，腰穿脑脊液细胞数4×10⁹/L，中性粒细胞占88%，诊断为"急性细菌性脑膜炎"。脑脊液涂片镜检可见革兰氏阴性小杆菌。细菌分离培养时可呈现"卫星现象"。该患儿所感染的细菌可能是（ ）
A. 肺炎克雷伯菌   B. B群链球菌
C. D群链球菌   D. 流感嗜血杆菌
E. 肺炎链球菌

【B型题】

（1～2题共用备选答案）
A. 百日咳鲍特菌   B. 流感嗜血杆菌
C. 嗜肺军团菌   D. 铜绿假单胞菌
E. 幽门螺杆菌

1. 与金黄色葡萄球菌在血平板上共同孵育时，可形成"卫星现象"的细菌是（ ）
2. 与慢性胃炎、胃溃疡和十二指肠溃疡的发生关系密切的是（ ）

【X型题】

下列对流感嗜血杆菌的描述正确的有（ ）
A. 需氧或兼性厌氧
B. 生长需要X和V两种生长辅助因子
C. 机体对流感嗜血杆菌的免疫应答以细胞免疫为主
D. 主要毒力因子是肠毒素
E. 无荚膜菌株为上呼吸道正常菌群成员

五、复习思考题参考答案和解析

（一）名词解释

卫星现象：将流感嗜血杆菌与金黄色葡萄球菌在血平板上共同培养时，由于后者能合成较多的V因子，可促进流感嗜血杆菌的生长。因此，在金黄色葡萄球菌菌落周围生长的流感嗜血杆菌菌落较大，离金黄色葡萄球菌菌落越远的菌落越小，此现象称为卫星现象，这有助于流感嗜血杆菌的鉴定。

（二）选择题

【A₁型题】

1. B。流感嗜血杆菌抵抗力较弱，56℃ 30分钟可被杀死。对常用消毒剂和干燥敏感。
2. B。葡萄球菌菌落能合成较多的V因子，促使流感嗜血杆菌生长。因此，在金黄色葡萄球菌菌落周围生长的流感嗜血杆菌菌落较大，离金黄色葡萄球菌菌落越远的菌落越小，此称为卫星现象。
3. B。根据荚膜多糖抗原的差异，流感嗜血杆菌可以分为a、b、c、d、e、f共计6个血清型，其中b型致病力最强，是引起儿童感染最常见的血清型。
4. E。人工培养流感嗜血杆菌时，培养基中必须加入X因子和V因子，该菌才能生长。

5.E。流感嗜血杆菌与金黄色葡萄球菌在血平板上共同培养时，金黄色葡萄球菌能合成较多的V因子，可促进流感嗜血杆菌的生长。

【A₂型题】

D。流感嗜血杆菌主要通过呼吸道感染，引起原发性感染或继发性感染。原发性感染多由b型荚膜强毒株引起，为急性化脓性感染，如脑膜炎、鼻咽炎、咽喉会厌炎、化脓性关节炎、心包炎及败血症等。人工培养时，金黄色葡萄球菌菌落能合成较多的V因子，促使流感嗜血杆菌生长。

【B型题】

1.B。金黄色葡萄球菌能合成较多的V因子，可促进流感嗜血杆菌的生长。

2.E。幽门螺杆菌是慢性胃炎、胃溃疡和十二指肠溃疡的主要病因。

【X型题】

ABE。机体对流感嗜血杆菌的免疫应答以体液免疫为主，主要致病物质是其内毒素、荚膜、菌毛和IgA蛋白酶等。

（庞文毅）

第十五章 动物源性细菌

一、学习目标

（一）知识目标

1. 能够描述布鲁氏菌属的生物学性状、致病性和防治原则。
2. 能够描述鼠疫耶尔森菌的生物学性状、致病性和防治原则。
3. 能够描述炭疽芽胞杆菌的生物学性状、致病性和防治原则。
4. 能够描述贝纳柯克斯体的致病特点。
5. 能够描述巴尔通体属的主要种类及致病特点。
6. 能够了解小肠结肠炎耶尔森菌小肠结肠炎亚种、假结核耶尔森菌假结核亚种、蜡样芽胞杆菌、弗朗西丝菌属及巴斯德菌属的所致疾病。

（二）技能目标

能够分析总结以上几种动物源性细菌的致病特点、所致疾病和防治原则。

（三）情感、态度和价值观目标

重视动物源性细菌，认识人畜共患病的特点和重要性，认识防控人畜共患病和保护环境对于人类健康和发展的重大影响和意义。

二、思维导图

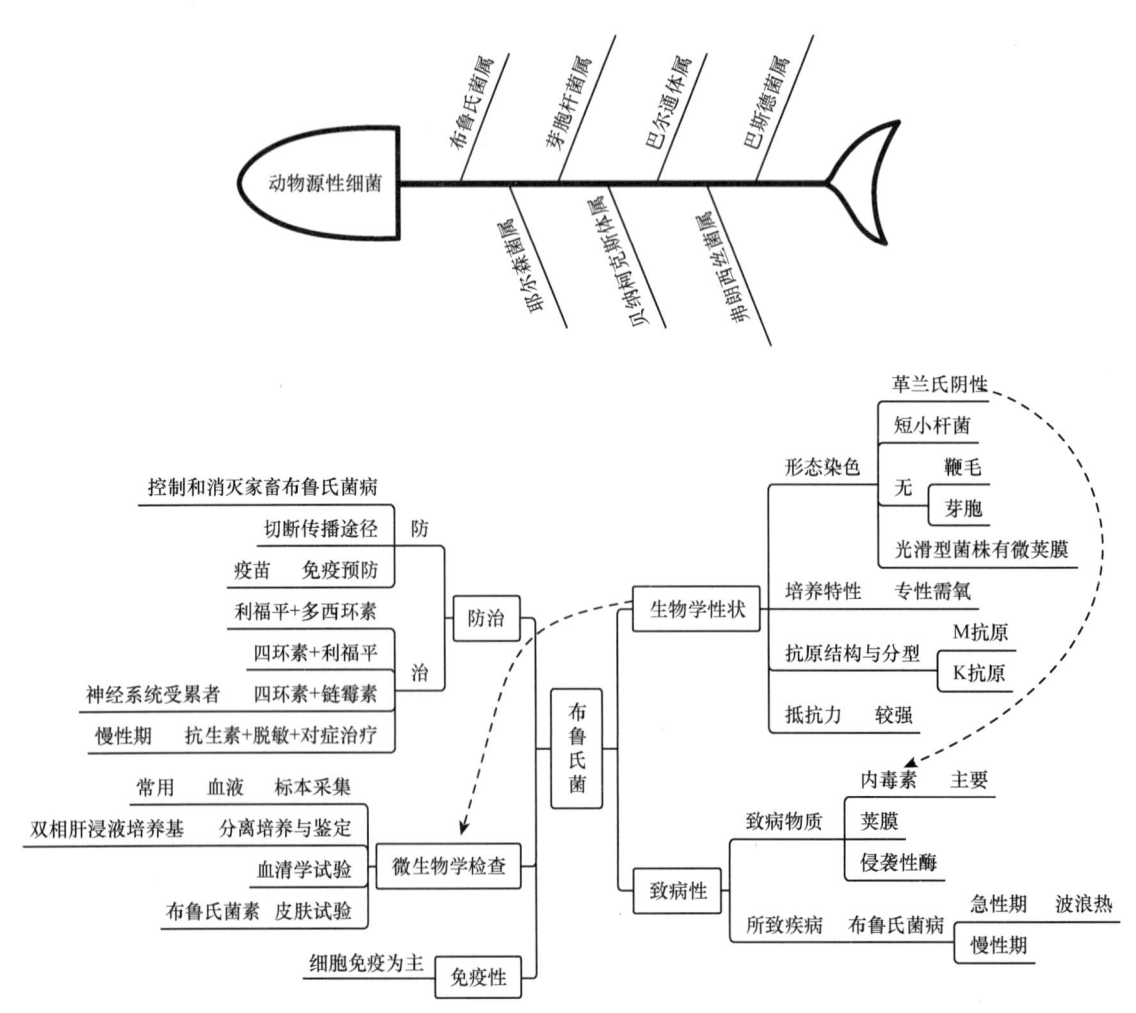

第十五章 动物源性细菌

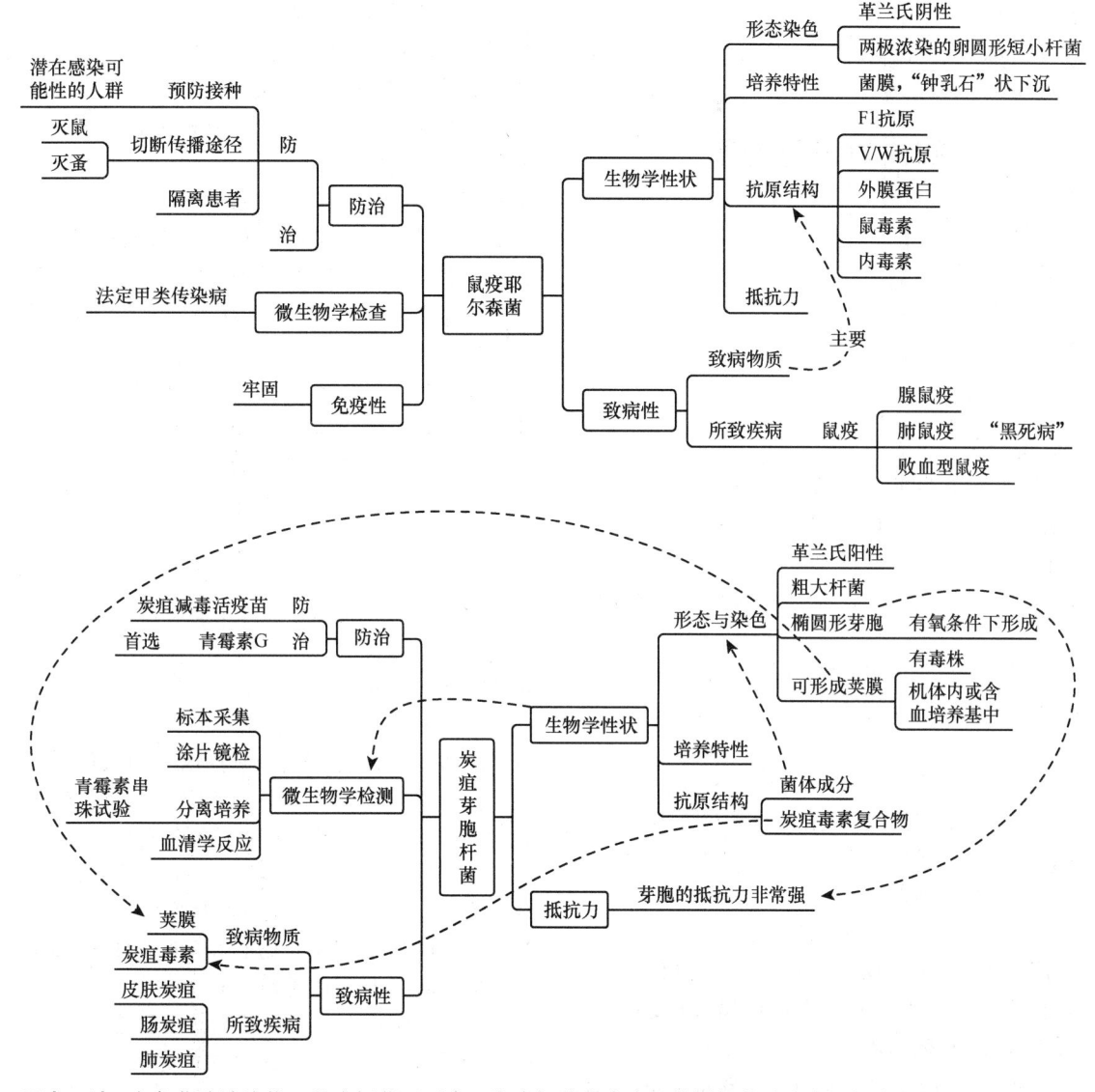

[思维导图：鼠疫耶尔森菌]
- 防治
  - 防
    - 预防接种：潜在感染可能性的人群
    - 切断传播途径：灭鼠、灭蚤
    - 隔离患者
  - 治
  - 微生物学检查：法定甲类传染病
  - 免疫性：牢固
- 生物学性状
  - 形态染色：革兰氏阴性，两极浓染的卵圆形短小杆菌
  - 培养特性：菌膜，"钟乳石"状下沉
  - 抗原结构：F1抗原、V/W抗原、外膜蛋白、鼠毒素、内毒素
  - 抵抗力
- 致病性
  - 致病物质（主要）
  - 所致疾病：鼠疫（腺鼠疫、肺鼠疫"黑死病"、败血型鼠疫）

[思维导图：炭疽芽胞杆菌]
- 防治
  - 防：炭疽减毒活疫苗
  - 治：首选 青霉素G
  - 微生物学检测：标本采集、涂片镜检、分离培养、血清学反应；青霉素串珠试验
- 生物学性状
  - 形态与染色：革兰氏阳性、粗大杆菌、椭圆形芽胞（有氧条件下形成）、可形成荚膜（有毒株、机体内或含血培养基中）
  - 培养特性
  - 抗原结构：菌体成分、炭疽毒素复合物
  - 抵抗力：芽胞的抵抗力非常强
- 致病性
  - 致病物质：荚膜、炭疽毒素
  - 所致疾病：皮肤炭疽、肠炭疽、肺炭疽

要点口诀：布鲁菌致波浪热，鼠疫杆菌黑死病，炭疽杆菌炭疽病，蜡样杆菌致多病，柯克斯体引Q热。

三、英汉名词对照

1. zoonosis 人畜共患病
2. *Brucella* 布鲁氏菌属
3. Brucellin 布鲁氏菌素
4. *B. melitensis* 羊布鲁氏菌
5. *B. abortus* 牛布鲁氏菌
6. *B. suis* 猪布鲁氏菌
7. *B. canis* 犬布鲁氏菌
8. *Yersinia* 耶尔森菌属
9. *Y. pestis* 鼠疫耶尔森菌
10. ghost 血影细胞
11. murine toxin 鼠毒素
12. *Y. enterocolitica* 小肠结肠炎耶尔森菌
13. *Y. pseudotuberculosis* 假结核耶尔森菌
14. *Bacillus* 芽胞杆菌属
15. *B. anthracis* 炭疽芽胞杆菌
16. *B. cereus* 蜡样芽胞杆菌
17. *Coxiella* 柯克斯体属
18. *C. burnetii* 贝纳柯克斯体
19. query fever Q热
20. *Bartonella* 巴尔通体属
21. *B. henselae* 汉赛巴尔通体
22. cat scratch disease，CSD 猫抓病
23. *B. quintana* 五日热巴尔通体
24. *Francisella* 弗朗西丝菌

25. *F. tularensis* 土拉弗朗西丝菌
26. *Pasteurella* 巴斯德氏菌属
27. *P. multocida* 多杀巴斯德菌

四、复习思考题

（一）名词解释

1. 动物源性细菌
2. 波浪热
3. 黑死病

（二）选择题

【A₁型题】

1. 布鲁氏菌病的临床热型特点是（　　）
   A. 波浪热　　B. 回归热　　C. 稽留热
   D. 弛张热　　E. 间歇热
2. 下列描述中不属于鼠疫耶尔森菌特点的是（　　）
   A. 两端浓染革兰氏阴性短杆菌
   B. 不能在人工培养基上生长
   C. 致病物质主要是鼠毒素
   D. 以鼠蚤为媒介，由鼠传染给人
   E. 临床类型分腺鼠疫、败血型鼠疫和肺鼠疫等
3. 下列疾病中既属于自然疫源性烈性传染病，又属于人畜共患病的是（　　）
   A. 鼠疫　　　　B. 放线菌病
   C. 流行性脑膜炎　D. 麻风病　　E. 白喉
4. 下列关于布鲁氏菌特点的描述，错误的是（　　）
   A. 是波浪热的病原体
   B. 有6个生物种，我国流行的主要是羊布鲁氏菌病、牛布鲁氏菌病
   C. 为革兰氏阳性小杆菌
   D. 感染家畜可引起母畜流产
   E. 主要通过接触染菌畜或畜产品，经呼吸道、消化道、皮肤等途径传播
5. 引起Q热的病原体是（　　）
   A. 鼠疫耶尔森菌　　B. 炭疽芽胞杆菌
   C. 布鲁氏菌　　　　D. 贝纳柯克斯体
   E. 汉赛巴尔通体
6. 以下关于炭疽芽胞杆菌的描述，错误的是（　　）
   A. 呈竹节状排列
   B. 无氧时易形成芽胞
   C. 荚膜和炭疽毒素是主要致病物质
   D. 无鞭毛

   E. 治疗以青霉素类为首选
7. 引起猫抓病的病原体是（　　）
   A. 鼠疫耶尔森菌　　B. 炭疽杆菌
   C. 布鲁氏菌　　　　D. 贝纳柯克斯体
   E. 汉赛巴尔通体
8. 临床上，炭疽杆菌对人体损害多见于（　　）
   A. 皮肤炭疽　B. 肺炭疽　C. 肠炭疽
   D. 炭疽性败血症　E. 炭疽性脑膜炎
9. 食入未煮熟的病畜肉类、病畜奶或被污染的食物，可引起（　　）
   A. 皮肤炭疽　B. 肺炭疽　C. 肠炭疽
   D. 炭疽性败血症　E. 炭疽性脑膜炎
10. 鼠疫耶尔森菌的主要传播媒介是（　　）
    A. 鼠蚤　B. 蝇　C. 螨　D. 蚊　E. 蜱
11. Q热的传播媒介是（　　）
    A. 鼠蚤　B. 蝇　C. 螨　D. 蚊　E. 蜱
12. 布鲁氏菌可引起波浪热的主要原因是（　　）
    A. 反复形成败血症
    B. 细菌容易变异
    C. 细菌有较特殊的内毒素
    D. 细菌在胞内繁殖，抗体和药物难起直接作用
    E. 反复形成菌血症，细菌内毒素刺激体温调节中枢
13. 布鲁氏菌不经过哪条途径侵入人体？（　　）
    A. 皮肤　　　B. 黏膜　　　C. 呼吸道
    D. 消化道　　E. 节肢动物叮咬
14. 以下哪种细菌可引起免疫功能低下的病人患杆菌性血管瘤病-杆菌性紫癜？（　　）
    A. 鼠疫耶尔森菌　　B. 五日热巴尔通体
    C. 布鲁氏菌　　　　D. 贝纳柯克斯体
    E. 汉赛巴尔通体

【A₂型题】

1. 患者李某，近日家中饲养多年的山羊连续出现不明原因死亡。李某之前手部有划伤，近日手部出现疖肿，继而坏死并形成特殊的黑色结痂。初步诊断炭疽病，其临床类型是（　　）
   A. 肺炭疽　　　　B. 皮肤炭疽
   C. 肠炭疽　　　　D. 炭疽性败血症
   E. 炭疽性脑膜炎
2. 患者李某，近日家中饲养多年的山羊连续出现不明原因死亡，羊尸体血液不凝固。李某食用病死山羊后出现连续性呕吐，血便，全身中毒症状。初步诊断炭疽病，其临床类型是（　　）
   A. 肺炭疽　　　　B. 皮肤炭疽
   C. 肠炭疽　　　　D. 炭疽性败血症

E. 炭疽性脑膜炎

【X 型题】
1. 下列细菌中,属于人畜共患病的病原菌有（　　）
A. 小肠结肠炎耶森菌小肠结肠炎亚种
B. 空肠弯曲菌
C. 炭疽芽胞杆菌
D. 布鲁氏菌
E. 嗜肺军团菌
2. 炭疽毒素的成分包括（　　）
A. 荚膜多糖　　　B. 保护性抗原
C. 致死因子　　　D. 水肿因子
E. 芽胞抗原
3. 有关炭疽芽胞杆菌,描述正确的是（　　）
A. 可引起炭疽病
B. 革兰氏阳性粗大杆菌
C. 感染后可获得持久免疫力
D. 可形成芽胞
E. 可引起人畜共患病
4. 下列对鼠疫耶尔森菌的描述,正确的是（　　）
A. 革兰氏阳性,两极浓染
B. 革兰氏阴性,两极浓染
C. 不能人工培养
D. 可由鼠蚤为媒介,由鼠传染给人
E. 临床类型分为腺鼠疫、败血型鼠疫和肺鼠疫等

（三）案例分析题

患者,男,40岁,牧民。因"近2个月反复发热"收入院。每次发热持续约两周,间隔3～5天再次发热。发热期间伴肌肉疼痛和大关节游走性疼痛,热退时大汗淋漓。查体:体温39.8℃。见各关节无明显红肿,肝脾均可触及,肋下2cm。血培养发现革兰氏阴性短小球杆菌,布鲁氏菌凝集试验（++++）。病史:3个月前曾给流产羊羔接生。初步诊断为布鲁氏菌病。
1. 引起本病的病原菌是什么?
2. 布鲁氏菌的传播途径是什么?
3. 预防布鲁氏菌病的主要措施是什么?
4. 如何特异性预防?

五、复习思考题参考答案和解析

（一）名词解释

1. 动物源性细菌:以动物作为传染源,能引起动物和人类发生人畜共患病的病原菌。

2. 波浪热:布鲁氏菌侵入机体后进入血液,出现菌血症,患者出现发热。随后细菌进入肝、脾、骨髓和淋巴结等脏器细胞,发热也渐消退,间歇数日。细菌在细胞内繁殖到一定程度可再度入血,又出现菌血症而致体温升高。如此反复形成的菌血症使病人的热型呈波浪式,临床上称为波浪热。
3. 黑死病:由鼠疫耶尔森菌引起的肺鼠疫。病人高热、寒战、咳嗽、胸痛、咯血,多因呼吸困难或心力衰竭而死亡。死亡病人的皮肤常呈黑紫色,故有"黑死病"之称。

（二）选择题

【A₁ 型题】
1. A。布鲁氏菌感染机体后,可反复形成菌血症,使病人的热型呈波浪式,临床上称为波浪热。
2. B。鼠疫耶尔森菌可以在人工培养基上生长。
3. A。鼠疫耶尔森菌属于动物源性细菌,为人畜共患疾病的病原菌,由其引起的鼠疫为自然疫源性的烈性传染病。
4. C。布鲁氏菌是革兰氏阴性短小杆菌,人类主要通过接触病畜或者接触被污染的畜产品,经皮肤、黏膜、眼结膜、消化道、呼吸道等不同途径感染。
5. D。贝纳柯克斯体是Q热的病原体。
6. B。炭疽芽胞杆菌属于革兰氏阳性粗大杆菌,在有氧条件下形成椭圆形芽胞。
7. E。汉赛巴尔通体是猫抓病的病原体。
8. A。人类主要通过接触病畜及其皮毛等引起皮肤炭疽。
9. C。人类主要通过接触病畜及其皮毛等引起皮肤炭疽;食入未煮熟的病畜肉类、病畜奶或被污染的食物,引起肠炭疽。
10. A。鼠疫是自然疫源性烈性传染病,人类由带菌的鼠蚤叮咬而受染。
11. E。Q热的传播媒介是蜱。
12. E。布鲁氏菌感染机体后,可反复形成菌血症,使患者的热型呈波浪式,临床上称为波浪热。
13. E。人类主要通过为病畜接生羊羔或牛犊等接触病畜及其分泌物,或接触被污染的畜产品,经皮肤、黏膜、眼结膜、消化道、呼吸道等不同途径感染布鲁氏菌。
14. E。汉赛巴尔通体可引起免疫功能低下的病人患杆菌性血管瘤病-杆菌性紫癜。

【A₂ 型题】
1. B。人因接触患病动物或皮毛而引起皮肤炭疽,

细菌可由颜面、四肢等皮肤小伤口入侵。

2. C。人可因食入未煮熟的病畜肉类或被污染的食物而引起肠炭疽。

【X型题】

1. ABCD。人畜共患病病原菌种类很多，如耶尔森菌、炭疽芽胞杆菌、布鲁氏菌属、巴斯德氏菌属等。嗜肺军团菌不属于人畜共患病病原菌。

2. BCD。炭疽毒素是由保护性抗原、致死因子和水肿因子3种蛋白质组成的复合物。

3. ABCDE。炭疽杆菌是引起动物和人类炭疽病的病原体。革兰氏阳性粗大杆菌，可形成芽胞。感染后可获得持久免疫力。

4. BDE。鼠疫耶尔森菌为革兰氏阴性，两极浓染的短小杆菌。可人工培养。鼠蚤为其主要传播媒介。临床类型分为腺鼠疫、败血型鼠疫和肺鼠疫等。

（三）案例分析题

1. 引起本病的病原菌是布鲁氏菌。

2. 布鲁氏菌的传播途径主要是布鲁氏菌感染家畜引起母畜流产，人类主要通过接触病畜或被污染的畜产品，经皮肤、黏膜、眼结膜、消化道、呼吸道等不同途径感染。

3. 3条预防途径和措施：控制和消灭家畜布鲁氏菌病，切断传播途径和免疫接种。

4. 接种减毒活疫苗。免疫接种以畜群为主，疫区人群也应接种减毒活疫苗。

（庞文毅）

第十六章 其他细菌

一、学习目标

（一）知识目标

1. 能够描述白喉棒状杆菌的生物学性状、致病性和防治原则。

2. 能够描述百日咳鲍特菌的生物学性状、致病性和防治原则。

3. 能够描述嗜肺军团菌传播途径、所致疾病和防治原则。

4. 能够描述铜绿假单胞菌的生物学性状、致病性和防治原则。

5. 能够描述弯曲菌属的生物学性状、致病性和防治原则。

（二）技能目标

1. 能够分析总结以上所述几种细菌的致病特点、所致疾病和防治原则。

2. 能够对以上几种细菌所致疾病进行微生物学实验室诊断。

（三）情感、态度和价值观目标

能够认识这是一群与医学相关的、在分类上为不同种属的细菌，在临床上需要引起重视。

二、思维导图

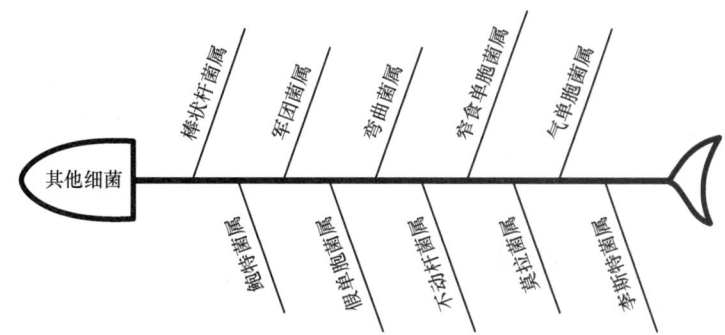

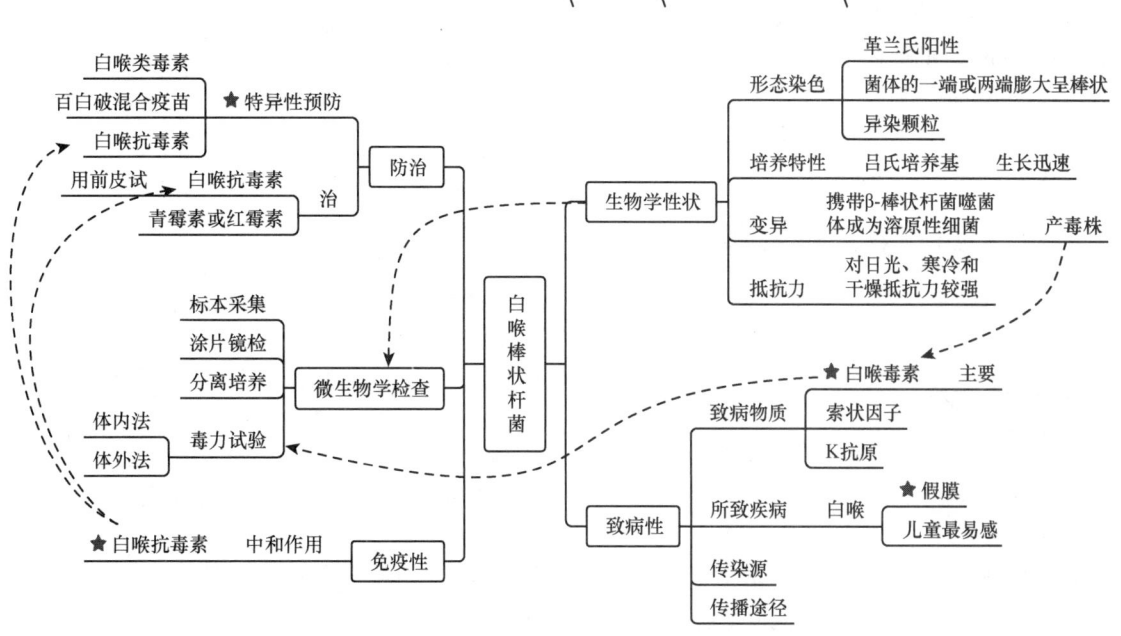

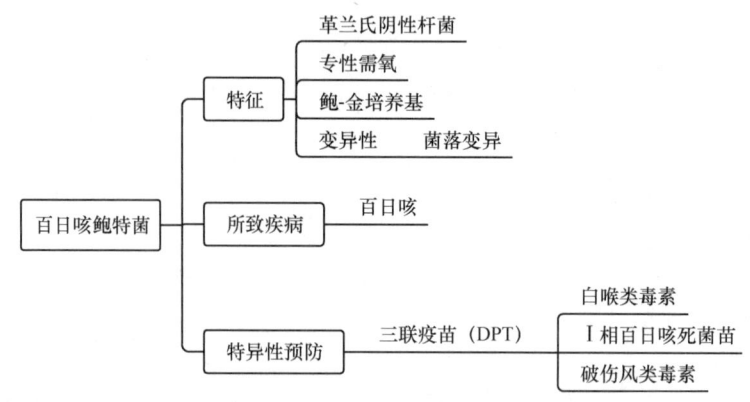

```
                            ┌── 革兰氏阴性杆菌
                            │── 专性需氧
                   ┌─ 特征 ──┤── 鲍-金培养基
                   │        └── 变异性 ── 菌落变异
  百日咳鲍特菌 ─────┼─ 所致疾病 ── 百日咳
                   │                    ┌── 白喉类毒素
                   └─ 特异性预防 ─ 三联疫苗（DPT）┤── Ⅰ相百日咳死菌苗
                                                └── 破伤风类毒素
```

要点口诀：白喉棒状杆菌引白喉，终是因为菌株溶原化。百日咳鲍特菌染儿童，预防就用疫苗百白破。嗜肺军团菌致军团病，铜绿假单胞菌生绿脓。

三、英汉名词对照

1. *Corynebacterium*　棒状杆菌属
2. *C. diphtheriae*　白喉棒状杆菌
3. *C. pseudodiphtheriticum*　假白喉棒状杆菌
4. *C. xerosis*　结膜干燥棒状杆菌
5. *C. ulcerans*　溃疡棒状杆菌
6. metachromatic granule　异染颗粒
7. diphtherotoxin　白喉毒素
8. *Bordetella*　鲍特菌属
9. *B. pertussis*　百日咳鲍特菌
10. *B. parapertussis*　副百日咳鲍特菌
11. *B. bronchiseptica*　支气管败血鲍特菌
12. *Legionella*　军团菌属
13. *L. pneumophila*　嗜肺军团菌
14. Legionnaires disease　军团病
15. *Pseudomonas*　假单胞菌属
16. *P. aeruginosa*　铜绿假单胞菌
17. *Campylobacter*　弯曲菌属

四、复习思考题

（一）名词解释

1. 假膜
2. DPT 混合疫苗
3. 军团病

（二）选择题

【A₁ 型题】

1. 嗜肺军团菌最重要的传播途径是（　　）
A. 与患者接触　　　B. 消化道途径
C. 吸入带菌飞沫传播　D. 经烧伤创面感染
E. 医源性交叉感染

2. 能够产生带荧光的水溶性色素，使培养基变为亮绿色的细菌是（　　）
A. 金黄色葡萄球菌　　B. 嗜肺军团菌
C. 铜绿假单胞菌　　　D. 肺炎支原体
E. 大肠埃希菌

3. 下列细菌与所致疾病的组合中，组合错误的是（　　）
A. 铜绿假单胞菌—烧伤感染
B. 炭疽芽胞杆菌—炭疽病
C. 军团菌—军团菌病
D. 百日咳鲍特菌—百日咳
E. 流感嗜血杆菌—流感

4. 菌体细长略弯，末端膨大呈棒状，常分散排列成"V"或"L"形的是（　　）
A. 铜绿假单胞菌　　B. 嗜肺军团菌
C. 白喉棒状杆菌　　D. 幽门螺杆菌
E. 百日咳鲍特菌

5. 下列细菌中，不属于人畜共患病的病原菌是（　　）
A. 小肠结核炎耶尔森菌　B. 空肠弯曲菌
C. 炭疽芽胞杆菌　　　　D. 布鲁氏菌
E. 嗜肺军团菌

6. 能引起烧伤后败血症的最常见、最严重的细菌为（　　）
A. 铜绿假单胞菌　　B. 肺炎链球菌
C. 大肠埃希菌　　　D. 产气肠杆菌
E. 枸橼酸杆菌

7. 下列哪项不是白喉棒状杆菌的特性？（　　）
A. 形态深染的异染颗粒
B. 革兰染色为阳性

C. 致病物质主要为白喉外毒素
D. 主要通过消化道传播
E. 伴有全身中毒症状

【A_2型题】

1. 支气管哮喘患者雾化吸入治疗后，10天出现乏力，头痛，继而高热，咳嗽，脓痰伴胸痛、恶心、呕吐腹泻，白细胞计数 $15×10^9/L$，怀疑军团菌感染，应选用的抗生素是（　　）
   A. 头孢类抗生素　　　B. 青霉素
   C. 红霉素　　　　　　D. 庆大霉素
   E. 亚胺培南

2. 某男性患者，皮肤大面积烧伤后出现绿色脓性分泌物。经培养，血平板上有扁平、枫叶状带金属光泽的大菌落生长，具生姜味，有水溶性绿色色素产生。此菌很可能是（　　）
   A. 金黄色葡萄球菌　　B. 草绿色链球菌
   C. 肺炎链球菌　　　　D. 铜绿假单胞菌
   E. 大肠埃希菌

3. 患儿，男，2岁，以"发热、咽痛、呼吸困难"入院。查体：体温38.5℃、咽部及扁桃体有一层灰白色膜。心率103次/分。实验室检查白细胞升高，初步诊断为白喉。请问正确的治疗原则是（　　）
   A. 注射白喉抗毒素
   B. 注射丙种球蛋白及青霉素
   C. 注射白喉抗毒素及抗生素
   D. 注射白喉类毒素及抗生素
   E. 注射青霉素或红霉素

4. 某幼儿园小班发现一位患白喉的小朋友，那么对同班小朋友应采取的紧急预防措施是（　　）
   A. 注射白喉类毒素　　B. 注射百白破混合疫苗
   C. 注射白喉抗毒素　　D. 注射丙种球蛋白
   E. 注射抗生素

【X型题】

1. 下列描述中，白喉棒状杆菌感染的特点有（　　）
   A. 是棒状杆菌属中唯一能引起人类白喉的病原菌
   B. 传染源包括白喉病人和带菌者
   C. 侵入鼻咽部黏膜生长繁殖
   D. 细菌在局部繁殖后入血
   E. 早期致死原因是假膜脱落引起的窒息

2. 百白破疫苗的组成是（　　）
   A. 白喉类毒素　　　　B. 白喉抗毒素
   C. 百日咳菌苗　　　　D. 破伤风类毒素
   E. 破伤风抗毒素

3. 白喉棒状杆菌的传播方式有（　　）
   A. 飞沫　　　　B. 粪便　　　　C. 尿液
   D. 经污染物品直接接触　　E. 血液制品

4. 下列对百日咳鲍特菌的描述，正确的是（　　）
   A. 革兰氏阴性杆菌，专性需氧
   B. 革兰氏阳性杆菌，专性需氧
   C. 主要侵犯婴幼儿呼吸道
   D. 细菌在局部繁殖并不进入血流
   E. 细菌在局部繁殖后进入血流

5. 下列对白喉棒状杆菌的描述，正确的是（　　）
   A. 是白喉的病原体
   B. 菌体的一端或两端膨大呈棒状
   C. 细菌在局部繁殖但不入血
   D. 细菌在局部繁殖后入血
   E. 白喉毒素是该菌的主要致病物质

（三）案例分析题

患儿，女，5岁。因"发热、咽痛、咳嗽伴声音嘶哑5天"急诊收入院。查体：体温38.5℃，心率125次/分，唇稍紫。咽后壁、腭弓和悬雍垂等处可见灰白色膜状物，用灭菌棉拭子不易擦掉。病史：无药物及食物过敏史。免疫接种史不详。初步诊断为白喉。

1. 本病的病原菌是什么？
2. 本病的传染源是什么？该菌的主要传播途径是什么？
3. 如何进行特异性预防本病？

五、复习思考题参考答案和解析

（一）名词解释

1. 假膜：白喉棒状杆菌感染时，细菌在局部繁殖并分泌外毒素，导致局部炎性渗出及组织坏死。局部炎性分泌物、渗出的纤维素及坏死组织、细菌等聚集形成灰白色膜状物。

2. DPT混合疫苗：即百白破三联疫苗，是由百日咳菌苗、白喉类毒素、破伤风类毒素组成的混合疫苗制剂，可预防白喉、百日咳和破伤风。

3. 军团病：由嗜肺军团菌引起的疾病。主要经飞沫传播，引起以肺为主的全身性感染。军团病临床上有3种感染类型，即流感样型、肺炎型和肺外感染型。

(二) 选择题

【A₁型题】

1. C。嗜肺军团菌引起的军团病主要通过吸入带菌飞沫传播。
2. C。铜绿假单胞菌的某些菌株能够产生带荧光的水溶性色素（绿脓素和青脓素），使培养基变为亮绿色。
3. E。流感的病原体是流感病毒。
4. C。白喉棒状杆菌的菌体细长略弯，菌体一端或两端膨大呈棒状，常分散排列成"V"或"L"形，无菌毛、鞭毛和荚膜，不形成芽胞。
5. E。嗜肺军团菌不属于引起人畜共患病的病原菌。
6. A。铜绿假单胞菌引起的局部感染常见于烧伤或创伤后，严重者可引起败血症，死亡率高。
7. D。白喉棒状杆菌主要通过飞沫传播。

【A₂型题】

1. C。军团菌感染治疗首选红霉素。
2. D。铜绿假单胞菌在血平板上经 18~24 小时培养，可形成扁平、湿润、有特殊气味的菌落，产生水溶性绿色色素。
3. C。对白喉患者的治疗应该采取早期、足量注射白喉抗毒素，以直接中和体内的白喉毒素，并配合选用敏感抗生素进行抗菌治疗。
4. C。白喉的紧急预防措施是密切接触者注射白喉抗毒素进行紧急预防。

【X型题】

1. ABCE。白喉棒状杆菌仅在鼻腔、咽喉等局部生长繁殖，细菌本身不入血，而是其产生的白喉毒素入血而引起症状。
2. ACD。该疫苗是由白喉类毒素、百日咳菌苗、破伤风类毒素组成的混合疫苗制剂。
3. AD。白喉的传播方式可以通过飞沫传播，也可经污染物品直接接触传播。
4. ACD。该菌是革兰氏阴性杆菌，专性需氧。主要侵犯婴幼儿呼吸道。细菌在局部繁殖并不进入血流。
5. ABCE。该菌是白喉的病原体，因其菌体的一端或两端膨大呈棒状而得名。细菌入侵后在局部繁殖但不入血，主要致病物质是白喉毒素。

(三) 案例分析题

1. 白喉棒状杆菌是本病的致病菌。
2. 病人及带菌者是主要的传染源。细菌主要通过飞沫传播。咽、喉、气管和鼻腔黏膜是其最常侵犯的部位。也可经污染物品直接接触传播。
3. 人工主动免疫：注射白喉类毒素是预防白喉的重要措施。我国目前应用的是白喉类毒素、百日咳菌苗和破伤风类毒素的混合制剂。人工被动免疫：注射白喉抗毒素进行紧急预防。

（庞文毅）

第十七章 放线菌

一、学习目标

（一）知识目标

1. 能够阐述放线菌的概念，放线菌属和诺卡菌属的主要致病菌及其致病性。
2. 能够说明硫磺样颗粒及其临床意义。

（二）技能目标

1. 能够根据研究需要设计放线菌培养方案。
2. 能够利用所学生物学性状鉴定放线菌。

3. 能够为放线菌引起的疾病设计合理的预防和治疗方案。

（三）情感、态度和价值观目标

1. 通过学习放线菌属和诺卡菌属与人类疾病的关系，认识到放线菌既能导致人类疾病，人类也能利用其代谢产物治疗疾病，认识到事物的两面性，也树立起作为医学生的使命感，学会尊重每一个生命体。
2. 通过认识疾病的发生发展规律，明白及时、正确处理机体内部病变的重要性。

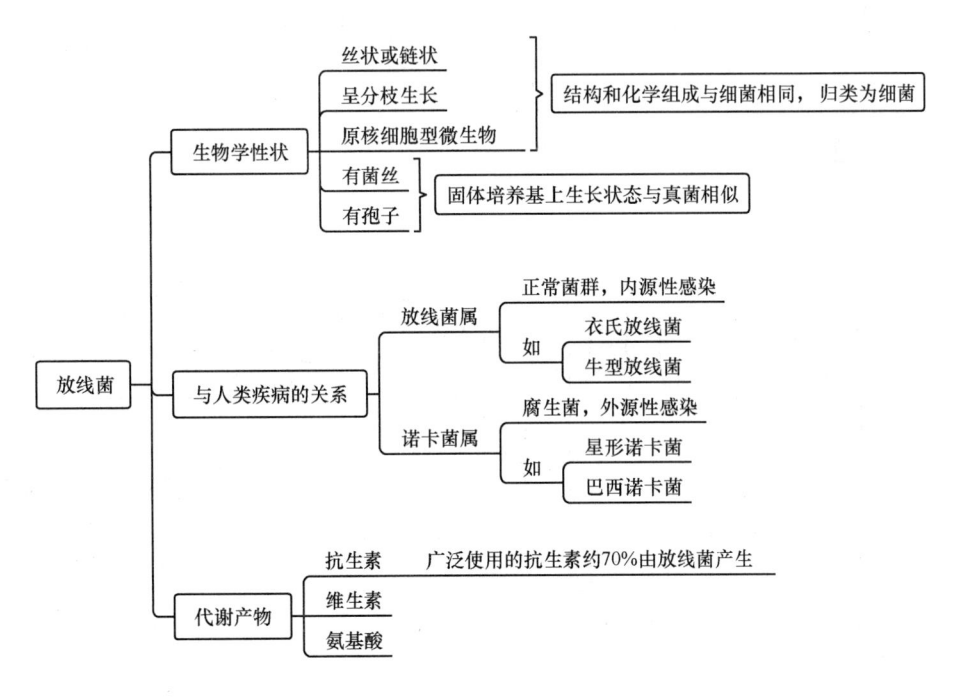

二、思维导图

```
         ┌─ 生物学性状 ─┬─ 丝状或链状
         │              ├─ 呈分枝生长      ┐
         │              ├─ 原核细胞型微生物 ├─ 结构和化学组成与细菌相同，归类为细菌
         │              ├─ 有菌丝          ┐
         │              └─ 有孢子          ┴─ 固体培养基上生长状态与真菌相似
         │
放线菌 ──┤                          ┌─ 正常菌群，内源性感染
         │              ┌─ 放线菌属 ┤       ┌─ 衣氏放线菌
         │              │          └─ 如 ──┤
         ├─ 与人类疾病的关系         │       └─ 牛型放线菌
         │              │
         │              │          ┌─ 腐生菌，外源性感染
         │              └─ 诺卡菌属 ┤       ┌─ 星形诺卡菌
         │                         └─ 如 ──┤
         │                                 └─ 巴西诺卡菌
         │
         └─ 代谢产物 ─┬─ 抗生素  广泛使用的抗生素约70%由放线菌产生
                     ├─ 维生素
                     └─ 氨基酸
```

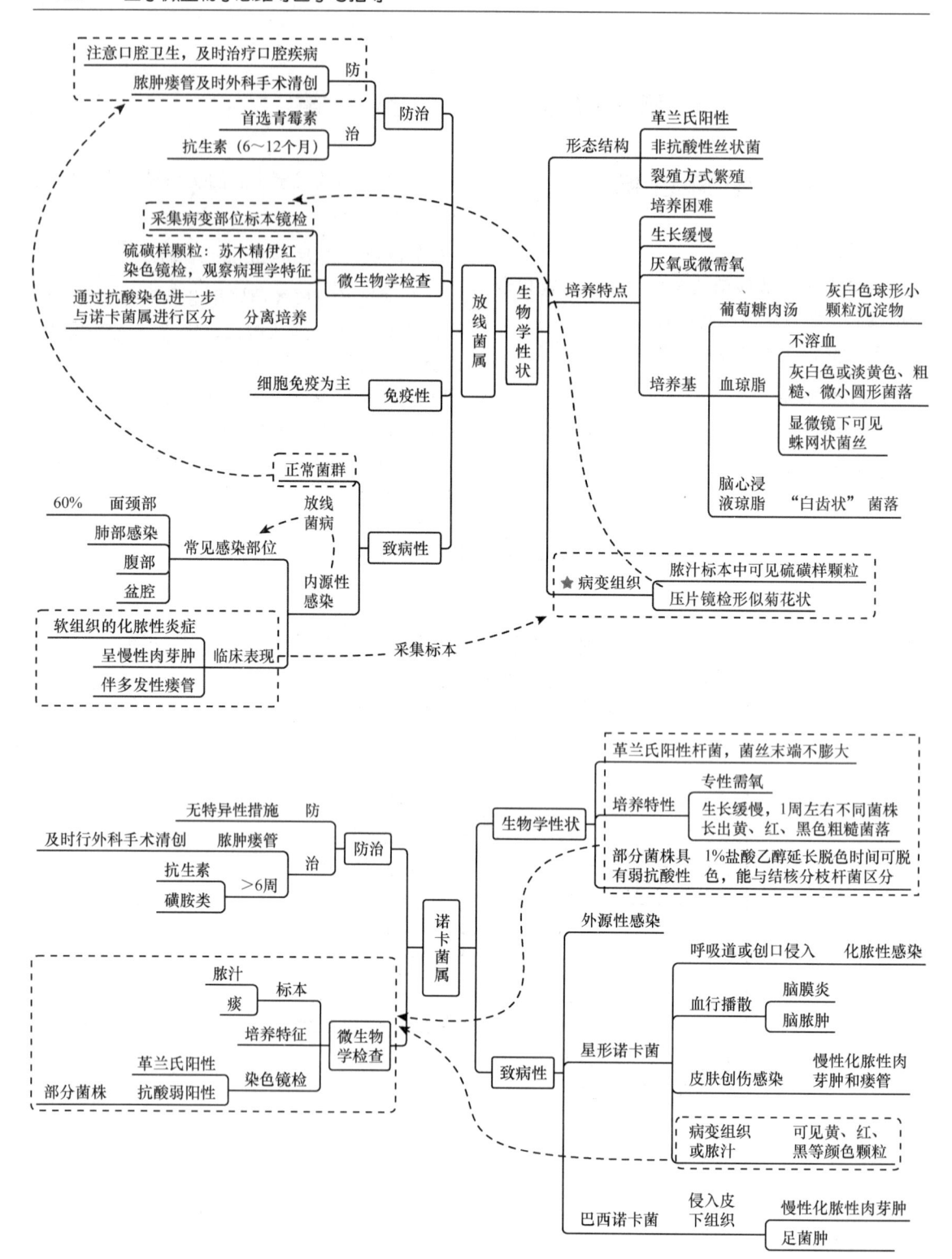

要点口诀： 放线菌属革兰阳，内源化脓硫磺粒。诺卡菌属革兰阳，抗酸弱阳丝状菌；外源感染常侵肺，化脓炎症及瘘管，病变黄红黑颗粒。

三、英汉名词对照

1. Actinomycetes 放线菌
2. *Actinomyces* 放线菌属
3. sulfur granule 硫磺样颗粒

4. *Nocardia* 诺卡菌属
5. *N. asteroides* 星形诺卡菌
6. *N. brasiliensis* 巴西诺卡菌
7. mycetoma 足菌肿

四、复习思考题

（一）名词解释

硫磺样颗粒

（二）选择题

【A₃型题】

（1~3题共用题干）

患者，男，30岁，因拔智齿后右面部肿痛，流脓1月余就诊。近1月饮食欠佳，体重下降5kg。体检发现患者右侧面部质硬，伴一瘘管形成并有脓液排出，脓液可见黄色颗粒，颗粒压片镜检见菊花状排列菌丝，菌丝末端膨大呈棒状。

1. 该患者最可能感染的是（ ）
   A. 星形诺卡菌   B. 白假丝酵母
   C. 乙型溶血性链球菌   D. 金黄色葡萄球菌
   E. 衣氏放线菌
2. 该肉眼可见黄色颗粒，其实质是（ ）
   A. 包涵体   B. 异染颗粒   C. 孢子
   D. 组织中形成的菌落   E. 质粒
3. 对该患者的治疗措施，下列说法错误的是（ ）
   A. 生理盐水漱口   B. 对瘘管进行外科清创处理
   C. 选用敏感抗生素   D. 长期大量使用糖皮质激素
   E. 适当静脉补液或营养液

【X型题】

1. 下列关于放线菌病特点的说法，正确有（ ）
   A. 感染病灶常排出硫磺样颗粒
   B. 面颈部软组织化脓性感染最常见
   C. 常伴多发性瘘管形成
   D. 主要引起外源性感染
   E. 机体对该病的免疫主要靠细胞免疫
2. 下列对诺卡菌属的说法，正确的有（ ）
   A. 革兰氏阳性杆菌
   B. 具有弱抗酸性，在盐酸酒精中较长时间可完全脱色
   C. 专性需氧，营养要求高
   D. 星形诺卡菌可引起肺部化脓性炎症
   E. 巴西诺卡菌是足菌肿的病原体

（三）判断题

1. 放线菌具有菌丝和孢子，所以属于真核细胞型微生物。（ ）
2. 放线菌可产生抗生素。（ ）
3. 诺卡菌属感染的诊断主要依赖于在脓汁、痰等标本中找到黄色或黑色颗粒状菌落。（ ）

五、复习思考题参考答案和解析

（一）名词解释

硫磺样颗粒：放线菌感染的病灶组织和瘘管流出的脓汁中肉眼可见的黄色小颗粒，为放线菌在组织中形成的菌落。压片后在显微镜下观察，菌丝呈菊花状。

（二）选择题

【A₃型题】

1. E。该患者拔牙后出现面部炎症伴瘘管形成，"脓液可见黄色颗粒，颗粒压片镜检见菊花状排列菌丝，菌丝末端膨大呈棒状"为硫磺样颗粒的表现即感染放线菌后的特征表现。
2. D。硫磺样颗粒为放线菌在组织中形成的菌落。
3. D。放线菌病的防治的原则为：注意口腔卫生，对脓肿和瘘管应行外科清创处理，同时应大量、长期使用抗生素。所以A、B、C正确。患者进食差，体重下降，可适当补液可营养液，E正确。长期大量使用糖皮质激素会造成患者免疫力下降及其他并发症，不利于伤口愈合，故D错误。

【X型题】

1. ABCE。放线菌属为人体正常菌群，主要引起内源性感染。
2. ABDE。诺卡菌属专性需氧，营养要求不高，在普通培养基或沙氏培养基上，22℃或37℃条件下均生长良好。故C选项前半句说法正确，后半句错误。

（三）判断题

1. F。放线菌属于原核细胞型微生物。
2. T。目前广泛使用的抗生素约70%由放线菌产生，该说法正确。
3. T。若在脓汁、痰等标本中找到黄色或黑色颗粒状菌落，则为诺卡菌属特征性菌落，可辅助诊断诺卡菌感染。

（姜雨薇　董丽君）

第十八章 支 原 体

一、学习目标

（一）知识目标
1. 能够归纳支原体的基本概念。
2. 能够阐述支原体的生物学性状。
3. 能够阐述主要致病性支原体所引起的疾病。

（二）技能目标
1. 能够识别肺炎支原体所引发疾病的典型临床表现。
2. 能够识别脲原体所引发疾病的典型临床表现。

（三）情感、态度和价值观目标
1. 培养学生严谨、科学、综合的思维方式和人文关怀素质。
2. 养成良好卫生习惯和环境卫生习惯。

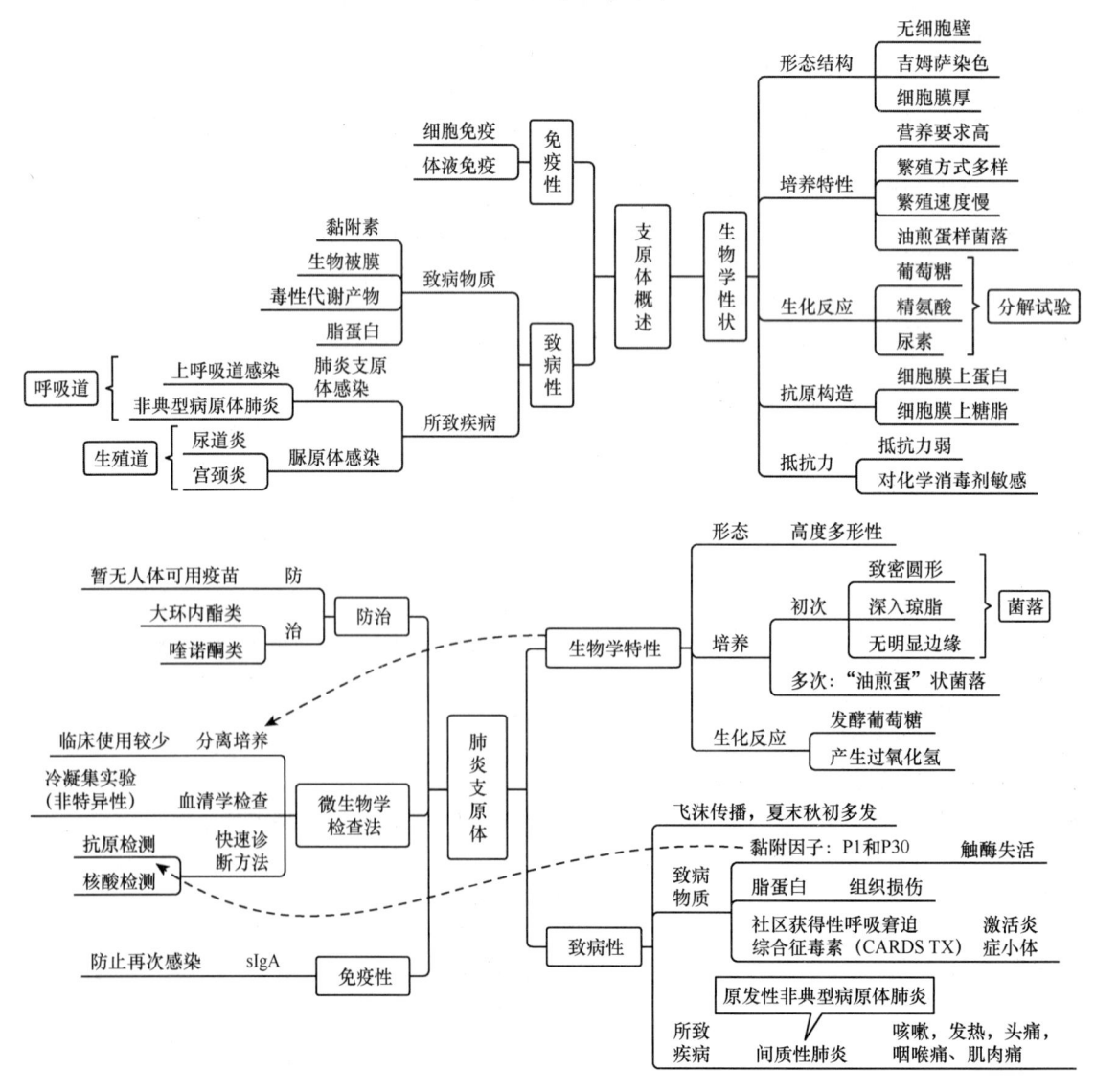

二、思维导图

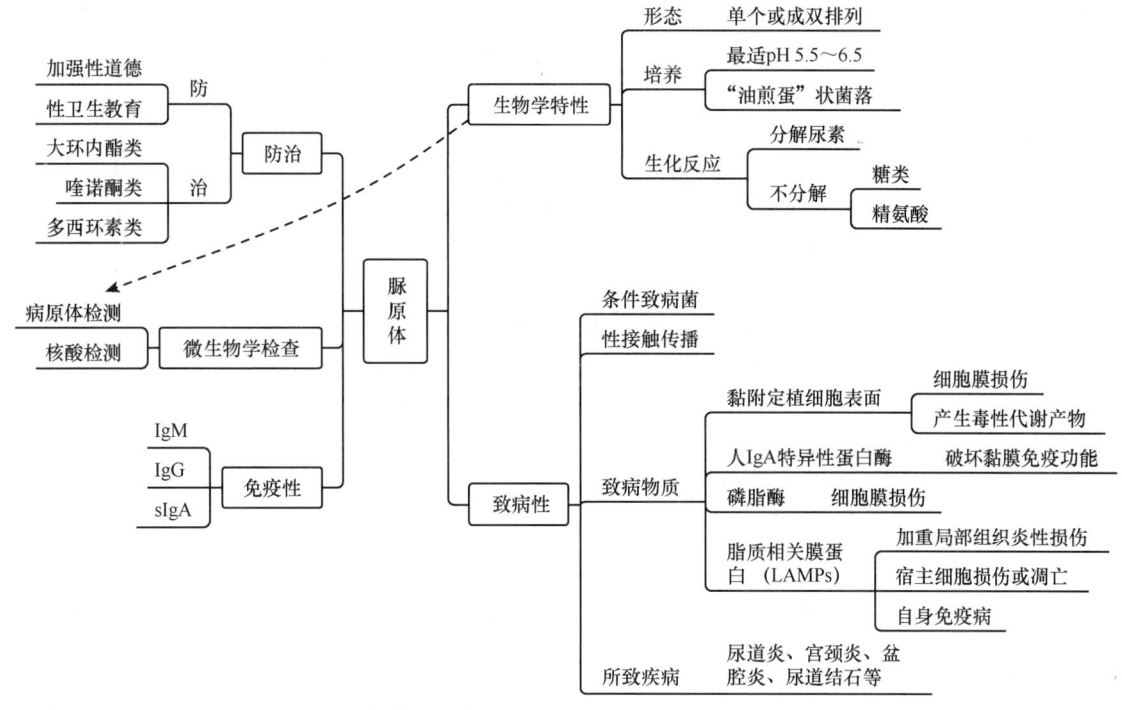

```
                                                形态 ── 单个或成双排列
                                                          最适pH 5.5~6.5
                                         生物学特性 ── 培养
   加强性道德 ┐                                            "油煎蛋"状菌落
   性卫生教育 ┤ 防                                          分解尿素 ── 糖类
   大环内酯类 ┤ 治 ── 防治                生化反应
   喹诺酮类   ┤                                    不分解 ── 精氨酸
   多西环素类 ┘                 脲
                               原
                               体                条件致病菌
  病原体检测 ┐                             性接触传播
  核酸检测   ┴ 微生物学检查                                 黏附定植细胞表面 ── 细胞膜损伤
                                                                         产生毒性代谢产物
   IgM ┐                              致病性 ── 致病物质 ── 人IgA特异性蛋白酶 ── 破坏黏膜免疫功能
   IgG ┼ 免疫性                                           磷脂酶 ── 细胞膜损伤
   sIgA┘                                                                 加重局部组织炎性损伤
                                                         脂质相关膜蛋
                                                         白（LAMPs） ── 宿主细胞损伤或凋亡
                                                                         自身免疫病
                                               所致疾病 ── 尿道炎、宫颈炎、盆
                                                          腔炎、尿道结石等
```

要点口诀：天然无壁支原体，人工培养"油煎蛋"；呼吸泌尿致炎症，多西大环喹诺酮。

三、英汉名词对照

1. mycoplasma 支原体
2. primary atypical pneumonia 原发性非典型病原体肺炎

四、复习思考题

（一）名词解释

mycoplasma

（二）选择题

【A₁型题】

1. 在无生命培养基中，能生长繁殖的最小原核细胞型微生物为（　　）

A. 衣原体　　　B. 大肠埃希菌
C. 支原体　　　D. 酵母菌　　　E. 葡萄球菌

2. 支原体与L型细菌相同的特点不包括哪一项？（　　）

A. 可通过滤菌器　　B. 呈"油煎蛋"样菌落
C. 具有多形性　　　D. 对青霉素耐受
E. 可恢复为原型菌

【A₂型题】

1. 王某，女，10岁，间断咳嗽气喘1个月左右入院。体格检查时，双肺呼吸音粗，可闻及痰鸣、喘鸣。胸片提示支气管肺炎，生化反应显示该病原体能分解葡萄糖，不分解精氨酸和尿素，固体培养基培养可见"油煎蛋"状菌落。请问引起该疾病的病原体可能是什么？（　　）

A. 肺炎球菌　　　　B. 肺炎支原体
C. 冠状病毒　　　　D. 穿透支原体
E. 解脲脲原体

2. 赵某，男，38岁，因间断咳嗽气喘2个月，加重1周就诊。经检查初步诊断为支原体肺炎。不属于该微生物特点的是（　　）

A. 能分解葡萄糖　　　B. 不能分解精氨酸
C. 细胞壁肽聚糖含量高　D. 能通过滤菌器
E. 可通过二分裂法繁殖

【A₃型题】

（1~2题共用题干）

吕某，男，39岁。近半个月来尿道口轻度红肿，晨起有少许稀薄分泌物。淋球菌培养阴性，疑为解脲脲原体感染，现需培养病原体。

1. 下列不符合培养要求的是（　　）

A. 培养基中需加10%~20%的人或动物血清
B. 培养基中需加酵母浸液
C. 培养基pH为7.6~8
D. 需微氧条件培养
E. 需固体培养基培养

2. 治疗该病原体感染的药物不包括（ ）
A. 青霉素　　　B. 红霉素　　　C. 克拉霉素
D. 阿奇霉素　　E. 诺氟沙星

【A₄型题】
(1~2题共用题干)
吴某，男，5岁。因发热，伴阵发性刺激性咳嗽1周，少痰，不易咳出，曾口服氨苄西林治疗无效。偶喘，无呼吸困难，无盗汗，无心悸，大小便正常。胸片提示支气管肺炎。生化反应显示该病原体能分解葡萄糖，不分解精氨酸和尿素，固体培养基培养可见"油煎蛋"状菌落。

1. 请问引起该疾病的病原体可能是什么？（ ）
A. 肺炎球菌　　　　　B. 肺炎支原体
C. 冠状病毒　　　　　D. 穿透支原体
E. 解脲脲原体

2. 以下不属于该病原体特点的是？（ ）
A. 该病原体为L型细菌
B. 缺乏细胞壁
C. 高度多形性
D. 培养基中需加酵母浸液
E. 培养基中需加人或动物血清

【B型题】
(1~5题共用备选答案)
A. IgA特异性蛋白酶　　B. 磷脂酶
C. 脂质相关膜蛋白　　　D. P1表面蛋白
E. 肠毒素

1. 属于肺炎支原体黏附因子的是（ ）
2. 能破坏黏膜免疫功能的是（ ）
3. 能水解卵磷脂而导致宿主细胞膜损伤的是（ ）
4. 能加重局部组织炎性损伤的是（ ）
5. 能引起自身免疫病的是（ ）

(6~9题共用备选答案)
A. 脲原体　　　　　B. 乳酸菌
C. 产气荚膜梭菌　　D. 肺炎支原体
E. 双歧杆菌

6. 能引起间质性肺炎的是（ ）
7. 能引起尿道炎的是（ ）
8. 通过性接触传播的是（ ）
9. 通过飞沫传播的是（ ）

【X型题】
1. 支原体与细菌的共同特点包括（ ）
A. 仅有核质
B. 无细胞壁结构
C. 能在无生命的人工培养基上生长

D. 含有DNA和RNA两种核酸
E. 含有核糖体

2. 以下属于支原体和L型细菌共有特征的是（ ）
A. 呈多形性　　　　　B. 均能通过滤菌器
C. 为真核细胞型微生物
D. 在固体培养基上能形成"油煎蛋"状菌落
E. 无致病性

3. 以下属于支原体致病物质的是（ ）
A. 黏附素　　　　　B. 生物被膜
C. 链球菌溶血素O　D. 毒性代谢产物
E. 脂蛋白

（三）判断题

1. 支原体能通过滤菌器，和病毒一样为非细胞型微生物。（ ）
2. 支原体对理化因素的抵抗力比细菌弱。（ ）
3. 支原体仅能通过二分裂的方式进行繁殖。（ ）

（四）问答题

1. 请比较支原体和L型细菌的相同点和不同点。
2. 请叙述肺炎支原体及脲原体的致病性。

（五）案例分析题

案例1：患者，女，13岁，发热5天、伴阵发性咳嗽。在门诊接受了3天的头孢菌素治疗，症状没有缓解。胸部检查显示双侧有啰音，胸片显示右下肺有阴影。细菌染色和培养均为阴性，但肺炎支原体聚合酶链反应（PCR）检测呈阳性。

1. 支原体的细胞结构有什么特点？这一特点如何影响支原体对抗生素的敏感性？
2. 肺炎支原体会引起哪些疾病？

案例2：患者，女，11岁，咳嗽9天伴发热6天、呼吸困难、胸痛5天入院。患儿咳嗽，少咳痰，无喘息，无恶心、呕吐等症状，伴有两侧胸痛，夜间不能平卧，胸片：双下肺炎症伴双侧胸腔积液，C反应蛋白223.7mg/L，肺炎支原体抗体阳性（>1:640）。

3. 感染该患者的病原体是什么？请叙述其培养特征。
4. 请叙述该病原体的生化反应特性。

五、复习思考题参考答案和解析

（一）名词解释

mycoplasma：支原体，是一类缺乏细胞壁，呈现高度多形性，能通过细菌滤器，在无生命培养基中能生长繁殖的最小的原核细胞型微生物。

（二）选择题

【A₁型题】

1. C。支原体为能在无生命培养基中生长繁殖的最小原核细胞型微生物。

2. E。支原体和L型细菌为原核细胞型微生物中两个不同的类群。L型细菌为发生变异，缺失了细胞壁的细菌，所以当去除诱因时有些L型细菌可恢复为原型菌。而支原体是天然无细胞壁的微生物，与L型细菌不同。

【A₂型题】

1. B。固体培养能观察到"油煎蛋"状菌落，表明为支原体感染和脲原体感染，可排除肺炎球菌和冠状病毒；提示支气管肺炎，可排除解脲脲原体和穿透支原体。

2. C。支原体缺乏细胞壁，呈高度多形性。

【A₃型题】

1. C。解脲脲原体最适pH为5.5～6.5，与其他绝大部分支原体不同，其他支原体适宜pH 7.6～8.0。

2. A。支原体缺乏细胞壁，对以青霉素为代表的作用于细胞壁的药物不敏感。

【A₄型题】

1. B。固体培养能观察到"油煎蛋"状菌落，表明为支原体感染和脲原体感染，可排除肺炎球菌和冠状病毒；提示支气管肺炎，可排除解脲脲原体和穿透支原体。

2. A。支原体和L型细菌为原核细胞型微生物中两个不同的类群。

【B型题】

1. D。肺炎支原体主要的黏附因子包括P1和P30。

2. A。IgA与黏膜免疫相关，IgA特异性蛋白酶可降解IgA1。

3. B。磷脂酶可水解卵磷脂而导致宿主细胞膜损伤。

4. C。脂质相关膜蛋白能加重局部组织炎性损伤；引起自身免疫病；导致细胞损伤或凋亡。

5. C。详见B型题第4题答案。

6. D。肺炎支原体能引起间质性肺炎，又称原发性非典型病原体肺炎。

7. A。脲原体能引起尿道炎、宫颈炎、盆腔炎等。

8. A。脲原体为条件致病菌，主要通过性接触传播。

9. D。肺炎支原体主要通过飞沫传播，夏末秋初多发。

【X型题】

1. ACDE。支原体与细菌均属原核细胞型微生物。但支原体是天然无细胞壁的微生物。而L型细菌是发生变异后缺失细胞壁的特殊细菌类群。

2. ABD。L型细菌为细菌变异的一种类型，均为原核细胞型微生物，均具有致病性。

3. ABDE。链球菌溶血素O（SLO）为A群链球菌的致病物质。

（三）判断题

1. F。支原体为原核细胞型微生物。

2. T。支原体因缺乏细胞壁，对理化因素的抵抗力比细菌弱。

3. F。支原体繁殖方式多样，除二分裂的方式外，还有分解、断裂、出芽等。

（四）问答题

1. 相同点：缺乏细胞壁，呈多形性；能通过滤菌器；固体培养菌落呈"油煎蛋"状；对青霉素不敏感。

不同点：

鉴别点	支原体	L型细菌
遗传性	在遗传上与细菌无关	与原型菌相同
恢复为原型菌	不能	能（部分菌株）
细胞膜	含高浓度固醇	不含固醇
培养特性	在一般培养基中稳定	大多需要高渗培养
菌落大小	生长慢，菌落小	菌落稍大
液体培养	液体培养浑浊度极低	有一定浑浊度
致病性	支原体肺炎等	慢性感染

2. 参见"思维导图"。

（五）案例分析题

1. 支原体缺乏细胞壁，这一特点导致支原体对以青霉素为代表的作用于细胞壁的抗菌药物不敏感（如青霉素类、头孢菌素类、碳青霉烯类、万古霉素）。

2. 肺炎支原体引起呼吸道感染（气管支气管炎、咽炎、肺炎）。

3. 病原体是肺炎支原体。初次培养在含足量血清和鲜酵母浸出液的培养基中，10天左右长出致密圆形、深入琼脂、无明显边缘的菌落。多次培养后生长加快，呈"油煎蛋"状菌落。

4. 肺炎支原体能分解葡萄糖，不能分解精氨酸与尿素，能产生过氧化氢。

（张芸娇　黄华伟）

第十九章 立克次体

一、学习目标

(一)知识目标

1. 能够理解立克次体的概念。
2. 能够归纳立克次体的共同特点。
3. 能够阐述普氏立克次体、斑疹伤寒立克次体、恙虫病立克次体的致病性及防治原则。

(二)技能目标

1. 能够鉴定立克次体。
2. 能够诊断、治疗、预防立克次体感染。

(三)情感、态度和价值观目标

能够指导疫区居民科学防控立克次体感染,并形成"疫情防控,人人有责"的理念。

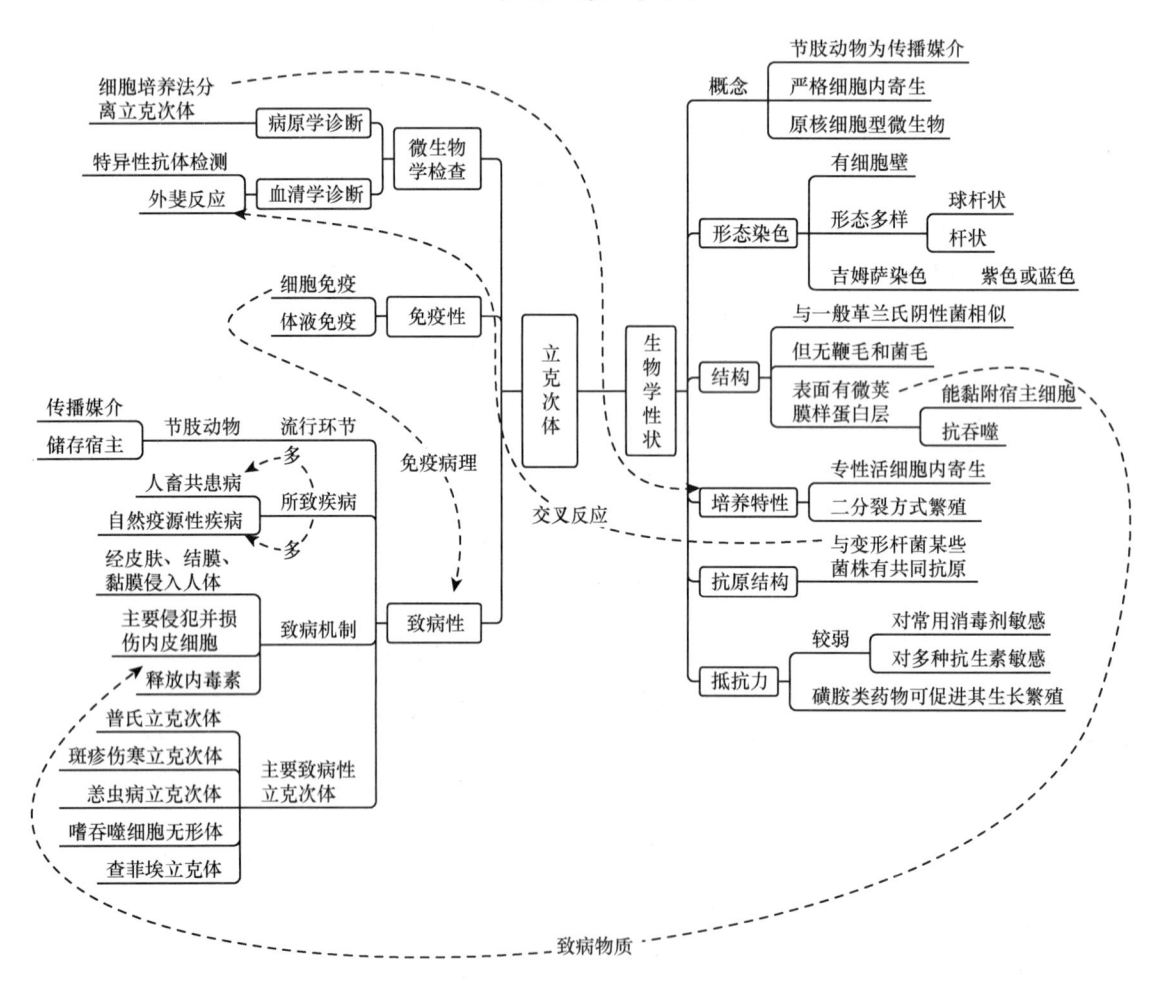

二、思维导图

第十九章 立克次体

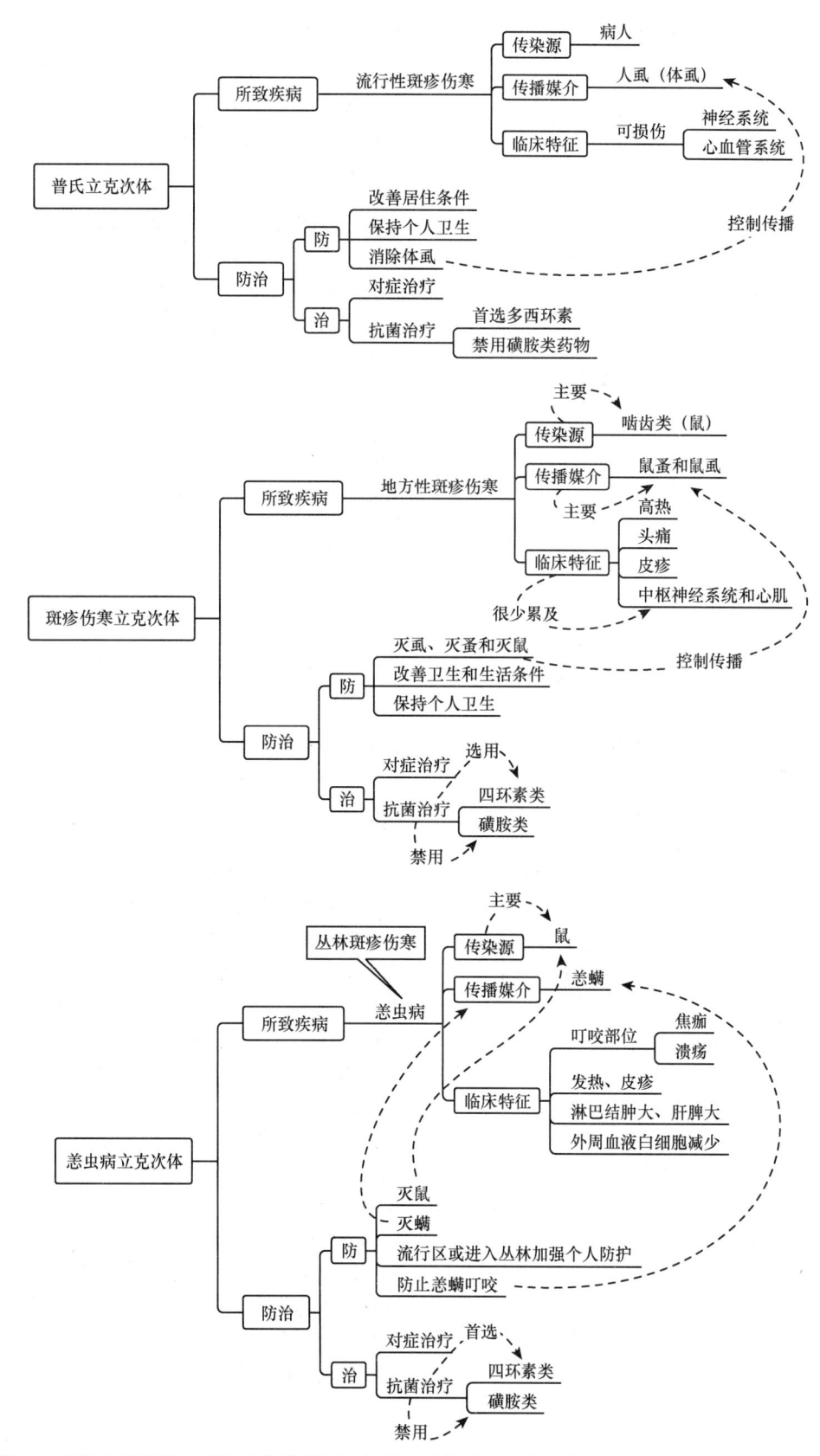

```
                    ┌─所致疾病─流行性斑疹伤寒─┬─传染源────病人
                    │                        ├─传播媒介───人虱（体虱）
                    │                        └─临床特征─可损伤─┬─神经系统
普氏立克次体────────┤                                          └─心血管系统
                    │           ┌─改善居住条件
                    │       ┌─防─┤保持个人卫生
                    │       │   └─消除体虱……控制传播
                    └─防治──┤
                            │   ┌─对症治疗
                            └─治─┤抗菌治疗─┬─首选多西环素
                                          └─禁用磺胺类药物

                         ┌─所致疾病─地方性斑疹伤寒─┬─传染源────主要……啮齿类（鼠）
                         │                         ├─传播媒介───鼠蚤和鼠虱
                         │                         │          主要
                         │                         └─临床特征─┬─高热
                         │                                    ├─头痛
                         │                                    ├─皮疹
斑疹伤寒立克次体────────┤                                    └─中枢神经系统和心肌（很少累及）
                         │           ┌─灭虱、灭蚤和灭鼠……控制传播
                         │       ┌─防─┤改善卫生和生活条件
                         │       │   └─保持个人卫生
                         └─防治──┤
                                 │   ┌─对症治疗
                                 └─治─┤抗菌治疗─┬─四环素类（选用）
                                               └─磺胺类（禁用）

                         ┌─所致疾病─丛林斑疹伤寒/恙虫病─┬─传染源────主要……鼠
                         │                              ├─传播媒介───恙螨
                         │                              └─临床特征─┬─叮咬部位─┬─焦痂
                         │                                         │          └─溃疡
                         │                                         ├─发热、皮疹
                         │                                         ├─淋巴结肿大、肝脾大
恙虫病立克次体──────────┤                                         └─外周血液白细胞减少
                         │           ┌─灭鼠
                         │       ┌─防─┤灭螨
                         │       │   ├─流行区或进入丛林加强个人防护
                         │       │   └─防止恙螨叮咬
                         └─防治──┤
                                 │   ┌─对症治疗
                                 └─治─┤抗菌治疗─┬─四环素类（首选）
                                               └─磺胺类（禁用）
```

要点口诀：立克次体革兰阴，节肢啮齿流行环，外斐反应揪真凶，斑疹伤寒恙虫病。

三、英汉名词对照

1. rickettsia　立克次体
2. *Rickettsia prowazekii*　普氏立克次体
3. epidemic typhus　流行性斑疹伤寒
4. *Rickettsia typhi*　地方性斑疹伤寒立克次体
5. endemic typhus　地方性斑疹伤寒
6. *Rickettsia tsutsugamushi*　恙虫病立克次体
7. tsutsugamushi disease　恙虫病
8. Weil-Felix reaction　外斐反应

四、复习思考题

（一）名词解释

立克次体

（二）选择题

【A_1 型题】

1. 立克次体常用的染色方法是（　　）
   A. 抗酸染色法　　　　B. 革兰染色法
   C. 吉姆萨染色法　　　D. 墨汁负染法
   E. 棉蓝染色法

2. 磺胺类药物能刺激下列哪类病原体生长？
（　　）
   A. 衣原体　　　B. 埃希菌　　　C. 立克次体
   D. 葡萄球菌　　E. 链球菌

【B 型题】

（1~2题共用备选答案）
   A. 普氏立克次体　　　B. 斑疹伤寒立克次体
   C. 恙虫病立克次体　　D. 嗜吞噬细胞无形体
   E. 查菲埃立克体

1. 地方性斑疹伤寒的病原体是（　　）
2. 流行性斑疹伤寒的病原体是（　　）

（三）问答题

1. 立克次体的共同特点有哪些？
2. 主要致病性立克次体有哪些？简述其所致疾病、传染源和传播媒介。

（四）案例分析题

某男性患者，发热、皮疹3天，发病前有丛林接触史，腿部被不明昆虫叮咬，右大腿内侧可见皮损处有黑色焦痂，右腹股沟淋巴结肿大。血清外斐反应 OX_2 1:20，OX_{19} 1:20，OX_k 1:640。

1. 该患者可能诊断是什么疾病？说明原因。
2. 简述外斐反应的原理和结果观察。
3. 请为当地制定针对该病的防控方案。

五、复习思考题参考答案和解析

（一）名词解释

立克次体：是一类以节肢动物为传播媒介，严格细胞内寄生的原核细胞型微生物。

（二）选择题

【A_1 型题】

1. C。立克次体常用吉姆萨染色法。
2. C。磺胺类药物可促进立克次体生长繁殖。

【B 型题】

1. B。地方性斑疹伤寒的病原体是斑疹伤寒立克次体。
2. A。流行性斑疹伤寒的病原体是普氏立克次体。

（三）问答题

1. 参见"思维导图"。
2. 参见"思维导图"。

（四）案例分析题

1. 患者有野外作业史，被叮咬发病，有特征性皮疹焦痂，邻近淋巴结肿大，外斐反应 OX_k 效价为1:640，为恙虫病立克次体感染的特点，故该患者可能的诊断是恙虫病。
2. 普氏立克次体、斑疹伤寒立克次体与变形杆菌 OX_{19}、OX_2 有共同抗原；恙虫病立克次体与变形杆菌 OX_k 有共同抗原，可以用变形杆菌的菌体抗原（$OX_{19}/OX_2/OX_k$）代替立克次体抗原检测病人血清中相应抗体，此交叉凝集试验称为外斐反应。当排除变形杆菌感染，实验结果出现凝集而且凝集效价≥1:160时，可判定为立克次体感染，此实验可辅助诊断立克次体病。
3. 预防措施主要为灭鼠、灭螨，在流行区或进入丛林应加强防护，使用防虫剂，防止恙螨叮咬；治疗主要为早期的对症治疗及抗生素的选用。首选四环素类抗生素，多西环素疗效最佳。

（张　慧　马碧书）

第二十章 衣 原 体

一、学习目标

（一）知识目标

1. 能够概述衣原体的基本概念。
2. 能够阐述衣原体的生物学性状。
3. 能够阐述主要病原性衣原体所引起的疾病。
4. 能够总结衣原体的共同特性。

（二）技能目标

1. 能够识别沙眼衣原体所引发疾病的典型临床表现。
2. 能够辨析肺炎衣原体所引发疾病的典型临床表现。
3. 能够识别鹦鹉热衣原体所引发疾病的典型临床表现。

（三）情感、态度和价值观目标

1. 培养学生严谨、科学、综合的思维方式和人文关怀素质。
2. 养成良好卫生习惯和环境卫生习惯。

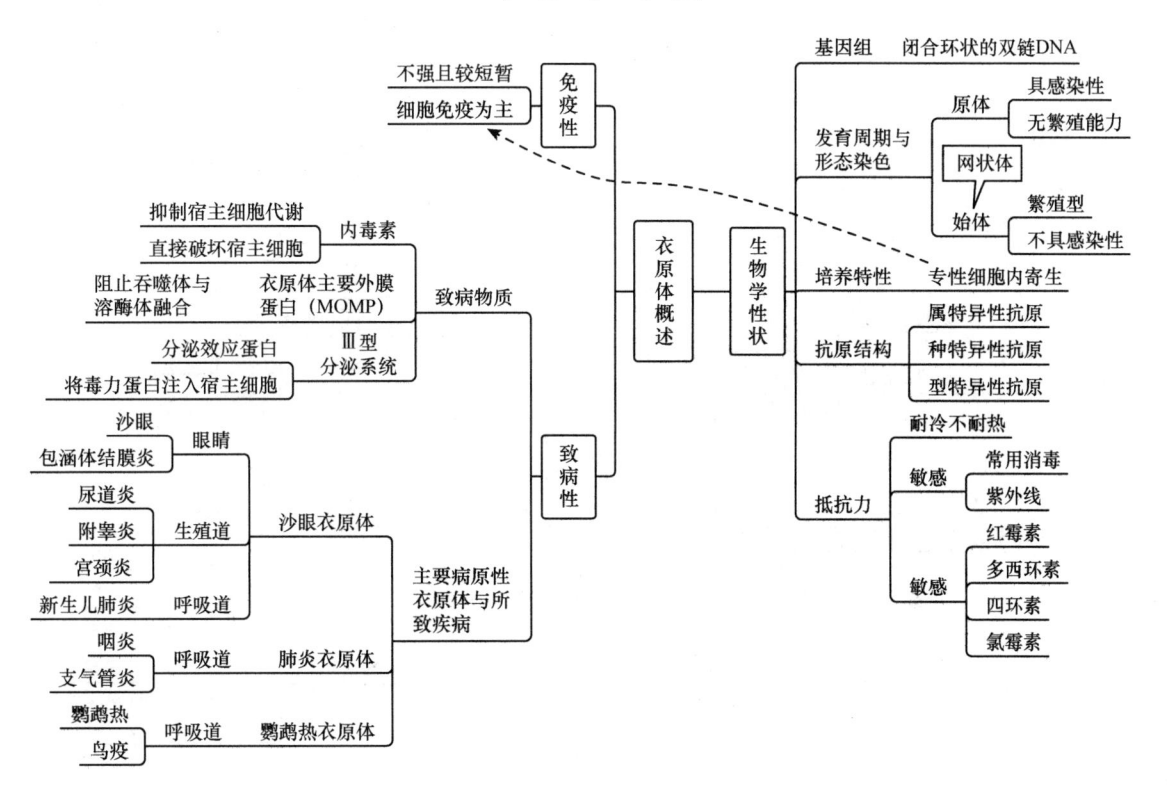

二、思维导图

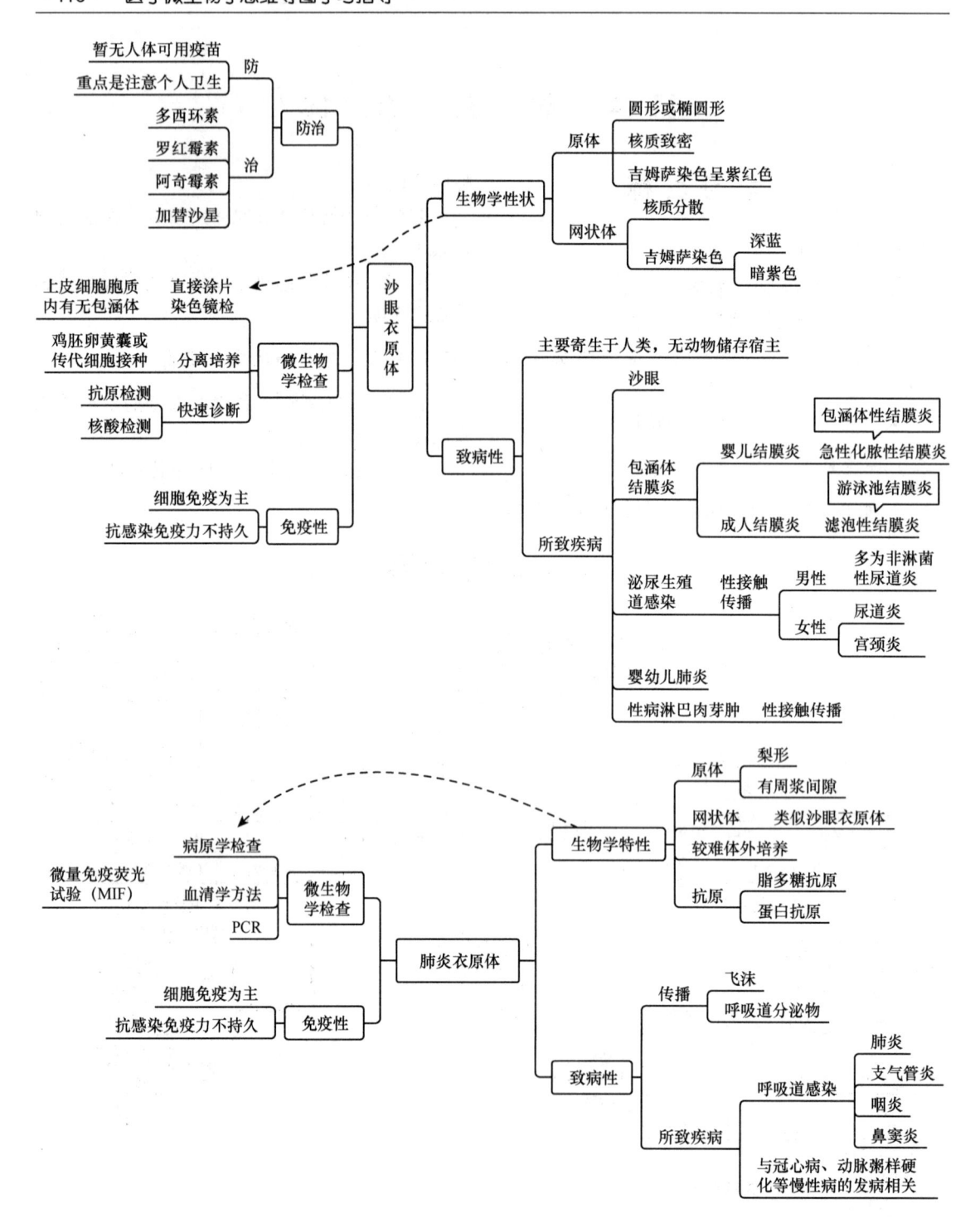

沙眼衣原体

- **防治**
  - 防
    - 暂无人体可用疫苗
    - 重点是注意个人卫生
  - 治
    - 多西环素
    - 罗红霉素
    - 阿奇霉素
    - 加替沙星
- **生物学性状**
  - 原体
    - 圆形或椭圆形
    - 核质致密
    - 吉姆萨染色呈紫红色
  - 网状体
    - 核质分散
    - 吉姆萨染色
      - 深蓝
      - 暗紫色
- **微生物学检查**
  - 直接涂片染色镜检：上皮细胞胞质内有无包涵体
  - 分离培养：鸡胚卵黄囊或传代细胞接种
  - 快速诊断：抗原检测、核酸检测
- **免疫性**
  - 细胞免疫为主
  - 抗感染免疫力不持久
- **致病性**
  - 主要寄生于人类，无动物储存宿主
  - 所致疾病
    - 沙眼
    - 包涵体结膜炎
      - 婴儿结膜炎：包涵体性结膜炎、急性化脓性结膜炎
      - 成人结膜炎：游泳池结膜炎、滤泡性结膜炎
    - 泌尿生殖道感染（性接触传播）
      - 男性：多为非淋菌性尿道炎
      - 女性：尿道炎、宫颈炎
    - 婴幼儿肺炎
    - 性病淋巴肉芽肿（性接触传播）

肺炎衣原体

- **生物学特性**
  - 原体
    - 梨形
    - 有周浆间隙
  - 网状体：类似沙眼衣原体
  - 较难体外培养
  - 抗原
    - 脂多糖抗原
    - 蛋白抗原
- **微生物学检查**
  - 病原学检查
  - 血清学方法：微量免疫荧光试验（MIF）
  - PCR
- **免疫性**
  - 细胞免疫为主
  - 抗感染免疫力不持久
- **致病性**
  - 传播：飞沫、呼吸道分泌物
  - 所致疾病
    - 呼吸道感染：肺炎、支气管炎、咽炎、鼻窦炎
    - 与冠心病、动脉粥样硬化等慢性病的发病相关

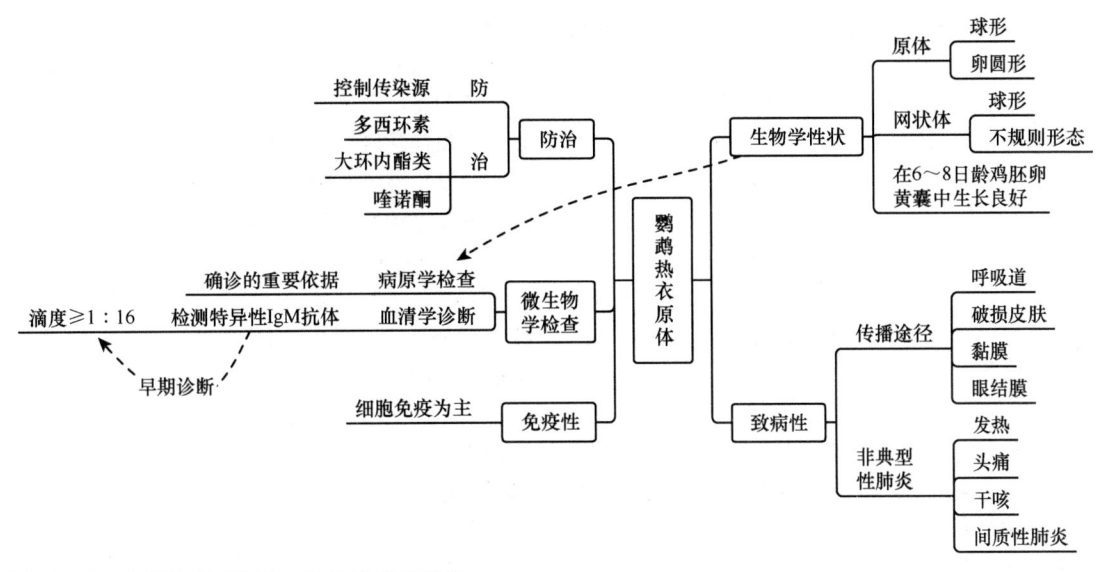

要点口诀： 衣原体有原和始，沙眼性病及肺炎。

三、英汉名词对照

1. chlamydia 衣原体
2. elementary body, EB 原体
3. reticulate body, RB 网状体
4. inclusion body 包涵体
5. initial body 始体
6. major outer membrane protein, MOMP 主要外膜蛋白

四、复习思考题

（一）名词解释

1. Chlamydia
2. 原体
3. 网状体
4. 包涵体

（二）选择题

【A₁型题】

1. 衣原体发育周期中的繁殖阶段是（　　）
A. 中介体　　B. 始体　　C. 内基小体
D. 原体　　E. 革兰氏阳性圆形体

2. 具有独特发育周期的原核细胞型微生物是（　　）
A. 衣原体　　B. 支原体　　C. 中介体
D. 螺旋体　　E. 立克次体

3. 以下不能培养衣原体的是（　　）
A. McCoy 细胞　　B. 罗氏培养基
C. HeLa 细胞　　D. 鸭胚卵黄囊
E. 鸡胚卵黄囊

【A₂型题】

1. 患儿，女，5.5个月，咳嗽1周，无发热症状，肺部有湿啰音，经检查患儿有包涵体结膜炎，所采标本未检出革兰氏阳性双球菌。感染该患儿的微生物最有可能是什么？（　　）
A. 葡萄球菌　　B. 肺炎支原体
C. 沙眼衣原体　　D. 冠状病毒
E. 肺炎球菌

2. 患者，男，27岁，养鸡场工作人员，突发高热至39.7℃，头痛，有呕吐症状。咽喉疼痛，咳嗽，肺部有湿啰音，诊断为间质性肺炎。感染该患者的微生物最有可能是什么？（　　）
A. 鹦鹉热衣原体　　B. 肺炎衣原体
C. 肺炎球菌　　D. 肺炎支原体
E. 沙眼衣原体血清型 K

3. 患者，男，35岁。2周前感觉尿道内不适，有烧灼感，有尿频、尿急症状。尿道口有分泌物，附睾肿大有触痛，所采标本镜检未见革兰氏阴性双球菌。感染该患者的微生物有可能是（　　）
A. 大肠埃希菌　　B. 淋病奈瑟球菌
C. 脑膜炎奈瑟菌　　D. 沙眼衣原体
E. 梅毒螺旋体

【A₃型题】

(1~2题共用题干)

新生儿，眼睑水肿伴脓性分泌物，诊断为新生儿化脓性结膜炎。标本涂片染色镜检后未见革兰氏

阴性双球菌，眼结膜刮片碘染色后镜检可见棕褐色包涵体。
1. 感染该患儿的微生物最有可能是什么？（ ）
   A. 金黄色葡萄球菌   B. 梅毒螺旋体
   C. 淋病奈瑟菌   D. 脑膜炎奈瑟菌
   E. 沙眼衣原体
2. 该病原体还可引起的疾病不包括（ ）
   A. 沙眼   B. 滤泡性结膜炎
   C. 痢疾   D. 宫颈炎
   E. 前列腺炎
（3~4题共用题干）
患者，男，30岁，有尿频、尿急、尿痛症状。尿道口有脓性分泌物。取脓性分泌物涂片镜检后未发现明显病原菌存在。
3. 感染该患者的微生物最有可能是什么？（ ）
   A. 淋病奈瑟菌   B. 沙眼衣原体
   C. 大肠埃希菌   D. 肺炎支原体
   E. 脲原体
4. 以下能培养该病原体的是（ ）
   A. 沙氏培养基   B. 罗氏培养基
   C. 鸡胚卵黄囊
   D. 血液巧克力平板培养基
   E. 科索夫培养基

【A₄型题】
（1~3题共用题干）
新生儿，无发热，断续性咳嗽3周，有鼻塞和流涕症状，呼吸急促有湿啰音，经查患儿同时患有包涵体结膜炎。
1. 感染该患儿的微生物最有可能是什么？（ ）
   A. 脑膜炎奈瑟菌   B. 肺炎支原体
   C. 沙眼衣原体   D. 冠状病毒
   E. 肺炎球菌
2. 以下不属于该病原体特点的是（ ）
   A. 原核细胞型微生物   B. 严格细胞内寄生
   C. 多形性   D. 独特发育周期
   E. 能通过滤菌器
3. 以下疾病不是该病原体引起的是（ ）
   A. 肠热症   B. 游泳池结膜炎
   C. 非淋菌性尿道炎   D. 宫颈炎
   E. 尿道炎

【B型题】
（1~5题共用备选答案）
A. 鹦鹉热衣原体   B. 沙眼衣原体
C. 脲原体   D. 肺炎衣原体
E. 立克次体
1. 会引发性病淋巴肉芽肿的病原体是（ ）
2. 会引发支气管炎的病原体是（ ）
3. 会引发包涵体结膜炎的病原体是（ ）
4. 会引发非淋菌性尿道炎的病原体是（ ）
5. 会引发鹦鹉热的病原体是（ ）
（6~8题共用备选答案）
A. 网状体   B. 中介体   C. 始体
D. 包涵体   E. 原体
6. 衣原体的繁殖阶段是（ ）
7. 衣原体的感染阶段是（ ）
8. 宿主细胞膜围绕原体形成的空泡称为（ ）

【X型题】
1. 支原体与衣原体的共同特点包括（ ）
   A. 有DNA和RNA两种核酸
   B. 为原核细胞型微生物
   C. 能在无生命的培养基中生长繁殖
   D. 繁殖方式为二分裂
   E. 对抗生素敏感
2. 衣原体与病毒的共同特点不包括（ ）
   A. 有DNA和RNA两种核酸
   B. 严格真核细胞内寄生
   C. 有核糖体
   D. 繁殖方式为二分裂
   E. 能通过滤菌器
3. 衣原体与细菌的共同特点包括（ ）
   A. 有细胞壁
   B. 有DNA和RNA两种核酸
   C. 繁殖方式为二分裂
   D. 对抗生素敏感
   E. 不能在无生命培养基中生长

（三）判断题
1. 衣原体是一类严格真核细胞内寄生，呈高度多形性的非细胞型微生物。（ ）
2. 临床实验室诊断衣原体感染，常用血平板培养并观察其形成的溶血环类型。（ ）
3. 包涵体为衣原体的胞内形式，具有感染和繁殖的能力。（ ）

（四）问答题
1. 请叙述衣原体的共同特性。
2. 请叙述沙眼衣原体的致病性。
3. 请列表比较原体和网状体。

(五）案例分析题

案例1：患者，男，27岁，尿道疼痛伴脓性分泌物，有不洁性交史。分泌物涂片染色镜检后发现大量形态似淋病奈瑟菌的革兰氏阴性双球菌。患者经青霉素治疗3天后未见好转，表现为持续性尿道水性分泌物，分泌物涂片染色镜检后观察到大量白细胞，但并未发现革兰氏阴性双球菌，经进一步诊断为沙眼衣原体感染。

1. 请列出对人有致病性的衣原体有哪些？
2. 哪些类型的衣原体会引起呼吸道感染？易感人群是哪些？

案例2：患儿，女，出生第16天出现发热和呼吸急促，伴间断性咳嗽，胸片显示整个肺部均有浸润。血液、尿液、咽喉、粪便和脑脊液培养均为阴性，但结膜和鼻咽拭子的沙眼衣原体抗原检测呈阳性。

1. 请叙述该病原体独特的发育周期。
2. 请叙述该病原体还能引起哪些疾病？

五、复习思考题参考答案和解析

（一）名词解释

1. Chlamydia：衣原体，是一类有独特发育周期、严格真核细胞内寄生，并且能通过滤菌器的原核细胞型微生物。
2. 原体：为衣原体发育周期中的胞外形态，具有强感染性，无繁殖能力，呈球形、椭圆形或梨形。吉姆萨染色呈紫色，麦氏染色呈红色。
3. 网状体：网状体又称始体，是衣原体的繁殖阶段，为发育周期中的胞内形式，不具感染性。体积较大，呈圆形或椭圆形。麦氏染色呈蓝色。
4. 包涵体：是原体进入宿主易感细胞后，宿主细胞膜围绕原体形成的空泡。

（二）选择题

【A_1型题】

1. B。始体是衣原体的繁殖阶段，为衣原体发育周期中的胞内形式，不具感染性。
2. A。衣原体具独特发育周期、严格真核细胞内寄生，能通过细菌滤器的原核细胞型微生物。
3. B。衣原体为严格真核细胞内寄生，故不能在无生命的人工培养基上生长繁殖。

【A_2型题】

1. C。所采标本未检出革兰氏阳性双球菌可排除E，因患儿同时患有包涵体结膜炎，故选C。
2. A。鹦鹉热衣原体感染引起的鹦鹉热为自然疫源性疾病，跟从事鸟类、家禽工作有关，症状主要为发热、头痛、干咳、间质性肺炎，故选A。
3. D。标本镜检未见革兰氏阴性双球菌可排除B和C，患者同时伴有附睾肿大的症状，故选D。

【A_3型题】

1. E。标本涂片染色镜检后未见革兰氏阴性双球菌，可排除C和D。包涵体是检查衣原体感染的重要指标，故选E。
2. C。参见"思维导图"。
3. B。除B选项，其余4项的病原体感染后，取标本涂片镜检均可见微生物存在，故选B。
4. C。衣原体为严格真核细胞内寄生，不能用无生命的人工培养基培养。

【A_4型题】

1. C。根据患儿症状，且同时患有包涵体结膜炎可判断。
2. C。衣原体有细胞壁，形态较均一，通常为圆形或椭圆形。
3. A。参见"思维导图"。

【B型题】

1. B。参见"思维导图"。
2. D。参见"思维导图"。
3. B。参见"思维导图"。
4. B。参见"思维导图"。
5. A。参见"思维导图"。
6. A。原体具有强感染性，为衣原体发育周期中的胞外形式，无繁殖能力。网状体又称始体，是衣原体的繁殖阶段，为发育周期中的胞内形式，不具感染性。包涵体是原体进入宿主易感细胞后，宿主细胞膜围绕原体形成的空泡。
7. E。详见第6题答案解析。
8. D。详见第6题答案解析。

【X型题】

1. ABDE。支原体能在无生命的培养基中生长繁殖；而衣原体为严格真核细胞内寄生，不能用无生命的人工培养基培养。
2. ACD。衣原体有DNA和RNA两种核酸，有核糖体，繁殖方式为二分裂。

3. ABCD。衣原体有独立的酶系统,但不能产生代谢所需要的能量,所以须严格细胞内寄生。

(三) 判断题

1. F。衣原体是严格真核细胞内寄生,有细胞壁,通常呈圆形或椭圆形的原核细胞型微生物。

2. F。衣原体为严格真核细胞内寄生,须用活细胞培养,不能在无生命培养基上生长繁殖。

3. F。原体具有强感染性,为衣原体发育周期中的胞外形式,无繁殖能力。网状体又称始体,是衣原体的繁殖阶段,为发育周期中的胞内形式,不具感染性。包涵体是原体进入宿主易感细胞后,宿主细胞膜围绕原体形成的空泡。

(四) 问答题

1. ①有细胞壁,形态均一,通常为圆形或椭圆形,革兰氏阴性,为原核细胞型微生物;②具有独特的发育周期,繁殖方式为二分裂,能通过滤菌器;③含两种核酸:DNA 和 RNA;④含核糖体;⑤严格真核细胞内寄生,具有独立的酶系统,但不能产生代谢所需要的能量;⑥对多种抗生素敏感。

2. 参见"思维导图"。

3.

性状	原体	网状体(始体)
大小(μm)	0.2~0.4(较小)	0.5~1.0(较大)
细胞壁	+	-

续表

性状	原体	网状体(始体)
代谢活性	-	+
胞外稳定性	强(胞外形式)	弱(胞内形式)
感染性	强	无
繁殖能力	无	强
细胞毒性	+	-

(五) 案例分析题

案例1

1. 沙眼衣原体、肺炎衣原体、鹦鹉热衣原体、兽类衣原体。

2. 沙眼衣原体、肺炎衣原体、鹦鹉热衣原体均会引起呼吸道感染。沙眼衣原体主要导致婴幼儿呼吸道感染,肺炎衣原体和鹦鹉热衣原体主要导致成人的呼吸道感染。

案例2

1. 衣原体的发育周期包括原体和网状体两个阶段。原体为发育周期中的胞外形式,具有强感染性,无繁殖能力。当原体进入宿主细胞后,宿主细胞膜围绕原体形成空泡,原体在空泡中逐渐发育为网状体。网状体代谢活跃,为发育周期中的胞内形式,无感染力,有较强繁殖力,在空泡内繁殖为多个子代原体。子代原体成熟后从宿主细胞中释放,再感染新的宿主细胞。

2. 参见"思维导图"。

(张芸娇 黄华伟)

第二十一章 螺旋体

一、学习目标

（一）知识目标

1. 能够归纳螺旋体的基本概念、种类。
2. 能够阐述钩端螺旋体的生物学性状、致病性及防治原则。
3. 能够阐述梅毒螺旋体的生物学性状、致病性及防治原则。
4. 能够认识伯氏疏螺旋体的形态染色及所致疾病。

（二）技能目标

能够诊断、预防和治疗钩端螺旋体病、梅毒、莱姆病。

（三）情感、态度和价值观目标

1. 能指导传染病疫区居民形成健康、科学的生产生活方式，培养人人都是传染病防控第一责任人的意识。
2. 加强性卫生教育，洁身自好，防控性传播疾病。

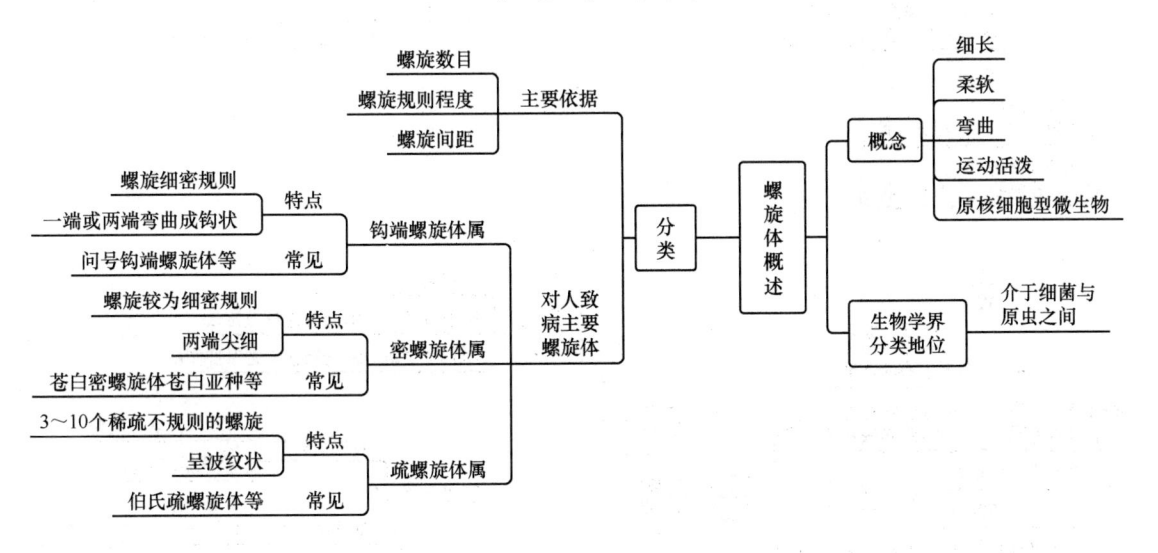

二、思维导图

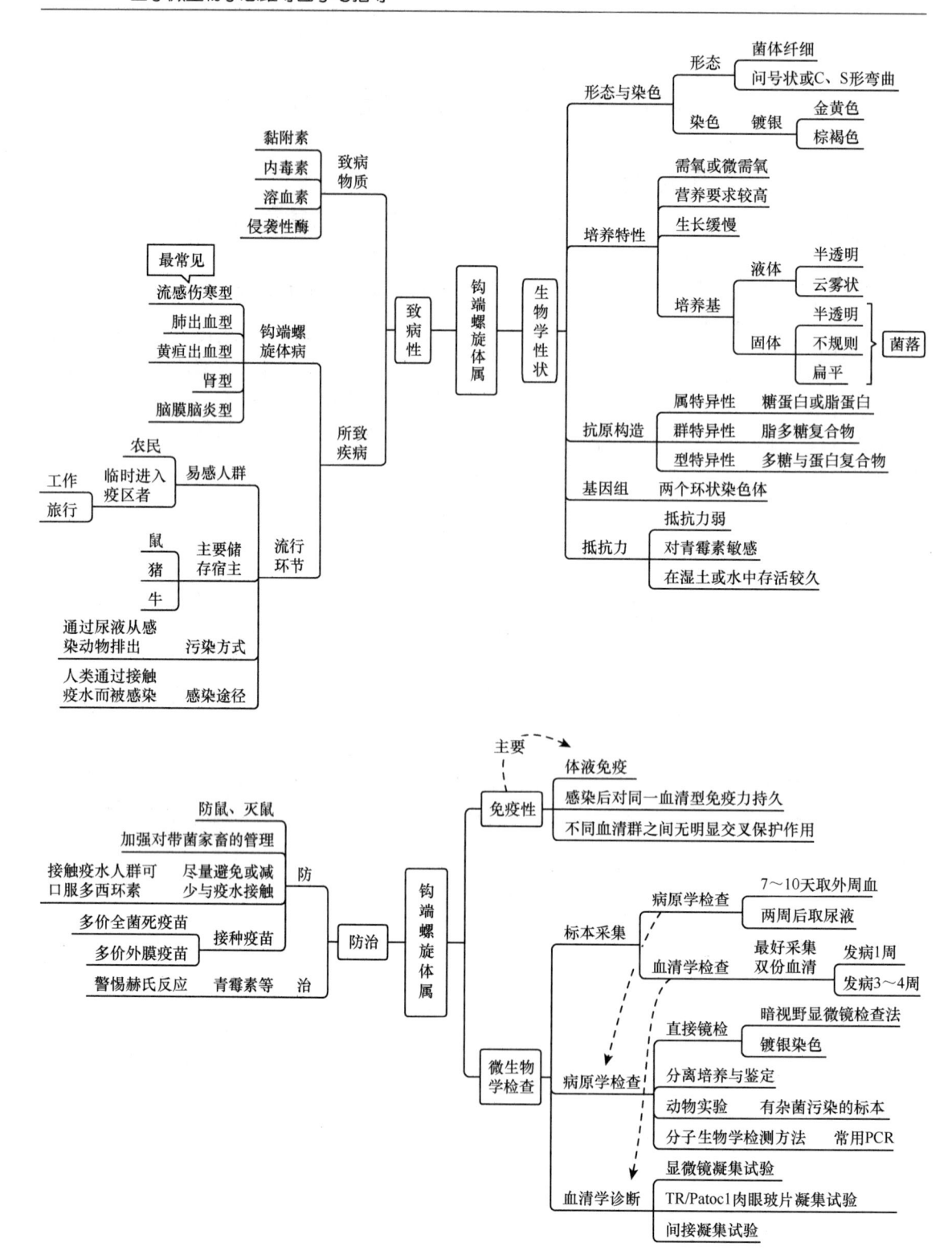

```
钩端螺旋体属
├─ 生物学性状
│   ├─ 形态与染色
│   │   ├─ 形态
│   │   │   ├─ 菌体纤细
│   │   │   └─ 问号状或C、S形弯曲
│   │   └─ 染色 — 镀银 ┬ 金黄色
│   │                  └ 棕褐色
│   ├─ 培养特性
│   │   ├─ 需氧或微需氧
│   │   ├─ 营养要求较高
│   │   ├─ 生长缓慢
│   │   └─ 培养基
│   │       ├─ 液体 ┬ 半透明
│   │       │      └ 云雾状
│   │       └─ 固体 ┬ 半透明
│   │              ├ 不规则   （菌落）
│   │              └ 扁平
│   ├─ 抗原构造
│   │   ├─ 属特异性 — 糖蛋白或脂蛋白
│   │   ├─ 群特异性 — 脂多糖复合物
│   │   └─ 型特异性 — 多糖与蛋白复合物
│   ├─ 基因组 — 两个环状染色体
│   └─ 抵抗力
│       ├─ 抵抗力弱
│       ├─ 对青霉素敏感
│       └─ 在湿土或水中存活较久
├─ 致病性
│   ├─ 致病物质
│   │   ├─ 黏附素
│   │   ├─ 内毒素
│   │   ├─ 溶血素
│   │   └─ 侵袭性酶
│   ├─ 所致疾病 — 钩端螺旋体病
│   │   ├─ 流感伤寒型（最常见）
│   │   ├─ 肺出血型
│   │   ├─ 黄疸出血型
│   │   ├─ 肾型
│   │   └─ 脑膜脑炎型
│   └─ 流行环节
│       ├─ 易感人群
│       │   ├─ 农民
│       │   └─ 临时进入疫区者（工作、旅行）
│       ├─ 主要储存宿主：鼠、猪、牛
│       ├─ 污染方式：通过尿液从感染动物排出
│       └─ 感染途径：人类通过接触疫水而被感染
├─ 免疫性
│   ├─ 体液免疫（主要）
│   ├─ 感染后对同一血清型免疫力持久
│   └─ 不同血清群之间无明显交叉保护作用
├─ 微生物学检查
│   ├─ 标本采集
│   │   ├─ 病原学检查 ┬ 7～10天取外周血
│   │   │            └ 两周后取尿液
│   │   └─ 血清学检查 — 最好采集双份血清
│   │                   ├ 发病1周
│   │                   └ 发病3～4周
│   ├─ 病原学检查
│   │   ├─ 直接镜检 ┬ 暗视野显微镜检查法
│   │   │          └ 镀银染色
│   │   ├─ 分离培养与鉴定
│   │   ├─ 动物实验 — 有杂菌污染的标本
│   │   └─ 分子生物学检测方法 — 常用PCR
│   └─ 血清学诊断
│       ├─ 显微镜凝集试验
│       ├─ TR/Patoc1肉眼玻片凝集试验
│       └─ 间接凝集试验
└─ 防治
    ├─ 防
    │   ├─ 防鼠、灭鼠
    │   ├─ 加强对带菌家畜的管理
    │   ├─ 尽量避免或减少与疫水接触
    │   ├─ 接触疫水人群可口服多西环素
    │   └─ 接种疫苗 ┬ 多价全菌死疫苗
    │              └ 多价外膜疫苗
    └─ 治 — 青霉素等（警惕赫氏反应）
```

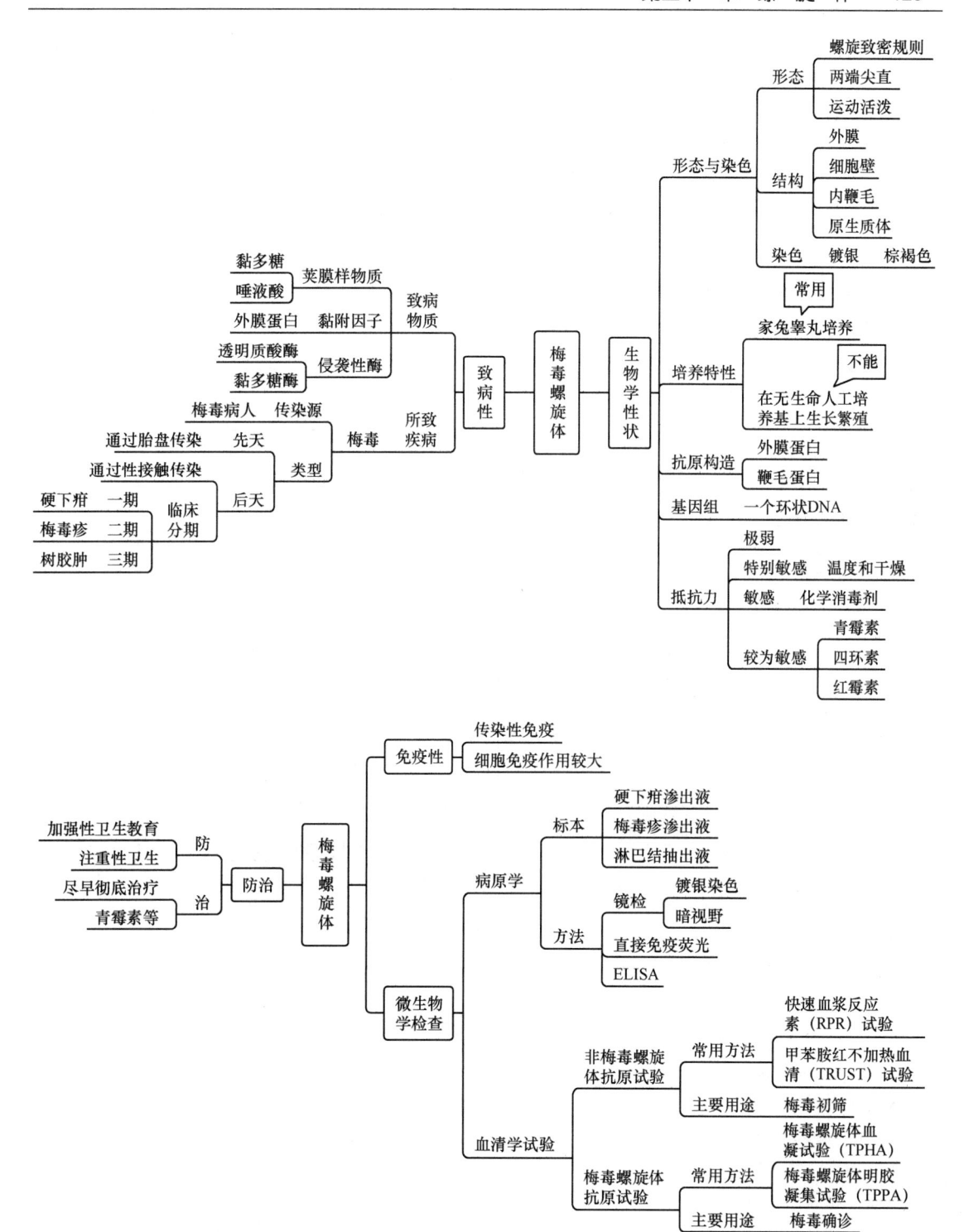

第二十一章 螺旋体

```
                                                                        ┌─ 螺旋致密规则
                                                            ┌─ 形态 ───┤─ 两端尖直
                                                            │          └─ 运动活泼
                                                            │          ┌─ 外膜
                                              ┌─ 形态与染色 ─┤─ 结构 ───┤─ 细胞壁
                                              │             │          │─ 内鞭毛
                                              │             │          └─ 原生质体
                                              │             └─ 染色 ── 镀银 ── 棕褐色
                                              │                        ┌ 常用 ┐
                                              │                        │家兔睾丸培养
         黏多糖 ┐                              │             ┌─ 培养特性┤    不能
         唾液酸 ├─ 荚膜样物质 ┐                │             │          └ 在无生命人工培
    外膜蛋白 ── 黏附因子 ─┬─ 致病   ┌─ 梅毒螺旋体┤                            养基上生长繁殖
    透明质酸酶 ┐           │   物质  │          │ 生物学性状  ┌─ 外膜蛋白
    黏多糖酶 ──┴ 侵袭性酶 ─┘         │          ├─ 抗原构造 ──┤
                                    │致病性     │             └─ 鞭毛蛋白
         梅毒病人 ── 传染源          │          ├─ 基因组 ── 一个环状DNA
    通过胎盘传染 ┐       │ 所致      │          │           ┌ 极弱
    通过性接触传染├─ 先天─┤疾病 ── 梅毒          │           ├─ 特别敏感 ── 温度和干燥
                          │类型                 └─ 抵抗力 ──┤─ 敏感 ── 化学消毒剂
    硬下疳 ── 一期 ┐       │                                │           ┌─ 青霉素
    梅毒疹 ── 二期 ├─ 临床 ┤ 后天                           └─ 较为敏感 ┤─ 四环素
    树胶肿 ── 三期 ┘  分期                                              └─ 红霉素
```

```
                                        ┌─ 免疫性 ──┬─ 传染性免疫
                                        │           └─ 细胞免疫作用较大
                                        │                        ┌─ 硬下疳渗出液
    加强性卫生教育 ┐                    │               ┌─ 标本 ─┤─ 梅毒疹渗出液
    注重性卫生 ────┤防 ┐                │               │        └─ 淋巴结抽出液
                   ├防治├─ 梅毒螺旋体 ──┤─ 病原学 ──────┤        ┌─ 镀银染色
    尽早彻底治疗 ──┤治 ┘                │               │        │─ 暗视野
    青霉素等 ──────┘                    │               └─ 方法 ─┤─ 直接免疫荧光
                                        │                        └─ ELISA
                                        │                                           ┌─ 快速血浆反应
                                        │                               ┌─ 常用方法 ┤  素(RPR)试验
                                        │              ┌─ 非梅毒螺旋    │           └─ 甲苯胺红不加热血
                                        │              │  体抗原试验  ──┤              清(TRUST)试验
                                        │              │                └─ 主要用途 ── 梅毒初筛
                                        └─ 微生物 ─────┤                           ┌─ 梅毒螺旋体血
                                           学检查      │                ┌─常用方法  │  凝试验(TPHA)
                                                       │─ 血清学试验    │         ─┤─ 梅毒螺旋体明胶
                                                       │   梅毒螺旋体 ──┤            凝集试验(TPPA)
                                                       └   抗原试验     └─主要用途 ── 梅毒确诊
```

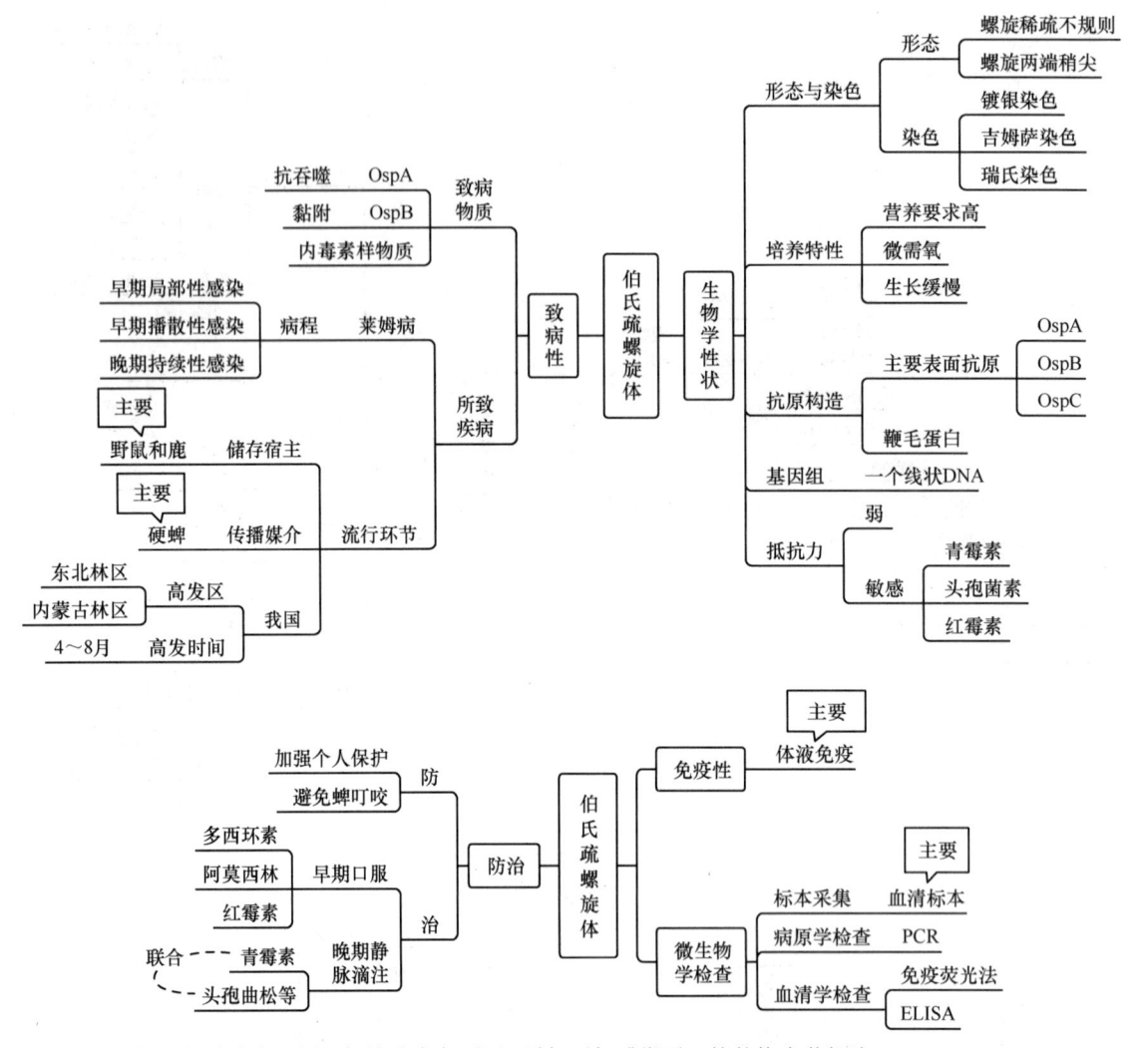

要点口诀：螺旋体致病有三属，螺旋疏密各不同；需氧厌氧或微需，钩体梅毒莱姆病。

三、英汉名词对照

1. spirochete　螺旋体
2. *Leptospira*　钩端螺旋体属
3. *Microspironema pallidum*　梅毒螺旋体（又称，苍白密螺旋体）
4. *Borrelia burgdorferi*　伯氏疏螺旋体
5. leptospirosis　钩端螺旋体病
6. syphilis　梅毒
7. Lyme disease　莱姆病
8. Herxheimer reaction　赫氏反应

四、复习思考题

（一）名词解释

1. 螺旋体
2. 硬下疳
3. 赫氏反应

（二）选择题

【A₁型题】

1. 观察螺旋体常用的染色方法是（　　）
   A. 阿培脱染色法　　B. 革兰染色法
   C. 抗酸染色法　　　D. 镀银染色法
   E. 吉姆萨染色法
2. 人类感染钩端螺旋体的主要途径是（　　）
   A. 接触病兽或病人　B. 吸入孢子
   C. 皮肤伤口感染芽胞　D. 性接触
   E. 接触疫水或疫土
3. 人类梅毒的病原体是（　　）
   A. 钩端螺旋体　　　B. 伯氏疏螺旋体
   C. 苍白密螺旋体　　D. 回归热螺旋体

E. 雅司螺旋体
4. 人类莱姆病的病原体是（　　）
A. 回归热疏螺旋体　　B. 伯氏疏螺旋体
C. 钩端螺旋体　　　　D. 梅毒螺旋体
E. 雅司螺旋体
5. 一期梅毒患者，检查病原体应取的标本是（　　）
A. 梅毒疹渗出液　B. 硬下疳渗出液
C. 脑脊液　　D. 血液　　E. 尿液
6. 不能在无生命培养基中进行人工培养和传代的螺旋体是（　　）
A. 奋森疏螺旋体　　　B. 回归热螺旋体
C. 伯氏疏螺旋体　　　D. 梅毒螺旋体
E. 钩端螺旋体
7. 钩端螺旋体血清学诊断最经典和常用的方法是（　　）
A. 玻片凝聚试验　　　B. 显微镜凝聚试验
C. 间接凝聚试验　　　D. 血凝试验
E. 血凝抑制试验

【A₂型题】
1. 患者，男，有不洁性交史。2个月前生殖器皮下出现软骨样硬块，表面有渗出物且发生溃疡，压之不痛。1个月后自然愈合。该患者最可能的诊断是（　　）
A. 猩红热　　　B. 梅毒　　　C. 麻疹
D. 性病淋巴肉芽肿　　E. 风疹
2. 黑龙江省林区一男性护林员，主诉发热、头痛、肌肉及关节疼痛。查体：体温38.5℃，右背皮肤有暗红色椭圆形斑块，直径约22cm，中央颜色较深，腋下淋巴结肿大，肝脾触诊正常。该患者最可能的诊断是（　　）
A. 钩端螺旋体病　B. 风湿性关节炎
C. 斑疹伤寒　　D. 莱姆病　　E. 回归热

【A₃型题】
（1～3题共用题干）
患者，男，35岁，屠宰工人。因突起发热、头晕与头痛一周就诊。查体：体温39℃，眼结膜充血、轻度黄疸，腓肠肌有明显压痛。行显微镜凝聚试验检查，凝集效价为1∶800。注射大剂量青霉素治疗后出现寒战高热，血压下降。
1. 该患者最可能的诊断是（　　）
A. 回归热　　　B. 感冒　　　C. 肝炎
D. 莱姆病　　　E. 钩端螺旋体病
2. 该患者进行病原学检查的最适标本是（　　）
A. 尿液　　　B. 脑脊液　　　C. 外周血

D. 眼结膜分泌物　　E. 唾液
3. 该疾病病原体的主要传染源和储存宿主是（　　）
A. 猪和犬　　B. 羊和牛　　C. 鼠和犬
D. 牛和马　　E. 鼠和猪

【B型题】
（1～4题共用备选答案）
A. 梅毒螺旋体　　　　B. 钩端螺旋体
C. 伯氏疏螺旋体　　　D. 雅司螺旋体
E. 回归热疏螺旋体
1. TRUST试验和RPR试验可检测的螺旋体是（　　）
2. 基因组为两个环状染色体的螺旋体是（　　）
3. 传播媒介是硬蜱的螺旋体是（　　）
4. 仅感染人类的螺旋体是（　　）
（5～6题共用备选答案）
A. 金霉素　　　B. 磺胺类　　　C. 青霉素
D. 链霉素　　　E. 氯霉素
5. 治疗钩端螺旋体病首选（　　）
6. 目前治疗人类梅毒多采用（　　）

（三）判断题
1. 经梅毒螺旋体感染治愈后，机体可获得持久免疫力。（　　）
2. 钩端螺旋体病是人畜共患病。（　　）
3. 梅毒螺旋体能够通过胎盘。（　　）

（四）问答题
1. 简述钩端螺旋体病传播方式和致病过程。
2. 简述获得性梅毒病程分期及各期主要临床特点。

五、复习思考题参考答案和解析

（一）名词解释

1. 螺旋体：是一类细长、柔软、弯曲、运动活泼的原核细胞型微生物，生物学地位介于细菌与原虫之间。螺旋体的基本结构及生物学性状与细菌相似，如有原始核质、类似革兰氏阴性菌的细胞壁、二分裂方式繁殖及对多种抗生素敏感等，故生物分类学上将螺旋体列入广义的细菌学范畴。
2. 硬下疳：梅毒螺旋体经皮肤或黏膜感染后，局部出现质地较硬的软骨样无痛性病灶，称为硬下疳。为一期梅毒典型症状，多见于外生殖器，其溃疡渗出液中有大量梅毒螺旋体，传染性极强。
3. 赫氏反应：指部分钩端螺旋体病患者在使用青

霉素治疗时，在注射后出现寒战、高热和低血压，少数病人甚至出现抽搐、休克、呼吸和心搏骤停的现象，称为赫氏反应。此现象可能与钩端螺旋体被青霉素杀灭后所释放的大量毒性物质有关。

（二）选择题

【A₁型题】

1. D。螺旋体革兰染色阴性，但不易着色。镀银染色效果较好，菌体被染成金黄色或棕褐色。
2. E。钩端螺旋体病是一种典型的自然疫源性传染病，由于地理环境和宿主动物分布差异，不同国家或地区优势流行的致病性钩端螺旋体基因种以及血清群、型可有显著差异。人类通过接触疫水或疫土而被感染。
3. C。苍白密螺旋体苍白亚种俗称梅毒螺旋体，是人类梅毒病原体。
4. B。人类莱姆病的病原体是伯氏疏螺旋体。
5. B。一期梅毒患者典型临床症状是无痛硬下疳，其渗出液中含有大量梅毒螺旋体。
6. D。梅毒螺旋体不能在无生命人工培养基上生长繁殖。
7. B。钩端螺旋体血清学诊断以显微镜凝聚试验（MAT）最为经典和常用。

【A₂型题】

1. B。患者生殖器皮下有软骨样硬块，表面有渗出物并发生溃疡，压之不痛，此为无痛硬下疳，是一期梅毒典型表现。再考虑其有不洁性交史，故其最可能的诊断是梅毒。
2. D。右背皮肤有暗红色椭圆形斑块，中央颜色较深，考虑为移行性红斑。患者有发热、头痛、肌肉及关节疼痛、淋巴结肿大等症状，结合患者的职业，故其最可能的诊断是莱姆病。

【A₃型题】

1. E。发热、眼结膜充血、轻度黄疸、腓肠肌压痛是钩端螺旋体病的主要临床表现，行显微镜凝集试验检查，凝集效价为1:800具有诊断意义，再考虑患者的职业，故患者最可能的诊断是钩端螺旋体病。
2. C。钩端螺旋体感染机体之后，早期会入血，形成钩端螺旋体血症，两周之后会进入肾脏，通过尿液排出。故该患者进行病原学检查的最适标本是外周血。
3. E。钩端螺旋体病是一种典型的人畜共患病。全世界至少发现200余种动物可携带致病性钩端螺旋体，其中以黑线姬鼠及猪、牛等家畜为主要储存宿主。

【B型题】

1. A。TRUST试验和RPR试验为非梅毒螺旋体抗原试验，常用于梅毒初筛。
2. B。钩端螺旋体的基因组有大、小两个环状染色体。
3. C。伯氏疏螺旋体的主要传播媒介是硬蜱。
4. A。梅毒螺旋体仅感染人类并引起梅毒。
5. C。钩端螺旋体病的治疗首选青霉素，至今尚未发现钩端螺旋体对青霉素有耐药性。
6. C。梅毒确诊后，应尽早予以彻底治疗，目前多采用青霉素类药物治疗3个月至1年，以血清抗体转阴为治愈指标，且治疗结束后需定期复查。

（三）判断题

1. F。梅毒的免疫为传染性免疫或有菌免疫，若体内梅毒螺旋体被清除，免疫力也随之消失。
2. T。钩端螺旋体病是一种典型的人畜共患病。动物感染钩端螺旋体后，大多呈隐性或轻症感染，少数家畜感染后可引起流产。
3. T。梅毒螺旋体可以通过胎盘引起胎儿的全身感染。

（四）问答题

1. 传播方式：钩端螺旋体可在感染动物中长期生存并持续从尿液中排出，直接或经土壤间接污染水源（疫水）形成自然疫源地，人类通过接触疫水而被感染。

钩端螺旋体致病过程

- 1. 患者接触疫水。
- 2. 致病性钩端螺旋体迅速通过破损或完整的皮肤、黏膜侵入人体。
- 3. 经淋巴系统或直接进入血流引起钩端螺旋体血症。
  > 病人出现中毒性败血症症状，如发热、乏力、头痛、腓肠肌疼痛、眼结膜充血、浅表淋巴结肿大等体征。
- 4. 钩端螺旋体随血流侵入肝、脾、肾、肺、心、淋巴结和中枢神经系统等，引起相关脏器和组织损害并出现相应体征。
  > 因感染的钩端螺旋体血清型、毒力和数量不同以及宿主免疫力差异，感染者临床表现差异很大。轻症者似流感，重症者可有明显的肺、肝、肾及中枢神经系统损害，出现肺出血、黄疸、弥散性血管内凝血、休克，甚至死亡。

2. 获得性梅毒的感染过程临床上分为三期，表现为发作、潜伏和再发作交替的现象。

获得性梅毒

- 一期梅毒
  - 局部出现无痛性硬下疳，多见于外生殖器，也可见于肛门、直肠和口腔
  - 溃疡渗出液中有大量梅毒螺旋体，传染性极强
  - 此期持续1～2个月，硬下疳可自愈

- 二期梅毒
  - 全身皮肤及黏膜出现梅毒疹，主要见于躯干及四肢
  - 周身淋巴结肿大，有时累及骨、关节、眼及中枢神经系统
  - 在梅毒疹和淋巴结中有大量梅毒螺旋体，传染性强
  - 二期梅毒病人如不治疗，一般3周至3个月后上述体征也可消退，其中多数病人发展成三期梅毒

- 三期梅毒
  - 病人出现全身性梅毒损害，主要表现为结节性梅毒疹和树胶肿
  - 结节性梅毒疹出现较早，常呈环状或蛇行状结节群，新旧损害此起彼伏，迁延多年
  - 树胶肿出现较晚，质地硬如树胶，可逐渐增大，坏死后形成边界清晰、基底凹凸不平的肉红色溃疡，愈合缓慢
  - 此期病灶内梅毒螺旋体数量很少，传染性小但破坏性大、病程长，疾病损害呈进展和消退交替出现

（黄华伟　张芸娇）

第二十二章　病毒的基本性状

一、学习目标

(一)知识目标

1. 能够应用病毒及病毒体的基本概念。
2. 能够描述病毒的结构。
3. 能够阐述病毒的化学组成和各组分的功能、复制周期的概念和生物合成阶段；病毒灭活的概念；亚病毒的概念和分类。

(二)技能目标

1. 能够绘制病毒结构图。
2. 能够列表说明病毒的化学组成及各组分的功能。
3. 能够绘制病毒复制周期流程图。

(三)情感、态度和价值观目标

1. 能形成对病毒的准确理解。
2. 能将本章节内容作为后续学习的基础理论，横向及纵向联系相关学科知识。
3. 能坚持理论联系临床，尝试将病毒结构特点与致病机制及症状、体征进行关联。
4. 能重视病毒感染的危害，为理性、客观地看待病毒性疾病的发生、发展及转归打下基础。

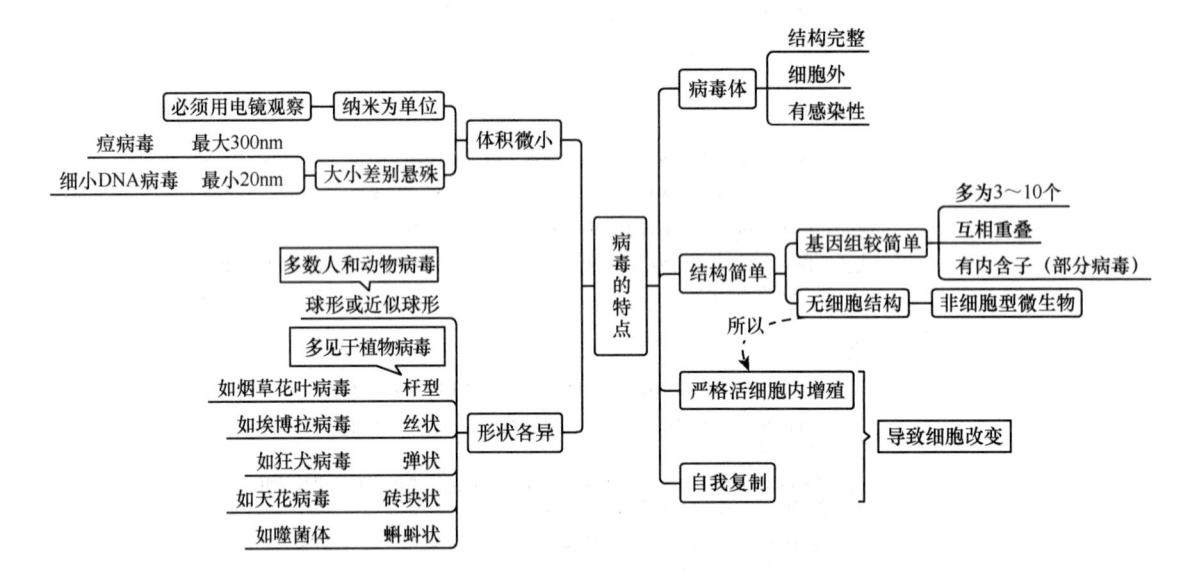

二、思维导图

病毒的特点
- 体积微小
  - 必须用电镜观察 —— 纳米为单位
  - 大小差别悬殊
    - 痘病毒　最大300nm
    - 细小DNA病毒　最小20nm
- 形状各异
  - 多数人和动物病毒　球形或近似球形
  - 多见于植物病毒
    - 如烟草花叶病毒　杆型
    - 如埃博拉病毒　丝状
    - 如狂犬病毒　弹状
    - 如天花病毒　砖块状
    - 如噬菌体　蝌蚪状
- 病毒体
  - 结构完整
  - 细胞外
  - 有感染性
- 结构简单
  - 基因组较简单
    - 多为3～10个
    - 互相重叠
    - 有内含子（部分病毒）
  - 无细胞结构 —— 非细胞型微生物
- 严格活细胞内增殖（所以）
- 自我复制
- 导致细胞改变

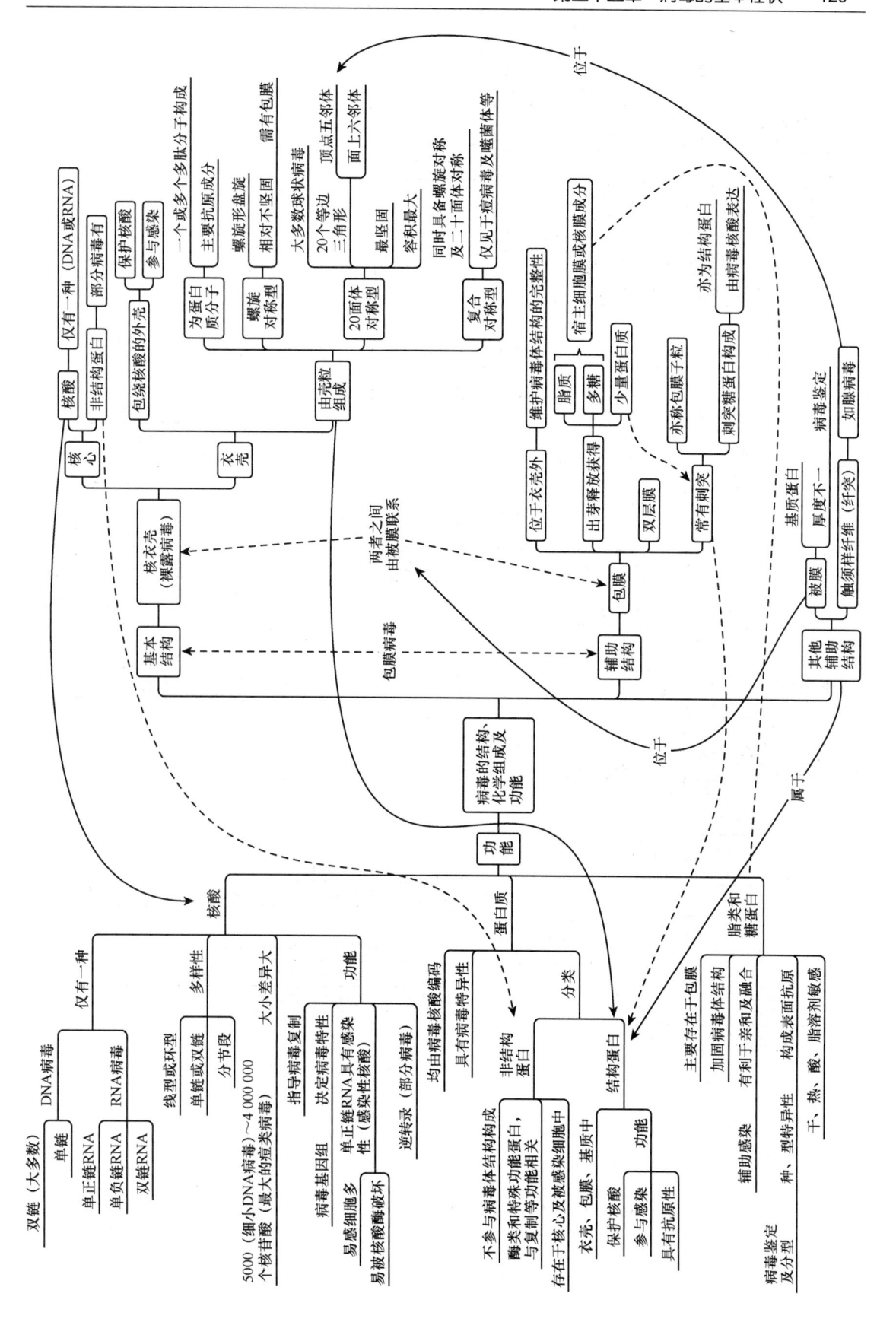

第二十二章 病毒的基本性状

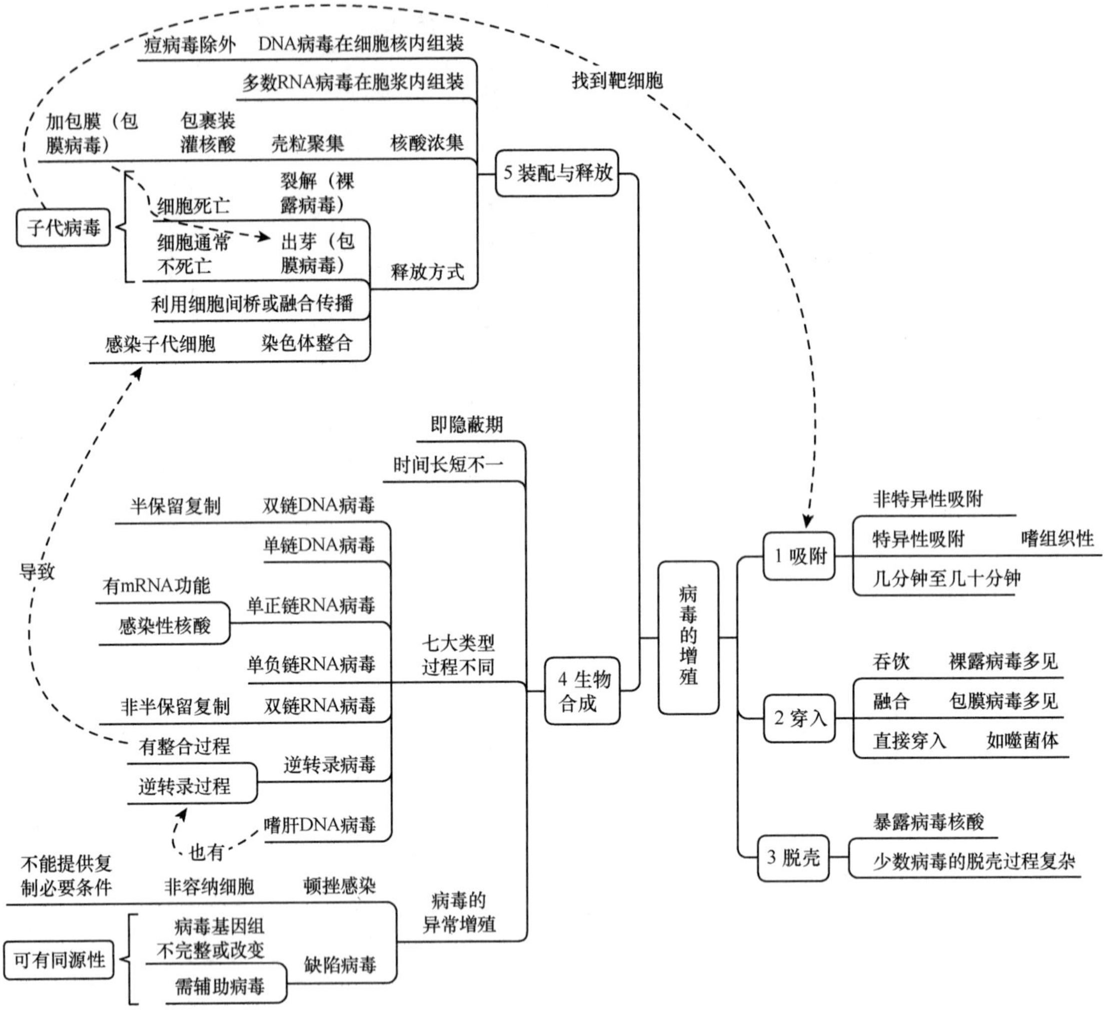
病毒的增殖
1 吸附
非特异性吸附
特异性吸附
嗜组织性
几分钟至几十分钟
2 穿入
吞饮
裸露病毒多见
融合
包膜病毒多见
直接穿入
如噬菌体
3 脱壳
暴露病毒核酸
少数病毒的脱壳过程复杂
4 生物合成
即隐蔽期
时间长短不一
七大类型过程不同
半保留复制
双链DNA病毒
单链DNA病毒
有mRNA功能
感染性核酸
单正链RNA病毒
单负链RNA病毒
非半保留复制
双链RNA病毒
有整合过程
逆转录过程
逆转录病毒
嗜肝DNA病毒
也有
病毒的异常增殖
不能提供复制必要条件
非容纳细胞
顿挫感染
可有同源性
病毒基因组不完整或改变
需辅助病毒
缺陷病毒
5 装配与释放
痘病毒除外
DNA病毒在细胞核内组装
多数RNA病毒在胞浆内组装
加包膜（包膜病毒）
包裹装灌核酸
壳粒聚集
核酸浓集
子代病毒
细胞死亡
裂解（裸露病毒）
细胞通常不死亡
出芽（包膜病毒）
释放方式
利用细胞间桥或融合传播
感染子代细胞
染色体整合
导致
找到靶细胞

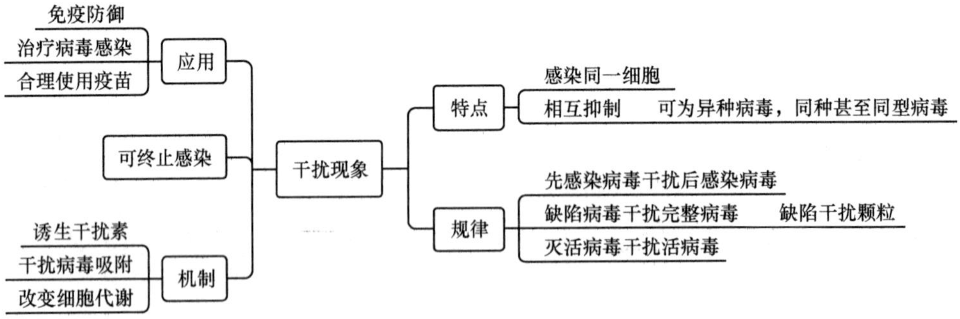
干扰现象
应用
免疫防御
治疗病毒感染
合理使用疫苗
可终止感染
机制
诱生干扰素
干扰病毒吸附
改变细胞代谢
特点
感染同一细胞
相互抑制
可为异种病毒，同种甚至同型病毒
规律
先感染病毒干扰后感染病毒
缺陷病毒干扰完整病毒
缺陷干扰颗粒
灭活病毒干扰活病毒

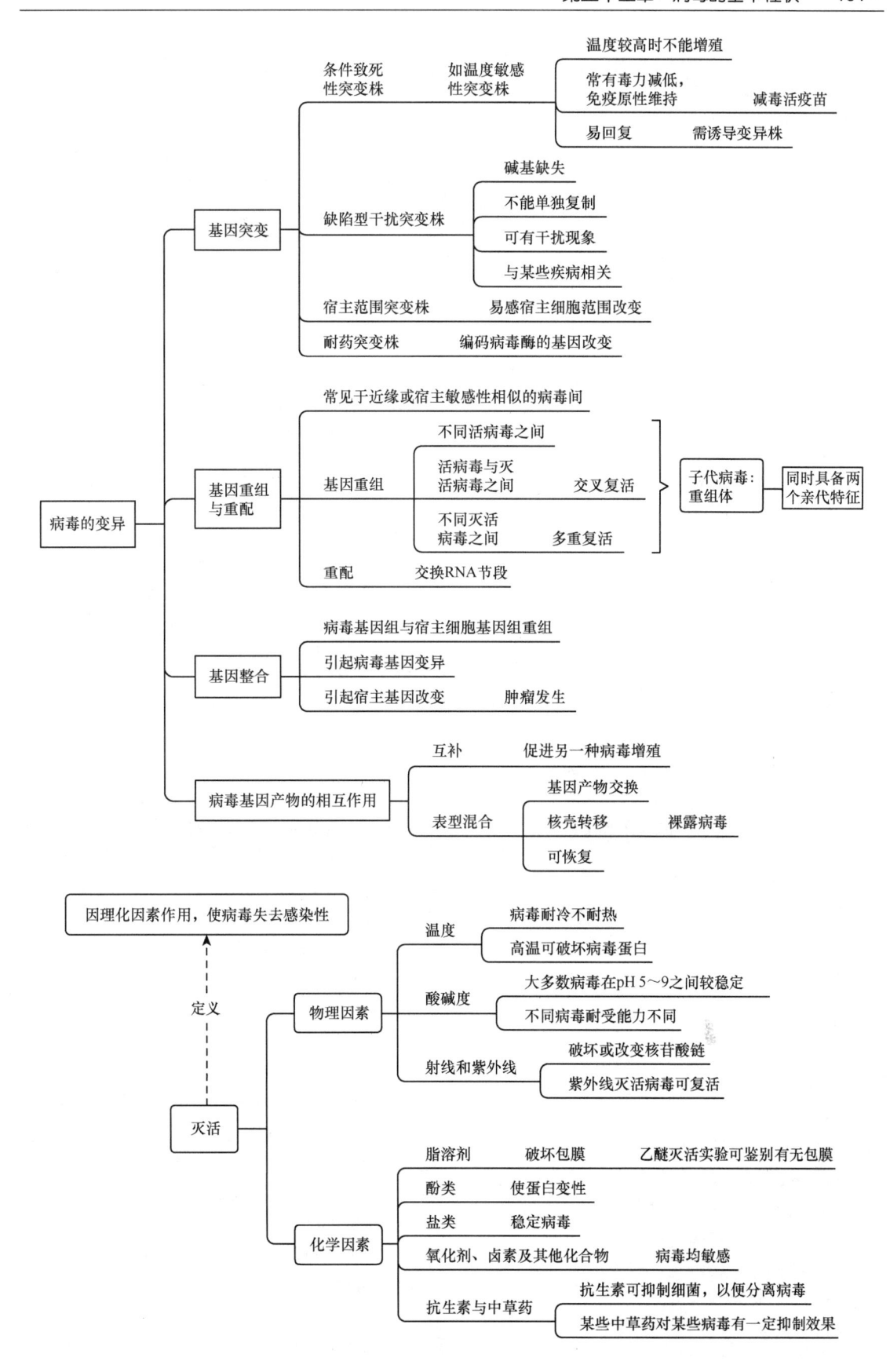

```
                                            ┌─ 温度较高时不能增殖
                          ┌─ 条件致死    ┌─ 如温度敏感  ├─ 常有毒力减低,
                          │  性突变株    │  性突变株    │  免疫原性维持    减毒活疫苗
                          │              │             └─ 易回复     需诱导变异株
                          │              ┌─ 碱基缺失
              ┌─ 基因突变 ├─ 缺陷型干扰突变株 ├─ 不能单独复制
              │           │              ├─ 可有干扰现象
              │           │              └─ 与某些疾病相关
              │           ├─ 宿主范围突变株   易感宿主细胞范围改变
              │           └─ 耐药突变株       编码病毒酶的基因改变
              │
              │           ┌─ 常见于近缘或宿主敏感性相似的病毒间
              │           │              ┌─ 不同活病毒之间
              │           │              ├─ 活病毒与灭
  病毒的变异 ─┼─ 基因重组  ├─ 基因重组   │  活病毒之间    交叉复活      子代病毒：  同时具备两
              │   与重配   │              └─ 不同灭活                     重组体      个亲代特征
              │           │                 病毒之间    多重复活
              │           └─ 重配    交换RNA节段
              │
              │           ┌─ 病毒基因组与宿主细胞基因组重组
              ├─ 基因整合 ├─ 引起病毒基因变异
              │           └─ 引起宿主基因改变   肿瘤发生
              │
              │                                ┌─ 互补     促进另一种病毒增殖
              └─ 病毒基因产物的相互作用        │           ┌─ 基因产物交换
                                                └─ 表型混合├─ 核壳转移    裸露病毒
                                                           └─ 可恢复

  ┌─ 因理化因素作用，使病毒失去感染性┐
  │                                  │
  │              定义                │           ┌─ 温度      ┌─ 病毒耐冷不耐热
  │                                  ↑           │            └─ 高温可破坏病毒蛋白
  │                                  │           │
  │                               ┌─ 物理因素 ──┼─ 酸碱度    ┌─ 大多数病毒在pH 5～9之间较稳定
  │                               │              │            └─ 不同病毒耐受能力不同
  └─ 灭活 ───────────────────────┤              │
                                  │              └─ 射线和紫外线  ┌─ 破坏或改变核苷酸链
                                  │                               └─ 紫外线灭活病毒可复活
                                  │
                                  │              ┌─ 脂溶剂       破坏包膜      乙醚灭活实验可鉴别有无包膜
                                  │              ├─ 酚类         使蛋白变性
                                  └─ 化学因素 ──┼─ 盐类         稳定病毒
                                                 ├─ 氧化剂、卤素及其他化合物    病毒均敏感
                                                 └─ 抗生素与中草药  ┌─ 抗生素可抑制细菌，以便分离病毒
                                                                    └─ 某些中草药对某些病毒有一定抑制效果
```

病毒的分类（思维导图）

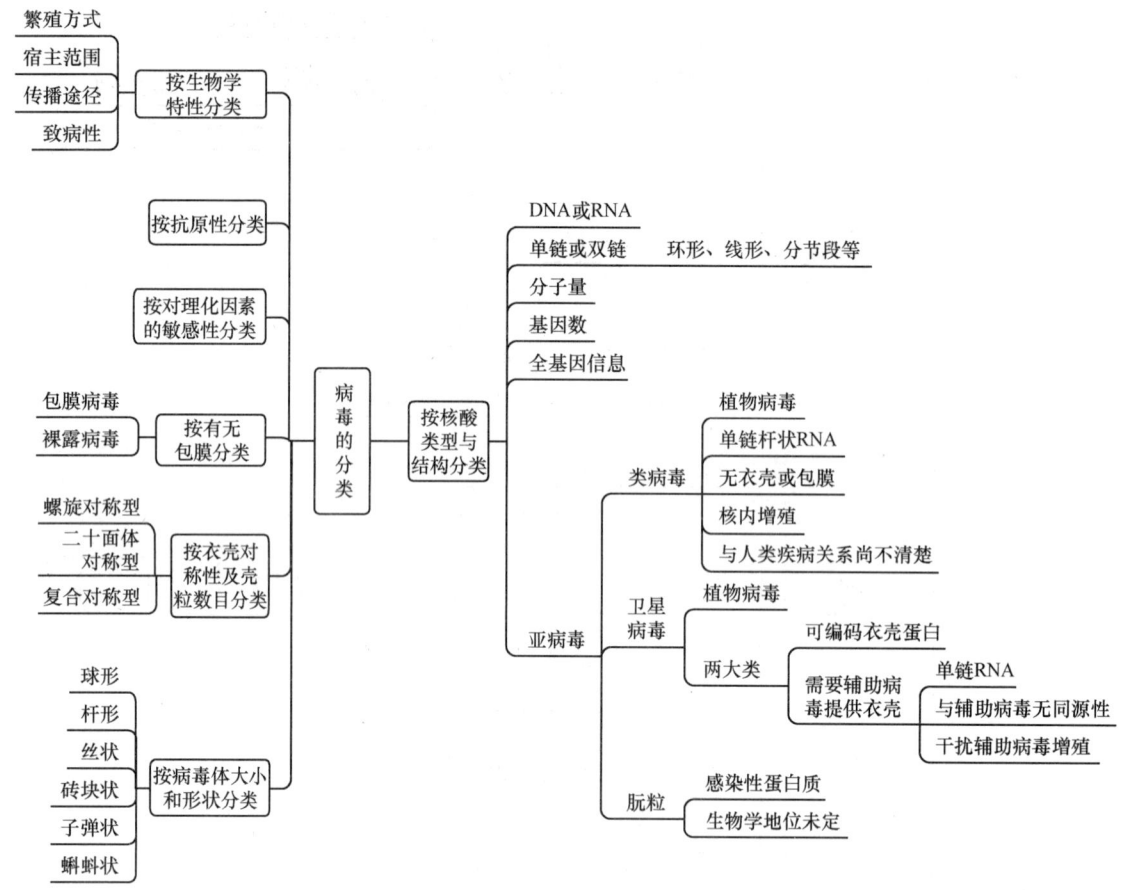

按生物学特性分类：繁殖方式、宿主范围、传播途径、致病性

按抗原性分类

按对理化因素的敏感性分类

按有无包膜分类：包膜病毒、裸露病毒

按衣壳对称性及壳粒数目分类：螺旋对称型、二十面体对称型、复合对称型

按核酸类型与结构分类：
- DNA或RNA
- 单链或双链
- 环形、线形、分节段等
- 分子量
- 基因数
- 全基因信息

按病毒体大小和形状分类：球形、杆形、丝状、砖块状、子弹状、蝌蚪状

亚病毒：
- 类病毒：植物病毒、单链杆状RNA、无衣壳或包膜、核内增殖、与人类疾病关系尚不清楚
- 卫星病毒：植物病毒，两大类（可编码衣壳蛋白；需要辅助病毒提供衣壳），单链RNA，与辅助病毒无同源性，干扰辅助病毒增殖
- 朊粒：感染性蛋白质、生物学地位未定

要点口诀：病毒没有细胞体，核心衣壳与包膜，核酸类型仅一种，胞内寄生很专一，复制周期来增殖，遗传变异四方式，亚病毒分三类别，朊粒卫星类病毒。

三、英汉名词对照

1. virus 病毒
2. acellular microorganism 非细胞型微生物
3. virion 病毒体
4. core 核心
5. capsid 衣壳
6. nucleocapsid 核衣壳
7. envelope 包膜
8. enveloped virus 包膜病毒
9. spike 刺突
10. naked virus 裸露病毒
11. capsomere 壳粒
12. morphologic subunit 形态亚单位
13. helical symmetry 螺旋对称
14. icosahedral symmetry 二十面体对称
15. penton 五邻体
16. hexon 六邻体
17. complex symmetry 复合对称型
18. peplomere 包膜子粒
19. glycoprotein, gp 糖蛋白
20. antennal fiber 触须样纤维
21. parvovirus 细小病毒
22. circovirus 环状病毒
23. reovirus 呼肠孤病毒
24. bornavirus 博尔纳病毒
25. infectious RNA 感染性 RNA
26. viral attachment protein，VAP 病毒吸附蛋白
27. hemagglutinin，HA 血凝素
28. anchor 锚定
29. self-replication 自我复制
30. replication cycle 复制周期
31. eclipse period 隐蔽期
32. adsorption 吸附
33. penetration 穿入
34. endocytosis 胞吞

35. fusion 融合
36. uncoating 脱壳
37. biosynthesis 生物合成
38. replicative intermediate，RI 复制中间体
39. provirus 前病毒
40. assembly maturation and release 装配与释放
41. abortive infection 顿挫感染
42. non-permissive cell 非允许细胞
43. permissive cell 允许细胞
44. defective virus 缺陷病毒
45. helper virus 辅助病毒
46. adeno-associated virus 腺相关病毒
47. hepatitis D virus 丁型肝炎病毒
48. interference 干扰
49. defective interfering particle，DIP 缺陷干扰颗粒
50. exon 外显子
51. intron 内含子
52. mutant 突变体
53. conditional lethal mutant 条件致死突变体
54. temperature sensitive mutant，ts 温度敏感突变体
55. variant 变异体
56. defective interference mutant，DIM 缺陷型干扰突变体
57. host-range mutant 宿主范围突变体
58. drug-resistant mutant 耐药突变体
59. gene recombination 基因重组
60. recombinant 重组体
61. reassortment 重配
62. crossing reactivation 交叉复活
63. multiplicity reactivation 多重复活
64. gene integration 基因整合
65. complementation 互补作用
66. phenotypic mixing 表型混合
67. transcapsidation 核壳转移
68. inactivation 灭活
69. International Committee on Taxonomy of Viruses，ICTV 国际病毒分类委员会
70. subvirus 亚病毒
71. viroid 类病毒
72. satellite virus 卫星病毒
73. virusoid 拟病毒
74. prion 朊粒

四、复习思考题

（一）名词解释

1. virion
2. 病毒复制周期
3. 顿挫感染
4. 缺陷病毒
5. 干扰现象
6. 非允许细胞
7. 隐蔽期
8. 重组体
9. 重配
10. 交叉复活
11. 多重复活
12. 灭活
13. 亚病毒

（二）选择题

【A₁ 型题】

1. 关于病毒，以下说法正确的是（　　）
A. 二分裂繁殖　　　　B. 以微米为测量单位
C. 仅有一种核酸　　　D. 大小差异不显著
E. 可在特殊的琼脂培养基上增殖

2. 病毒体是指（　　）
A. 有包膜的病毒颗粒
B. 病毒的所有形式
C. 已经完成脱壳的病毒
D. 有感染性的完整病毒颗粒
E. 已经完成整合的病毒基因片段

3. 以下能通过细菌滤器且对抗生素不敏感的是（　　）
A. 细菌　　　B. 支原体　　　C. 衣原体
D. 立克次体　　　E. 病毒

4. 多数人和动物病毒呈现的形态是（　　）
A. 球形　　　B. 杆形　　　C. 砖形
D. 丝状　　　E. 子弹形

5. 以下方法不能观察病毒的是（　　）
A. 电子显微镜　　　　B. 光学显微镜
C. 超级离心沉淀　　　D. 分级超过滤
E. X 晶体衍射技术

6. 病毒的基本结构是（　　）
A. 核心和包膜　　　　B. 核酸及功能性蛋白
C. 核衣壳和包膜　　　D. 核心和衣壳
E. 壳粒和包膜

7. 裸露病毒必定缺乏的结构是（　　）
A. 核酸　　　　　　B. 功能性蛋白
C. 包膜　　　　　　D. 衣壳　　　　E. 壳粒

8. 关于衣壳，以下选项不正确的是（　　）
A. 由壳粒构成　　　　B. 有对称性
C. 化学成分为蛋白质　D. 有抗原性
E. 复合型对称最为坚固

9. 关于包膜，以下选项正确的是（　　）
A. 裂解释放时获得　　B. 表面可有刺突
C. 均为组装时获得的核膜　D. 含有大量蛋白质
E. 位于被膜与衣壳之间

10. 关于刺突的描述，以下选项正确的是（　　）
A. 亦称为包膜子粒　　B. 由基质蛋白构成
C. 用于连接包膜和衣壳　D. 不同病毒刺突相同
E. 只有裸露病毒才有

11. 关于病毒核酸，以下选项不正确的是（　　）
A. 一种病毒只含有一种核酸　B. 大小差异不大
C. 可具有感染性　　　　D. 基因组会重叠
E. 不一定有内含子

12. 以下关于感染性病毒核酸的说法正确的是（　　）
A. 单负链 RNA 有感染性
B. 逆转录病毒能整合，所以其核酸也有感染性
C. 感染性核酸抵抗力强
D. 不受衣壳蛋白及宿主受体限制
E. 感染性比完整病毒强

13. 病毒蛋白的特点是（　　）
A. 在病毒结构中占比极小
B. 均由病毒基因组编码
C. 功能性蛋白的主要功能是构成衣壳
D. 只存在于病毒体内
E. 不参与病毒感染

14. 病毒蛋白的功能不包括（　　）
A. 具有特异性吸附功能　B. 具有锚定功能
C. 具有酶活性　　　　　D. 缺乏免疫原性
E. 损伤宿主细胞

15. 以下说法不正确的是（　　）
A. 包膜成分不参与病毒感染
B. 包膜脂质与细胞膜脂质同源
C. 包膜中的脂质可加固病毒体的结构
D. 包膜对干、热敏感
E. 乙醚可用来鉴定病毒有无包膜

16. 病毒的增殖方式是（　　）
A. 二分裂增殖　　　　B. 有丝分裂增殖

C. 自我复制增殖　　　D. 出芽增殖　　E. 孢子增殖

17. 人和动物病毒的复制周期依次包括（　　）
A. 吸附，脱壳，穿入，核酸复制，装配与释放
B. 穿入，吸附，脱壳，生物合成，装配与释放
C. 装配与释放，吸附，穿入，脱壳，核酸复制
D. 脱壳，吸附，穿入，生物合成，装配与释放
E. 吸附，穿入，脱壳，生物合成，装配与释放

18. 关于病毒吸附，以下说法正确的是（　　）
A. 病毒吸附蛋白与受体的吸附没有特异性
B. 病毒吸附蛋白与受体是组织亲嗜性的唯一因素
C. 某些病毒可存在于多种组织却不能感染所有携带受体的细胞
D. 裸露病毒没有包膜所以无法感染人类细胞
E. 细胞受体数量不同，但吸附时间一致

19. 以下叙述正确的是（　　）
A. 包膜病毒多以吞饮的方式穿入易感细胞
B. 融合是指病毒包膜与细胞膜发生融合
C. 裸露病毒多采用直接穿入的方式进入细胞
D. 多数病毒的脱壳过程都很复杂
E. 全部病毒都自带脱壳酶

20. 以下说法正确的是（　　）
A. 隐蔽期是指血清中测不到病毒抗原
B. 隐蔽期是指血清中测不到病毒抗体
C. 完成穿入以后就进入隐蔽期
D. 隐蔽期内宿主细胞内找不到病毒颗粒
E. 所有病毒的隐蔽期长短一致

21. 以下选项中，正确的是（　　）
A. 所有 DNA 病毒都在细胞核内合成 DNA
B. 病毒复制合成的早期蛋白都是结构蛋白
C. 单正链 RNA 本身具有 mRNA 的功能
D. 单负链 RNA 病毒核心内没有功能性蛋白
E. 双链 RNA 病毒的复制完全遵循半保留复制原则

22. 关于逆转录病毒的复制，以下选项正确的是（　　）
A. 以负链 RNA 为模板获得互补的正链 DNA
B. 为完成逆转录过程，进入细胞后首先需表达逆转录酶
C. 双链 DNA 形成后仍然保留模板 RNA 链
D. 双链 DNA 储存在宿主细胞胞浆中，称为原病毒
E. 原病毒可转录出 mRNA 和子代 RNA

23. 以下说法正确的是（　　）
A. 因病毒不完整导致的感染异常为顿挫感染
B. 能被感染但不能支持病毒复制的细胞是非允许细胞

C. 子代病毒出芽释放后细胞会很快死亡
D. 干扰素是造成顿挫感染的重要机制
E. 缺损病毒只是针对某些特定细胞才表现为不能感染

24. 关于病毒灭活，正确的是（ ）
A. 灭活就是杀死病毒，使之不能复制
B. 用药物阻断病毒的新陈代谢
C. 灭活的病毒结构损毁，所有特性均消失
D. 灭活病毒就是用理化因素使之失去感染性
E. 病毒对化学因素的抵抗力一般比细菌弱

25. 关于理化因素对病毒的影响，以下选项正确的是（ ）
A. 大多数病毒耐冷不耐热
B. 所有病毒对 pH 低于 5.0 的环境均不耐受
C. 射线可导致酶类失活而使病毒灭活
D. 乙醇灭活实验可鉴别包膜病毒与裸露病毒
E. 现有抗生素对某些病毒有抑制作用

【A_2 型题】

1. 伤者张某，在动物救助站工作，因被救助的猫咬伤右手食指就医。追问病史时得知该猫携带猫免疫缺陷病毒。但医生在处置伤口时并未做针对该病毒的紧急预防或治疗。请问该病毒不会感染人类的原因最可能是（ ）
A. 人类免疫力强大，可快速消灭病毒
B. 猫的唾液不含有该病毒
C. 该病毒不具有传染性
D. 创口太浅表，肯定不会传染
E. 人类细胞没有该病毒可吸附的受体

2. 患者赵某，慢性乙肝患者，因肝区疼痛加重就诊。实验室检查显示 HDV 抗原、抗体均为阳性。诊断为慢性乙肝重叠感染丁型肝炎病毒。请问 HDV 在 HBV 感染后才能感染患者的原因是（ ）
A. 因为 HBV 与 HDV 发生了基因整合
B. 因为 HBV 与 HDV 发生了交叉复活
C. 因为 HBV 是 HDV 的辅助病毒
D. 因为 HBV 与 HDV 发生了表型混杂
E. 因为 HBV 与 HDV 发生了多重复活

3. 伤者杨某，因在农场玩耍时被附近果园突然冲出的看门狗咬伤而就诊。在医生对其进行清创处理，接种了狂犬疫苗及免疫球蛋白后，病人提出想顺便接种新冠疫苗。但医生拒绝了伤者的要求并建议其 14 天后再接种新冠疫苗。请问医生提出该建议的最主要原因是（ ）
A. 同时接种两种疫苗可能会导致核壳转移
B. 同时接种两种疫苗可能会导致多重复活
C. 同时接种两种疫苗可能会导致基因重配
D. 同时接种两种疫苗可能会导致干扰现象
E. 同时接种两种疫苗可能会导致顿挫感染

【A_3 型题】

（1～2 题共用题干）
患者孙某，因受寒出现头痛、高热、咳嗽、浑身酸痛等症状就诊。经实验室检查，确认其为禽流感病毒感染导致流行性感冒。为避免传染亲属，医生强调看护人必须佩戴口罩，勤用肥皂洗手。

1. 请问，流感病毒作为包膜病毒可以被肥皂灭活的最重要原因是（ ）
A. 肥皂可以覆盖病毒刺突，阻断吸附
B. 肥皂可以破坏脂质，破坏包膜
C. 肥皂可以使病毒蛋白变性使感染失败
D. 肥皂可以导致病毒核酸断裂，使复制失败
E. 肥皂可以破坏病毒携带的酶蛋白使感染失败

2. 禽流感病毒原本以禽类为感染对象，之所以会在人类间传播是因为（ ）
A. 病毒发生了抗原性变异
B. 病毒发生了营养要求变异
C. 病毒发生了温度敏感性变异
D. 病毒发生了宿主范围变异
E. 病毒发生了非特异性抑制物敏感性变异

【A_4 型题】

（1～4 题共用题干）
患者李某，男，因反复发生肺部感染及口腔真菌感染就诊。患者自述体重减轻，持续性腹泻，偶有便血，时常感到头晕。查体可见全身多处淋巴结肿大，质地坚实，可活动，无压痛。实验室检查显示 $CD4^+T$ 淋巴细胞耗竭，HIV 抗体阳性。接诊医生诊断为 HIV 感染，艾滋病期。

1. 请问 $CD4^+T$ 淋巴细胞耗竭的最重要原因是（ ）
A. 该细胞携带 HIV 能识别的受体从而成为靶细胞
B. 该细胞积极参与免疫应答消耗过多
C. 该细胞发生自噬现象，大量被破坏
D. 该细胞的生成出现异常，没有新细胞补充
E. 该细胞发生变异，无法被检测到

2. 治疗患者时给予的一类药物为逆转录酶抑制剂。请问使用该药物的原因是（ ）
A. 阻断单负链 RNA 合成互补的 DNA 链，抑制病毒复制
B. 阻断单正链 RNA 合成互补的 RNA 链，抑制病

毒复制
C. 阻断单链 DNA 合成互补的 RNA 链,抑制病毒复制
D. 阻断单链 DNA 合成互补的 DNA 链,抑制病毒复制
E. 阻断单正链 RNA 合成互补的 DNA 链,抑制病毒复制

3. 对于患者李某采用的治疗方案中,有一类药物为蛋白酶抑制剂,请问该药物的主要作用机制是（　　）
A. 破坏病毒表面蛋白,阻断病毒的吸附
B. 破坏病毒脱壳相关的酶,阻断病毒脱壳
C. 破坏生物合成相关的蛋白酶,干扰核酸复制
D. 阻止大的蛋白降解为小的蛋白,使子代病毒无法组装和成熟
E. 抑制刺突形成,使子代病毒不完整没有感染性

4. 医生嘱咐李某服药需要规律且长期坚持,因为 HIV 一旦感染就终身携带。请问无法清除病毒的最重要原因是（　　）
A. 该病毒缺乏抗原性,无法被清除
B. 病人免疫功能被破坏,无法清除病毒
C. 没有特效药物可以阻断病毒复制,导致持续感染
D. 该病毒会潜伏感染,潜伏期无法激活免疫应答
E. 该病毒基因组会整合到宿主细胞染色体上

【B 型题】
（1~4 题共用备选答案）
A. 核心　　　　　B. 基质蛋白
C. 刺突　　　　　D. 包膜　　　　E. 壳粒
1. 可能携带整合酶的结构是（　　）
2. 含有脂质双层的结构是（　　）
3. 呈对称性排列的是（　　）
4. 具有跨膜和锚定功能的是（　　）
（5~7 题共用备选答案）
A. 吸附　　　　　B. 穿入　　　　C. 脱壳
D. 生物合成　　　E. 装配与释放
5. 形成前病毒的阶段是（　　）
6. 决定病毒感染具有特异性的阶段是（　　）
7. 暴露病毒核酸的阶段是（　　）
（8~10 题共用备选答案）
A. 干扰现象　　　B. 顿挫感染
C. 互补作用　　　D. 基因突变
E. 核壳转移
8. 感染同一细胞的两种缺损病毒相互提供复制必要产物属于（　　）

9. 感染同一细胞的裸露病毒之间衣壳装配错误属于（　　）
10. 感染同一细胞的同型病毒之间可发生（　　）
（11~13 题共用备选答案）
A. 基因整合　　　B. 重组体　　　C. 重配
D. 交叉复活　　　E. 多重复活
11. 感染同一细胞的两种近缘灭活病毒因基因重组而出现感染性子代的现象称为（　　）
12. 可引起宿主细胞基因改变的是（　　）
13. 基因分节段的 RNA 病毒交换 RNA 节段被称为（　　）
（14~15 题共用备选答案）
A. 高温　　　　　B. 射线　　　　C. 强酸
D. 脂溶剂　　　　E. 盐类
14. 能使核苷酸链发生致死性断裂的是（　　）
15. 有稳定病毒,抵抗热灭活作用的是（　　）

【X 型题】
1. 以下会发生干扰现象的组合是（　　）
A. 异种病毒之间　　　B. 同种病毒之间
C. 灭活病毒对活病毒　D. 缺损病毒对完整病毒
E. 同型病毒之间
2. 以下哪些属于病毒产物的相互作用（　　）
A. 重配　　　　　　　B. 互补和加强作用
C. 整合　　　　　　　D. 表型混杂
E. 交叉复活
3. 以下因素主要通过破坏蛋白而达到灭活病毒目的的是（　　）
A. 液氮冷冻　　　　　B. 紫外线　　　C. 苯酚
D. 硫酸钠　　　　　　E. 高温加热
4. 以下属于病毒特点的是（　　）
A. 自我复制增殖　　　B. 有唯一的细胞器
C. 测量单位为皮米　　D. 严格活细胞内感染
E. 基因组重叠
5. 以下说法正确的有（　　）
A. 双链 RNA 病毒与双链 DNA 病毒的复制流程相同
B. 嗜肝 DNA 病毒也有逆转录过程
C. 逆转录病毒一定会发生整合
D. 病毒体必须脱去蛋白衣壳后核酸才能发挥作用
E. 单链 DNA 病毒分为单正链病毒和单负链病毒
6. 关于病毒的装配和释放正确的是（　　）
A. 大部分 RNA 病毒的装配在细胞核内完成
B. 包膜中的蛋白、脂质和糖类都来自宿主细胞
C. 裸露病毒的释放方式为细胞裂解,会导致宿主细胞死亡

D. 病毒可通过细胞间桥传播而不释放到细胞外
E. 包膜病毒出芽释放后细胞存活，对机体危害不大

（三）判断题

1. 辅助病毒帮助缺损病毒感染成功的现象被称为交叉复活。（　　）
2. 基因重组可以发生于两种已灭活的病毒之间。（　　）
3. 已灭活的病毒即使进行基因重组也不能成为有感染性的病毒。（　　）
4. 互补作用是指两种病毒相互提供对方复制需要的基因。（　　）
5. 表型混合产生的子代病毒性状十分稳定。（　　）

（四）问答题

1. 请描述病毒体的结构。
2. 请简述病毒的化学组成及其主要功能。
3. 何谓"灭活"？请简述理化因素对病毒的影响。

五、复习思考题参考答案和解析

（一）名词解释

1. virion：病毒体，是病毒在细胞外的典型结构形式，并有感染性，一个完整成熟的病毒颗粒称为病毒体。
2. 病毒复制周期：从病毒进入宿主细胞开始，经过基因组复制，到最后释放子代病毒的过程，称为一个复制周期（replicative cycle）。
3. 顿挫感染：病毒进入宿主细胞后，如细胞不能为病毒增殖提供所需要的酶、能量及必要的成分，则病毒就不能合成本身的成分，或者虽然合成部分或全部病毒成分，但不能组装和释放出有感染性的病毒颗粒，称为顿挫感染。
4. 缺陷病毒：指病毒基因组不完整或者因为某一基因位点改变，不能进行正常增殖，复制不出完整的有感染性的病毒颗粒，此病毒称为缺陷病毒。
5. 干扰现象：两种病毒感染同一细胞时，可发生一种病毒抑制另一种病毒增殖的现象，称为干扰现象。
6. 非允许细胞：不能为病毒复制提供必要条件的细胞称为非允许细胞。
7. 隐蔽期：用血清学方法和电镜检查宿主细胞，在生物合成阶段找不到病毒颗粒，故称为隐蔽期。
8. 重组体：两种病毒感染同一宿主细胞发生基因的交换，产生具有两个亲代特征的子代病毒，并能继续增殖，该变化称为基因重组，其子代病毒称为重组体。
9. 重配：对于基因分节段的 RNA 病毒，如流感病毒、轮状病毒等，通过交换 RNA 节段而进行基因重组的被称为重配。
10. 交叉复活：已灭活的病毒在基因重组中可成为具有感染性的病毒，如经紫外线灭活的病毒与另一近缘的活病毒感染同一宿主细胞时，经基因重组而使灭活病毒复活称为交叉复活。
11. 多重复活：当两种或两种以上的近缘病毒（病毒基因组的不同部位受损）感染同一细胞时，经过基因重组而出现感染性的子代病毒，称为多重复活。
12. 灭活：病毒受理化因素作用后，失去感染性称为灭活。
13. 亚病毒：自然界中还存在一类比病毒还小、结构更简单的微生物，称为亚病毒，包括类病毒、卫星病毒和朊粒，是一些非寻常病毒的致病因子。

（二）选择题

【A₁型题】

1. C。病毒以纳米为测量单位，专性活细胞内寄生，自我复制增殖，且只有一种核酸。
2. D。一个完整成熟的病毒颗粒称为病毒体，是病毒在细胞外的典型结构形式并有感染性。
3. E。病毒、支原体、衣原体可通过细菌滤器，但病毒对抗生素不敏感。1892年，俄国生物学家伊凡诺夫斯基（Dmitri Iosifovich Ivanovsky，1864—1920年，病毒学的创始人之一）在研究烟草花叶病时发现，感染的烟草叶提取液过滤后仍能感染其他花草。
4. A。多数人和动物病毒呈球形或近似球形。
5. B。病毒为纳米级别的微生物，光学显微镜放大倍数不够。1897~1898年，荷兰植物学家贝杰林克（Martinus Beijerinck）发现滤液确实能够感染健康的烟草，但是在光学显微镜下观察滤液样本却看不见任何可能是病原体的颗粒。直到1939年，西门子推出商用电子显微镜后，烟草花叶病毒的杆状外形才被柏林帝国生物学研究所的生物化学家古斯塔夫·阿道夫·考舍（Gustav Adolf Kausche，1901—1960年）及实习医生哈尔墨特·鲁斯卡（Helmut Ruska，1908—1973年）等确认。
6. D。病毒的基本结构为核衣壳，由核心及衣壳

7. C。仅有基本结构的病毒为裸露病毒，包膜为辅助结构，有包膜的病毒为包膜病毒。

8. E。二十面立体构成的外壳最为坚固，内部容积最大。

9. B。包膜包绕在衣壳外，是病毒以出芽方式释放时获得的宿主细胞膜或核膜，含有脂质、多糖及少量蛋白质。包膜表面常有刺突。

10. A。刺突由刺突糖蛋白构成。基质蛋白是位于衣壳外层和包膜内层之间的蛋白。

11. B。病毒核酸大小差异悬殊。

12. D。单正链RNA因可直接作为mRNA编码蛋白故被称为感染性核酸。逆转录病毒的基因整合过程与核酸感染性为不同的概念。感染性核酸不受衣壳蛋白和宿主细胞受体限制，易感细胞范围较广。但易被核酸酶等因素破坏。因此感染性比完整病毒要低。

13. B。蛋白质是病毒的主要组成部分，约占病毒体总重量的70%，由病毒基因组编码。病毒衣壳由结构蛋白构成，并参与病毒感染。功能性蛋白不作为结构蛋白参与病毒体的构成，主要是酶及特殊功能的蛋白。功能性蛋白也可存在于感染细胞中。

14. D。病毒蛋白质有能与宿主细胞表面受体发生特异性吸附的病毒吸附蛋白。纤维刺突能损伤宿主细胞。基质蛋白具有跨膜和锚定功能。功能性蛋白包括蛋白酶等酶类蛋白。结构性蛋白具有良好免疫原性和抗原性。

15. A。包膜上的刺突可构成病毒的吸附结构参与病毒感染。

16. C。病毒增殖以病毒核酸分子为模板进行复制，这种方式称为自我复制。

17. E。病毒复制周期的顺序是吸附，穿入，脱壳，生物合成，装配与释放。

18. C。病毒吸附蛋白与细胞受体吸附具有特异性，决定了病毒的不同嗜组织性和感染宿主的范围。病毒吸附蛋白与受体是组织亲嗜性的主要决定因素，但不是唯一决定因素。有些病毒可存在于多种组织中却不能感染全部携带受体的细胞。裸露病毒也有病毒吸附蛋白，只要能识别人类细胞受体就可能成功感染。不同病毒吸附过程可在几分钟到几十分钟内完成。

19. B。包膜病毒多以融合的方式进入细胞，裸露病毒多以吞饮的方式进入细胞。融合即指病毒包膜与细胞膜发生融合。多数病毒在穿入细胞时利用细胞溶酶体的作用脱壳（而非脱壳酶），少数病毒的脱壳过程比较复杂。

20. D。用血清学方法和电镜检查宿主细胞，在生物合成阶段宿主细胞内找不到病毒颗粒，故称为隐蔽期。

21. C。单正链RNA本身具有mRNA的功能，具有感染性。

22. E。逆转录病毒为单正链RNA病毒，进入细胞后在自带的逆转录酶作用下，以此RNA链为模板合成互补的负链DNA。随后RNA链水解，留下的负链DNA合成互补DNA链成为双链DNA，再整合到宿主DNA中，整合的病毒片段称为前病毒，再转录出子代RNA和mRNA。

23. B。见顿挫感染、非允许细胞、出芽方式释放及缺陷病毒的定义。

24. D。见灭活定义。

25. A。高温可使病毒蛋白变性，所以大多数病毒耐冷不耐热。大部分病毒在pH 5.0以下迅速灭活但是肠道病毒可稳定。射线引起核苷酸链发生致死性断裂而灭活病毒。脂溶剂中乙醚对包膜的破坏作用最大，所以可以用于鉴定病毒有无包膜。现有抗生素对病毒无抑制作用。

【A_2型题】

1. E。病毒吸附蛋白吸附宿主细胞具有特异性，人类细胞表面不携带猫获得性免疫缺陷病毒能识别的受体，因此该病毒不能感染人类。

2. C。HDV是缺陷病毒，其感染人类肝细胞时需要HBV辅助。这种辅助作用不涉及基因改变。而整合、重配、交叉复活和多重复活都是基因重组的过程。

3. D。两种病毒均为包膜病毒，不会导致核壳转移；新冠病毒为单正链RNA病毒，狂犬病毒为单负链RNA病毒，两者不属于近缘病毒，不会导致多重复活；两种病毒虽然均为RNA病毒，但都是不分节段的单链RNA，不会导致重配；两种疫苗同时接种同一机体可能会导致干扰现象，从而引起疫苗接种失败；顿挫感染是由非允许细胞引起的。本案例中的两种病毒均可成功感染人体并增殖，不会出现顿挫感染。

【A_3型题】

1. B。肥皂是一种脂溶剂，可破坏包膜结构而灭活病毒。

2. D。病毒吸附蛋白吸附识别受体的特异性决定了病毒可感染的宿主范围。但是某些病毒基因组的突变可导致病毒吸附蛋白识别的受体发生改变而影响病毒可感染的宿主范围。

【A₄型题】
1. A。CD4分子是HIV病毒吸附蛋白的识别受体，因此表达CD4分子的细胞会成为该病毒的靶细胞，从而直接或间接导致细胞大量死亡。
2. E。HIV为逆转录病毒，感染成功后在逆转录酶的作用下以病毒的单正链RNA为模板合成互补的DNA链。逆转录酶抑制剂就是抑制该过程以达到抑制病毒复制的目的。
3. D。病毒在合成衣壳蛋白时，首先合成一个大的蛋白，再由蛋白酶将其降解为若干个小的衣壳蛋白，为以后的组装做好准备。蛋白酶抑制剂的作用灭活了蛋白酶，不能形成衣壳蛋白，则病毒无法完成组装。
4. E。逆转录病毒在合成病毒的双链DNA以后，会将该DNA整合至宿主细胞染色体中，成为前病毒。一些前病毒极难清除，且产生的子代病毒不断感染新的目标细胞，最终导致感染者终身携带病毒。

【B型题】
1. A。整合酶为功能性蛋白，位于病毒核心结构中。
2. D。包膜为包绕在核衣壳外的脂质双层膜。
3. E。壳粒的排列方式为对称性，不同的病毒壳粒对称方式不同。
4. B。基质蛋白是连接衣壳蛋白和包膜蛋白的部分，多具有跨膜和锚定的功能。
5. D。前病毒是指整合入宿主基因组的病毒DNA，该过程发生于生物合成阶段。
6. A。病毒吸附蛋白与宿主细胞受体识别具有特异性，是组织亲嗜性的主要决定因素。
7. C。病毒脱去衣壳后可暴露核酸，核酸才能发挥作用。
8. C。两种病毒感染同一细胞时，一种病毒的基因产物促进另一种病毒增殖称为互补作用，可发生于两种缺陷病毒之间。
9. E。两种病毒感染同一细胞时，一种病毒的核酸被另一种病毒的衣壳或包膜包裹，这种基因产物的交换被称为表型混合。裸露病毒发生的表型混合被称为核壳转移。
10. A。干扰现象可发生于异种病毒之间，也可发生于同种、同型病毒之间。
11. E。见多重复活定义。

12. A。基因整合指的是病毒DNA插入到宿主细胞DNA中，这个过程既可引起病毒基因的变异，也可引起宿主细胞染色体基因的改变。
13. C。见教材中重配的定义。
14. B。射线可使核苷酸链发生致死性断裂。
15. E。盐类有稳定病毒、抵抗热灭活的作用，可用于疫苗制备中。

【X型题】
1. ABCDE。干扰现象可发生于异种病毒之间，也可发生于同种、同型病毒之间。干扰现象不仅发生于活病毒之间，灭活病毒也能干扰活病毒，缺陷病毒可干扰完整病毒。
2. BD。互补和加强作用指一个病毒的基因产物促进另一个病毒的增殖。表型混杂是指一个病毒的核酸被另一个病毒的衣壳或包膜所包裹。这两者均为基因产物的相互作用。其余选项为基因重组。
3. CE。液氮冷冻不能灭活病毒，是保存病毒的方法。紫外线因其可引起多核苷酸形成双聚体而抑制病毒复制所以可灭活病毒。苯酚属于酚类可使蛋白变性。硫酸钠属于盐类，可稳定病毒抵抗热灭活作用。高温加热可使蛋白变性从而灭活病毒。
4. ADE。病毒为自我复制增殖的微生物，因没有细胞结构也没有任何细胞器，从而必须在活细胞内寄生。病毒的测量单位为纳米。其基因组可重叠并且有内含子。
5. BCD。双链RNA病毒在复制时与双链DNA病毒不同，不遵循半保留复制原则。单链DNA病毒不分正链或负链，都是以亲代ssDNA为模板，产生互补链，并与亲代DNA链形成双链DNA以后，再进行半保留复制。
6. CD。大部分RNA病毒的组装在胞质内完成。包膜中的蛋白质由病毒基因编码，而脂质和糖类来自宿主细胞。包膜病毒出芽释放以后宿主细胞通常不死亡，但是存活的细胞使得病毒复制能够持续，亦可造成严重后果。

（三）判断题
1. F。交叉复活是指活病毒通过基因重组导致近缘的灭活病毒复活。缺陷病毒并非灭活病毒，而辅助病毒的辅助作用通常通过互补作用或表型混合实现。
2. T。两种灭活病毒之间也可发生基因重组。
3. F。已灭活病毒可通过基因重组产生有感染性的子代病毒。

4. F。互补作用是指不同的病毒互相提供基因产物而不是基因。

5. F。表型混合是基因产物的交换，不涉及病毒遗传物质的交换，所以表型混合不稳定，子代病毒可恢复亲代表型。

（四）问答题

1. 答题要点：参见"思维导图"。
2. 答题要点：参见"思维导图"。
3. 答题要点：参见"思维导图"。

（李　珺）

第二十三章 病毒的感染与免疫

一、学习目标

（一）知识目标

1. 能够阐述病毒感染的传播方式、病毒感染的类型。
2. 能够解释干扰素的概念，概括干扰素的种类与性质，归纳干扰素抗病毒的机制及特点。
3. 能够阐述病毒感染的致病机制。
4. 能够归纳机体抗病毒免疫的机制及特点。

（二）技能目标

1. 能够准确区分各类病毒感染的类型。
2. 能联系实例说出病毒的主要致病机制。

（三）情感、态度和价值观目标

重视病毒感染途径在临床及预防医学中的重要意义，理解传染病防控对国家和社会的重大意义。

二、思 维 导 图

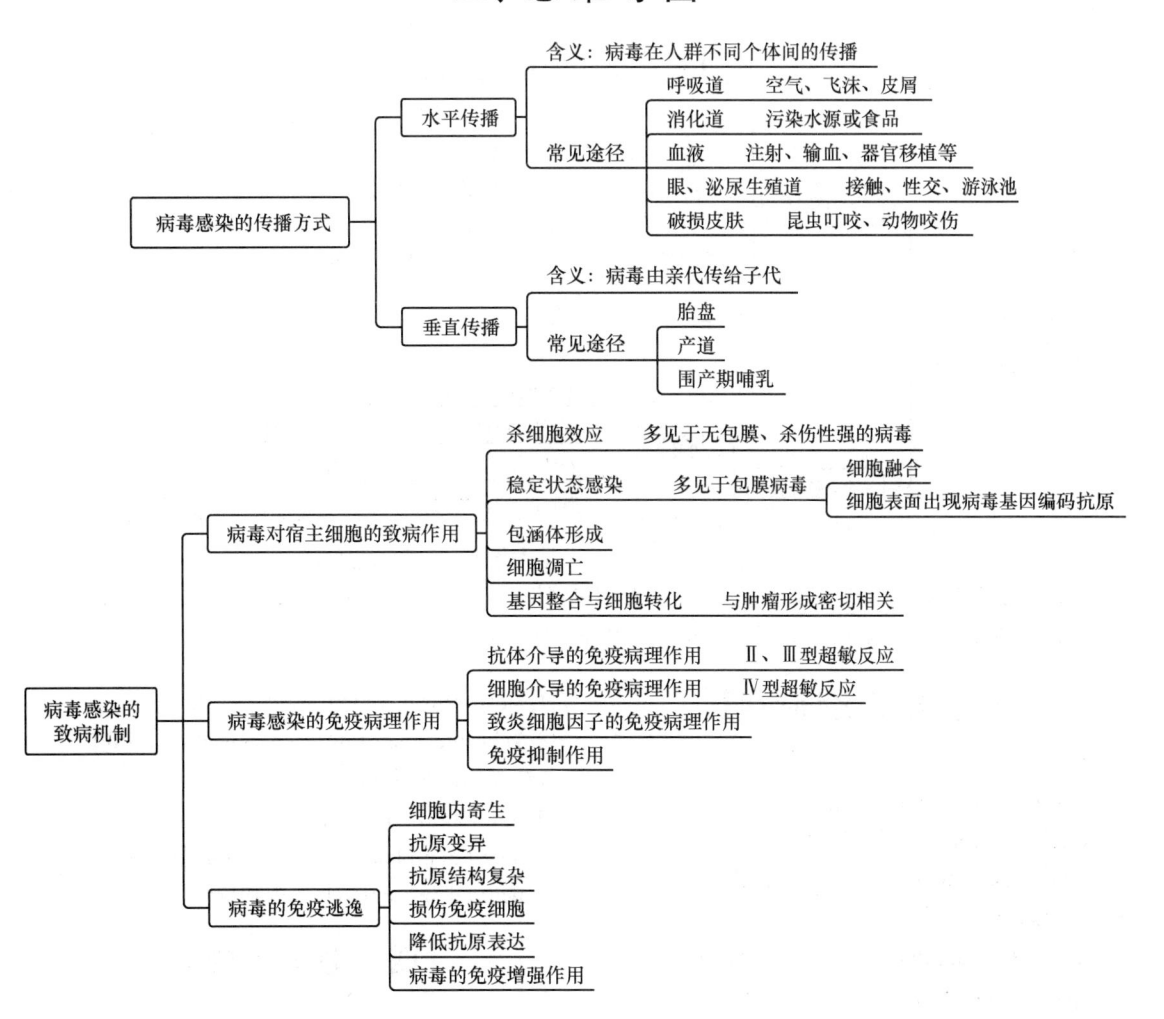

```
病毒感染的传播方式
├─ 水平传播
│   ├─ 含义：病毒在人群不同个体间的传播
│   └─ 常见途径
│       ├─ 呼吸道      空气、飞沫、皮屑
│       ├─ 消化道      污染水源或食品
│       ├─ 血液        注射、输血、器官移植等
│       ├─ 眼、泌尿生殖道  接触、性交、游泳池
│       └─ 破损皮肤    昆虫叮咬、动物咬伤
└─ 垂直传播
    ├─ 含义：病毒由亲代传给子代
    └─ 常见途径
        ├─ 胎盘
        ├─ 产道
        └─ 围产期哺乳

病毒感染的致病机制
├─ 病毒对宿主细胞的致病作用
│   ├─ 杀细胞效应        多见于无包膜、杀伤性强的病毒
│   ├─ 稳定状态感染      多见于包膜病毒
│   │                    ├─ 细胞融合
│   │                    └─ 细胞表面出现病毒基因编码抗原
│   ├─ 包涵体形成
│   ├─ 细胞凋亡
│   └─ 基因整合与细胞转化   与肿瘤形成密切相关
├─ 病毒感染的免疫病理作用
│   ├─ 抗体介导的免疫病理作用   Ⅱ、Ⅲ型超敏反应
│   ├─ 细胞介导的免疫病理作用   Ⅳ型超敏反应
│   ├─ 致炎细胞因子的免疫病理作用
│   └─ 免疫抑制作用
└─ 病毒的免疫逃逸
    ├─ 细胞内寄生
    ├─ 抗原变异
    ├─ 抗原结构复杂
    ├─ 损伤免疫细胞
    ├─ 降低抗原表达
    └─ 病毒的免疫增强作用
```

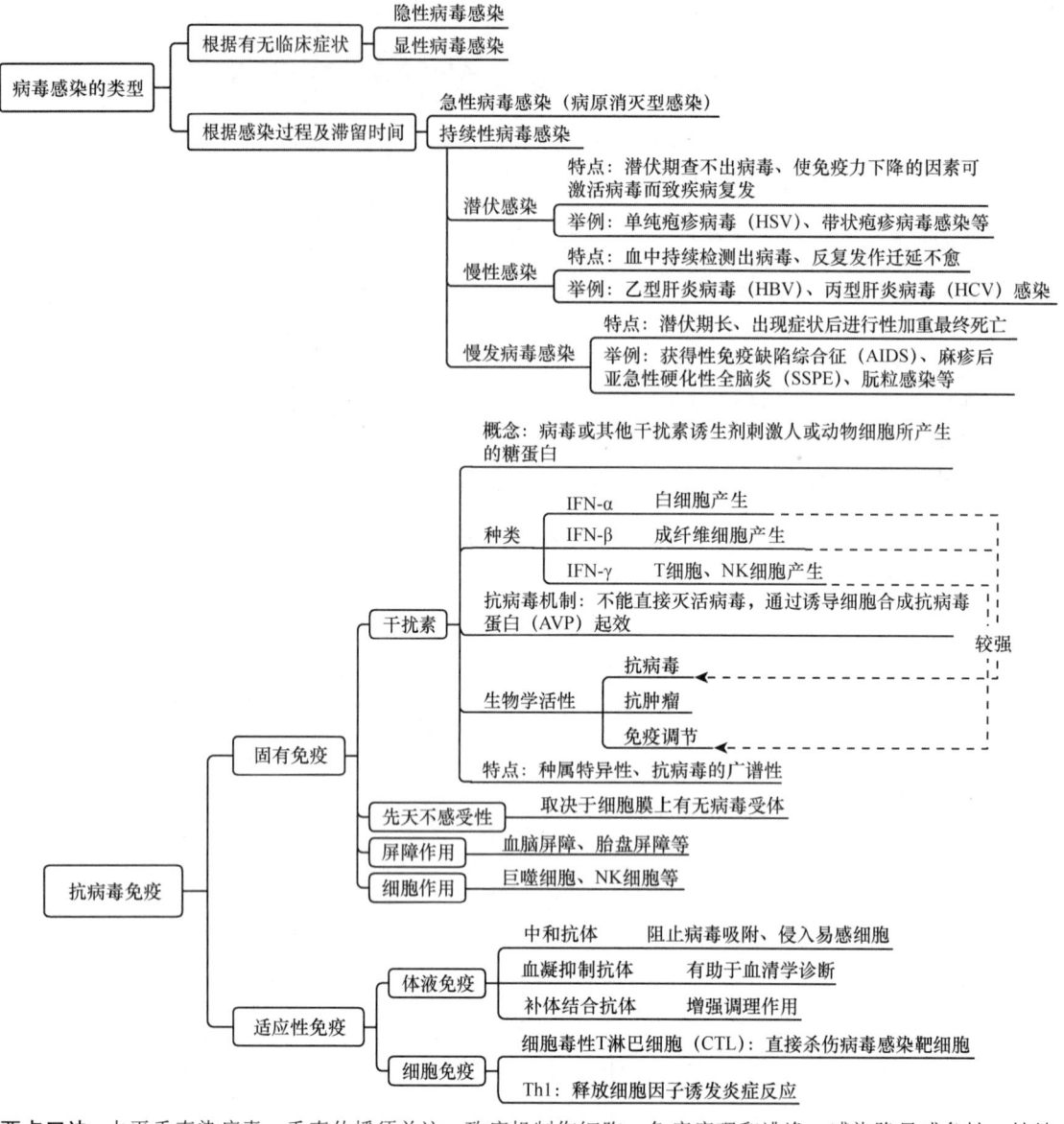

```
病毒感染的类型
├─ 根据有无临床症状
│   ├─ 隐性病毒感染
│   └─ 显性病毒感染
└─ 根据感染过程及滞留时间
    ├─ 急性病毒感染（病原消灭型感染）
    └─ 持续性病毒感染
        ├─ 潜伏感染
        │   ├─ 特点：潜伏期查不出病毒、使免疫力下降的因素可激活病毒而致疾病复发
        │   └─ 举例：单纯疱疹病毒（HSV）、带状疱疹病毒感染等
        ├─ 慢性感染
        │   ├─ 特点：血中持续检测出病毒、反复发作迁延不愈
        │   └─ 举例：乙型肝炎病毒（HBV）、丙型肝炎病毒（HCV）感染
        └─ 慢发病毒感染
            ├─ 特点：潜伏期长、出现症状后进行性加重最终死亡
            └─ 举例：获得性免疫缺陷综合征（AIDS）、麻疹后亚急性硬化性全脑炎（SSPE）、朊粒感染等
```

```
抗病毒免疫
├─ 固有免疫
│   ├─ 干扰素
│   │   ├─ 概念：病毒或其他干扰素诱生剂激人或动物细胞所产生的糖蛋白
│   │   ├─ 种类
│   │   │   ├─ IFN-α   白细胞产生
│   │   │   ├─ IFN-β   成纤维细胞产生
│   │   │   └─ IFN-γ   T细胞、NK细胞产生
│   │   ├─ 抗病毒机制：不能直接灭活病毒，通过诱导细胞合成抗病毒蛋白（AVP）起效
│   │   ├─ 生物学活性
│   │   │   ├─ 抗病毒    （较强）
│   │   │   ├─ 抗肿瘤
│   │   │   └─ 免疫调节
│   │   └─ 特点：种属特异性、抗病毒的广谱性
│   ├─ 先天不感受性 — 取决于细胞膜上有无病毒受体
│   ├─ 屏障作用 — 血脑屏障、胎盘屏障等
│   └─ 细胞作用 — 巨噬细胞、NK细胞等
└─ 适应性免疫
    ├─ 体液免疫
    │   ├─ 中和抗体       阻止病毒吸附、侵入易感细胞
    │   ├─ 血凝抑制抗体   有助于血清学诊断
    │   └─ 补体结合抗体   增强调理作用
    └─ 细胞免疫
        ├─ 细胞毒性T淋巴细胞（CTL）：直接杀伤病毒感染靶细胞
        └─ Th1：释放细胞因子诱发炎症反应
```

要点口诀：水平垂直染病毒，垂直传播须关注。致病机制伤细胞，免疫病理和逃逸。感染隐显或急性，持续感染莫忘怀，潜伏慢性或慢发。固有适应抗病毒，干扰素与T细胞。

三、英汉名词对照

1. horizontal transmission　水平传播
2. vertical transmission　垂直传播
3. cytocidal effect　杀细胞效应
4. steady state infection　稳定状态感染
5. inclusion body　包涵体
6. inapparent viral infection　隐性病毒感染
7. apparent viral infection　显性病毒感染
8. persistent viral infection　持续性病毒感染
9. latent infection　潜伏感染
10. chronic infection　慢性感染
11. slow virus infection　慢发病毒感染
12. subacute sclerosing panencephalitis，SSPE　亚急性硬化性全脑炎
13. interferon，IFN　干扰素
14. antiviral protein，AVP　抗病毒蛋白
15. neutralizing antibody　中和抗体

四、复习思考题

（一）名词解释

1. 垂直传播

2. 病毒的潜伏感染
3. 病毒的慢性感染
4. 慢发病毒感染
5. 干扰素

（二）选择题

【A₁型题】

1. 以下不是经输血传播的病毒是（　）
A. 甲型肝炎病毒　　　B. 人类免疫缺陷病毒
C. 人类巨细胞病毒　　D. 乙型肝炎病毒
E. 丙型肝炎病毒

2. 病毒对宿主细胞的直接致病作用不包括（　）
A. 杀细胞感染　　　B. 细胞凋亡
C. 细胞融合　　　　D. 形成包涵体
E. 抗体介导的免疫病理作用

3. 干扰素抗病毒的作用机制是（　）
A. 干扰病毒吸附
B. 诱导抗病毒蛋白质的产生
C. 干扰病毒的释放
D. 直接发挥杀伤病毒作用
E. 干扰病毒的整合

4. 内氏小体（Negri body）可用于辅助诊断下列哪种疾病（　）
A. 麻疹　　　B. 狂犬病　　　C. 乙型脑炎
D. 疱疹　　　E. 破伤风

5. 可以经过垂直传播导致胎儿畸形的病毒是（　）
A. 甲肝病毒　　　B. 流感病毒
C. 脊髓灰质炎病毒　　D. 风疹病毒
E. 乙脑病毒

6. 最易形成慢性感染的病原体是（　）
A. HAV　　　B. HIV　　　C. HBV
D. 埃博拉病毒　　E. 汉坦病毒

7. 机体的抗病毒免疫中对游离病毒起直接作用的是（　）
A. 干扰素　　　B. 补体　　　C. NK细胞
D. 中和抗体　　E. 肿瘤坏死因子

8. 下列对干扰素的描述正确的是（　）
A. 是人工合成的抗病毒化学药物
B. 是由病毒复制产生的衣壳蛋白
C. 是病毒基因编码产生的蛋白
D. 可直接灭活病毒
E. 病毒感染后由宿主细胞产生的糖蛋白

9. 可阻止病毒经局部黏膜入侵的主要抗体是（　）
A. sIgA　　　B. IgA　　　C. IgG
D. IgM　　　E. IgE

【A₂型题】

患者，男性，33岁，高热5天，皮肤、巩膜黄染，厌油。实验室检查提示谷丙转氨酶升高，HAV抗体阳性，初步诊断为急性黄疸性肝炎。引起该病的病原体最可能的传播方式为（　）
A. 消化道传播　　　B. 呼吸道传播
C. 输血传播　　　　D. 虫媒传播
E. 性接触传播

【A₃型题】

（1～2题共用题干）

患者，女，42岁。近日来工作劳累，自觉背部及腰侧沿肋间处皮肤刺痛，伴有烧灼感，其后发现疼痛处皮肤出现串联成带状的疱疹。询问病史自述儿时曾患过水痘。

1. 该患者最有可能罹患的疾病是（　）
A. 风疹　　　　　B. 单纯疱疹
C. 带状疱疹　　　D. 麻疹
E. 流行性斑疹伤寒

2. 引起该疾病的病原体易发生下列哪种感染？（　）
A. 急性感染　　　B. 潜伏感染
C. 慢性感染　　　D. 慢病毒感染
E. 隐性感染

【A₄型题】

（1～3题共用题干）

某患者在外科手术时输血600ml，近日出现食欲不振及厌油、右上腹肝区疼痛，皮肤巩膜黄染。实验室检查提示抗HCV-IgM阳性。

1. 该患者最可能的诊断是（　）
A. 甲型肝炎　　　B. 乙型肝炎
C. 丙型肝炎　　　D. 丁型肝炎
E. 戊型肝炎

2. 引起此患者发生肝炎的病原体最可能的传播途径是（　）
A. 输血传播　　　B. 消化道传播
C. 呼吸道传播　　D. 密切接触传播
E. 性传播

3. 针对该患者的病情，最为积极有效的处置方法是（　）
A. 接种疫苗　　　B. 卧床休息

C. 注射抗生素　　　　D. 注射干扰素
E. 注射免疫球蛋白

【B 型题】

(1~2 题共用备选答案)

A. 人乳头瘤病毒　　　B. EB 病毒
C. 甲型肝炎病毒　　　D. 人类免疫缺陷病毒
E. 乙型肝炎病毒

1. 与鼻咽癌发生密切相关的病毒是（　　）
2. 宫颈癌发生密切相关的病毒是（　　）

(3~4 题共用备选答案)

A. 经消化道传播　　　B. 蚊虫叮咬传播
C. 经呼吸道传播　　　D. 经血液传播
E. 垂直传播

3. 戊型肝炎病毒的传播方式是（　　）
4. 流行性感冒病毒的传播方式是（　　）

【X 型题】

1. 垂直传播的途径包括（　　）
A. 胎盘　　　B. 产道　　　C. 产后哺乳
D. 输血　　　E. 破损皮肤
2. 病毒感染的致病机制包括（　　）
A. 抗体介导的免疫病理作用
B. T 细胞介导的免疫病理作用
C. 病毒的杀细胞效应
D. 稳定状态感染
E. 基因整合与细胞转化

（三）判断题

1. 病毒发生潜伏感染时在整个病程全程均能查出病毒。（　　）
2. 中和抗体可以直接灭活病毒。（　　）

（四）问答题

试阐述病毒感染的致病机制。

五、复习思考题参考答案和解析

（一）名词解释

1. **垂直传播**：病毒由亲代宿主传给子代的传播方式，主要通过胎盘或产道传播，也可见其他方式，如围产期哺乳和密切接触感染等方式。
2. **病毒的潜伏感染**：是指某些病毒在隐性感染或显性感染后，病毒基因存在细胞中，有的病毒潜伏于某些组织器官内而不复制。但在某些条件下病毒可被激活而开始复制，使疾病复发。在显性感染时可以检测出病毒的存在，而潜伏期查不出病毒。
3. **病毒的慢性感染**：病毒在显性感染或隐性感染后未被完全清除，血中可持续检测出病毒，病人可出现症状或无症状，但常反复发作、迁延不愈。
4. **慢发病毒感染**：病毒显性感染或隐性感染后有很长的潜伏期，可达数月、数年甚至数十年，在症状出现后呈进行性加重，最终导致死亡。常见如 HIV 引起的艾滋病、麻疹病毒引起的 SSPE、朊粒感染引起的疾病等。
5. **干扰素**：是病毒或其他干扰素诱生剂刺激人或动物细胞所产生的糖蛋白，具有抗病毒、抗肿瘤和免疫调节等多种生物学活性。人类细胞诱生的干扰素包括 IFN-α、IFN-β 和 IFN-γ。

（二）选择题

【A_1 型题】

1. A。甲型肝炎病毒（HAV）主要的感染途径为消化道，其余选项的病毒均可通过输血传播。
2. E。病毒感染后可直接导致宿主细胞损伤，主要通过杀细胞效应、稳定状态感染、形成包涵体、细胞凋亡、基因整合与细胞转化等方式致病。选项 E 是通过与免疫系统相互作用诱发免疫应答间接损伤宿主细胞。
3. B。干扰素主要通过诱导细胞合成抗病毒蛋白发挥抗病毒效应。
4. B。某些病毒感染细胞后，用光学显微镜可看到细胞内有与正常细胞结构差异和着色不同的圆形或椭圆形斑块，即包涵体。内氏小体是狂犬病脑组织切片或涂片中发现的细胞内嗜酸性包涵体，有助于狂犬病诊断。
5. D。风疹病毒妊娠期感染后可通过胎盘垂直传播导致胎儿发生畸形，其余选项的病毒通常不发生垂直传播。
6. C。病毒的慢性感染是指病毒在显性或隐性感染后未完全清除，血中可持续检测出病毒。上述选项中以 HBV 最易形成慢性感染，表现为慢性持续性肝炎；HAV、埃博拉病毒、汉坦病毒常见急性感染；HIV 主要为慢病毒感染。
7. D。中和抗体是针对病毒某些表面抗原的抗体，能与细胞外游离的病毒结合从而消除病毒的感染能力。
8. E。干扰素是病毒或其他干扰素诱生剂刺激宿主细胞产生的糖蛋白。干扰素不能直接灭活病毒，而是通过诱导细胞合成抗病毒蛋白发挥作用。

9.A。各类Ig特性不同，分泌型IgA（sIgA）存在于黏膜分泌液中，具有中和抗体的活性，是参与黏膜局部免疫的主要抗体。

【A₂型题】

A。根据患者的临床表现及实验室检查，特别是甲型肝炎病毒抗体阳性，提示患者为甲型肝炎病毒感染，其传播途径为消化道传播。

【A₃型题】

1.C。患者既往患过水痘，目前出现沿肋间神经分布的呈带状的疱疹，带状疱疹可能性较大。

2.B。水痘-带状疱疹病毒是引起水痘和带状疱疹的病原体。在儿童原发感染时引发水痘，病愈后病毒潜伏在体内，潜伏病毒激活后引起带状疱疹。该患者工作劳累，凡是使机体免疫力下降的因素均可激活潜伏的病毒使感染复发。

【A₄型题】

1.C。患者有肝炎临床表现，且实验室检查发现抗HCV-IgM阳性，提示感染丙型肝炎可能性较大。

2.A。丙型肝炎病毒（HCV）主要通过输血或血液制品传播，此外，性接触、家庭密切接触及母婴传播也是传播方式。据本病案，患者曾有输血史，所以输血传播的可能性较大。

3.D。目前尚无有效疫苗用于丙型肝炎的特异性预防，且患者已感染，选项A不正确。抗生素对病毒感染无效，选项C不正确。注射免疫球蛋白为紧急预防措施，不适用于该患者,选项E不正确。干扰素注射是治疗丙型肝炎的标准方案之一。

【B型题】

1.B。鼻咽癌组织中可找到EBV的核酸和抗原，病人血清中的EBV抗体效价高于正常人，EBV被普遍认为是重要的肿瘤相关病毒。

2.A。目前认为，宫颈癌主要与多型别高危型人乳头瘤病毒（HPV）感染有关。

3.A。戊型肝炎病毒（HEV）主要经粪-口途径传播，病毒经胃肠道进入血流在肝细胞内复制。

4.C。流感病毒主要传播途径是经飞沫、气溶胶通过呼吸道传播。

【X型题】

1.ABC。垂直传播是指病毒由亲代宿主传给子代的传播方式，主要通过胎盘或产道传播，也可见于围产期哺乳和密切接触感染等方式。

2.ABCDE。病毒感染的致病机制包括病毒对宿主细胞的致病作用、免疫病理作用。病毒对宿主细胞的致病作用包括杀细胞效应、稳定状态感染、包涵体形成、细胞凋亡、基因整合与细胞转化；免疫病理作用包括抗体及T细胞介导的免疫病理作用、致炎细胞因子的病理作用等。

（三）判断题

1.F。易发生潜伏感染的病毒在显性感染或隐性感染后，潜伏于某些组织器官内而不复制，在一定条件下病毒可被激活又开始复制。在显性感染时可查到病毒的存在，而在潜伏期查不出病毒。

2.F。中和抗体主要作用机制是直接封闭与细胞受体结合的病毒抗原表位，阻止病毒吸附和侵入易感细胞，而不是直接灭活病毒。

（四）问答题

详见"思维导图 病毒感染的致病机制"。

（石琳熙）

第二十四章 病毒感染的检查方法与防治原则

一、学习目标

（一）知识目标

1. 能够阐述病毒标本的采集与送检原则。
2. 能够认识病毒的分离培养和鉴定方法；认识病毒感染的诊断方法。
3. 能够归纳病毒感染性疾病的防治原则。

（二）技能目标

1. 能够联系标本的采集与送检原则，制订出合适的送检方案。
2. 能够灵活运用病原学诊断和血清学诊断的方法诊断病毒感染。
3. 能够列举常见病毒感染的检查方法与防治原则。

（三）情感、态度和价值观目标

1. 严格遵守标本采集送检原则，高标准完成相关工作，遵守职业规范。
2. 人类与病毒性传染病的斗争从来没有停止，学好专业知识，并能准确利用所学知识客观专业地解决问题，为今后从事医疗卫生工作打下坚实的基础。
3. 重视病毒传播在疾病预防中的重要意义，理解传染病防控对国家和社会的重要性。

二、思维导图

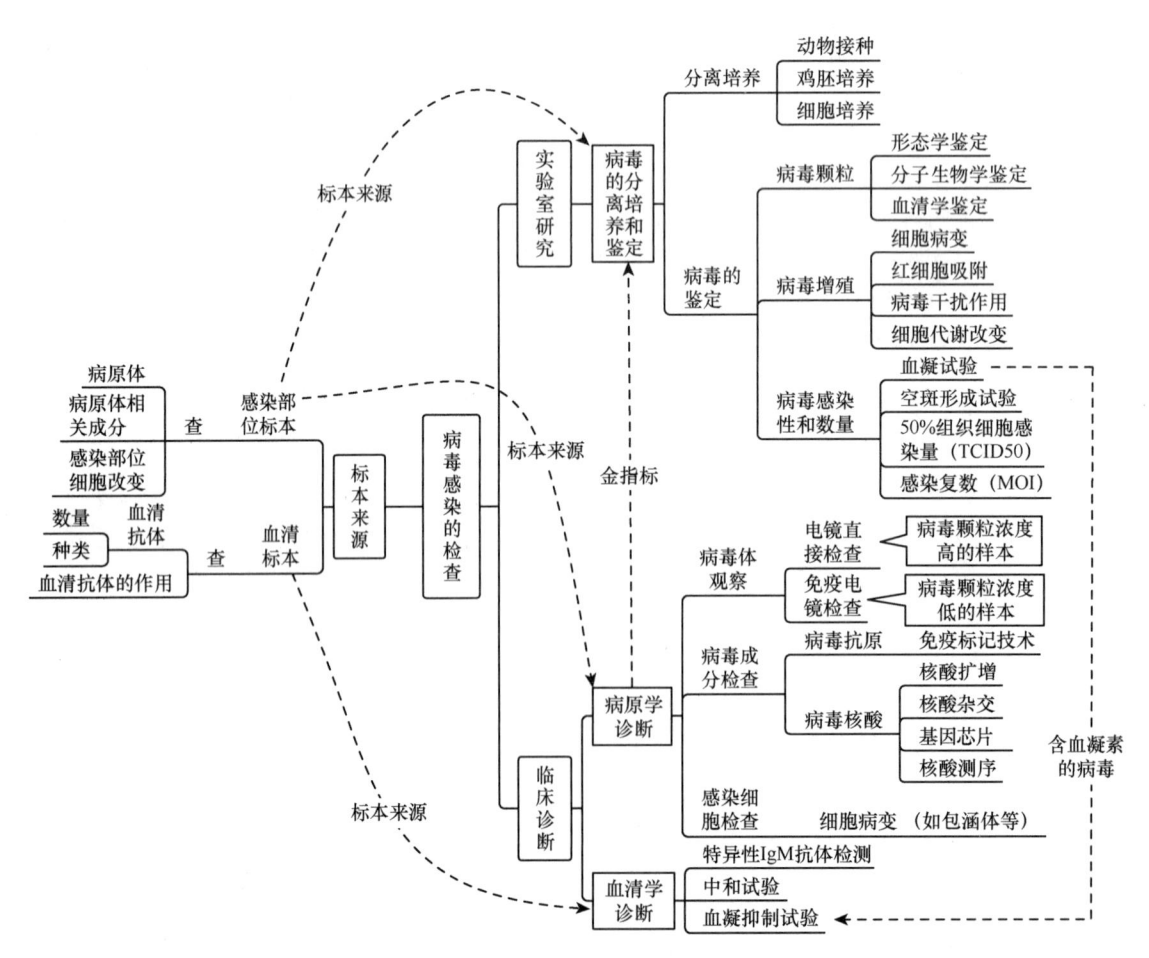

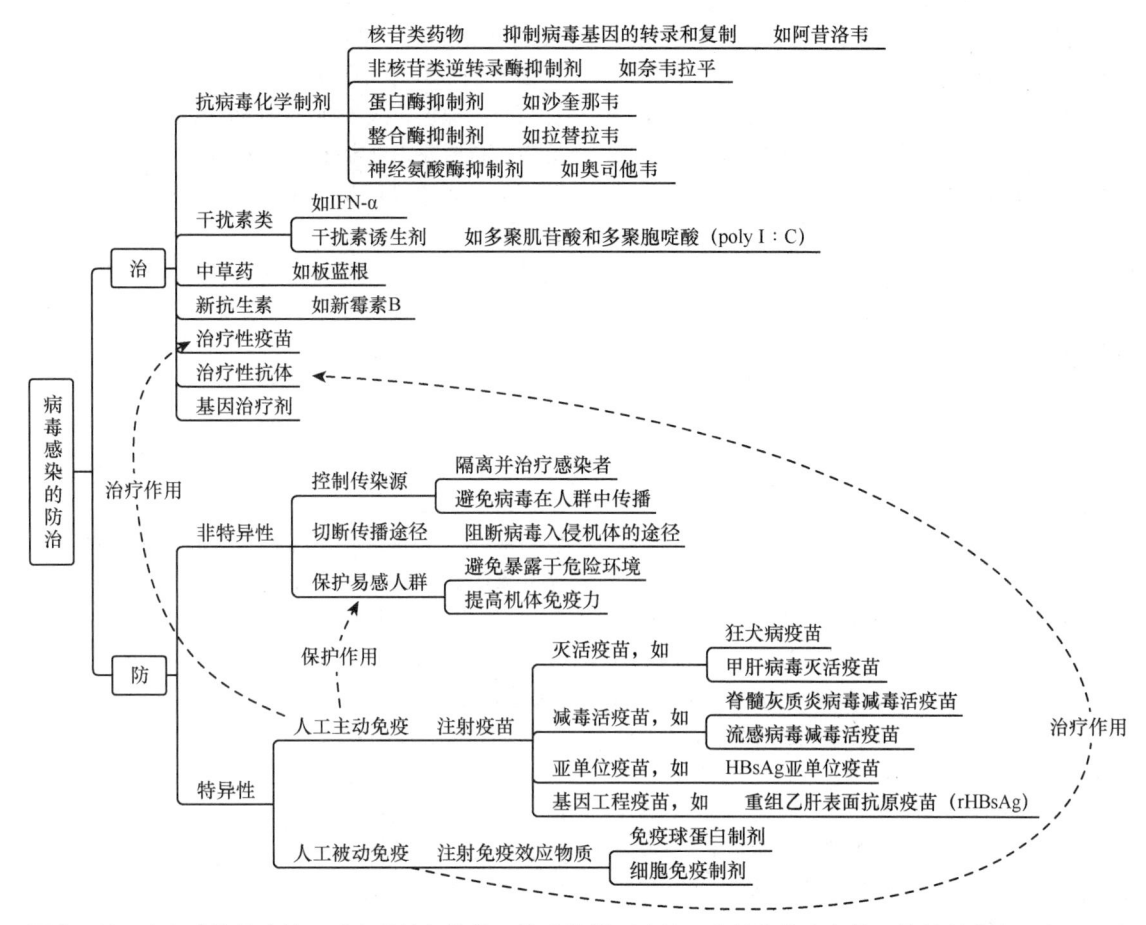

```
                            ┌ 核苷类药物           抑制病毒基因的转录和复制    如阿昔洛韦
                            │ 非核苷类逆转录酶抑制剂    如奈韦拉平
                 ┌ 抗病毒化学制剂 ┤ 蛋白酶抑制剂    如沙奎那韦
                 │          │ 整合酶抑制剂    如拉替拉韦
                 │          └ 神经氨酸酶抑制剂    如奥司他韦
                 │ 干扰素类 ┌ 如IFN-α
        ┌ 治 ┤          └ 干扰素诱生剂    如多聚肌苷酸和多聚胞啶酸（poly I：C）
        │    │ 中草药      如板蓝根
        │    │ 新抗生素    如新霉素B
        │    │ 治疗性疫苗
        │    │ 治疗性抗体
 病     │    └ 基因治疗剂
 毒     │
 感 治疗作用
 染 ┤         ┌ 控制传染源 ┌ 隔离并治疗感染者
 的     │   ┌ 非特异性 ┤         └ 避免病毒在人群中传播
 防     │   │       │ 切断传播途径    阻断病毒入侵机体的途径
 治     │   │       └ 保护易感人群 ┌ 避免暴露于危险环境
        │   │                 └ 提高机体免疫力
        └ 防 ┤                                    ┌ 狂犬病疫苗
            │                            灭活疫苗，如 ┤ 甲肝病毒灭活疫苗
            │                                    │ 脊髓灰质炎病毒减毒活疫苗
            │   ┌ 人工主动免疫    注射疫苗 ┤ 减毒活疫苗，如 ┤ 流感病毒减毒活疫苗
            └ 特异性 ┤                   │ 亚单位疫苗，如    HBsAg亚单位疫苗
                    │                   └ 基因工程疫苗，如  重组乙肝表面抗原疫苗（rHBsAg）
                    └ 人工被动免疫    注射免疫效应物质 ┌ 免疫球蛋白制剂
                                                  └ 细胞免疫制剂
```

要点口诀：病毒感染检查法，形态结构与培养，核酸检测可确认，血清抗体来帮忙。特异预防法两种，主动免疫靠疫苗，被动免疫有抗体。抗病毒药种类多，作用常常是广谱。

三、英汉名词对照

1. cell culture　细胞培养
2. erythrocyte agglutination test　红细胞凝集试验
3. hemagglutination inhibition test，HIT　血凝抑制试验

四、复习思考题

（一）名词解释

1. 红细胞凝集试验
2. 血凝抑制试验

（二）选择题

【A₁型题】

1. 细胞受某些病毒感染后，可在胞质和（或）胞核内形成一种光学显微镜能观察到的（　　）
A. 质粒　　B. 核糖体　　C. 包涵体
D. 中介体　　E. 溶酶体

2. 培养病毒最常用的方法是（　　）
A. 小白鼠接种　　　　B. 鸡胚培养
C. 蛋白胨水培养基接种　D. 组织细胞培养
E. 灵长类动物接种

【A₂型题】

1. 患儿，女，6岁，被狗咬伤，医生给注射混合人狂犬病血清进行紧急预防。该血清的有效成分是（　　）
A. 狂犬病毒抗原　　B. 狂犬病毒抗体
C. 白细胞介素　　　D. 干扰素
E. 狂犬病毒特异性T淋巴细胞

2. 21岁女性到社区医院咨询预防宫颈癌的疫苗，医生应建议注射（　　）
A. HPV疫苗　　B. HAV疫苗
C. HBV疫苗　　D. EBV疫苗
E. 牛痘

【A₃型题】
(1~2题共用题干)
健康女性,24岁,孕前检查发现抗风疹病毒的抗体(+),医生诊断为风疹病毒既往感染。
1. 诊断既往感染的主要依据是( )
A. IgM(+), IgG(+)　　B. IgM(-), IgG(+)
C. IgM(+), IgG(-)　　D. IgM(-), IgG(-)
E. 以上都不对
2. 针对此项检查,合理的医嘱是( )
A. 自我隔离,避免传播　　B. 注射风疹疫苗
C. 正常备孕　　D. 做好避孕措施
E. 进一步检查,明确风疹诊断

【A₄型题】
(1~4题共用题干)
患者,男,38岁,食欲不振,恶心,厌油,上腹部不适1周。3天前出现眼睛、皮肤黄染,面色晦暗。查血:丙氨酸转氨酶(ALT)122U/L,血清总胆红素21μmol/L,抗-HAV IgG(+),抗-HAV IgM(-),HBsAg(+),抗-HBs(-),抗-HBc IgM(+),HBeAg(+)。
1. 以下诊断正确的是( )
A. 急性甲肝　　B. 慢性甲肝
C. 急性乙肝　　D. 慢性乙肝
E. 乙肝既往感染
2. 用ELISA间接法检测人血清抗-HBs IgG,辣根过氧化物酶标记的抗IgG(二抗)结合被检者IgG的表位,该表位属于( )
A. 同种型　　B. 同种异型
C. 独特型　　D. 自身型　　E. 异种型
3. 该患者最有可能传染的家庭成员是( )
A. 父亲　　B. 母亲　　C. 妻子
D. 儿子　　E. 女儿
4. 为避免此病传播,家人去疾控中心注射疫苗,0-1-6三针接种完毕后做检查,仅抗-HBs(+),疫苗接种成功。疫苗接种预防该病的机制是( )
A. 获得固有免疫
B. 获得免疫耐受
C. 发生了超敏反应
D. 疫苗刺激T细胞产生细胞因子
E. 疫苗刺激B细胞产生抗体

【B型题】
(1~4题共用备选答案)
A. 灭活疫苗　　B. 减毒活疫苗
C. 重组抗原疫苗　　D. 重组载体疫苗
E. 亚单位疫苗
1. 去除病原体中与激发保护性免疫无关的成分,保留有效免疫原成分制作的疫苗称为( )
2. 将有毒株变为减毒株或无毒株,该疫苗为( )
3. 将病毒灭活使其失去感染性但仍保留免疫原性,该疫苗为( )
4. 利用DNA重组技术制备的,只含保护性抗原,不含核酸的疫苗是( )
(5~7题共用备选答案)
A. 咽拭子　　B. 脑组织　　C. 粪便
D. 血液　　E. 脑脊液
5. 可疑新型冠状病毒感染致咽部疼痛的患者做病原学检查,通常采集的标本是( )
6. 可疑轮状病毒致腹泻的患者做病原学检查,通常采集的标本是( )
7. 可疑狂犬病发作的患者做病原学检查,通常采集的标本是( )

【X型题】
1. 病毒感染的诊断方法包括( )
A. 电子显微镜观察病毒颗粒
B. 光学显微镜观察包涵体
C. 病毒蛋白抗原检查
D. 抗病毒特异性IgM检查
E. 病毒核酸检测
2. 以下关于抗病毒药物的表述,正确的是( )
A. 阿昔洛韦是核苷类药物,该药细胞毒性小,广泛用于疱疹病毒感染
B. 奈韦拉平是非核苷类逆转录酶抑制剂,获准治疗HIV感染,但已出现耐药株
C. 沙奎那韦是蛋白酶抑制剂,能抑制HIV复制周期中的晚期蛋白酶活性,从而阻断病毒合成
D. 拉替拉韦是整合酶抑制剂,可抑制HIV的DNA整合入宿主细胞,阻断病毒复制
E. 奥司他韦是神经氨酸酶抑制剂,可抑制流感病毒神经氨酸酶活性,用于流感治疗

(三)判断题
1. 病毒可在人工合成的培养基上生长繁殖。( )
2. 鸡胚对流感病毒最为敏感,且培养条件简单,常用于分离流感病毒。( )
3. 甲感染了新型冠状病毒后,现已痊愈,血清中含有抗新型冠状病毒的抗体。若将甲的血清γ球蛋白注射到乙体内,乙将被动获得针对新型冠状病毒的免疫力。( )

(四) 问答题

1. 鉴定病毒在细胞培养中增殖的指标有哪些，这些指标的理论依据是什么？
2. 简述病毒标本采集和送检的原则。

(五) 案例分析题

某实验室，拟对近期本市流行的流感病毒进行研究，征集某医院就诊的100名流感患者，同时采集每位患者晨起含漱液和血清两份标本待检。
1. 如何对标本中的流感病毒进行分离和鉴定？
2. 如何用血凝抑制试验检测被检者抗流感病毒的抗体及其效价？

五、复习思考题参考答案和解析

(一) 名词解释

1. 红细胞凝集试验：即血凝试验。因血凝素能凝集鸡、豚鼠和人等的红细胞，在病毒培养液中加入红细胞后可出现红细胞凝集的现象，以此判断该培养液中存在含有血凝素的病毒。
2. 血凝抑制试验：因抗血凝素的抗体能结合血凝素，从而阻止血凝素与红细胞结合。在实验体系中，用含有血凝素的病毒与被检血清混合后再加入红细胞，若血凝作用被抑制，则证明被检血清中有血凝素相应抗体。

(二) 选择题

【A₁型题】

1. C。包涵体是某些病毒感染细胞内形成的与正常细胞结构差异和着色不同的圆形或椭圆形斑块，可用普通光学显微镜观察。
2. D。组织细胞培养法是病毒分离鉴定中最常用的方法。

【A₂型题】

1. B。此病例应进行人工被动免疫紧急预防狂犬病，混合人狂犬病血清含狂犬病毒特异性抗体。
2. A。HPV感染与宫颈癌发生密切相关，故预防宫颈癌要预防HPV感染。

【A₃型题】

1. B。IgM类抗体出现早，消失快，一般提示现症感染；IgG类抗体出现较晚，在体内维持时间长，可以诊断既往感染。
2. C。既往感染，无传染性，无须进一步处理。

【A₄型题】

1. C。患者有肝功能受损的表现和检查指标，诊断为肝炎；抗-HAV IgG（+），抗-HAV IgM（-）提示甲肝病毒既往感染；HBsAg（+），抗-HBs（-），抗-HBc IgM（+），HBeAg（+）提示正在感染乙肝病毒，且病毒在体内有复制，没有保护性抗体。综上，诊断为急性乙肝。
2. A。ELISA间接法反应：固相载体上的已知抗原+被检血清+酶标抗-IgG（二抗）。血清中若有与已知抗原结合的IgG，则超变区结合已知抗原，恒定区结合酶标抗体。酶标抗体与不同患者IgG（同种型）都能结合。
3. C。乙肝病毒的主要传播途径是血液传播、性传播和垂直传播，故妻子最易感。
4. E。疫苗接种成功，获得了保护性的抗-HBs，抗体由B细胞产生。

【B型题】

1. E。亚单位疫苗是去除病原体中与激发保护性免疫无关的成分，保留有效免疫原成分制作的疫苗。
2. B。减毒活疫苗是将病原体制成减毒株或无毒株制成的活疫苗。
3. A。灭活疫苗是将免疫原性强的病原体经人工大量培养后，用理化方法灭活制成的疫苗。
4. C。重组抗原疫苗是利用DNA重组技术制备的只含保护性抗原的纯化疫苗。
5. A。病原学检查应采集感染或病变部位标本，新型冠状病毒主要感染呼吸道，存在于鼻咽部。
6. C。病原学检查应采集感染或病变部位标本，轮状病毒主要感染消化道，可从粪便排出。
7. B。病原学检查应采集感染或病变部位标本，狂犬病毒对神经组织亲和力很强，可侵入脊髓和中枢神经系统。

【X型题】

1. ABCDE。A选项可检查病毒颗粒形态；B选项可判定病毒在细胞内增殖；C和E为病毒成分检查；D为病毒血清抗体检查。
2. ABCDE。所有选项表述均正确。

(三) 判断题

1. F。病毒严格细胞内寄生，必须在活细胞内才能增殖。
2. T。鸡胚培养目前主要用于分离流感病毒，其他病毒主要用细胞培养。
3. T。人工被动免疫。

(四) 问答题

1.

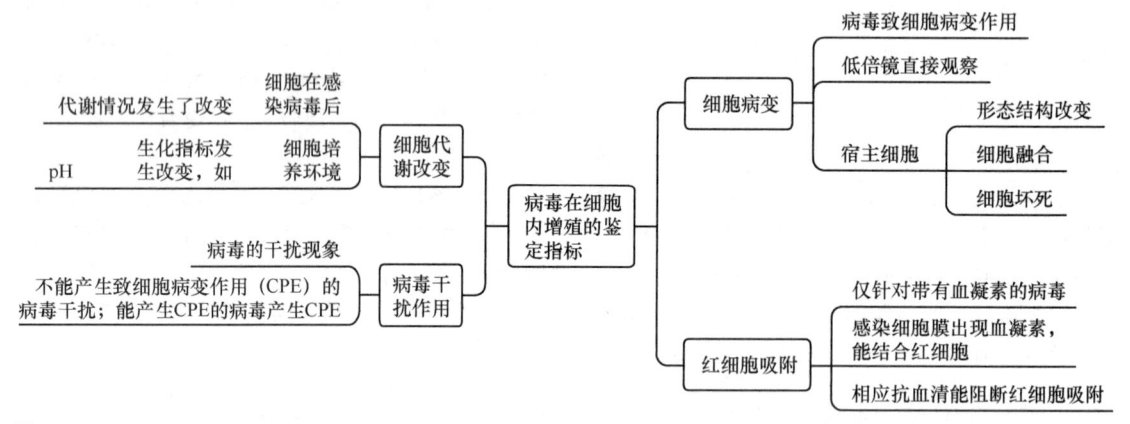

```
病毒在细胞内增殖的鉴定指标
├─ 细胞代谢改变
│   ├─ 代谢情况发生了改变
│   │   └─ pH 生化指标发生改变，如
│   └─ 细胞在感染病毒后 — 细胞培养环境
├─ 病毒干扰作用
│   ├─ 病毒的干扰现象
│   └─ 不能产生致细胞病变作用（CPE）的病毒干扰；能产生CPE的病毒产生CPE
├─ 细胞病变
│   ├─ 病毒致细胞病变作用
│   ├─ 低倍镜直接观察
│   └─ 宿主细胞
│       ├─ 形态结构改变
│       ├─ 细胞融合
│       └─ 细胞坏死
└─ 红细胞吸附
    ├─ 仅针对带有血凝素的病毒
    ├─ 感染细胞膜出现血凝素，能结合红细胞
    └─ 相应抗血清能阻断红细胞吸附
```

2. 病毒标本采集和送检的原则

（1）采集急性期标本，且尽量采集病变明显部位的标本。

（2）无菌操作，对本身带有其他微生物或易受污染的标本使用抗生素处理。

（3）冷藏保存、快速送检，病变组织可置含抗生素的50%甘油缓冲盐水中低温保存，不能立即送检的标本，应置于-70℃保存。

(五) 案例分析题

1.

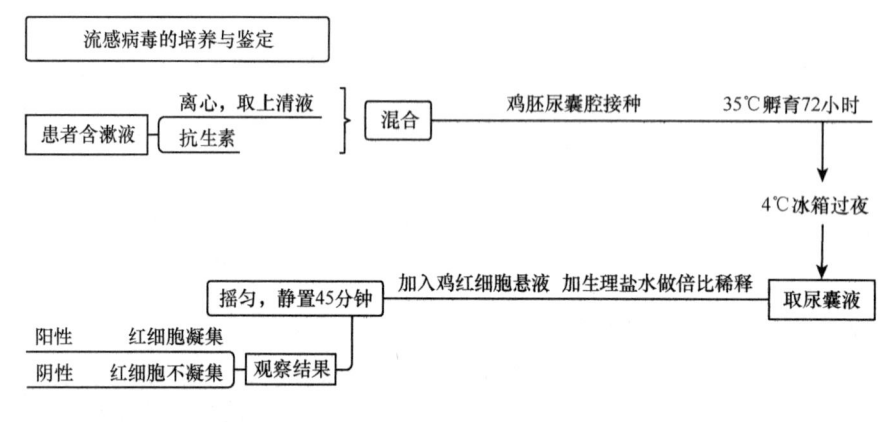

```
流感病毒的培养与鉴定

患者含漱液 —[离心，取上清液 / 抗生素]→ 混合 —鸡胚尿囊腔接种→ 35℃孵育72小时
                                                              ↓
                                                         4℃冰箱过夜
                                                              ↓
摇匀，静置45分钟 ←加入鸡红细胞悬液 加生理盐水做倍比稀释— 取尿囊液
        ↓
    观察结果
    ├─ 阳性  红细胞凝集
    └─ 阴性  红细胞不凝集
```

2.

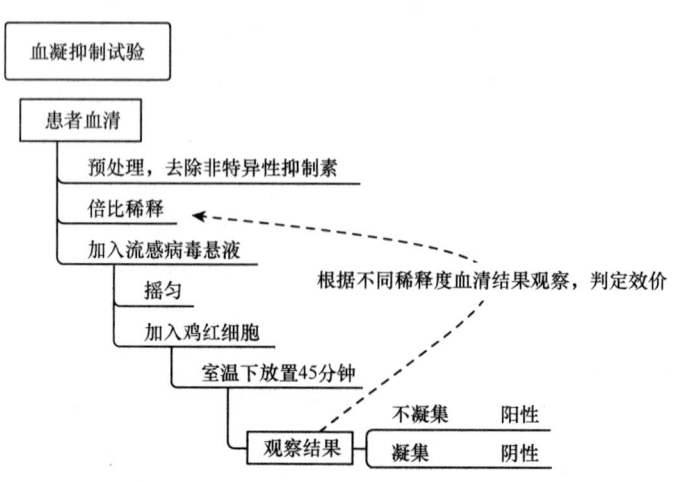

```
血凝抑制试验
    │
患者血清
    │
    ├─ 预处理，去除非特异性抑制素
    ├─ 倍比稀释 ←┄┄┄┄┄┄┄┄┄┄┄┄┄┄┄┐
    ├─ 加入流感病毒悬液                   │
    ├─ 摇匀                    根据不同稀释度血清结果观察，判定效价
    ├─ 加入鸡红细胞                      │
    ├─ 室温下放置45分钟                  │
    └─ 观察结果 ┄┄┄┄┄┄┄┄┄┄┄┄┄┄┄┘
        ├─ 不凝集  阳性
        └─ 凝集    阴性
```

（马碧书　张　慧）

第二十五章　呼吸道病毒

一、学习目标

（一）知识目标

1. 能够阐明甲型流感病毒的分类、生物学性状与变异、致病性、免疫性，并说出防治原则。
2. 能够解释麻疹和腮腺炎病毒的生物学特性、致病性、免疫性和防治原则。
3. 能够说出冠状病毒的生物学特性，并列出严重急性呼吸综合征（SARS）和中东呼吸综合征（MERS）冠状病毒的致病性和防治原则。
4. 能够指出腺病毒和风疹病毒的生物学特性、致病性和防治原则。

（二）技能目标

1. 能够绘制引起呼吸道感染性疾病的常见病毒异同表，绘制归纳甲型流感病毒在不同流行年代的抗原变化表及相互关系图。
2. 能够联系呼吸道病毒和其他病原微生物引起的呼吸道感染知识，分析治疗合并感染引起的疾病。

（三）情感、态度和价值观目标

1. 能够感受辩证唯物主义的世界观和方法论。
2. 能够认同不同呼吸道病毒的相互关系，个体与整体相统一的生命科学观点。
3. 能够体会生命的精致完美，教育学生崇尚生命、热爱探索生命科学。

二、思维导图

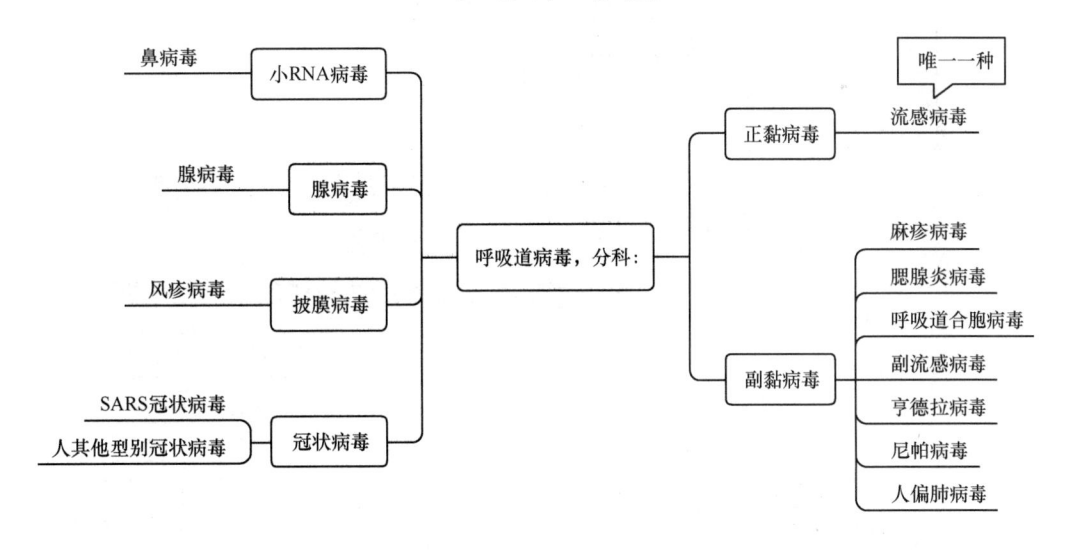

- 鼻病毒 — 小RNA病毒
- 腺病毒 — 腺病毒
- 风疹病毒 — 披膜病毒
- SARS冠状病毒 / 人其他型别冠状病毒 — 冠状病毒

呼吸道病毒，分科：
- 正黏病毒 — 唯一一种：流感病毒
- 副黏病毒：
  - 麻疹病毒
  - 腮腺炎病毒
  - 呼吸道合胞病毒
  - 副流感病毒
  - 亨德拉病毒
  - 尼帕病毒
  - 人偏肺病毒

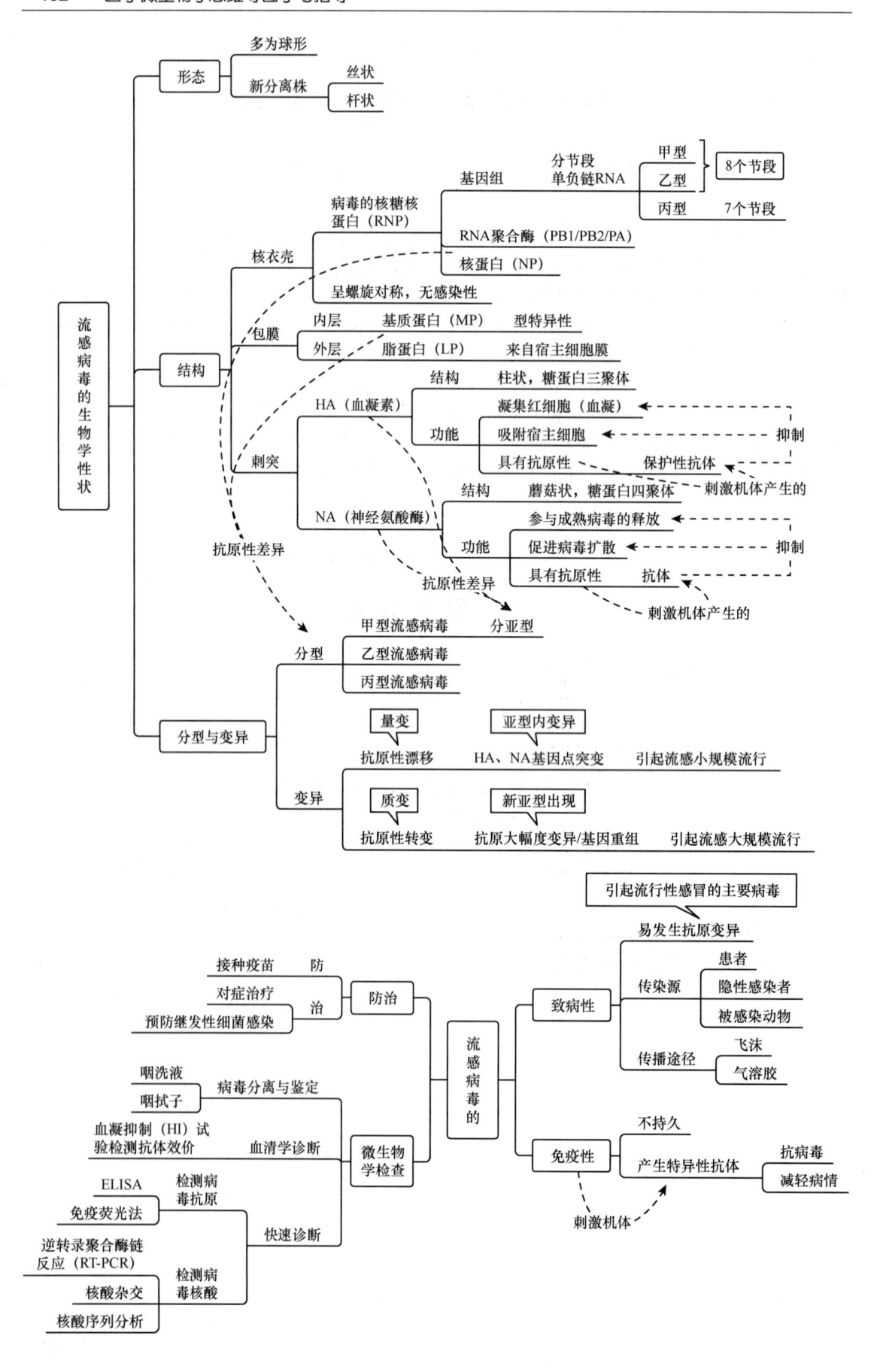

流感病毒的生物学性状

- 结构
  - 形态
    - 多为球形
    - 新分离株
      - 丝状
      - 杆状
  - 核衣壳
    - 病毒的核糖核蛋白（RNP）
      - 基因组 分节段 单负链RNA
        - 甲型 ─┐
        - 乙型 ─┤ 8个节段
        - 丙型   7个节段
      - RNA聚合酶（PB1/PB2/PA）
      - 核蛋白（NP）
    - 呈螺旋对称，无感染性
  - 包膜
    - 内层 基质蛋白（MP） 型特异性
    - 外层 脂蛋白（LP） 来自宿主细胞膜
  - 刺突
    - HA（血凝素）
      - 结构：柱状，糖蛋白三聚体
      - 功能
        - 凝集红细胞（血凝） ← 抑制
        - 吸附宿主细胞 ← 抑制
        - 具有抗原性 → 保护性抗体 （刺激机体产生的）
    - NA（神经氨酸酶）
      - 结构：蘑菇状，糖蛋白四聚体
      - 功能
        - 参与成熟病毒的释放 ← 抑制
        - 促进病毒扩散 ← 抑制
        - 具有抗原性 → 抗体（刺激机体产生的）

- 分型与变异
  - 分型（抗原性差异）
    - 甲型流感病毒 — 分亚型
    - 乙型流感病毒
    - 丙型流感病毒
  - 变异
    - 抗原性漂移（量变 / 亚型内变异） HA、NA基因点突变 引起流感小规模流行
    - 抗原性转变（质变 / 新亚型出现） 抗原大幅度变异/基因重组 引起流感大规模流行

流感病毒的

- 致病性（引起流行性感冒的主要病毒）
  - 易发生抗原变异
  - 传染源
    - 患者
    - 隐性感染者
    - 被感染动物
  - 传播途径
    - 飞沫
    - 气溶胶
- 免疫性
  - 不持久
  - 产生特异性抗体（刺激机体）
    - 抗病毒
    - 减轻病情
- 防治
  - 防
    - 接种疫苗
  - 治
    - 对症治疗
    - 预防继发性细菌感染
- 微生物学检查
  - 病毒分离与鉴定
    - 咽洗液
    - 咽拭子
  - 血清学诊断
    - 血凝抑制（HI）试验检测抗体效价
  - 快速诊断
    - 检测病毒抗原
      - ELISA
      - 免疫荧光法
    - 检测病毒核酸
      - 逆转录聚合酶链反应（RT-PCR）
      - 核酸杂交
      - 核酸序列分析

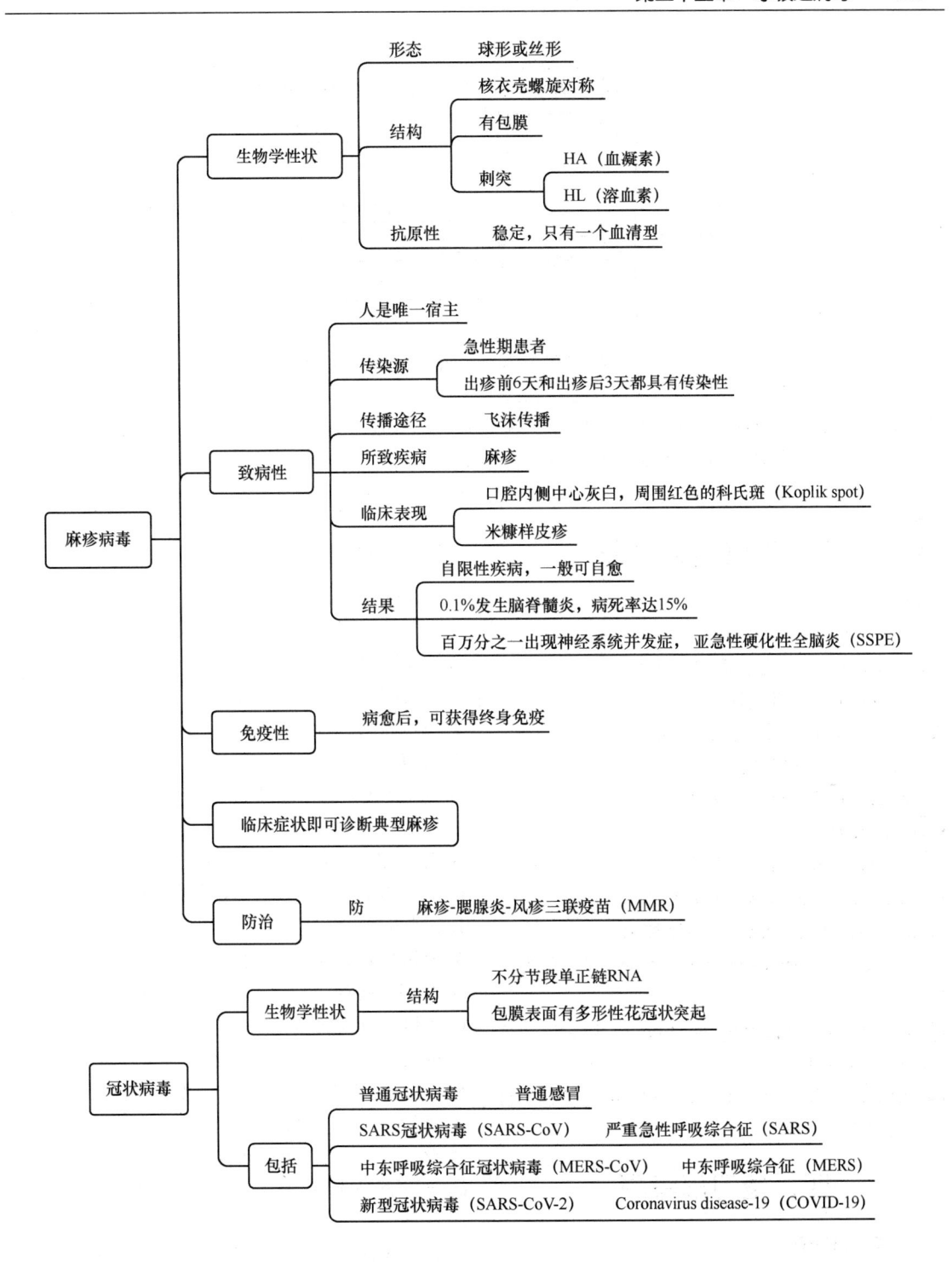

```
麻疹病毒
├─ 生物学性状
│   ├─ 形态 —— 球形或丝形
│   ├─ 结构
│   │   ├─ 核衣壳螺旋对称
│   │   ├─ 有包膜
│   │   └─ 刺突
│   │       ├─ HA（血凝素）
│   │       └─ HL（溶血素）
│   └─ 抗原性 —— 稳定，只有一个血清型
├─ 致病性
│   ├─ 人是唯一宿主
│   ├─ 传染源
│   │   ├─ 急性期患者
│   │   └─ 出疹前6天和出疹后3天都具有传染性
│   ├─ 传播途径 —— 飞沫传播
│   ├─ 所致疾病 —— 麻疹
│   ├─ 临床表现
│   │   ├─ 口腔内侧中心灰白，周围红色的科氏斑（Koplik spot）
│   │   └─ 米糠样皮疹
│   └─ 结果
│       ├─ 自限性疾病，一般可自愈
│       ├─ 0.1%发生脑脊髓炎，病死率达15%
│       └─ 百万分之一出现神经系统并发症，亚急性硬化性全脑炎（SSPE）
├─ 免疫性 —— 病愈后，可获得终身免疫
├─ 临床症状即可诊断典型麻疹
└─ 防治 —— 防 —— 麻疹-腮腺炎-风疹三联疫苗（MMR）

冠状病毒
├─ 生物学性状
│   └─ 结构
│       ├─ 不分节段单正链RNA
│       └─ 包膜表面有多形性花冠状突起
└─ 包括
    ├─ 普通冠状病毒 —— 普通感冒
    ├─ SARS冠状病毒（SARS-CoV） —— 严重急性呼吸综合征（SARS）
    ├─ 中东呼吸综合征冠状病毒（MERS-CoV） —— 中东呼吸综合征（MERS）
    └─ 新型冠状病毒（SARS-CoV-2） —— Coronavirus disease-19（COVID-19）
```

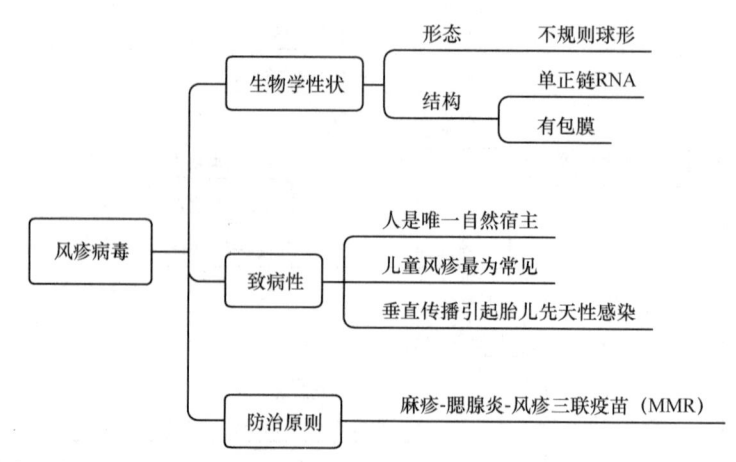

```
                                  ┌─ 形态 ─── 不规则球形
                  ┌─ 生物学性状 ──┤         ┌─ 单正链RNA
                  │                └─ 结构 ──┤
                  │                          └─ 有包膜
                  │
                  │              ┌─ 人是唯一自然宿主
   风疹病毒 ──────┼─ 致病性 ─────┼─ 儿童风疹最为常见
                  │              └─ 垂直传播引起胎儿先天性感染
                  │
                  └─ 防治原则 ─── 麻疹-腮腺炎-风疹三联疫苗（MMR）
```

要点口诀：正黏病毒只流感，NP、MP 分型忙；甲亚分类 HA&NA，经常流行源易变；分离鸡胚猴肾 C，流行病学检血清，血凝抑制血吸附；特异预防靠疫苗；金奥利干抗病毒。
副黏病毒麻和腮。披膜病毒致风疹。冠状病毒例新冠。腺病毒致儿肺炎。

三、英汉名词对照

1. adenovirus　　腺病毒
2. coronavirus　　冠状病毒
3. mumps virus　　流行性腮腺炎病毒
4. measles virus　　麻疹病毒
5. influenza virus　　流行性感冒病毒
6. rubella virus　　风疹病毒
7. antigenic drift　　抗原性漂移
8. antigenic shift　　抗原性转变
9. nucleoprotein，NP　　核蛋白
10. hemagglutinin，HA　　血凝素
11. neuraminidase，NA　　神经氨酸酶
12. congenital rubella syndrome，CRS　　先天性风疹综合征
13. severe acute respiratory syndrome，SARS　　严重急性呼吸综合征
14. subacute sclerosing panencephalitis，SSPE　　亚急性硬化性全脑炎

四、复习思考题

（一）名词解释

1. 呼吸道病毒
2. 血凝素
3. 神经氨酸酶
4. 抗原性转变
5. 抗原性漂移

（二）选择题

【A₁型题】

1. 甲型流感病毒分亚型的依据是（　　）
A. 包膜上的 HA 和 NA　B. 核酸　C. 核糖核蛋白
D. M 蛋白　　　　　　E. 线粒体

2. 决定流感病毒型别的是（　　）
A. RNP　　　　B. NP　　　　C. MP
D. HA+NA　　　E. NP+MP

3. SARS 的病原体是（　　）
A. 呼吸道合胞病毒　　B. 麻疹病毒
C. 鼻病毒　　　　　　D. 流感病毒
E. 冠状病毒

4. 最易发生变异的呼吸道病毒是（　　）
A. 腮腺炎病毒　　　　B. 麻疹病毒
C. 呼吸道合胞病毒　　D. 流感病毒
E. 鼻病毒

5. 分离流感病毒最常采取的标本是（　　）
A. 血液　　　B. 咽漱液　　C. 粪便
D. 痰　　　　E. 脑组织

6. 孕妇感染哪种病毒可引起胎儿先天畸形？（　　）
A. 冠状病毒　　B. 鼻病毒　　C. 麻疹病毒
D. 流感病毒　　E. 风疹病毒

7. 不属于呼吸道病毒的是（　　）
A. 鼻病毒　　　　B. 轮状病毒
C. 腺病毒　　　　D. 风疹病毒
E. 冠状病毒

8. 哪种病毒感染后不能获得牢固免疫？（　　）

A. 流感病毒　　　　　B. 流行性乙型脑炎病毒
C. 腮腺炎病毒　　　　D. 麻疹病毒
E. 脊髓灰质炎病毒

9. 以下不属于我国计划免疫预防的疾病有（　　）
A. 流行性腮腺炎　B. 风疹　　C. 流感
D. 麻疹　　　　　E. 脊髓灰质炎

10. 关于麻疹病毒，叙述错误的是（　　）
A. DNA 病毒　　　　　B. 有特异性预防方法
C. 病后免疫力持久　　D. 与 SSPE 有关
E. 感染细胞形成嗜酸性包涵体

11. 属于正黏病毒科、基因分节段的病毒是（　　）
A. 流感病毒　　　　　B. 风疹病毒
C. 副流感病毒　　　　D. 呼肠孤病毒
E. 轮状病毒

12. 抗流感病毒再感染的主要免疫因素是（　　）
A. 干扰素　　　　　　B. 血凝素抗体
C. 细胞免疫　　　　　D. 神经氨酸酶抗体
E. 核蛋白抗体

13. 造成流感世界性大流行的原因是（　　）
A. 流感病毒抗原性不强，故免疫力不强
B. 流感病毒对理化因素的抵抗力强
C. 流感病毒型别多
D. 甲型流感病毒易变异成新的亚型
E. 乙型流感病毒易变异成新的亚型

14. 引起婴幼儿病毒性肺炎的最主要病原是（　　）
A. 流感病毒　　　B. 腺病毒　　　C. 鼻病毒
D. 呼吸道合胞病毒　E. 腮腺炎病毒

【A₂ 型题】

1. 6 岁男孩，出现发热、疲劳、耳痛和脸颊肿大。下面哪个信息可以确诊他感染了腮腺炎病毒？（　　）
A. 疫苗接种史　　　　B. 腮腺炎接种史
C. 脑炎症状　　　　　D. 睾丸炎的临床症状
E. 检测到腮腺炎病毒特异性的 IgM 抗体

2. 8 个月大婴儿怀疑为呼吸道合胞病毒感染，最可能出现下列哪种临床疾病？（　　）
A. 支气管炎　　B. 脑炎　　　　C. 脑膜炎
D. 咽炎　　　　E. 胰腺炎

3. 一男孩，20 月龄时曾出现发热、易怒、红色皮疹，起始于面部，后扩散到全身，经治疗痊愈。9 岁时出现神经功能恶化，被诊断为亚急性硬化性全脑炎，下述哪个说法正确（　　）
A. 缺陷性水痘-带状疱疹病毒在脑组织中出现
B. 在脑脊液中检测到高滴度的麻疹病毒抗体
C. 风疹病毒感染的迟发并发症
D. 大脑功能渐进性衰退
E. 注射疫苗的偶发现象

4. 27 岁妇女怀孕 2 个月，出现发热、不适和关节痛。脸部和躯干出现斑丘疹。诊断为风疹，担心胎儿可能被感染出现先天性风疹综合征。下述哪项正确？（　　）
A. 此疾病可以通过麻疹疫苗预防
B. 确定在孕后期感染，一定不会出现先天畸形
C. 耳聋是先天性风疹综合征的一个常见缺陷
D. 只有极少数风疹病毒株有致畸作用
E. 以上都不对

【A₃ 型题】

（1~2 题共用题干）

患者，男，12 岁。出现发热，体温 38.5℃，一侧腮腺肿大，前 2~3 天疼痛不是特别严重，轻压会有疼痛，部位像梨形，边缘不清楚，皮肤表面发红、发亮和皮肤紧绷。但是患者的腮腺导管口没有红肿，唾液比较清亮，并没有脓液溢出，经查患者的血常规，发现白细胞计数正常，中性粒细胞比例增高。

1. 患者最有可能感染的病原体是（　　）
A. 麻疹病毒　　　　　B. 副流感病毒
C. 疱疹病毒　　　　　D. 腺病毒
E. 腮腺炎病毒

2. 关于腮腺炎病毒的血清型，描述正确的是（　　）
A. 可以分为甲、乙、丙型
B. 仅有一个血清型
C. 有 4 种血清型，分为 Ⅰ 型、Ⅱ 型、Ⅲ 型、Ⅳ 型
D. 有 100 多种
E. 已经鉴定出超过 120 种，是人类病毒中血清型最多的病毒

【A₄ 型题】

（1~3 题共用题干）

患者，女，23 岁，妊娠 15 周。昨夜发热，今晨颜面部及周身出现皮疹。查体：皮疹为粟粒大红色丘疹，两侧耳后可触及数个淋巴结，风疹病毒抗体效价比正常范围增高 8 倍。

1. 根据描述，最有可能是下列哪项疾病？（　　）
A. 麻疹　　　B. 风疹　　　C. 幼儿急症
D. 猩红热　　E. 腮腺炎

2. 对于此疾病，最合适的处置方法是（　　）
A. 给予抗生素进行治疗
B. 注射免疫球蛋白制剂

C. 给予干扰素进行治疗
D. 立即采取终止妊娠措施
E. 2 周后再检查抗体效价
3. 预防风疹和先天性风疹综合征，不能接种风疹病毒活疫苗的人群是（　　）
A. 孕妇
B. 结婚登记时的女青年
C. 1 岁以下的婴儿
D. 育龄期女青年
E. 注射过人抗风疹血清免疫球蛋白的女青年

【B 型题】
(1～2 题共用备选答案)
A. 流感病毒　　　　　B. 冠状病毒
C. SARS 冠状病毒　　D. 麻疹病毒
E. 腮腺炎病毒
1. 易发生抗原性转变和抗原性漂移的病毒是（　　）
2. 严重急性呼吸综合征的病原体是（　　）
(3～5 题共用备选答案)
A. 风疹病毒　　　　　B. 麻疹病毒
C. 冠状病毒　　　　　D. 鼻病毒
E. 流感病毒
3. 属于小 RNA 病毒科的是（　　）
4. 最可能引起胎儿先天性畸形是（　　）
5. 能引起 SSPE 的是（　　）
(6～8 题共用备选答案)
A. 粪便　　　B. 咽洗液　　C. 血液
D. 痰　　　　E. 唾液
6. 分离流感病毒最常采取的标本是（　　）
7. 分离腮腺炎病毒最常采取的标本是（　　）
8. 乙型肝炎诊断最常采取的标本是（　　）

【X 型题】
1. 流感病毒的生物学性状包括（　　）
A. 正黏病毒属
B. 有包膜，单股负链 RNA，不分节段
C. 包膜刺突含血凝素和融合蛋白
D. 抗原性漂移和抗原性转变引起流感流行
E. 表面抗原的免疫原性稳定，不易发生变异
2. 甲型流感病毒易发生变异的原因是（　　）
A. 病毒核酸 DNA 分节段
B. 病毒基因组发生重组
C. 病毒核酸为负链 ssRNA，且分节段，易发生基因重组
D. HA 与 NA 易发生变异

E. 环境改变

（三）判断题
1. 呼吸道病毒的核酸类型皆为 RNA。（　　）
2. 乙型流感病毒最容易发生抗原变异，导致大流行。（　　）
3. 甲型流感病毒抗原性漂移的原因是型特异性抗原发生大变异。（　　）
4. 亚急性硬化性全脑炎与麻疹病毒感染有关。（　　）
5. 孕期风疹病毒感染可导致胎儿先天畸形。（　　）
6. 腮腺炎病毒感染可导致病毒血症。（　　）

（四）问答题
1. 列举 4 种呼吸道病毒及其所致疾病。
2. SARS 的病原、传播途径和致病特点是什么？
3. 简述流感病毒的结构。
4. 流感病毒包括哪些型别？分型和分亚型的依据是什么？

（五）案例分析题
鲁某，男，45 岁，发热咳嗽 3 天入院，体温最高近 40℃，伴有明显咽干、喉咙疼痛、打喷嚏、鼻塞、流鼻涕、头痛、乏力、食欲减退、全身酸痛，无恶心呕吐，无腹胀腹痛，无心慌胸闷气急，无尿频、尿急、尿痛等，此时当地正处于流感流行期间，入院时 CT 示右肺下叶炎症，血象不高，甲型流感病毒咽拭子筛查结果为阳性，给予奥司他韦抗病毒治疗，第二天咽痛症状消失，第三天患者体温正常，一周复查显示病毒性肺炎表现，继续口服奥司他韦抗病毒治疗。现状态良好。
1. 流感病毒是如何进入人体致病的？
2. 流感症状表现与流感病毒变异有什么关系？
3. 婴幼儿与老年人患流感的临床表现有什么特点？后果如何？

五、复习思考题参考答案和解析

（一）名词解释
1. 呼吸道病毒：指以呼吸道为入侵门户、在呼吸道黏膜上皮细胞中增殖、引起呼吸道局部感染或呼吸道以外组织器官病变的一类病毒。
2. 血凝素：是病毒包膜上的一种糖蛋白刺突，易变异，与神经氨酸酶（NA）一起是甲型流感病毒分亚型的依据。主要功能有：①凝集红细胞，能

使多种动物或人的红细胞发生凝集,这种血凝现象可以被特异性抗体所抑制,称为血凝抑制现象。②吸附宿主细胞,使病毒进入机体细胞。③血凝素(HA)具有抗原性,刺激机体可产生保护性抗体。

3. 神经氨酸酶:是病毒包膜上的一种糖蛋白刺突,易变异,和HA一起是甲型流感病毒分亚型的依据。主要功能有:①参与病毒释放;②促进病毒扩散;③NA具有抗原性,刺激机体可产生抗体,但该抗体不能中和病毒的感染性,能抑制酶的水解作用。

4. 抗原性转变:流感病毒株表面的一种或两种发生大幅度变异,或者两种或两种以上甲型流感病毒感染同一细胞时发生基因重组,形成新亚型,由于与前一次流行株抗原结构相异,人群缺少对变异病毒株的免疫力,从而引起大流行。一般认为变异幅度大,属于质变。

5. 抗原性漂移:通常认为流感病毒基因发生了点突变,变异幅度小或连续变异,部分人群对新毒株没有免疫力,引起小规模流行。一般认为属于量变,即亚型内变异。

(二)选择题

【A₁型题】

1. A。根据病毒表面HA和NA抗原性的不同,甲型流感病毒又分为若干亚型,迄今发现HA有16种(1~16)、NA有9种(1~9)抗原。

2. E。根据NP和MP的抗原性不同,流感病毒被分为甲、乙、丙三型。

3. E。从人体分离的冠状病毒主要有普通冠状病毒229E、OC43和SARS冠状病毒(SARS-CoV)等型别。SARS-CoV可引起严重急性呼吸综合征(sSARS)。病毒经飞沫传播,粪-口途径亦可以传播。

4. D。流感病毒易于发生抗原性变异、温度敏感性变异等。抗原性变异是流感病毒变异的主要形式,病毒表面抗原HA和NA是主要的变异成分。流感病毒的抗原性变异包括抗原性转变和抗原性漂移两种形式。

5. B。分离流感病毒可采集发病3天以内患者的咽漱液或咽拭子,经抗生素处理后接种于9~11日龄鸡胚羊膜腔或尿囊腔中。

6. E。风疹病毒感染最严重的危害是通过垂直传播引起胎儿先天性感染。易感性高的孕妇在孕期20周内感染风疹病毒对胎儿危害最大,病毒感染通过影响胎儿细胞的正常生长、有丝分裂和染色体结构等,引起流产或死胎,还可以导致先天性风疹综合征(CRS)。

7. B。轮状病毒属于呼肠孤病毒科,是引起婴幼儿及动物胃肠炎的最重要的病原体,以粪-口途径传播为主。

8. A。呼吸道黏膜局部分泌的sIgA抗体有阻断病毒感染的保护作用,但只能短暂存留几个月。血清中抗HA特异性抗体为中和抗体,可持续存在数月至数年,抗NA特异性抗体可以抑制流感病毒的释放与扩散,但不能中和其感染性。

9. C。伴随着国家经济实力的增强,2008年,我国在全国范围内使用乙肝疫苗、卡介苗、脊髓灰质炎疫苗、百白破疫苗、麻疹疫苗、白破疫苗6种国家免疫规划基础上,将甲肝疫苗、流脑疫苗、乙脑疫苗及麻腮风疫苗纳入国家免疫规划。

10. A。麻疹病毒为球形或丝形,有包膜,核衣壳呈螺旋对称,核心为不分节段的单负链RNA。

11. A。甲型流感病毒和乙型流感病毒有8个RNA节段,丙型流感病毒只有7个RNA节段。

12. B。HA刺激机体产生的特异性抗体,具有中和病毒感染性和抑制血凝的作用,为保护性抗体。NA产生的特异性抗体可以抑制病毒的释放与扩散,但不能中和病毒的感染性。

13. D。甲型流感病毒表面的一种或两种抗原结构发生大幅度的变异,或者由于两种或两种以上甲型流感病毒感染同一细胞时发生基因重组,而形成与前次流行株的抗原结构不同的新亚型(如H1N1转变为H2N2等)。由于人群缺少对变异病毒株的免疫力,这些新亚型可以与旧亚型交替出现或共同存在,引起人群流感大流行。

14. D。呼吸道合胞病毒(RSV)感染仅引起轻微的呼吸道纤毛上皮细胞损伤,但在2~6个月的婴幼儿感染中,可引起细支气管炎和肺炎等严重呼吸道疾病。

【A₂型题】

1. E。检测到腮腺炎病毒特异的IgM抗体表明患者被该病毒感染。脑炎不是腮腺炎病毒感染特异的并发症,有接触史也不是一定引起感染。

2. A。支气管炎是婴幼儿呼吸道合胞病毒感染最常见的临床表现,其他答案不是呼吸道合胞病毒感染特异症状。

3. B。约百万分之一的麻疹患者在疾病恢复后数年内或在学龄期前,可以发生亚急性硬化性全脑炎。

4. C。先天性风疹综合征（CRS）包括先天性心脏病、先天性耳聋、白内障等畸形。

【A₃型题】
1. E。腮腺炎病毒是流行性腮腺炎的病原体。以腮腺肿胀、疼痛为主要症状，是儿童的常见病之一，男性易合并睾丸炎。
2. B。腮腺炎病毒属于副黏病毒科，主要引起流行性腮腺炎。只有一个血清型。

【A₄型题】
1. B。猩红热主要发生在儿童，腮腺炎多见于儿童，23岁患者，不可能是幼儿急症，麻疹常见于儿童，风疹从接触感染到症状出现，一般要14~21天。病初一般有低热，后出现皮疹，出疹第2天开始，面部及四肢皮疹可变成针尖样红点等症状。
2. E。孕妇在妊娠20周前感染风疹病毒，胎儿致畸发生率较高。若需判断风疹病毒感染者的免疫状态，需对疑似风疹患者在出现斑疹后3天内以及随后的14~21天分别取样同时检测。两次血清抗体效价增高4倍以上为阳性。
3. A。风疹病毒活疫苗的接种年龄为8个月以上的风疹病毒易感者，育龄期妇女、孕妇禁用。

【B型题】
1. A。流感病毒易发生抗原性转变和抗原性漂移而引起流感流行，其中甲型流感病毒变异性极强，多次引起流感大流行。
2. C。严重急性呼吸综合征，俗称传染性非典型性肺炎，也称非典型肺炎，是由SARS冠状病毒（SARS-CoV）引起的一种具有明显传染性、可累及多个脏器系统的特殊肺炎。
3. D。鼻病毒属小RNA病毒科，是人患普通感冒的主要病原体。
4. A。风疹病毒易发生垂直传播，孕妇妊娠早期初次感染风疹病毒后，病毒可通过胎盘屏障感染胎儿，造成流产或死胎，还可导致胎儿发生先天性风疹综合征，引起胎儿畸形。
5. B。亚急性硬化性全脑炎是一种以大脑白质和灰质损害为主的全脑炎。本病可能是由缺陷型麻疹病毒慢性持续性感染所致的一种罕见的致命性中枢神经系统退变性疾病。
6. B。流感病毒的分离与鉴定通常取材发病3日内患者的咽洗液或咽拭子。
7. E。根据典型病例的临床表现，腮腺炎易于诊断。不典型病例，可取唾液、脑脊液或尿液，进行病毒分离。

8. C。乙型肝炎诊断取患者血液进行肝功能检测、乙型肝炎病毒标志物进行血清学检测等。

【X型题】
1. AD。流感病毒核酸分节段，包膜刺突含有血凝素和神经氨酸酶，抗原性极易变异。
2. BCD。流感病毒核酸为分节段的单负链RNA；甲型流感病毒易发生变异的原因不包含环境改变。

（三）判断题
1. F。多为RNA，也有DNA。如腺病毒的基因组为线状DNA。
2. F。抗原变异是流感病毒变异的主要形式，在感染人类的三型流感病毒中，甲型有着极强的变异性，乙型次之，而丙型的抗原性非常稳定。
3. F。抗原性漂移属于量变，是亚型内抗原变异，变异幅度小或连续变异。
4. T。将SSPE尸检脑组织细胞与麻疹病毒敏感细胞进行共同培养，可分离出麻疹病毒。
5. T。风疹病毒感染最严重的危害是通过垂直传播引起胎儿先天性感染，导致胎儿畸形等先天性风疹综合征。
6. T。腮腺炎病毒首先在呼吸道局部淋巴结增殖，随后入血引起病毒血症。

（四）问答题
1. 流感病毒引起流感；麻疹病毒引起麻疹及SSPE；风疹病毒引起风疹及先天性风疹综合征；腮腺炎病毒引起流行性腮腺炎。
2. SARS的病原体是SARS冠状病毒。传播途径是近距离空气飞沫和密切接触传播。致病特点是急性呼吸道传染病，导致病人出现发热、头痛、咳嗽、呼吸困难，部分病人为呼吸道综合征，又称传染性非典型肺炎。
3. 流感病毒有3层结构。包膜，包括基质蛋白和脂蛋白双层；刺突，包括HA和NA；核衣壳，由分节段核酸及其周围螺旋对称壳粒组成。
4. 流感病毒根据核蛋白（NP）和基质蛋白（MP）抗原性不同分为甲、乙、丙三型。根据血凝素（HA）和神经氨酸酶（NA）的抗原性不同，甲型流感病毒可分为若干亚型。

（五）案例分析题
1. 当人体通过呼吸道吸入含有流感病毒的飞沫或尘埃后，病毒直接侵犯呼吸道的纤毛上皮细胞，并在纤毛上皮细胞内复制，致使纤毛上皮细胞变性、坏死、脱落，病毒还可向下侵犯气管、支气管直至肺泡，造成黏膜下层出现出血、水肿等病理变化，可表现出流感的呼吸道症状，患者会在出现流感呼吸道症状的基础上，再出现肺炎的临床表现。

2. 流感症状表现轻、重与流感病毒变异有关系，流感病毒主要分为甲、乙、丙三型，其中乙、丙型病毒相对较稳定，甲型流感病毒易通过神经氨酸酶和血凝素改变而出现变异并产生新的甲型流感病毒亚型。一种新的甲型流感病毒重组后，常会表现出传播能力强、致病性较强等特征，另外，作为人群来讲，体内原有的抗流感免疫力已经不起作用，作为容易感染新甲型流感病毒亚型的人群，如一旦感染，患者所表现出的症状与未发生病毒变异期间感染后临床表现不一样，前者可表现出典型症状，婴幼儿体弱多病，老年人可表现症状严重，并发肺炎等可能性相对较高，而后者则以类似上呼吸道感染的病人或不典型流感患者多见。

3. 婴幼儿和老年人在机体免疫和抗病能力、室外环境适应能力方面不及青壮年；这类人群多数以居室内活动为主，一旦感染流感病毒后，所表现出来的体征较重，后果较青壮年严重，主要表现为以下特点与后果：①症状相对典型，可表现为高热不退、咳嗽明显、病情可持续发展，严重者可出现呼吸急促、发绀等。②患者可在病后1~2天病情加重，出现持续高热，剧烈咳嗽、血性痰，继而出现呼吸急促、肺部炎症表现，X线检查可显示肺部炎症阴影。如治疗不及时，病情继续发展或加重者可导致因心血管功能不全或肺水肿而死亡。

（杨九骈）

第二十六章 肠道病毒

一、学习目标

(一) 知识目标

1. 能够描述肠道病毒属病毒的共同特性。
2. 能够描述脊髓灰质炎病毒致病性、免疫性。
3. 能够描述柯萨奇病毒、埃可病毒、肠道病毒70型及71型的致病性、免疫性。

(二) 技能目标

能够比较脊髓灰质炎病毒减毒活疫苗和灭活疫苗的优缺点，并合理应用疫苗预防脊髓灰质炎病毒感染。

(三) 情感、态度和价值观目标

重视肠道病毒在临床医学及预防医学中的重要作用，认识肠道病毒防控对人类健康的重大意义。

二、思维导图

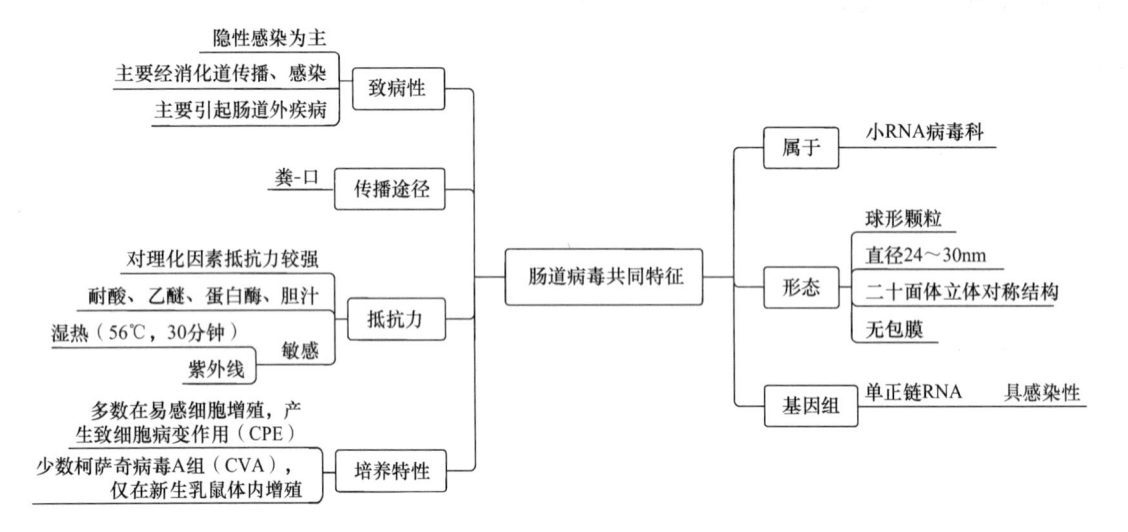

肠道病毒共同特征：

- 致病性
  - 隐性感染为主
  - 主要经消化道传播、感染
  - 主要引起肠道外疾病
- 传播途径
  - 粪-口
- 抵抗力
  - 对理化因素抵抗力较强
  - 耐酸、乙醚、蛋白酶、胆汁
  - 湿热（56℃，30分钟）敏感
  - 紫外线
- 培养特性
  - 多数在易感细胞增殖，产生致细胞病变作用（CPE）
  - 少数柯萨奇病毒A组（CVA），仅在新生乳鼠体内增殖
- 属于
  - 小RNA病毒科
- 形态
  - 球形颗粒
  - 直径24～30nm
  - 二十面体立体对称结构
  - 无包膜
- 基因组
  - 单正链RNA 具感染性

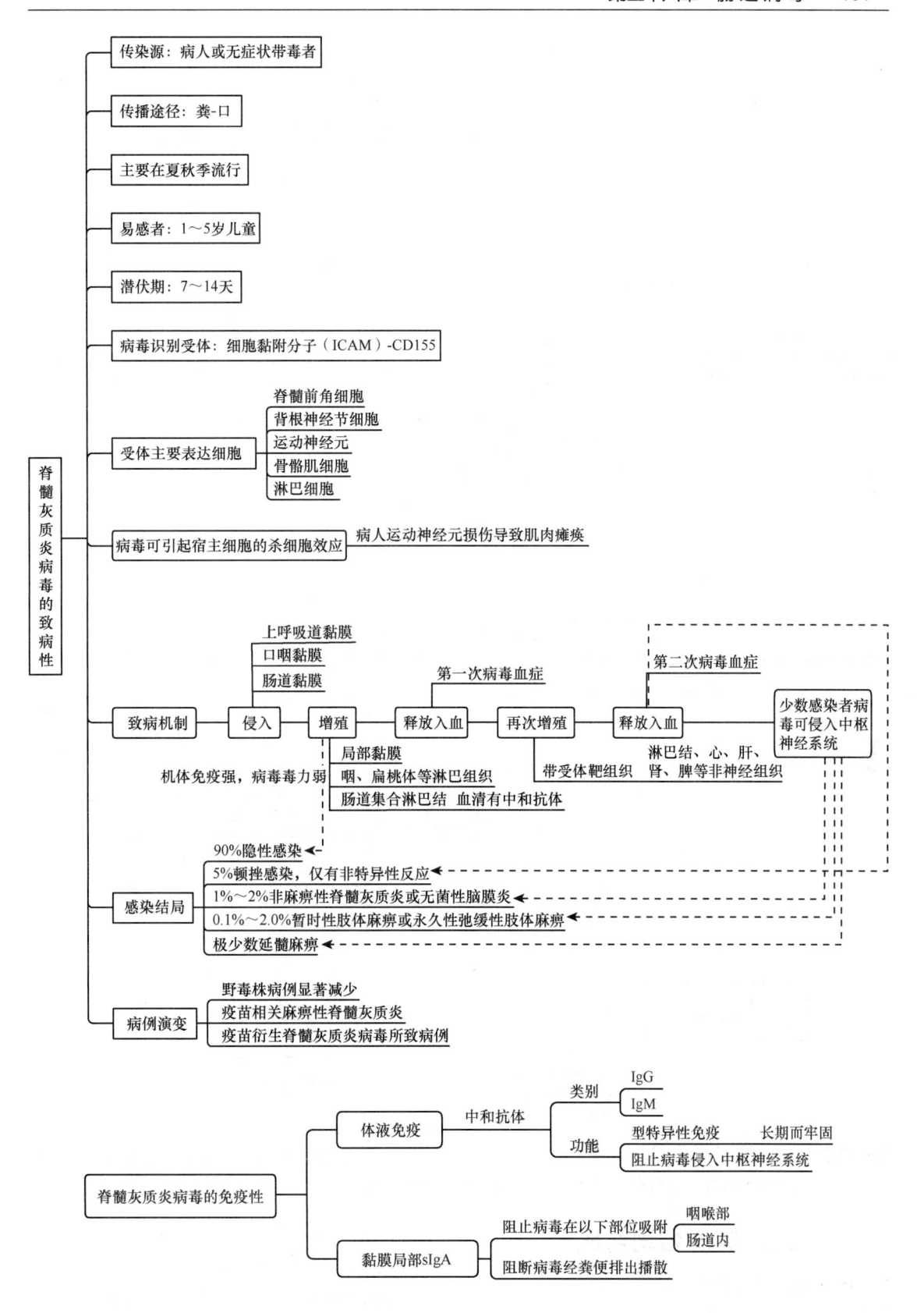

第二十六章 肠道病毒

脊髓灰质炎病毒的致病性

- 传染源：病人或无症状带毒者
- 传播途径：粪-口
- 主要在夏秋季流行
- 易感者：1~5岁儿童
- 潜伏期：7~14天
- 病毒识别受体：细胞黏附分子（ICAM）-CD155
- 受体主要表达细胞
  - 脊髓前角细胞
  - 背根神经节细胞
  - 运动神经元
  - 骨骼肌细胞
  - 淋巴细胞
- 病毒可引起宿主细胞的杀细胞效应——病人运动神经元损伤导致肌肉瘫痪
- 致病机制：侵入 → 增殖 → 释放入血（第一次病毒血症）→ 再次增殖 → 释放入血（第二次病毒血症）→ 少数感染者病毒可侵入中枢神经系统
  - 机体免疫强，病毒毒力弱
  - 侵入部位：上呼吸道黏膜、口咽黏膜、肠道黏膜
  - 增殖部位：局部黏膜、咽、扁桃体等淋巴组织、肠道集合淋巴结
  - 再次增殖：带受体靶组织
  - 释放入血：淋巴结、心、肝、肾、脾等非神经组织
  - 血清有中和抗体
- 感染结局
  - 90%隐性感染
  - 5%顿挫感染，仅有非特异性反应
  - 1%~2%非麻痹性脊髓灰质炎或无菌性脑膜炎
  - 0.1%~2.0%暂时性肢体麻痹或永久性弛缓性肢体麻痹
  - 极少数延髓麻痹
- 病例演变
  - 野毒株病例显著减少
  - 疫苗相关麻痹性脊髓灰质炎
  - 疫苗衍生脊髓灰质炎病毒所致病例

脊髓灰质炎病毒的免疫性

- 体液免疫——中和抗体
  - 类别：IgG、IgM
  - 功能
    - 型特异性免疫——长期而牢固
    - 阻止病毒侵入中枢神经系统
- 黏膜局部sIgA
  - 阻止病毒在以下部位吸附：咽喉部、肠道内
  - 阻断病毒经粪便排出播散

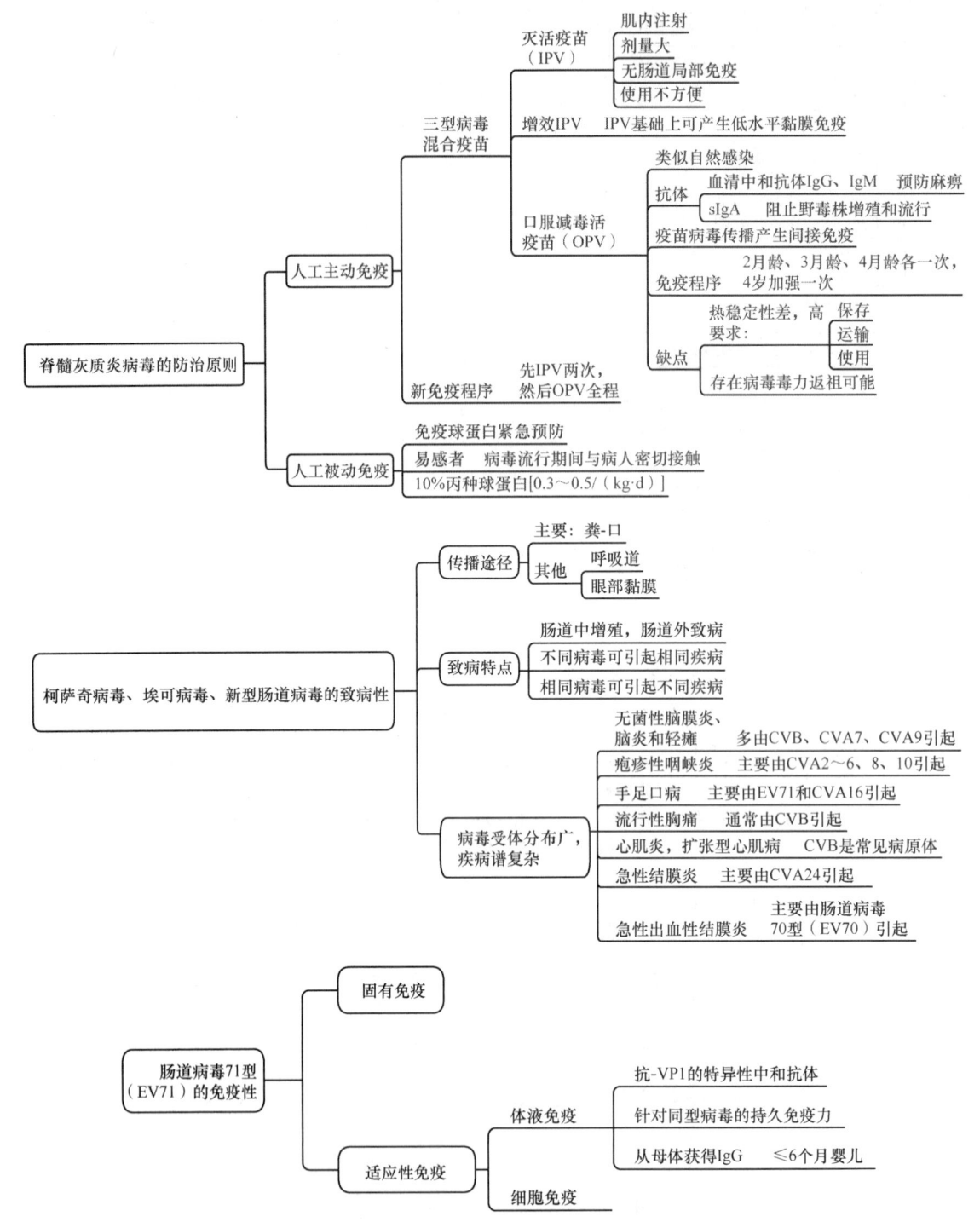

脊髓灰质炎病毒的防治原则

- **人工主动免疫**
  - 三型病毒混合疫苗
    - 灭活疫苗（IPV）
      - 肌内注射
      - 剂量大
      - 无肠道局部免疫
      - 使用不方便
    - 增效IPV：IPV基础上可产生低水平黏膜免疫
    - 口服减毒活疫苗（OPV）
      - 类似自然感染
      - 抗体
        - 血清中和抗体IgG、IgM：预防麻痹
        - sIgA：阻止野毒株增殖和流行
      - 疫苗病毒传播产生间接免疫
      - 免疫程序：2月龄、3月龄、4月龄各一次，4岁加强一次
      - 缺点
        - 热稳定性差，高保存要求：运输、使用
        - 存在病毒毒力返祖可能
  - 新免疫程序：先IPV两次，然后OPV全程
- **人工被动免疫**
  - 免疫球蛋白紧急预防
  - 易感者：病毒流行期间与病人密切接触
  - 10%丙种球蛋白[0.3~0.5/（kg·d）]

柯萨奇病毒、埃可病毒、新型肠道病毒的致病性

- **传播途径**
  - 主要：粪-口
  - 其他：呼吸道、眼部黏膜
- **致病特点**
  - 肠道中增殖，肠道外致病
  - 不同病毒可引起相同疾病
  - 相同病毒可引起不同疾病
- **病毒受体分布广，疾病谱复杂**
  - 无菌性脑膜炎、脑炎和轻瘫：多由CVB、CVA7、CVA9引起
  - 疱疹性咽峡炎：主要由CVA2~6、8、10引起
  - 手足口病：主要由EV71和CVA16引起
  - 流行性胸痛：通常由CVB引起
  - 心肌炎，扩张型心肌病：CVB是常见病原体
  - 急性结膜炎：主要由CVA24引起
  - 急性出血性结膜炎：主要由肠道病毒70型（EV70）引起

肠道病毒71型（EV71）的免疫性

- 固有免疫
- 适应性免疫
  - 体液免疫
    - 抗-VP1的特异性中和抗体
    - 针对同型病毒的持久免疫力
    - 从母体获得IgG：≤6个月婴儿
  - 细胞免疫

要点口诀：肠道病毒无包膜，基因均是RNA，感染主要经粪口，肠外疾病时发生。小RNA病毒脊柯埃，脊灰后遗见肌瘫，目前脊灰有疫苗。新型肠道病毒68到71。

三、英汉名词对照

1. enterovirus　肠道病毒
2. Picornaviridae　小RNA病毒科
3. human enterovirus，HEV　人肠道病毒
4. poliovirus，PV　脊髓灰质炎病毒
5. poliomyelitis　脊髓灰质炎
6. acute flaccid paralysis，AFP　急性弛缓性肢体麻痹
7. infantile paralysis　小儿麻痹症

8. aseptic meningitis 无菌性脑膜炎
9. vaccine-associated paralytic poliomyelitis，VAPP 疫苗相关性麻痹性脊髓灰质炎
10. vaccine-derived poliovirus，VDPV 疫苗衍生脊髓灰质炎病毒
11. inactivated polio vaccine，IPV 灭活脊髓灰质炎疫苗
12. live oral polio vaccine，OPV，Sabin vaccine 口服脊髓灰质炎减毒活疫苗
13. Coxsackie virus，CV 柯萨奇病毒
14. echo-virus 埃可病毒
15. viral myocarditis 病毒性心肌炎
16. dilated cardiomyopathy，DCM 扩张型心肌病
17. hand-foot-mouth disease，HFMD 手足口病
18. herpetic angina 疱疹性咽峡炎
19. epidemic pleurodynia 流行性胸痛
20. acute conjunctivitis 急性结膜炎
21. acute hemorrhagic conjunctivitis 急性出血性结膜炎
22. neotype enterovirus 新型肠道病毒
23. neurogenic pulmonary edema，NPE 神经源性肺水肿

四、复习思考题

（一）名词解释

1. 肠道病毒
2. 新型肠道病毒
3. 口服脊髓灰质炎减毒活疫苗

（二）选择题

【A₁型题】

1. 关于肠道病毒的共同特征，以下哪个描述不正确？（　）
A. 属于小RNA病毒科
B. 耐酸、耐蛋白酶和胆汁
C. 主要经粪-口途径传播
D. 临床主要表现为恶心、呕吐、腹泻等胃肠道症状
E. 基因组为单正链RNA

2. 肠道病毒的基因组为（　）
A. 双链RNA　　　　B. 单正链RNA
C. 双链DNA　　　　D. 单正链DNA
E. 分节的RNA

3. 肠道病毒基因组结构中，与病毒RNA合成和基因组装配有关的是（　）
A. VPg　B. P1　C. P2　D. P3　E. P4

4. 以下哪种条件对EV71灭活效果不佳？（　）
A. 次氯酸钠　　　　B. 紫外线
C. 乙醚　　　　　　D. 56℃湿热
E. 甲醛

5. 下列关于脊髓灰质炎病毒的致病特点中，描述不正确的是（　）
A. 仅通过粪-口途径传播
B. 大多数病例表现为隐性感染
C. 可引起病毒血症
D. 病后可获得同型病毒的持久免疫力
E. 严重病例可产生永久性弛缓性肢体麻痹

6. 能够阻止脊髓灰质炎病毒在咽喉部、肠道内的吸附，阻断病毒经粪便排出的抗体是（　）
A. IgG　　　B. IgM　　　C. sIgA
D. IgE　　　E. IgD

7. 将柯萨奇病毒分为A、B两组主要是依据病毒（　）
A. 对乳鼠的致病特点和对细胞培养的敏感性不同
B. 感染引起的临床症状不同
C. 血清型不同
D. VP1抗原性不同
E. VP4抗原性不同

8. 在肠道病毒中不完全适用细胞培养的是（　）
A. 脊髓灰质炎病毒　　B. 柯萨奇病毒
C. 埃可病毒　　　　　D. 新型肠道病毒
E. 肠道腺病毒

9. 机体被EV71感染后，诱生的特异性中和抗体是（　）
A. sIgA　　　　　　B. 抗-VP1
C. 抗-VP4　　　　　D. 抗-VPg
E. 抗-VP6

10. 在体外细胞培养时，EV71病毒颗粒的形态有（　）
A. 光滑型颗粒和粗糙型颗粒
B. 单层颗粒和双层颗粒
C. 空心颗粒和实心颗粒
D. 有包膜颗粒和无包膜颗粒
E. 球形颗粒和轮状颗粒

11. 将EV71分为A、B、C三个基因型，根据的是哪个衣壳蛋白核苷酸序列的差异？（　）
A. VP1　　B. VP2　　C. VP3
D. VP4　　E. VP6

12. EV71 在我国传播较为广泛的是哪个基因型？（　　）
A. A 型　　　　B. B1 型　　　　C. B4 型
D. C1 型　　　　E. C4 型

【A₂ 型题】
1. 一名男孩在口服脊髓灰质炎减毒活疫苗（OPV）后出现发热、颈背强直、暂时性肢体麻痹等症状，初步诊断为疫苗相关性麻痹性脊髓灰质炎（VAPP）。为避免类似事件的发生，最好的办法是（　　）
A. 不用 OPV
B. 先口服 OPV 免疫两次，再用 IPV 进行全程免疫
C. OPV+IPV 同时使用两剂
D. 先用 IPV 免疫两次，再口服 OPV 进行全程免疫
E. 不用 IPV

2. 一名 5 岁患儿出现发热、咽痛，在软腭、悬雍垂周围出现水疱性溃疡损伤等症状，初步诊断为疱疹性咽峡炎。下列病毒中最可能的病原体是（　　）
A. 脊髓灰质炎病毒　　B. CVA
C. CVB　　　　D. 埃可病毒　　　　E. EV71

3. 一名 4 岁男孩，因发热、咽痛、厌食就诊。查体发现患儿手心、足底、臀部皮肤出现斑丘疹，口腔黏膜水疱疹，且患儿所在幼儿园近期有多名幼儿出现类似表现。初步判断最可能的病原是（　　）
A. 脊髓灰质炎病毒　　B. CVA6
C. CVB　　　　D. 埃可病毒　　　　E. EV71

4. 一患者因发热、流涕、腹泻、食欲减退两周，胸闷、心悸 1 天就诊。查体发现心脏扩大、心律失常，心电图显示 ST-T 改变与异位心律等。初步诊断为病毒性心肌炎，为进一步明确诊断首选以下哪项检测？（　　）
A. 细胞培养分离病毒，中和试验鉴定
B. 间接免疫荧光检测病毒抗原
C. RT-PCR 方法测病毒核酸
D. ELISA 法检测病毒抗体
E. 粪便标本直接电镜检查

【A₃ 型题】
（1~2 题共用题干）
一名 25 岁女性患者因发热、咽痛、流涕 5 天后，出现呼吸急促、胸痛、心悸等症状就诊，实验室检查：血常规结果正常，心电图提示 ST-T 段改变，心肌酶检查肌酸激酶同工酶升高。

1. 引起该临床病症最常见的病原体是（　　）
A. EV71　　　　B. 流感病毒
C. CVA　　　　D. CVB　　　　E. 埃可病毒

2. 该临床病症最可能的诊断是（　　）
A. 流感　　　　　　B. 病毒性心肌炎
C. 流行性胸痛　　　D. 病毒感染后疲劳综合征
E. 病毒性肺炎

【B 型题】
（1~3 题共用备选答案）
A. 急性出血性结膜炎　　B. 手足口病
C. 病毒性心肌炎　　　　D. 疱疹性咽峡炎
E. 无菌性脑膜炎
1. EV70 常引起（　　）
2. EV71 常引起（　　）
3. CVA 常引起（　　）

【X 型题】
1. 引起手足口病的病原体主要有（　　）
A. 脊髓灰质炎病毒　　B. CVA16
C. 埃可病毒　　　　D. EV70　　　　E. EV71

2. CVB 是以下哪些疾病的常见病原体？（　　）
A. 无菌性脑膜炎　　B. 疱疹性咽峡炎
C. 手足口病　　　　D. 流行性胸痛
E. 病毒性心肌炎

3. 脊髓灰质炎病毒受体主要的表达细胞包括以下哪几种？（　　）
A. 脊髓前角细胞　　B. 淋巴细胞
C. 运动神经元　　　D. 背根神经节细胞
E. 骨骼肌细胞

（三）判断题

1. 肠道病毒主要通过粪-口途径传播，也可以通过接触传播和呼吸道传播。（　　）
2. 一种型别的肠道病毒可引起几种疾病或病征，而一种疾病或病征又可由不同型别的肠道病毒引起。（　　）

（四）问答题

1. 简述肠道病毒的共同特征。
2. 简述脊髓灰质炎病毒的致病机制。
3. 比较 OPV 和 IPV 的优缺点。

五、复习思考题参考答案和解析

（一）名词解释

1. 肠道病毒：指经消化道感染和传播，能在肠道中复制，并引起人类相关疾病的胃肠道感染病毒。在分类学上归属于小RNA病毒科下的肠道病毒属。肠道病毒虽然主要经消化道传播和感染，但引起的主要疾病却在肠道外，包括脊髓灰质炎、无菌性脑膜炎、心肌炎、手足口病等多种疾病。

2. 新型肠道病毒：指1969年以后陆续分离到的肠道病毒，并按其发现的顺序统一命名，目前包括68、69、70、71等多种型别。这些病毒与其他肠道病毒有相似的形态、结构、基因组及理化特性，也可以在猴肾细胞中培养，但抗原性方面与其他肠道病毒有着明显的不同。主要经粪-口途径传播，可引起多种神经系统疾病及机体其他部位的疾病。

3. 口服脊髓灰质炎减毒活疫苗：是三型脊髓灰质炎病毒的混合疫苗，口服免疫类似自然感染，既可诱发血清抗体，预防麻痹性脊髓灰质炎的产生，又可刺激肠道局部产生sIgA，阻止野毒株在肠道的增殖和人群中的流行。缺点是热稳定性差，保存、运输、使用要求高，还有病毒毒力返祖可能，而引起疫苗相关麻痹性脊髓灰质炎。

（二）选择题

【A₁型题】

1. D。肠道病毒虽然主要经消化道传播和感染，但引起的主要是肠道外的疾病，如脊髓灰质炎、脑炎、心肌炎等。
2. B。肠道病毒属于小RNA病毒，基因组是单正链RNA。
3. A。肠道病毒基因组5′端共价结合一小分子蛋白质VPg，与病毒RNA合成和基因组装配有关。
4. C。EV71抵抗力较强，能够抵抗乙醚和三氯甲烷等有机溶剂。
5. A。脊髓灰质炎病毒还可以通过呼吸道传播。
6. C。黏膜局部的sIgA可阻止脊髓灰质炎病毒在咽喉部、肠道内的吸附，阻断病毒经粪便排出。
7. A。根据柯萨奇病毒对乳鼠的致病特点和对细胞培养的敏感性不同，可将其分为A、B两组。
8. B。柯萨奇病毒A组的部分型别（如A1、A19和A22）不能在培养细胞中生长。
9. B。机体被EV71感染后，可以诱生抗-VP1的特异性中和抗体。
10. C。在体外细胞培养时，EV71存在空心（empty，E）和实心（full，F）两种病毒颗粒，E颗粒为空心的缺陷结构，F颗粒是实心的成熟病毒颗粒。
11. A。根据病毒衣壳蛋白VP1核苷酸序列的差异，可将EV71分为A、B、C三个基因型。
12. E。EV71在我国传播较为广泛的是C4基因型。

【A₂型题】

1. D。为了消除或降低VAPP发生的危险，新的免疫程序建议首先使用IPV免疫两次，然后再口服OPV进行全程免疫。
2. B。疱疹性咽峡炎主要由柯萨奇病毒A组的2～6、8、10型引起。
3. E。手足口病主要由CVA16和EV71引起。
4. C。RT-PCR方法检测病毒核酸可用于病毒感染的快速诊断，敏感性高。

【A₃型题】

1. D。CVB是病毒性心肌炎常见的病原体。
2. B。病人先有短暂的发热、感冒症状，继而出现心脏病的相应症状，实验室检查也提示心肌损伤。考虑病毒性心肌炎。

【B型题】

1. A。EV70引起急性出血性结膜炎。
2. B。手足口病的主要病原包括EV71和CVA16。
3. D。疱疹性咽峡炎主要由CVA2～6、8、10引起。

【X型题】

1. BE。手足口病的主要病原包括EV71和CVA16。
2. ADE。柯萨奇病毒B组（CVB）是无菌性脑膜炎、病毒性心肌炎和流行性胸痛的主要病原体。
3. ABCDE。脊髓灰质炎病毒的识别受体CD-155主要在人体脊髓前角细胞、背根神经节细胞、运动神经元、骨骼肌细胞和淋巴细胞表达。

（三）判断题

1. T。肠道病毒以上呼吸道、口咽和肠道黏膜为侵入门户，主要通过粪-口途径传播，也可以通过接触传播和呼吸道传播。
2. T。一种型别的肠道病毒可引起几种疾病或病征，而一种疾病或病征又可由不同型别的肠道病毒引起。如柯萨奇病毒B组是病毒性心肌炎、无菌性脑膜炎、流行性胸痛的常见病原体，而可以引起病毒性心肌炎的肠道病毒除柯萨奇病毒B

组外，柯萨奇病毒 A 组和埃可病毒的部分型别也可引起病毒性心肌炎。

（四）问答题

1. 肠道病毒的共同特征具体参见"思维导图 肠道病毒的共同特征"。

2. 脊髓灰质炎病毒的致病机制详见"思维导图 脊髓灰质炎病毒的致病性"。

3. OPV 和 IPV 的优缺点比较详见"思维导图 脊髓灰质炎病毒的防治原则"。

（刘云霞）

第二十七章 急性胃肠炎病毒

一、学习目标

（一）知识目标

1. 能够区分引起急性胃肠炎病毒的种类。
2. 能够描述轮状病毒的形态、致病性。

（二）技能目标

能够合理运用轮状病毒的微生物学检查方法。

（三）情感、态度和价值观目标

能够重视 A 组轮状病毒引起的婴幼儿重症腹泻的危害性。

二、思维导图

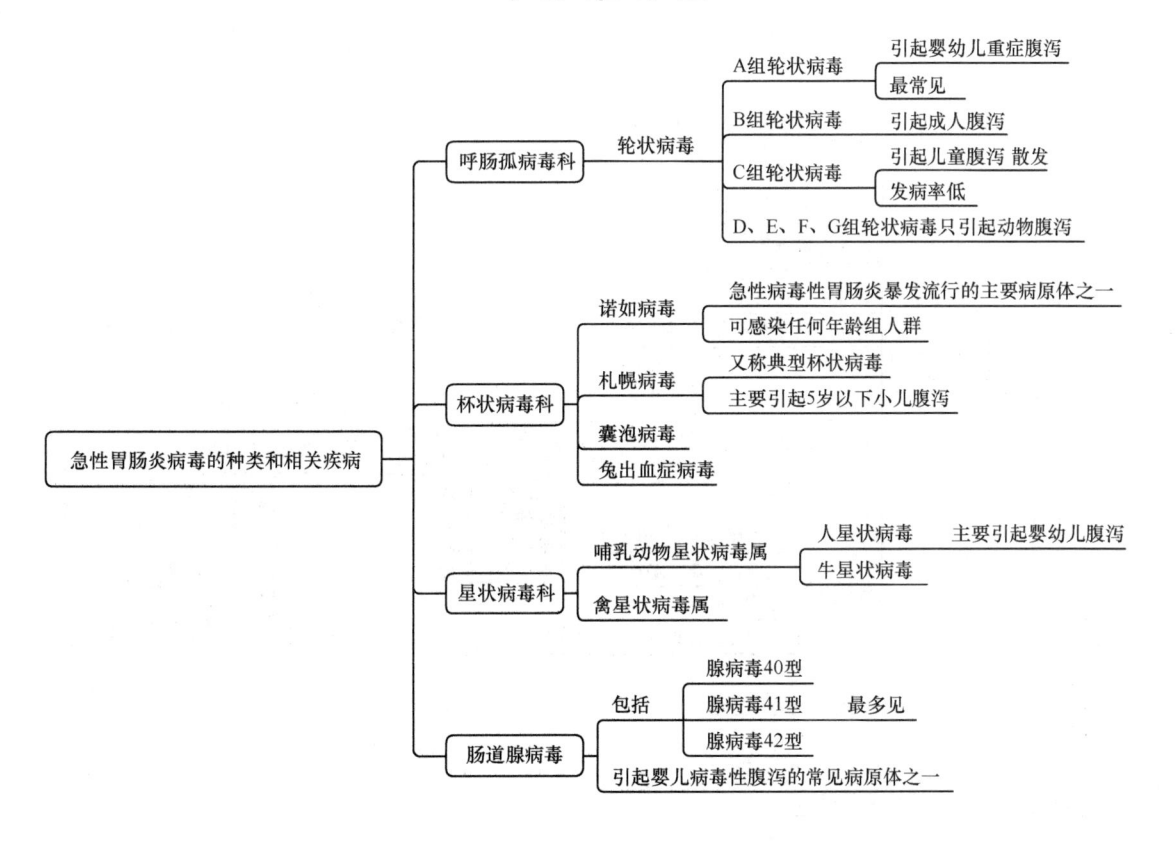

```
急性胃肠炎病毒的种类和相关疾病
├─ 呼肠孤病毒科 ─ 轮状病毒
│     ├─ A组轮状病毒 ─ 引起婴幼儿重症腹泻／最常见
│     ├─ B组轮状病毒 ─ 引起成人腹泻
│     ├─ C组轮状病毒 ─ 引起儿童腹泻 散发／发病率低
│     └─ D、E、F、G组轮状病毒只引起动物腹泻
├─ 杯状病毒科
│     ├─ 诺如病毒 ─ 急性病毒性胃肠炎暴发流行的主要病原体之一／可感染任何年龄组人群
│     ├─ 札幌病毒 ─ 又称典型杯状病毒／主要引起5岁以下小儿腹泻
│     ├─ 囊泡病毒
│     └─ 兔出血症病毒
├─ 星状病毒科
│     ├─ 哺乳动物星状病毒属 ─ 人星状病毒（主要引起婴幼儿腹泻）／牛星状病毒
│     └─ 禽星状病毒属
└─ 肠道腺病毒
      ├─ 包括 ─ 腺病毒40型／腺病毒41型（最多见）／腺病毒42型
      └─ 引起婴儿病毒性腹泻的常见病原体之一
```

· 167 ·

轮状病毒的形态

- 基本形态
  - 球形，直径60～80nm
  - 衣壳呈二十面体立体对称
  - 内外双层衣壳，无包膜
  - 负染电镜下似车轮状
- 病毒颗粒的3种类型
  - 光滑型
    - 结构完整
    - 直径75nm
    - 表面光滑
    - 有感染性
  - 粗糙型
    - 直径50nm
    - 丢失外衣壳
    - 车轮状辐条暴露
    - 没有感染性
  - 单层颗粒
    - 直径37nm
    - 常缺失基因组RNA
    - 没有感染性

轮状病毒的致病性

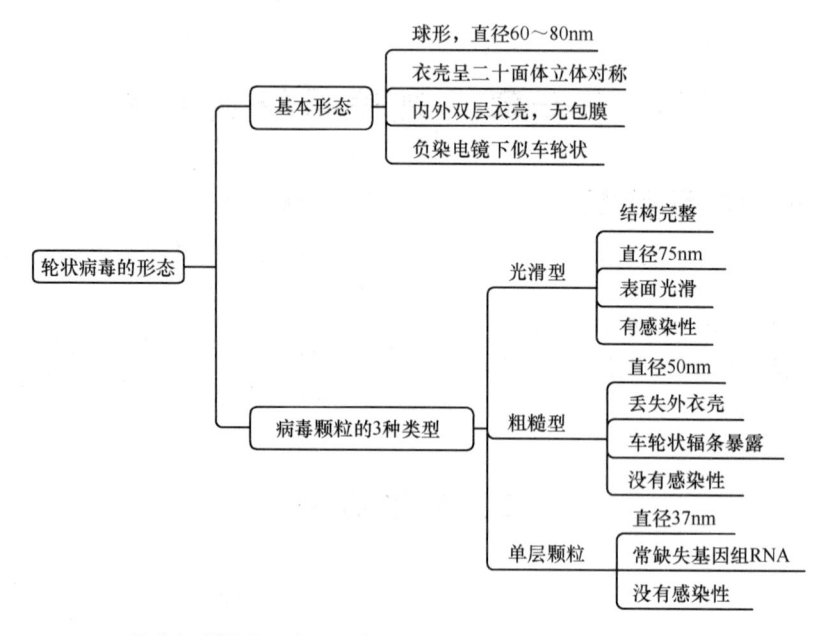

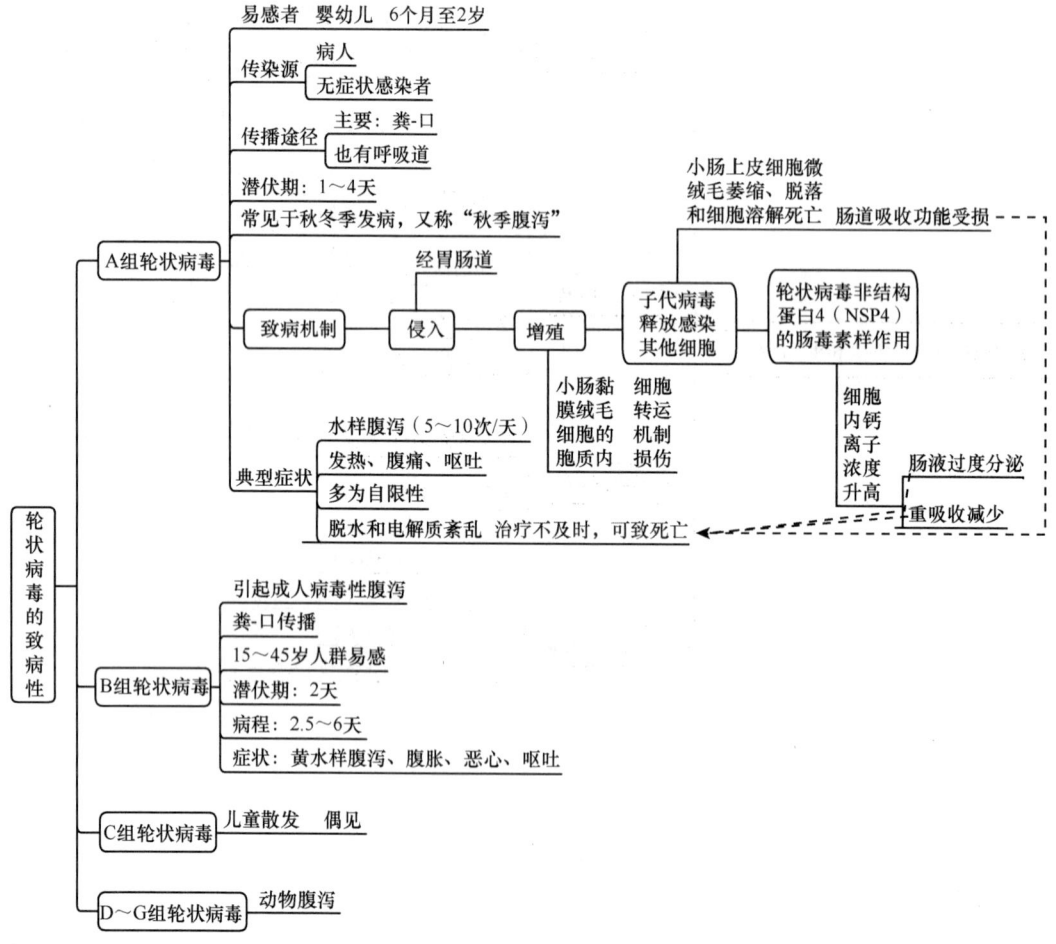

- A组轮状病毒
  - 易感者：婴幼儿 6个月至2岁
  - 传染源：病人、无症状感染者
  - 传播途径：主要：粪-口；也有呼吸道
  - 潜伏期：1～4天
  - 常见于秋冬季发病，又称"秋季腹泻"
  - 致病机制：经胃肠道 → 侵入 → 增殖 → 子代病毒释放感染其他细胞
    - 小肠上皮细胞微绒毛萎缩、脱落和细胞溶解死亡 → 肠道吸收功能受损
    - 轮状病毒非结构蛋白4（NSP4）的肠毒素样作用
    - 小肠黏膜绒毛细胞的胞质内 细胞转运机制损伤
    - 细胞内钙离子浓度升高 → 肠液过度分泌、重吸收减少
  - 典型症状
    - 水样腹泻（5～10次/天）
    - 发热、腹痛、呕吐
    - 多为自限性
    - 脱水和电解质紊乱 治疗不及时，可致死亡
- B组轮状病毒
  - 引起成人病毒性腹泻
  - 粪-口传播
  - 15～45岁人群易感
  - 潜伏期：2天
  - 病程：2.5～6天
  - 症状：黄水样腹泻、腹胀、恶心、呕吐
- C组轮状病毒：儿童散发 偶见
- D～G组轮状病毒：动物腹泻

要点口诀：急性胃肠炎病毒，传播主要经粪口。轮状病毒秋腹泻，公卫事件杯诺札，星状病毒冬腹泻，肠道腺病毒夏秋季。

三、英汉名词对照

1. acute gastroenteritis virus   急性胃肠炎病毒
2. foodborne disease   食源性疾病
3. rotavirus   轮状病毒
4. *Reoviridae*   呼肠病毒科
5. polyacrylamide gel electrophoresis，PAGE   聚丙烯酰胺凝胶电泳
6. calicivirus   杯状病毒
7. *Norovirus*   诺如病毒
8. *Sapovirus*，SV   札幌病毒
9. astrovirus   星状病毒
10. *mamastrovirus*   哺乳动物星状病毒
11. enteric adenovirus，EAdv   肠道腺病毒

四、复习思考题

（一）名词解释

1. 急性胃肠炎病毒
2. 肠道腺病毒

（二）选择题

【A_1 型题】

1. 下列选项中，不符合急性胃肠炎病毒特点的描述是（　　）
A. 轮状病毒和杯状病毒是引起人类腹泻的主要病原体
B. 急性胃肠炎病毒属于小 RNA 病毒
C. 主要通过粪-口途径传播
D. 临床症状以腹泻和呕吐为主
E. 是人类食源性疾病的主要病原体

2. 下列选项中，不属于急性胃肠炎病毒的是（　　）
A. 轮状病毒   B. 肠道腺病毒
C. 埃可病毒   D. 诺如病毒
E. 星状病毒

3. 导致婴幼儿病毒性腹泻常见的病原体是（　　）
A. A 组和 C 组轮状病毒
B. 星状病毒和肠道腺病毒
C. 轮状病毒和杯状病毒
D. A 组轮状病毒和肠道腺病毒
E. 肠道腺病毒和诺如病毒

4. 提取核酸进行聚丙烯酰胺凝胶电泳的方法可用于哪种病毒的快速分组鉴定？（　　）
A. 轮状病毒   B. 诺如病毒
C. 札幌病毒   D. 星状病毒
E. 肠道腺病毒

5. 下列描述中，不符合轮状病毒特征的是（　　）
A. 可引起婴幼儿或成人腹泻
B. 主要经粪-口途径传播
C. 感染后形成针对同型病毒的持久免疫力
D. 电镜下病毒颗粒呈车轮状形态
E. 病毒对理化因素的抵抗力较强

6. 以下对传染病的预防方法中，不常用于预防轮状病毒感染的是（　　）
A. 管理传染源   B. 切断传播途径
C. 消毒污染物   D. 接种灭活疫苗
E. 加强洗手环节

7. 轮状病毒感染机体后诱生的型特异性抗体中，保护作用最重要的是（　　）
A. sIgA   B. IgG   C. IgM
D. IgE   E. IgD

8. 下列病毒中，目前尚不能进行人工培养的是（　　）
A. 柯萨奇病毒   B. 埃可病毒
C. 诺如病毒   D. 星状病毒
E. 札幌病毒

9. 以下对杯状病毒的描述不正确的是（　　）
A. 基因组为单正链 RNA
B. 四季均可发病，但以夏秋季多见
C. 包括 4 个病毒属
D. 是引起人类病毒性腹泻的主要病原体之一
E. 诱生的抗体不足以抵抗再次感染

10. 以下对人星状病毒的描述不正确的是（　　）
A. 主要侵犯十二指肠黏膜细胞
B. 电镜下表面结构呈星形
C. 是急性病毒性胃肠炎暴发流行的主要病原体之一
D. 至少有 8 个血清型
E. 在温带地区，冬季为流行季节

【A_2 型题】

1. 在某公司聚会食用海鲜 24 小时后多人发生呕吐、腹泻、头痛，诊断为急性胃肠炎。其最可能感染的病原体是（　　）
A. 肠道腺病毒   B. 轮状病毒
C. 大肠埃希菌   D. 诺如病毒
E. 星状病毒

2. 某幼儿园近期有多名幼儿出现发热、呕吐和腹泻，腹泻排出的是大量水样便。但幼儿园老师没有类似病例出现。初步判断最可能的病原体是（　　）

A. 星状病毒　　　　　B. A 组轮状病毒
C. 肠道腺病毒　　　　D. 诺如病毒
E. 札幌病毒

【A₃型题】
(1~2题共用题干)
10月某幼儿园先后有多名儿童出现发热、恶心、呕吐和水样腹泻，考虑是 A 组轮状病毒引起的秋季腹泻。
1. 该病原引起腹泻的主要原因是（　　）
A. 病毒对肠道细胞的直接杀伤作用
B. 病毒衣壳蛋白 VP4 的蛋白酶作用
C. NSP4 的病毒性肠毒素作用
D. NSP2 的内毒素作用
E. 神经性肠道分泌功能亢进
2. 对于该疾病的预后，说法不正确的是（　　）
A. 感染多为自限性，一般可完全恢复
B. 病情严重者可出现脱水和酸中毒，若不及时治疗，可导致患儿死亡
C. 婴幼儿病愈后还可重复感染
D. 感染后获得对同型病毒免疫能力，但对其他型别病毒没有保护作用
E. 肠道 sIgA 是最重要的保护性抗体

【A₄型题】
(1~2题共用题干)
一名 10 月龄女婴出现水样腹泻，每天排便 6~7 次，患儿还有轻度发热，厌食。粪便电镜检查见 3 种形态的病毒颗粒，一种直径约 75nm 外表光滑，酷似车轮状，另一种直径稍小外表粗糙，车轮状辐条暴露在外，最后一种是直径约 37nm 的单层颗粒。
1. 该病例考虑感染的病原体是（　　）
A. 轮状病毒合并杯状病毒感染
B. 轮状病毒合并星状病毒感染
C. 轮状病毒合并肠道腺病毒感染
D. 轮状病毒
E. 肠道病毒
2. 家长在家给患儿服用蒙脱石散治疗后，排便次数减少，但患儿逐渐出现精神萎靡，眼眶凹陷，哭之无泪，唇舌干燥，无尿，此时应采取的主要治疗措施是（　　）
A. 服用口服补液盐补液
B. 服用大量纯净水补液
C. 静脉补液并纠正电解质紊乱
D. 抗病毒药物治疗

E. 益生菌制剂和肠黏膜保护剂治疗

【B型题】
(1~4题共用备选答案)
A. 双链 RNA　　　　B. 双链 DNA
C. 单正链 RNA　　　D. 单正链 DNA
E. 环状 DNA
1. 轮状病毒（　　）
2. 杯状病毒（　　）
3. 星状病毒（　　）
4. 肠道腺病毒（　　）

【X型题】
1. 以下哪些病毒属于急性胃肠炎病毒？（　　）
A. 肠道病毒　　　　B. 诺如病毒
C. 星状病毒　　　　D. 轮状病毒
E. 肠道腺病毒
2. 以下哪些病毒主要引起小儿腹泻？（　　）
A. A 组轮状病毒　　B. B 组轮状病毒
C. C 组轮状病毒　　D. 人星状病毒
E. 札幌病毒
3. 轮状病毒感染导致脱水的机制包括（　　）
A. 肠壁神经功能失调
B. 小肠上皮细胞脱落、死亡后，大量水分进入肠腔
C. 大量呕吐
D. 肠液过度分泌
E. 肠道吸收功能受损

(三) 判断题
1. 肠道腺病毒四季均可引起发病，但以秋冬季多见。（　　）
2. 肠道腺病毒是引起婴幼儿病毒性腹泻的常见病原体之一。（　　）
3. 杯状病毒主要引起 5 岁以下小儿腹泻。（　　）

(四) 问答题
1. 简述 A 组轮状病毒的致病特点。
2. 简述轮状病毒感染的微生物学检查方法。

五、复习思考题参考答案和解析

(一) 名词解释
1. 急性胃肠炎病毒：指经消化道感染和传播，主要引起急性肠道内感染性疾病的胃肠道感染病毒，也是人类食源性疾病的主要病原体；急性胃肠炎病毒包括轮状病毒、杯状病毒、星状病毒和肠道

腺病毒等，引起以腹泻和呕吐为主要表现的急性胃肠炎。

2. 肠道腺病毒：指主要引起急性胃肠炎的腺病毒，其中40、41、42三型腺病毒已被证实可引起消化道感染，归属于人类腺病毒F亚属。基因组为双链DNA，衣壳为二十面体立体对称，病毒体大小为70~75nm，无包膜。肠道腺病毒是引起婴儿病毒性腹泻的常见病原体之一。

（二）选择题

【A₁型题】

1. B。急性胃肠炎病毒分属不同的病毒科。
2. C。埃可病毒属于肠道病毒，而不是急性胃肠炎病毒。
3. D。A组轮状病毒是婴幼儿病毒性胃肠炎最主要的病原体，肠道腺病毒是引起婴儿病毒性腹泻的常见病原体之一。
4. A。轮状病毒核酸进行聚丙烯酰胺凝胶电泳，可以形成特征性的电泳图谱，可快速分组鉴定。
5. C。婴幼儿免疫系统发育不完善，sIgA含量低，婴幼儿感染轮状病毒病愈后还可重复感染。
6. D。轮状病毒疫苗研究主要集中在减毒活疫苗。
7. A。轮状病毒感染可诱生型特异性抗体，包括IgG、IgM、sIgA类抗体，对同型病毒再感染有保护作用，其中肠道sIgA最为重要。
8. C。诺如病毒至今尚不能人工培养。
9. B。杯状病毒科的诺如病毒高发季节为秋冬季。
10. C。人星状病毒主要引起婴幼儿腹泻，但发病率不高。

【A₂型题】

1. D。全球引起急性病毒性胃肠炎暴发流行的主要病原体是诺如病毒。
2. B。A组轮状病毒是婴幼儿病毒性胃肠炎最主要的病原体。

【A₃型题】

1. C。轮状病毒的NSP4有肠毒素样作用，可引起严重腹泻。
2. D。抗轮状病毒的细胞免疫具有交叉保护作用。

【A₄型题】

1. D。轮状病毒腹泻病人粪便中可见3种类型的病毒颗粒，光滑型、粗糙型和单层颗粒。
2. C。患儿出现严重脱水表现，治疗的首要措施应是静脉快速补液，并纠正电解质紊乱。

【B型题】

1. A。轮状病毒基因组是双链RNA。
2. C。杯状病毒基因组是单正链RNA。
3. C。星状病毒基因组是单正链RNA。
4. B。肠道腺病毒基因组为双链DNA。

【X型题】

1. BCDE。急性胃肠炎病毒包括轮状病毒、杯状病毒、星状病毒和肠道腺病毒，诺如病毒是杯状病毒的一个属。
2. ACDE。A组轮状病毒是引起六个月到两岁婴幼儿严重胃肠炎的主要病原体，C组轮状病毒主要引起散发儿童腹泻，札幌病毒主要引起5岁以下小儿腹泻，人星状病毒主要引起婴幼儿腹泻。
3. DE。轮状病毒对小肠黏膜绒毛细胞和上皮细胞的损伤，使肠道吸收功能受损。NSP4的肠毒素样作用可引发肠液过度分泌和重吸收减少，出现严重腹泻。

（三）判断题

1. F。肠道腺病毒高发季节是夏秋季。
2. T。肠道腺病毒是引起婴幼儿病毒性腹泻的常见病原体之一。
3. F。杯状病毒科的诺如病毒可感染任何年龄组人群。

（四）问答题

1. A组轮状病毒的致病特点详见"思维导图 轮状病毒的致病性"。
2. 轮状病毒腹泻高峰时，病人粪便中存在大量的病毒颗粒，可以取粪便作为标本来进行病毒的微生物学检查。①可以取粪便做直接电镜或免疫电镜检查，容易检出轮状病毒颗粒，是一种快速可靠的检查方法。②从粪便标本中提取病毒的RNA，进行聚丙烯酰胺凝胶电泳，这在临床诊断和流行组别判断中具有重要的意义。③RT-PCR方法检测轮状病毒核酸，不仅敏感性高，还可设计不同的引物进行G、P血清型别的鉴定。④病毒抗原的检测，可采用放射免疫技术、直接或间接ELISA方法检测粪便上清液中的轮状病毒抗原，具有敏感、特异和快速的优点，也可对轮状病毒进行分型。⑤轮状病毒可通过接种细胞分离培养，但是病毒分离鉴定过程复杂，时间长，费用高，很少用于临床诊断。

（刘云霞）

第二十八章　肝炎病毒

一、学习目标

（一）知识目标

1. 能够归纳、总结 HBV 结构特点及其传播途径。
2. 能够应用 HBV 感染诊断的"两对半"检测实验技术。
3. 能够阐述 HBV 的致病机制。
4. 能够描述 HBV 的流行状况及乙型肝炎对人类的危害。

（二）技能目标

能够联系、结合肝炎病毒的流行病学特点，运用肝炎病毒理论知识，回答临床中肝炎病毒致病特点及诊断、预防、治疗方法，启发学生理论联系实际。

（三）情感、态度和价值观目标

1. 能够树立辩证的科学自然观，培养科学精神和科学态度。
2. 能够把科学探究目标和情感态度与价值观目标有机地结合在一起。
3. 能够形成科学探究的能力和思维习惯，引导学生将所学的知识、技能与社会生活相联系，逐步确立科学的态度和价值观。

二、思维导图

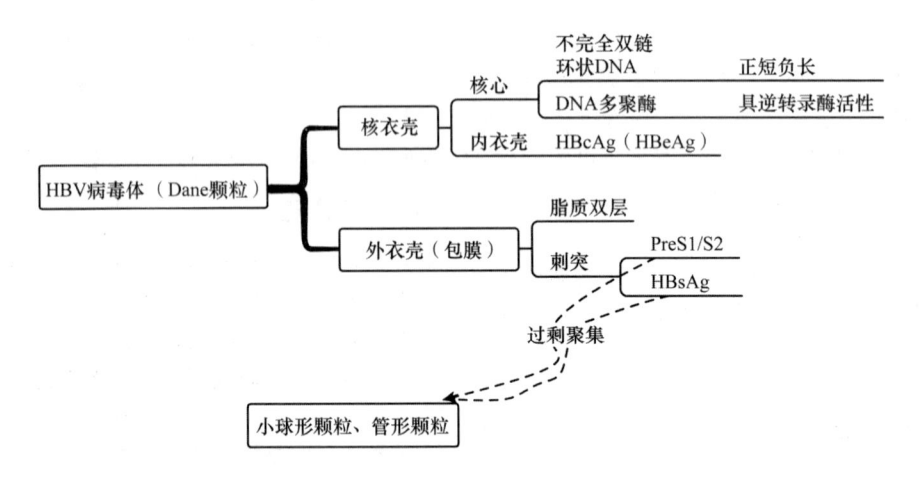

```
                            ┌─ 不完全双链环状DNA
                    ┌─ 核心 ┼─ DNA多聚酶 ─ 正短负长
                    │       │              具逆转录酶活性
           ┌─ 核衣壳┤
           │        └─ 内衣壳 ─ HBcAg（HBeAg）
HBV病毒体   │
（Dane颗粒）┤                    ┌─ 脂质双层
           │        ┌────────── ┤           ┌─ PreS1/S2
           └─ 外衣壳（包膜）      └─ 刺突 ────┤
                                             └─ HBsAg
                          过剩聚集
                    ↓
           小球形颗粒、管形颗粒
```

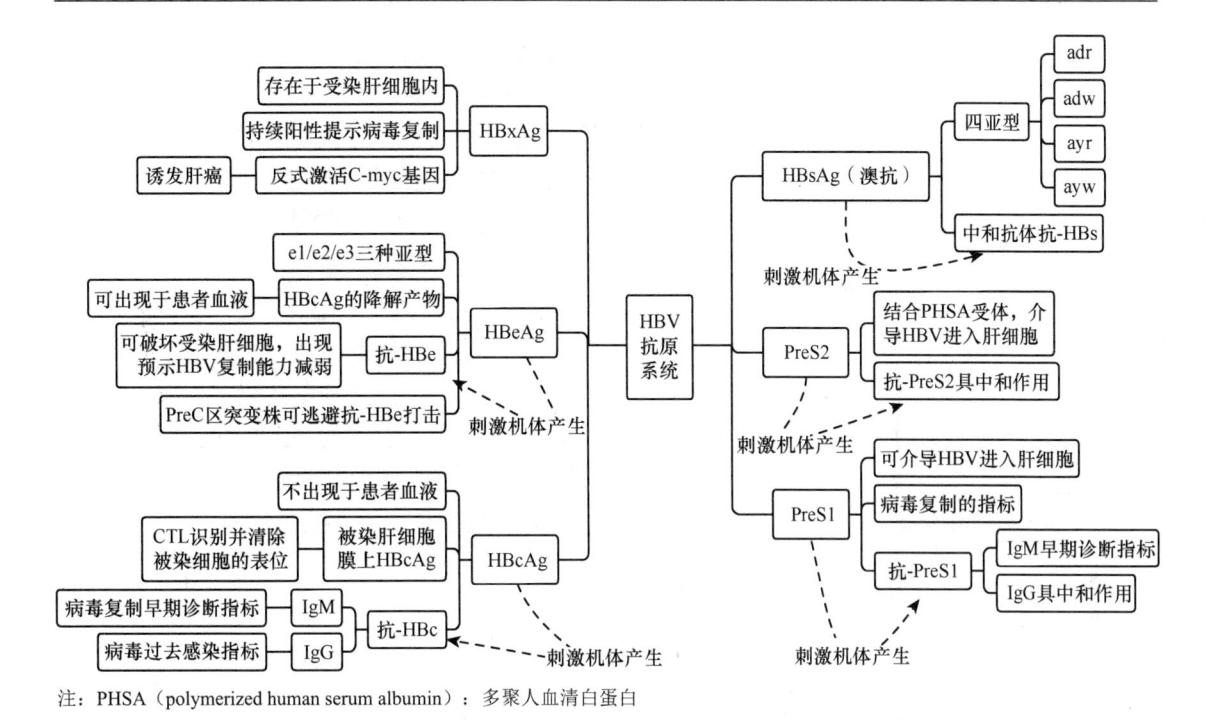

第二十八章 肝炎病毒

HBV抗原系统

- **HBxAg**
  - 存在于受染肝细胞内
  - 持续阳性提示病毒复制
  - 诱发肝癌 — 反式激活C-myc基因

- **HBeAg**
  - e1/e2/e3三种亚型
  - 可出现于患者血液 — HBcAg的降解产物
  - 可破坏受染肝细胞，出现预示HBV复制能力减弱 — 抗-HBe
  - PreC区突变株可逃避抗-HBe打击
  - 刺激机体产生 → 抗-HBe

- **HBcAg**
  - 不出现于患者血液
  - CTL识别并清除被染细胞的表位 — 被染肝细胞膜上HBcAg
  - 刺激机体产生 → 抗-HBc
    - IgM：病毒复制早期诊断指标
    - IgG：病毒过去感染指标

- **HBsAg（澳抗）**
  - 四亚型：adr / adw / ayr / ayw
  - 刺激机体产生 → 中和抗体抗-HBs

- **PreS2**
  - 结合PHSA受体，介导HBV进入肝细胞
  - 刺激机体产生 → 抗-PreS2具中和作用

- **PreS1**
  - 可介导HBV进入肝细胞
  - 病毒复制的指标
  - 刺激机体产生 → 抗-PreS1
    - IgM早期诊断指标
    - IgG具中和作用

注：PHSA（polymerized human serum albumin）：多聚人血清白蛋白

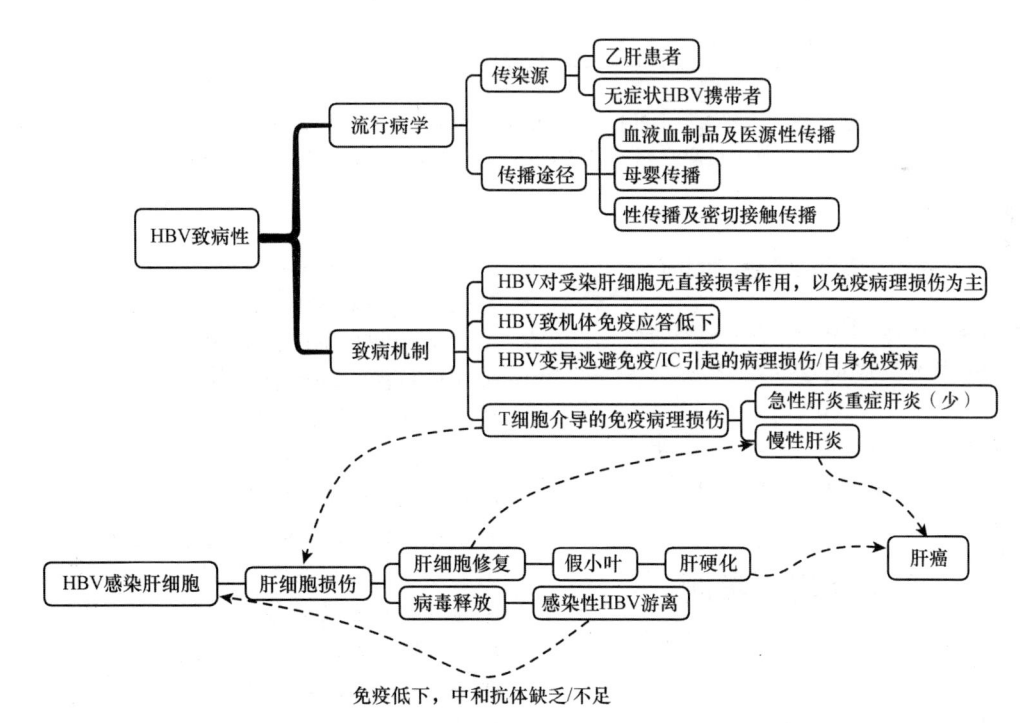

HBV致病性

- **流行病学**
  - 传染源
    - 乙肝患者
    - 无症状HBV携带者
  - 传播途径
    - 血液血制品及医源性传播
    - 母婴传播
    - 性传播及密切接触传播

- **致病机制**
  - HBV对受染肝细胞无直接损害作用，以免疫病理损伤为主
  - HBV致机体免疫应答低下
  - HBV变异逃避免疫/IC引起的病理损伤/自身免疫病
  - T细胞介导的免疫病理损伤
    - 急性肝炎重症肝炎（少）
    - 慢性肝炎

HBV感染肝细胞 → 肝细胞损伤 → 肝细胞修复 → 假小叶 → 肝硬化 → 肝癌
病毒释放 → 感染性HBV游离
免疫低下，中和抗体缺乏/不足

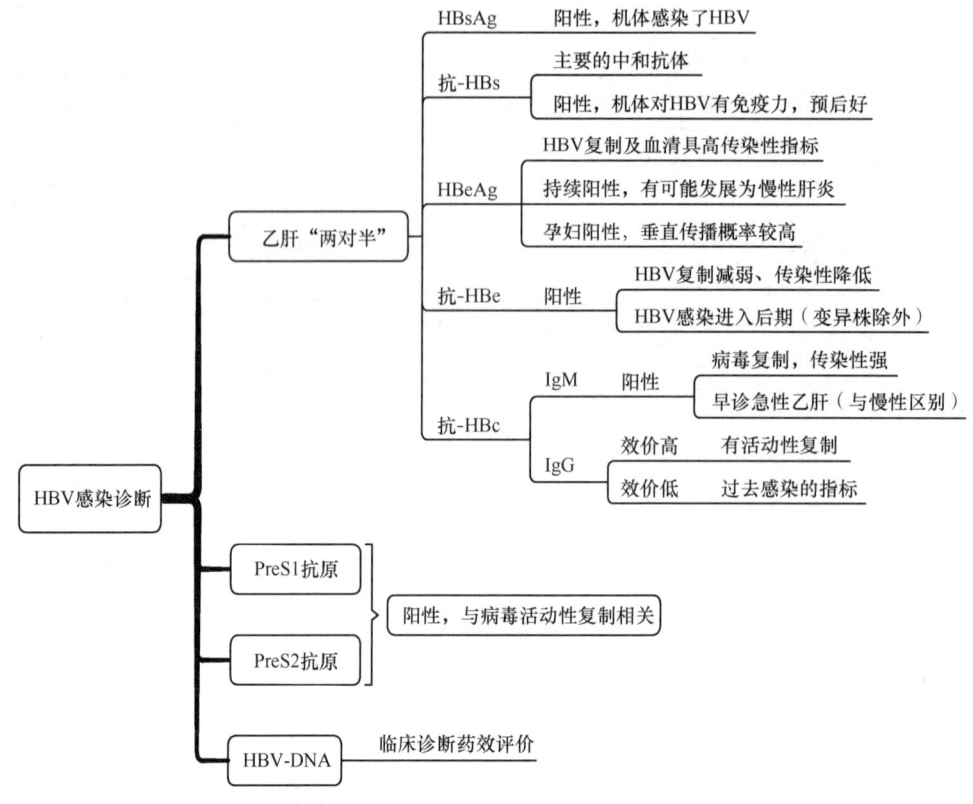

```
                                    ┌─ HBsAg ──── 阳性，机体感染了HBV
                                    │
                                    │           ┌─ 主要的中和抗体
                                    ├─ 抗-HBs ──┤
                                    │           └─ 阳性，机体对HBV有免疫力，预后好
                                    │
                                    │           ┌─ HBV复制及血清具高传染性指标
                                    │           │
                    ┌─ 乙肝"两对半"──┼─ HBeAg ──┼─ 持续阳性，有可能发展为慢性肝炎
                    │               │           │
                    │               │           └─ 孕妇阳性，垂直传播概率较高
                    │               │
                    │               │           ┌─ HBV复制减弱、传染性降低
                    │               ├─ 抗-HBe 阳性
                    │               │           └─ HBV感染进入后期（变异株除外）
                    │               │
                    │               │         ┌─ IgM 阳性 ┌─ 病毒复制，传染性强
                    │               │         │          └─ 早诊急性乙肝（与慢性区别）
                    │               └─ 抗-HBc─┤
                    │                         │         ┌─ 效价高  有活动性复制
 HBV感染诊断 ───────┤                         └─ IgG  ─┤
                    │                                   └─ 效价低  过去感染的指标
                    │
                    ├─ PreS1抗原 ──┐
                    │              ├─ 阳性，与病毒活动性复制相关
                    ├─ PreS2抗原 ──┘
                    │
                    └─ HBV-DNA ──── 临床诊断药效评价
```

要点口诀： 肝炎病毒分五种，乙肝病毒DNA；粪口传播甲和戊，血垂性传乙丙丁；肝炎分作隐急慢，疫苗预防甲乙戊。乙肝病毒有包膜，抗原系统s、e、c；抗原抗体查血清，结果分析很重要，大小三阳辨重轻，预防一般及特异。

三、英汉名词对照

1. hepatitis B virus（HBV） 乙型肝炎病毒
2. hepatitis B surface antigen（HBsAg） 乙肝表面抗原
3. hepatitis B core antigen（HBcAg） 乙肝核心抗原
4. hepatitis B immunoglobulin（HBIG） 乙肝免疫球蛋白

四、复习思考题

（一）名词解释

1. Dane 颗粒
2. 乙肝两对半

（二）选择题

【A₁ 型题】

1. 下列可致慢性肝炎或肝硬化的病毒为（　　）
A. HAV，HBV 和 HCV   B. BHV，HCV 和 HDV
C. HCV，HDV 和 HEV   D. HDV，HEV 和 HAV
E. HEV，HAV 和 HBV

2. 关于抗-HBc IgM，正确的叙述是（　　）
A. 由 HBV 的表面抗原刺激产生
B. 阳性具有早期诊断价值
C. 有抗 HBV 感染作用
D. 在血清中可长期存在
E. 阳性表示疾病开始恢复

3. 不必接受 HBIG 被动免疫的人是（　　）
A. 母亲为 HBsAg 阳性的新生儿
B. 输入了 HBsAg 阳性血液者
C. 体表破损处沾染了 HBeAg 阳性血清者
D. 无症状的 HBsAg 携带者
E. 接受了 HBsAg 阳性的器官移植者

4. 乙肝病毒基因组含有 S、C、P 和 X 区 4 个开放性读码框架，其中最易发生变异的是（　　）
A. X 区   B. P 区
C. S 区的 PreS 基因   D. C 区的 C 基因
E. C 区的 PreC 基因

5. 与原发性肝癌相关的病毒是（　　）

A. HAV B. HBV C. HIV
D. EBV E. HSV-2

6. 关于 HBV 的叙述，下列正确的是（ ）
A. 核酸为双股线状 DNA
B. 其 DNA 多聚酶无反转录酶功能
C. 血中测出 HBeAg 是体内 HBV 复制的指标之一
D. 可用减毒活疫苗特异性预防
E. 主要传播方式为粪-口途径

7. 关于乙型肝炎病毒表面抗原阳性，下列叙述正确的是（ ）
A. 有感染性，有抗原性，能产生保护性抗体
B. 无感染性，有抗原性，能产生非保护性抗体
C. 有感染性，有抗原性，能产生非保护性抗体
D. 无感染性，有抗原性，能产生保护性抗体
E. 有感染性，无抗原性，不产生任何抗体

8. 关于乙肝病毒 e 抗原，下列不正确的是（ ）
A. 是传染性强的指标
B. 能诱导人体产生相应抗体
C. 是体内有 HBV 复制的指标
D. 化学成分为可溶性蛋白
E. 存在于 Dane 颗粒的最外层

9. 关于乙型肝炎的叙述，下列错误的是（ ）
A. 致病机制主要是 HBV 对肝细胞的直接损伤
B. 感染途径主要是非胃肠道途径和垂直传播
C. 临床表现呈多样性
D. 转为慢性迁延性肝炎的多见
E. 有些可发展为肝硬化或肝癌

10. 关于 HBsAg，下列叙述不正确的是（ ）
A. 我国无症状携带者曾占人口总数的 10% 左右
B. 少数无症状携带者的肝脏有病理改变
C. 是最早出现在血清中的抗原
D. 阳性者不能作为献血员
E. 其相应抗体出现，表示传染性强

11. 关于 HBeAg 叙述，下列错误的是（ ）
A. 由 HBV-DNA 的 PreC 和 C 基因编码
B. 相应抗体对人体有保护作用，但需排除免疫逃逸
C. 是机体有 HBV 复制的指标
D. 化学成分为可溶性蛋白
E. 在人体血清中，不能与抗-HBc 同时出现

12. 与 HBV 致病机制无关的是（ ）
A. HBV 在患者体内增殖，可抑制 CTL 的活性
B. HBV 的 PreC 基因易变异
C. Ⅰ型超敏反应
D. Ⅳ型超敏反应
E. Ⅲ型超敏反应

【A₂ 型题】

1. 某患者血清 HBsAg（+）、HBeAg（+），则说明该患者（ ）
A. 无传染性 B. 正转向恢复
C. 曾感染过乙肝病毒 D. 对 HBV 具有免疫力
E. 具有很大传染性

2. 某患者食欲缺乏，乏力，血清学检查：抗-HAV IgG（+），HBsAg（+），抗-HBc IgM（+）。可诊断为（ ）
A. 甲肝 B. 急性乙肝
C. 乙肝合并甲肝 D. 甲肝合并乙肝
E. 丙肝

3. 某护士在给一位乙肝病毒（HBV）携带者注射时，不慎被患者用过的针头刺伤手指。为预防乙肝病毒感染，应首先采取的措施是（ ）
A. 注射抗生素 B. 注射丙种球蛋白
C. 注射乙肝疫苗 D. 注射 HBIG
E. 注射干扰素-α

4. 某患者外科手术时输血 500ml，近日出现黄疸，并伴肝区痛、食欲缺乏、厌油食等症状。查血抗-HBc IgM（+），最可能的印象诊断是（ ）
A. 甲型肝炎 B. 乙型肝炎
C. 丙型肝炎 D. 丁型肝炎
E. 戊型肝炎

5. 赵某，男，24岁。第一次献血，筛查 HBV 指标，下列哪项结果才能使赵某符合献血规定？（ ）
A. HBsAg、抗-HBs（阴性）
B. HBsAg、抗-HBc（阴性）
C. 抗-HBs、抗-HBc（阴性）
D. 抗-HBc、HBcAg（阴性）
E. HBsAg、抗-HBe（阴性）

6. 实习护士小李，给"乙肝大三阳"患者注射操作时不慎被患者用过的针头刺破手指，小李非常担心被感染，到检验科做乙肝两对半检测。如果小李被 HBV 感染，下列哪个是最先出现阳性的指标？（ ）
A. HBsAg B. 抗-HBs
C. HBeAg D. 抗-HBe
E. 抗-HBc

【A₃ 型题】
（1~3 题共用题干）
35 岁患者，巩膜及皮肤黄染 20 余天，伴恶心腹胀，食欲不振，尿如浓茶样，查体：神志清，深

度黄疸，做肝炎病毒相关检查：抗-HAV IgM（-）、抗-HAV IgG（+）、HBsAg（+）、HBeAg（+）、抗-HBc IgM（+），其余均为阴性。

1. 患者可能的诊断是（　　）
A. 急性甲型肝炎合并急性乙型肝炎
B. 急性甲型肝炎
C. 急性乙型肝炎
D. 慢性甲型肝炎
E. 慢性甲型肝炎合并急性乙型肝炎

2. 患者的传染性如何？可能会通过什么途径传染他人？（　　）
A. 传染性强、消化道传播
B. 无传染性
C. 传染性弱、体液传播
D. 传染性弱、消化道传播
E. 传染性强、体液传播

3. 患者如欲确诊及评价治疗效果，应做下列哪项检查？（　　）
A. PreS1及抗-PreS1　　B. PreS2及抗-PreS2
C. HBcAg　　　　　　D. HBV-DNA
E. HAV-DNA

【B型题】
（1～4题共用备选答案）
A. HAV　　B. HBV　　C. HCV
D. HDV　　E. HEV

1. 目前在我国，与肝癌、肝硬化关系最密切的是（　　）
2. 属于DNA病毒的是（　　）
3. 属于缺陷病毒的是（　　）
4. 病毒复制中具有逆转录过程的是（　　）

（5～9题共用备选答案）
A. HBsAg　　　　　　B. HBeAg
C. HBcAg　　　　　　D. 抗-HBs
E. 抗-HBc

5. 存在于Dane颗粒表面的是（　　）
6. 血清中不易检测到的是（　　）
7. 对机体具有保护性的是（　　）
8. 由HBV的C基因编码的产物是（　　）
9. HBV正在复制及有传染性的指标是（　　）

（10～13题共用备选答案）
　　HBsAg　抗-HBs　抗-HBe　抗-HBc　HBeAg
A. 　+　　　-　　　-　　　-　　　-
B. 　-　　　+　　　-　　　-　　　-
C. 　+　　　-　　　-　　　+　　　-
D. 　-　　　-　　　+　　　+　　　+
E. 　-　　　+　　　+　　　-　　　-

10. 机体对HBV有免疫力的选项是（　　）
11. 代表乙肝恢复期的指标是（　　）
12. 表示乙肝急性期，传染性强的指标是（　　）
13. 表示乙肝无症状携带者的指标是（　　）

【X型题】
1. 关于乙肝病毒的叙述，正确的是（　　）
A. 是通过发现其表面抗原而逐步认识的
B. 我国是乙肝高流行区
C. 基因组比其他肝炎病毒大，编码多种抗原
D. 经血液、血制品传播及母婴传播
E. 病毒增殖直接损害肝细胞，是其主要致病机制

2. HBsAg在患者血清中的存在形式有（　　）
A. 小球形颗粒　　　　B. 管形颗粒
C. Dane颗粒　　　　　D. HBIG　　　E. 包涵体

3. 对HBV消毒的方法有（　　）
A. 紫外线照射30分钟
B. 70%酒精处理15分钟
C. 100℃煮沸10分钟
D. 高压蒸汽灭菌法
E. 0.5%过氧乙酸处理10分钟

4. 关于乙肝病毒的核心抗原，下列正确的是（　　）
A. 存在于Dane颗粒核衣壳上
B. 具有抗原性
C. 不易在血循环中检测出
D. 存在于肝细胞核内
E. 产生的抗体具有保护作用

5. 乙肝大三阳时，以下哪些选项应为阳性？（　　）
A. HBsAg　　　B. HBeAg　　　C. HBcAg
D. 抗-HBc　　　E. 抗-HBs

6. Dane颗粒的结构有（　　）
A. 外衣壳　　　B. 内衣壳　　　C. 核心
D. 核膜　　　　E. 细胞膜

7. 患者血清中查到哪些病毒成分表示HBV正在进行复制，具有传染性？（　　）
A. HBV的DNA　　　　B. HBV的DNA多聚酶
C. HBeAg　　　　　　D. 抗-HBc IgM
E. 抗-HBs

8. 乙肝的传播途径有（　　）
A. 性接触　　　　　　B. 共用牙刷、剃须刀等
C. 分娩和哺乳　　　　D. 输血、血浆及血制品
E. 一般日常接触

（三）判断题

1. 完整的乙肝病毒有3种存在形式：包括小球形颗粒、大球形颗粒、管形颗粒3种。（　）
2. HBV核心的DNA多聚酶具有逆转录酶活性，可催化病毒复制过程中的逆转录过程。（　）
3. HBV基因组中的X区编码X蛋白，能促进HBV的复制并与肝癌的发生发展密切相关。（　）
4. 乙肝病人可并发肾小球肾炎、关节炎。（　）
5. 为防止乙肝病毒的感染，高危人群日常可注射HBIG进行预防。（　）

（四）问答题

1. 简述HBV的形态结构。
2. HBV感染导致肝细胞损伤的机制有哪些？
3. 简述机体抗HBV的免疫机制。

（五）案例分析题

患者，女，32岁，3年前因乏力、面黄、食欲不振、厌油腻、体重减轻等症状入院，当时实验室检查结果如下：HBsAg（+）、HBeAg（+）、抗-HBc（+），经治疗好转后出院。近1周来出现肝区疼痛，来院复查，B超显示肝脾大，肝内回声增强变粗，腹水；肝功能检查：人血清白蛋白（HSA）25g/L（参考值：40～55g/L），血清球蛋白（G）35g/L（参考值：20～40g/L），谷丙转氨酶（ALT）92U/L（参考值：7～40U/L），谷草转氨酶（AST）77U/L（参考值：13～35U/L）。

问题：
1. 该患者初步诊断为何种疾病？有何依据？
2. 该疾病发病机制如何？
3. 该疾病如何预防和治疗？

五、复习思考题参考答案和解析

（一）名词解释

1. Dane颗粒：1970年，Dane在电镜下发现病人血清中存在的具有感染性的完整的HBV颗粒，直径42nm球形有双层结构，又称为大球形颗粒。
2. 乙肝两对半：临床上用ELISA检测病人血清中HBV抗原抗体，从而诊断乙型肝炎最常用的检测方法，主要检测HBsAg、抗-HBs、HBeAg、抗-HBe、抗-HBc 5个项目。

（二）选择题

【A_1型题】

1. B。肝炎病毒中，HBV、HCV和HDV通过血液等体液传播，主要引起慢性肝炎并可致肝硬化，其中HDV是缺陷病毒，通常和HBV一同感染。HAV和HEV通过消化道传播，引起急性肝炎。
2. B。抗-HBc IgM产生早，消失快（半衰期短），故其阳性具有早期诊断价值。
3. D。含高效价抗-HBs的人血清乙肝免疫球蛋白（HBIG）可用于紧急预防。意外暴露者在7日内注射HBIG 0.08mg/kg，一个月后重复注射一次，可获得免疫保护。HBsAg阳性母亲的新生儿，应在出生后24小时内注射HBIG 1ml，然后再全程接种HBV疫苗，可有效预防新生儿感染。无症状HBsAg携带者已经感染了HBV，HBIG注射已无预防意义。
4. E。临床常见HBeAg变异，HBeAg由C区的PreC基因编码，其变异在所有变异中最常见。
5. B。HBV感染与原发性肝癌有密切关系。研究发现，出生即感染土拨鼠肝炎病毒（WHV）的土拨鼠，经3年饲养后100%发生肝癌，而未感染WHV的土拨鼠无一发生肝癌；流行病学调查的结果显示，我国90%以上的原发性肝癌病人感染过HBV，HBsAg携带者较正常人发生原发性肝癌的危险性高200倍以上；肝癌细胞染色体中有HBV-DNA的整合，整合的HBV基因片段有50%左右为负链DNA5′末端片段，即X基因片段，而X基因编码的X蛋白可通过广泛的反式激活作用和其他多种生物学作用影响细胞周期，促进细胞转化，导致肝癌的发生。
6. C。HBV的核酸为双股环状DNA，其DNA多聚酶同时具有逆转录功能，HBV主要通过体液传播，基因工程疫苗预防，HBeAg是病毒复制的指标。
7. D。HBsAg是HBV复制后大量出现在患者血液中的蛋白产物，无感染性，但其作为异种蛋白，可刺激机体产生抗-HBs，抗-HBs是一种具有保护作用的特异性中和抗体。
8. E。pre-C基因与C基因共同编码Pre-C蛋白。Pre-C蛋白是HBeAg的前体蛋白，经切割加工后形成HBeAg并分泌到血液循环中，也可存在于肝细胞的胞质和胞膜上。HBeAg为非结构蛋白，一般不出现在HBV颗粒中。HBeAg可刺激机体产生抗-HBe，其消长与 HBV 颗粒及其 DNA 多聚酶消长基本一致，故被视为 HBV 复制和高传染性的指标。

9. A。HBV 感染后通常对肝细胞没有直接损害作用，免疫病理反应以及病毒与宿主细胞间的相互作用是 HBV 的主要致病机制。HBV 主要通过非胃肠道和垂直传播，临床表现多样，可表现为无症状携带者、急性肝炎、慢性肝炎及重症肝炎，慢性多见，有些可发展成肝硬化或肝癌。

10. E。HBsAg 大量存在于感染者的血液中，是机体感染 HBV 后最先出现的血清学指标。HBsAg 阳性见于急性肝炎、慢性肝炎或无症状携带者，是 HBV 感染的重要标志，也是筛选献血员的必检指标。急性肝炎恢复后，一般在 1~4 个月内 HBsAg 消失，若持续 6 个月以上则认为已向慢性肝炎转化。无症状 HBV 携带者的肝功能正常，但可长期 HBsAg 阳性。抗-HBs 是 HBV 的特异性中和抗体，见于乙型肝炎恢复期、既往 HBV 感染者或接种 HBV 疫苗后。抗-HBs 的出现表示机体对乙型肝炎有免疫力。

11. E。HBeAg 是 Pre-C 蛋白翻译加工后的产物，其消长与病毒颗粒及病毒 DNA 多聚酶的消长基本一致，因此 HBeAg 阳性提示 HBV 在体内复制活跃，有较强的传染性，如转为阴性，表示病毒复制减弱或停止。若持续阳性则提示有发展成慢性肝炎的可能。抗-HBe 阳性表示机体已获得一定的免疫力，HBV 复制能力减弱，传染性降低。但在 Pre-C 基因发生变异时，由于变异株的免疫逃逸作用，即使抗-HBe 阳性，病毒仍大量增殖，因此，对抗-HBe 阳性的病人也应注意检测其血中的 HBV-DNA，以全面了解病毒的复制情况。抗-HBc 产生早，滴度高，持续时间长，可以和 HBeAg 同时出现在患者血液中。

12. C。HBV 感染后可导致机体免疫低下，而 PreC 基因变异常导致免疫逃逸。机体 CD8$^+$CTL 和 CD4$^+$Th 1 介导的细胞免疫可演变为导致肝损伤的Ⅳ型超敏反应。患者血中的 HBsAg、HBcAg 和 HBeAg 及其相应抗体可形成免疫复合物，并随血液循环沉积于肾小球基膜、关节滑液囊等处，激活补体，导致Ⅲ型超敏反应，故乙肝病人可伴有肾小球肾炎、关节炎等肝外损害。如果免疫复合物大量沉积于肝内，可使肝毛细管栓塞，导致急性重型肝炎。HBV 感染一般不会导致Ⅰ型超敏反应的发生。

【A$_2$ 型题】

1. E。HBsAg（+）是患者感染 HBV 的标志，HBeAg（+）是 HBV 复制的指标，两项同时阳性，说明患者体内 HBV 正在复制，体液中可有大量 HBV，具有很强传染性。

2. B。IgG 类抗体产生晚，持续时间长，故抗-HAV IgG（+）说明患者以前感染过 HAV 已恢复并获得了免疫力。IgM 类抗体产生早，消失快，所以抗-HBc IgM（+）、HBsAg（+）说明患者正在感染 HBV 且病毒正在复制，处于乙肝急性期。

3. D。HBV 携带者体液中可能含有 HBV 病毒颗粒，其用过的针头也可能含有 HBV，被刺伤后为预防 HBV 感染，最重要的是进行预防 HBV 感染的被动免疫，即注射特异性 HBV 中和抗体 HBIG。

4. B。抗-HBc IgM（+）是早期感染 HBV 后病毒在体内复制的标志。故对于此案例患者，最可能的印象诊断是乙型肝炎。

5. B。HBsAg 阴性说明患者未感染过 HBV，抗-HBc 阴性说明患者体内没有 HBV 复制，两项同时阴性，说明患者没有感染 HBV，满足献血 HBV 筛查规定。

6. A。HBsAg 大量存在于感染者血液中，是机体感染 HBV 后最先出现的指标。

【A$_3$ 型题】

1. C。患者症状符合急性肝炎的表现，实验室检查抗-HAV IgM（阴性）说明患者并未感染 HAV，故不能诊断为急性甲型肝炎；抗-HAV IgG（+）说明患者以前感染过 HAV 或接种过甲肝疫苗，而 HAV 感染后一般不会发展为慢性。HBsAg（+）、HBeAg（+）、抗-HBc IgM（+）是典型的 HBV 感染的指标，故对于患者考虑急性乙型肝炎。

2. E。患者 HBsAg（+）、HBeAg（+）、抗-HBc IgM（+）是典型的乙肝大三阳，有很强的传染性，而乙肝主要通过血液血制品传播、母婴传播、性传播等体液传播。

3. D。患者 HBsAg（+）、HBeAg（+）、抗-HBc IgM（+）考虑乙型肝炎，确诊应做 HBV-DNA 检测，检出 HBV-DNA 是 HBV 复制和传染性的可靠指标，因此已被广泛用于临床确诊及药效评价中。其余选项均不符合要求。

【B 型题】

1. B。HBV 感染后可致机体免疫力低下，加上病毒变异及免疫耐受等原因，HBV 感染者免疫系统不能有效清除病毒而使病毒持续存在并不断复制，表现为慢性肝炎，慢性肝炎造成肝细胞慢性病变过程可促进纤维细胞增生，引起肝硬化。HBV 感染后其 DNA 与宿主细胞 DNA 整合，加之 HBV 编码的 HBxAg 发挥反式作用因子激活原癌基因使患者发生肝癌。

2. B。HBV 核酸类型为 DNA，其余均为 RNA。

3. D。HDV 不能编码包膜蛋白，其包膜蛋白 HBsAg 为 HBV 编码，所以 HDV 为缺陷病毒，必须有 HBV 辅助才能完成复制和感染。

4. B。HBV 核心的 DNA 多聚酶同时具有逆转录酶活性，在病毒复制过程中，以前基因组 RNA 为模板，逆转录合成 HBV 全长负链 DNA。

5. A。HBsAg 是 HBV 病毒 Dane 颗粒的主要刺突蛋白（表面抗原），位于病毒包膜表面。

6. C。HBcAg 作为衣壳蛋白构成病毒核衣壳，还可出现在感染细胞的胞质和胞膜上，但一般不游离于血液循环中，故不易从感染者的血中检出。

7. D。抗-HBs 是 HBV 的特异性中和抗体，可以特异性结合 HBV 包膜表面刺突蛋白 HBsAg，阻断 HBV 感染肝细胞，是最具保护性的抗体。

8. C。HBV 负链 DNA 含有 4 个可读框（ORF），其中 C 区由 pre-C 基因和 C 基因组成。C 基因编码病毒衣壳蛋白，即 HBcAg。

9. B。HBeAg 在患者血中的消长与 HBV 颗粒及其 DNA 多聚酶的消长基本一致，因此 HBeAg 阳性提示 HBV 在体内活跃复制，有较强的传染性。

10. B。抗-HBs 是 HBV 的特异性中和抗体，可以特异性结合 HBV 包膜表面刺突蛋白 HBsAg，阻断 HBV 感染肝细胞，抗-HBs（+）表示机体对乙肝有免疫力。

11. E。抗-HBs 是 HBV 的特异性中和抗体，抗-HBe 可与受染肝细胞表面的 HBeAg 结合，激活补体杀伤受染肝细胞，有助于病毒清除。两项性提示患者体内病毒复制趋于停止，患者进入恢复期。

12. C。HBsAg 是 HBV 感染的标志，可见于急慢性乙肝或无症状携带者。抗-HBc 产生早，滴度高，持续时间长，几乎所有急性期病例均可检出。两项同时阳性，预示患者处于乙肝急性期，有较强传染性。

13. A。HBsAg 大量存在于感染者血液中，可见于急慢性乙肝或无症状携带者。其他指标阴性而单独该项阳性提示患者为无症状携带者。

【X 型题】

1. ABD。1965 年 Blumberg 等发现澳洲土著人血清中一种与肝炎相关的抗原，随后才逐步认识了此抗原为 HBV 的表面抗原。我国是乙肝的高流行区，感染者较多。HBV 主要通过血液血制品、母婴渠道、性接触 3 条途径传播。肝炎病毒中基因组最大的是 HCV。HBV 感染通常不会对肝细胞造成直接损伤，免疫病理反应及病毒与宿主细胞的相互作用是 HBV 的主要致病机制。

2. ABC。Dane 颗粒为完整 HBV 病毒体，其包膜表面存在刺突蛋白 HBsAg；HBV 在肝细胞内复制时可产生过剩的 HBsAg，可在患者血液中聚集成小球形颗粒和管形颗粒。HBIG 为抗-HBs。HBV 感染不形成包涵体。

3. CDE。HBV 抵抗力较强，对低温、干燥、紫外线均有耐受性。不被 70% 乙醇灭活。高压蒸汽灭菌、100℃煮沸 10 分钟，0.5% 过氧乙酸均可杀灭 HBV。

4. ABCD。HBcAg 除作为衣壳蛋白构成病毒核衣壳外，还存在于感染细胞的胞核、胞质和胞膜上，但一般不游离于血液循环中，其抗原性强，能刺激机体产生抗-HBc，但该抗体无保护作用。

5. ABD。乙肝大三阳是指 HBsAg、HBeAg、抗-HBc 三项同时阳性，此三项指标均与 HBV 复制密切相关，三项同时阳性，预示体内 HBV 活跃复制，患者有极高传染性。

6. ABC。Dane 颗粒为完整 HBV 病毒体，病毒为非细胞型微生物，包膜病毒由核心、衣壳、包膜三部分结构组成。HBV 包膜上蛋白含量高称之为外衣壳，其衣壳称之为内衣壳。

7. ABCD。HBV 的 DNA 及其 DNA 多聚酶与病毒复制相关，阳性预示病毒复制。HBeAg、抗-HBc IgM 消长与 HBV 的 DNA 基本一致，其阳性亦预示着 HBV 的活跃复制，具有传染性。抗-HBs 是特异性中和抗体，具保护作用，阳性预示机体已获得针对 HBV 的免疫力。

8. ABCD。HBV 的传播途径有三：血液血制品传播、性传播、母婴传播。共用牙刷和剃须刀可造成皮肤黏膜微小损伤，亦可造成传播。一般日常接触通常不会造成传播。

（三）判断题

1. F。完整乙肝病毒在机体内存在的形式只有一种，即大球形颗粒，亦称为 Dane 颗粒，小球形颗粒和管形颗粒是其过量合成蛋白 HBsAg 的聚集体。

2. T。HBV 的 DNA 多聚酶同时具有 DNA 多聚酶活性和逆转录酶活性。

3. T。HBV 的 X 蛋白是一种多功能蛋白,可反式激活细胞原癌基因、HBV 基因及多种信号通路,并具有与 p53 基因相互作用及影响细胞周期等活性,可促进 HBV 复制及肝癌的发生。

4. T。乙肝患者血液中的 HBsAg、HBeAg 等成分可与相应抗体形成免疫复合物,并随血液循环沉积在肾小球基膜、关节滑液囊等处,激活补体,通过Ⅲ型超敏反应引起肾小球肾炎、关节炎等。

5. F。HBIG 含高效价抗-HBs,用于 HBV 意外暴露者的紧急预防,不可用于日常注射预防。

(四)问答题

1. 见"思维导图 HBV 病毒体(Dane 颗粒)"。
2. 见"思维导图 HBV 的致病性"。
3. HBV 感染后,机体既可产生细胞免疫,也可产生体液免疫,同时会诱发自身免疫。感染 HBV 后,受染肝细胞膜上的 HBV 抗原成分和 MHC-Ⅰ类分子可诱发机体 CD8$^+$T 细胞(CTL)细胞介导的细胞免疫以及 CD4$^+$Th1 介导的细胞免疫;同时,HBV 各抗原成分可诱导机体产生抗-HBs 和抗-PreS1、抗-PreS2 等特异性中和抗体,阻断 HBV 对肝细胞的吸附而起免疫保护作用,抗-HBe 可识别结合受染肝细胞膜上的 HBeAg,通过补体介导的杀伤作用破坏受染肝细胞,协助清除病毒。HBV 感染肝细胞后,细胞膜上除出现病毒特异性抗原外,还会引起肝细胞表面自身抗原发生改变,暴露出肝脏特异性脂蛋白(liver specific protein, LSP)和肝细胞膜抗原(LMAg),这些抗原可作为自身抗原诱导机体产生自身抗体。HBV 感染后,机体免疫应答能力低下,干扰素产生不足,可导致靶细胞的 MHC-Ⅰ类抗原表达低下,由于 CTL 杀伤靶细胞需要 MHC-Ⅰ类抗原的参与,因此靶细胞 MHC-Ⅰ类抗原表达低下可使 CTL 的杀伤作用减弱,不能有效地清除病毒,形成慢性感染;当机体免疫功能较低、免疫耐受,或由于病毒变异而发生免疫逃逸时,机体免疫系统不能有效清除病毒,病毒则持续存在并不断复制,表现为慢性肝炎。慢性肝炎造成的肝细胞慢性病变过程可促进成纤维细胞增生,引起肝硬化。

(五)案例分析题

1. 本病例初步诊断为慢性乙型肝炎(肝硬化)。该患者 3 年前出现过典型肝炎症状,当时实验室检查结果:HBsAg(+)、HBeAg(+)、抗-HBc(+),支持患者已经感染 HBV,是典型的乙肝大三阳。本次入院患者肝区疼痛,ALT 和 AST 均升高,提示有肝细胞损伤,B 超显示肝脾大,肝内回声增强变粗,腹水;肝功能检查人血清白蛋白(HSA)降低,白球比倒置,提示患者已经进入到肝硬化时期。

2. 慢性乙型肝炎,肝硬化发病机制:HBV 感染后,机体 CD8$^+$T 细胞(CTL)通过识别肝细胞膜上的 HBV 抗原成分和 MHC-Ⅰ类分子而与之结合继而分泌穿孔蛋白(perforin)和颗粒酶等效应分子直接杀伤肝细胞;活化的 CD4$^+$Th1 细胞能分泌 IFN-γ、IL-2 和 TNF-α 等多种细胞因子,通过激活巨噬细胞、NK 细胞,促进 CTL 的增殖分化及诱导炎症反应等发挥抗病毒效应;HBV 感染可诱导肝细胞凋亡,感染的肝细胞表面可表达高水平的 Fas,CTL 通 Fas 配体(Fas ligand, FasL)而与肝细胞结合,诱导肝细胞凋亡。HBV 感染可诱导机体产生抗-HBe,抗-HBe 可识别结合受染肝细胞膜上的 HBeAg,通过补体介导的杀伤作用破坏受染肝细胞。以上机制导致了患者肝细胞损伤,表现肝炎典型症状:乏力、黄疸、厌食、厌油,同时导致肝功能异常,血液中出现 HBV 相关的抗原抗体指标。同时,HBV 感染后,机体免疫应答能力低下,干扰素产生不足,可导致靶细胞的 MHC-Ⅰ类抗原表达低下,由于 CTL 杀伤靶细胞需要 MHC-Ⅰ类抗原的参与,因此靶细胞 MHC-Ⅰ类抗原表达低下可使 CTL 的杀伤作用减弱,不能有效地清除病毒,形成慢性感染;当机体免疫功能较低、免疫耐受或由于病毒变异而发生免疫逃逸时,机体免疫系统不能有效清除病毒,病毒则持续存在并不断复制,表现为慢性肝炎。慢性肝炎造成的肝细胞慢性病变过程可促进成纤维细胞增生,引起肝硬化。

3. HBV 感染的一般性预防包括加强对供血员的筛选,以降低输血后乙肝的发生率;病人的血液、分泌物和排泄物,用过的食具、药杯、衣物、注射器和针头等均须严格消毒;注意个人卫生,避免共用牙刷、剃刀、指甲钳和其他可能污染血液的个人用品等。特异性预防包括主动免疫和被动免疫两个方面：主动免疫方面，接种疫苗是预防 HBV 感染的最有效方法，基因工程疫苗按 0、1、6 个月方案接种，可获良好的免疫保护作用；被动免疫方面，含高效价抗-HBs 的人血清免疫球蛋白（HBIG）可用于紧急预防。意外暴露者在 7 日内注射 HBIG 0.08mg/kg，1 个月后重复注射一次，可获得免疫保护。HBsAg 阳性母亲的新生儿，应在出生 24 小时内注射 HBIG 1ml，然后再全程接种 HBV 疫苗，可有效预防新生儿感染。治疗方面，目前仍缺乏高效的药物用于乙肝的治疗。常用的抗病毒药物有干扰素和核苷类似物两大类，干扰素类药物包括 IFN-α 及聚乙二醇干扰素（polyethylene glycol interferon，PEG-IFN）。核苷类似物常用的有拉米夫定（lamivudine，LAM）、阿德福韦（adefovir，ADV）、贝西福韦（besifovir）和恩替卡韦（entecavir，ETV）等，这类药物通过竞争性抑制 HBV-DNA 聚合酶的逆转录酶活性而抑制病毒复制。但是上述两类药物虽能有效抑制病毒复制，但难以彻底清除病毒。此外，清热解毒、活血化瘀的中草药等对 HBV 感染有一定的疗效。

（吴號东）

第二十九章 虫媒病毒

一、学习目标

（一）知识目标

1. 能够阐述虫媒病毒的含义、分类及共同特点。
2. 能够阐述流行性乙型脑炎病毒、登革病毒生物学性状、传播特点、致病性及免疫性、预防措施。
3. 能够描述森林脑炎病毒、发热伴血小板减少综合征病毒、西尼罗病毒及寨卡病毒的致病性特点。

（二）技能目标

能够拟定流行性乙型脑炎及登革热患者的微生物学检查方案。

（三）情感、态度和价值观目标

1. 能够认同相关疾病给患者带来的痛苦，形成医者仁心，大爱无疆的无私品质。
2. 能够养成分析问题、解决问题的能力，形成科学的态度和价值观。

二、思维导图

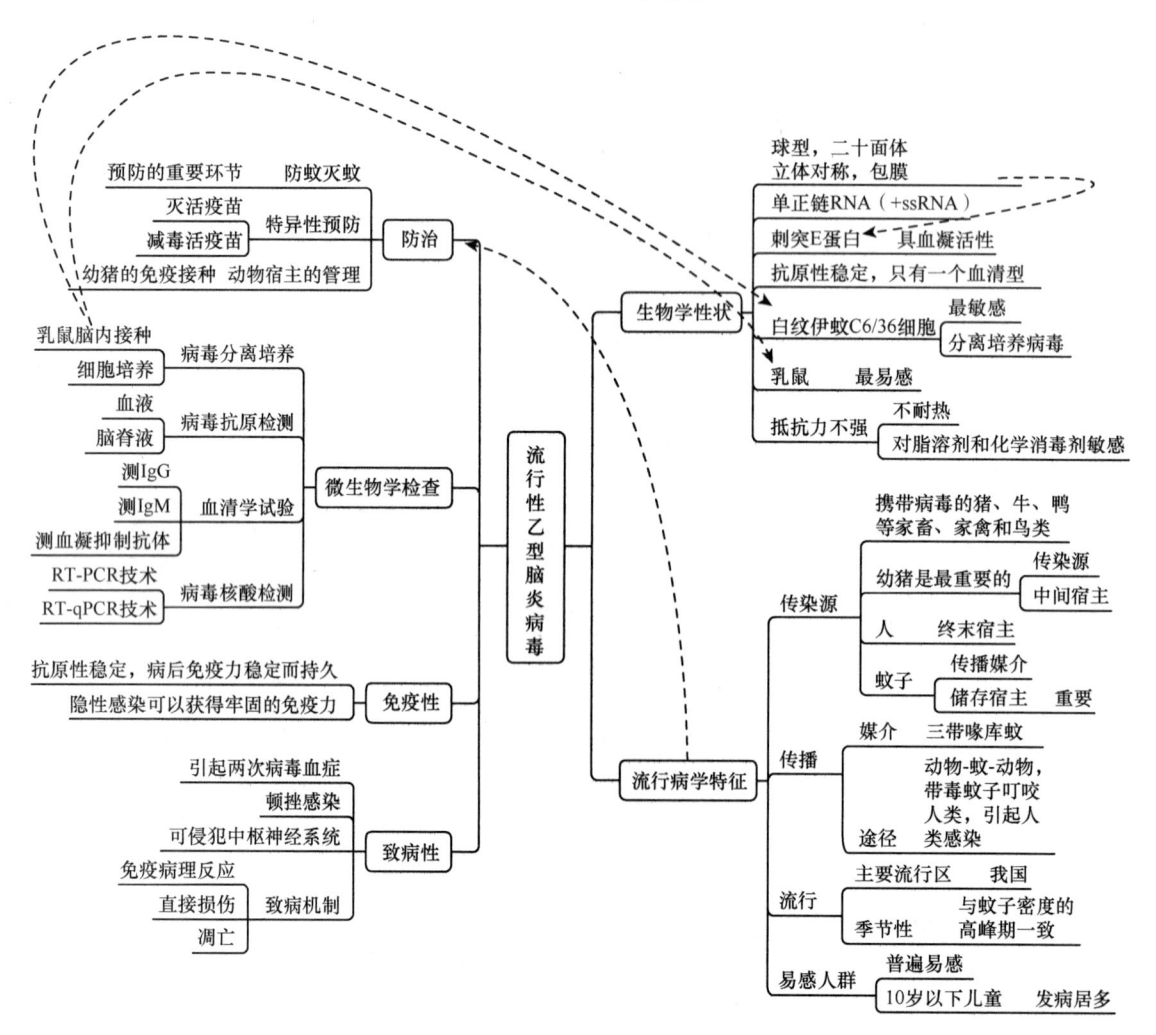

登革病毒思维导图

生物学性状
- 形态、结构和基因组特征：与乙型脑炎病毒相似
- 四个血清型：有交叉抗原性
- 单正链RNA
- ADE（抗体依赖的感染增强作用）表位
- 白纹伊蚊C6/36细胞：最常用细胞
- 乳鼠：最敏感的实验动物

流行病学特征
- 传染源：病人、隐性感染者
- 储存宿主：人、灵长类
- 传播媒介：白纹伊蚊、埃及伊蚊
- 传播途径：蚊子叮咬带毒动物，形成病毒血症，形成人-蚊-人循环
- 易感人群：普遍易感
- 流行
  - 主要地区：东南亚、太平洋岛屿、中南美洲、亚热带
  - 季节：与蚊虫的消长一致

致病性
- 登革热（DF）：自限性疾病，病情轻；双峰热或马鞍热；断骨热
- 登革出血热（DHF）/登革休克综合征（DSS）
  - 病情重：典型登革热的体征（初期）；严重出血→休克→死亡（随后）
  - 病理学改变：全身血管通透性增高，血浆渗漏而导致广泛出血和休克
- 致病机制：免疫病理反应；抗体依赖的增强作用（ADE）；免疫复合物激活补体导致靶细胞损伤；毒力改变
- 头疼、高热、皮疹、关节痛

微生物学检查
- 病毒分离培养：乳鼠脑内；白纹伊蚊C6/36细胞
- 血清学检查：早期病人血清接种；测病人血清中特异IgM抗体；抗体捕获ELISA；免疫层析法
- 病毒核酸检测：RT-PCR；RT-qPCR

防治
- 防蚊、灭蚊：预防登革热的主要手段
- 疫苗接种：最有效途径；安全性、有效性和免疫持久性尚需进一步确认

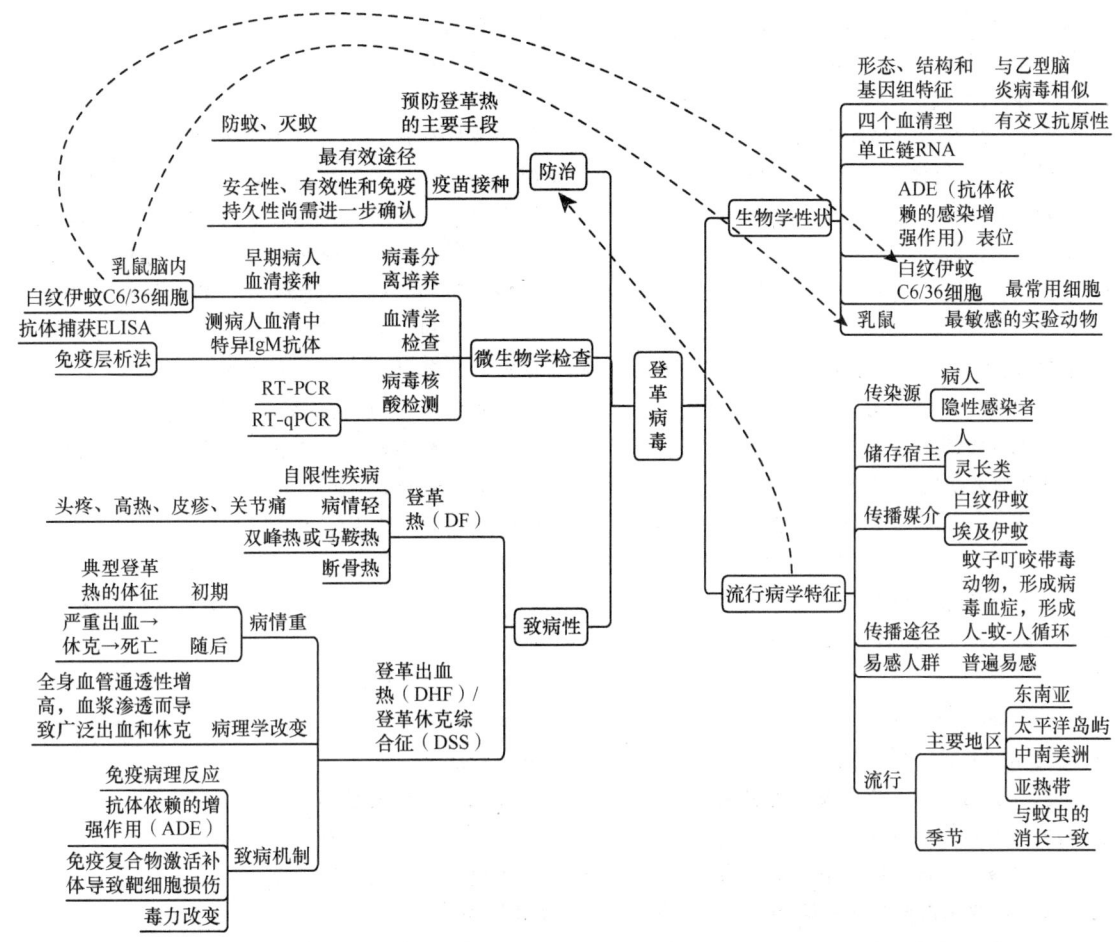

要点口诀：虫媒病毒黄披白，脑炎发热表现多，传播储存是节肢，自然疫源人畜共。乙型森林致脑炎；登革感染分轻重；寨卡感染常隐性；西尼罗预后有别；SFTSV 引起发热伴血小板减少综合征。

三、英汉名词对照

1. arbovirus　虫媒病毒
2. epidemic type B encephalitis virus　流行性乙型脑炎病毒
3. Japanese encephalitis virus　日本脑炎病毒
4. Flaviviridae　黄病毒科
5. *Flavivirus*　黄病毒属
6. dengue virus，DENV　登革病毒
7. dengue fever，DF　登革热
8. dengue hemorrhagic fever，DHF　登革出血热
9. dengue shock syndrome，DSS　登革休克综合征
10. forest encephalitis virus　森林脑炎病毒
11. tick-borne encephalitis virus，TBEV　蜱传脑炎病毒
12. West Nile virus，WNV　西尼罗病毒
13. Zika virus，ZIKV　寨卡病毒

四、复习思考题

（一）名词解释

抗体依赖的感染增强作用

（二）选择题

【A_1 型题】

1. 流行性乙型脑炎病毒的传染源是（　　）
A. 幼猪　　　　　B. 三带喙库蚊
C. 虱　　　　　D. 蜱　　　E. 螨

2. 流行性乙型脑炎病毒的传播途径是（　　）
A. 跳蚤叮咬　　　　　B. 蜱叮咬
C. 三带喙库蚊叮咬　　D. 螨叮咬　E. 虱叮咬

3. 森林脑炎病毒的传播媒介主要是（　　）
A. 野生动物　B. 蜱　C. 病人　D. 螨　E. 猪

4. 对流行区的幼猪进行免疫可以降低人群发病率的疾病是（　　）

A. 流行性感冒　　　　B. 乙型脑炎
C. 登革热　　　　　　D. 脊髓灰质炎
E. 肾综合征出血热

5. 乙型脑炎的实验室早期诊断方法首选（　　）
A. 特异性 IgM 抗体测定　　B. 病毒分离培养
C. 血凝试验　　　　　　　D. 血凝抑制试验
E. 补体结合试验

6. 关于乙型脑炎的预防，下列哪项措施是错误的？（　　）
A. 防蚊灭蚊　　　　　B. 对易感人群普遍预防接种
C. 给幼猪接种疫苗　　D. 做好猪的管理工作
E. 注射免疫血清紧急预防

7. 在森林脑炎病毒流行环节中，蜱是（　　）
A. 传染源　　　　　B. 传播媒介
C. 中间宿主　　　　D. 储存宿主
E. 传播媒介和储存宿主

8. 关于黄病毒的共同特点，下列哪项是正确的？（　　）
A. 依赖节肢动物传播
B. 无包膜、耐酸、耐乙醚
C. 易感者多为儿童，成人发病者少见
D. 均可用疫苗特异预防
E. 病毒的分离培养可用于早期快速诊断

9. 有关西尼罗病毒描述不正确的是（　　）
A. 病人、隐性感染者和带毒动物为主要传染源
B. 伊蚊和库蚊是主要传播媒介
C. 西尼罗病毒感染仅可引起西尼罗脑炎
D. 西尼罗病毒抗原性稳定
E. 病后免疫力持久

【A₂型题】
20 岁男性患者，在广东省某地务工 2 年，10 月 20 日出现高热、头痛、乏力伴全身肌肉和关节疼痛 3 天入院，体查：体温 39℃，颜面潮红，结膜充血，下肢及胸前皮肤可见较多红色斑丘疹。肝脾无肿大。血常规提示血小板轻度减少，肝功能检查提示丙氨酸转氨酶（ALT）轻度升高，肾功能正常。患者近半个月来无外出旅游史和野生动物接触史，无外来亲友探访，未接触过发热病人。根据你的判断，该患者应进一步做的检查是（　　）
A. 登革病毒的血清学检查
B. 乙型脑炎病毒的血清学检查
C. 森林脑炎病毒的血清学检查
D. 钩端螺旋体的血清学检查
E. 汉坦病毒的血清学检查

【A₃型题】
(1～2 题共用题干)
夏季 8 月某日，一名 7 岁男性患儿，因高热、剧烈头疼、恶心来医院就诊，医生问诊发现，患儿约 7 天前有发热、畏寒、头痛病史，但当时以为是普通感冒，吃了些板蓝根冲剂等中成药后，感觉症状好转，就没有看医生，直至发病。患儿家庭地处农村，蚊虫较多，经常被蚊子叮咬。体检发现患儿萎靡、嗜睡，偶有抽搐，体温 40℃、脑膜刺激征阳性。血常规显示：白细胞计数 $15×10^9/L$，中性粒细胞 0.83，有明显的核左移；脑脊液检查呈无菌性脑膜炎特征，尿常规中未见异常。

1. 该患儿最可能患何种疾病？（　　）
A. 乙型脑炎　　　　B. 登革热
C. 森林脑炎　　　　D. 肾综合征出血热
E. 钩体病

2. 该病毒的形态结构特征不包括（　　）
A. 病毒颗粒呈球形
B. 有包膜
C. 核衣壳呈螺旋对称
D. 抗原性稳定，仅有一个血清型
E. 包膜上含有刺突蛋白

【B 型题】
(1～4 题共用备选答案)
A. JEV　　　　B. SFTSV　　　C. DENV
D. Hantavirus　　　E. TBEV

1. 能够引起乙型脑炎的病原体是（　　）
2. 能够引起 DHF 的病原体是（　　）
3. 能够引起 SFTS 的病原体是（　　）
4. 能够引起 HFRS 的病原体是（　　）

(5～6 题共用备选答案)
A. 森林脑炎病毒　　　B. JEV　　　C. DENV
D. HIV　　　　　　　E. Ebola Virus

5. 存在 ADE 的病毒（　　）
6. 蜱叮咬传播的病毒（　　）

【X 型题】
1. 对登革病毒的培养特性描述正确的是（　　）
A. 乳鼠是对登革病毒最敏感的实验动物
B. 灵长类动物对登革病毒易感，可作为疫苗研究的动物模型
C. 登革病毒可在单核细胞中增殖，引起明显的细胞病变

D. 白纹伊蚊 C6/36 是最常用培养登革病毒的细胞
E. 成鼠对登革病毒不敏感
2. 关于森林脑炎病毒，下列叙述正确的是（　　）
A. 所致疾病为自然疫源性疾病
B. 可通过多种途径感染小鼠
C. 主要侵犯中枢神经系统
D. 形态结构与乙型脑炎病毒相似
E. 不同来源的毒株，毒力与抗原性相差较大
3. 以蚊子作为传播媒介的病原体是（　　）
A. 登革病毒　　　　B. 西尼罗病毒
C. 乙型脑炎病毒　　D. 森林脑炎病毒
E. 寨卡病毒
4. 蜱是森林脑炎病毒的（　　）
A. 传染源　　　B. 中间宿主
C. 传播媒介　　D. 储存宿主　　E. 扩散宿主

（三）判断题

1. 寨卡病毒可以突破血胎屏障，且具有嗜神经性。（　　）
2. 西尼罗热患者起病急骤，体温 39℃，出现头疼、恶心、呕吐、深浅反射异常等神经系统症状和体征，重症患者出现惊厥、呼吸衰竭，致死率高。（　　）
3. 避免蚊子叮咬、保护孕妇和胎儿是目前预防寨卡病毒病主要的手段。（　　）

（四）问答题

1. 简述虫媒病毒的共同特征。
2. 寨卡病毒的流行病学特征。

（五）案例分析题

某患者在柬埔寨金边市打工。自诉 9 月 1 日因淋雨出现发热，乏力，伴头痛、左眼眶疼痛、双膝关节酸痛，到医院就诊，临床诊断为登革热。9 月 3 日患者回国，此时患者仍有发热，体温 38℃，少尿，颜色无异常，大便正常，全身出现针尖大小的红斑疹、出血点。9 月 5 日回到家中，到乡卫生院就诊。县疾控中心接到乡卫生院的报告后，立即对病人进行了流行病学个案调查。流行病学调查发现，患者在柬埔寨工作及居住场所周围杂草丛生。患者未使用蚊帐，有蚊虫叮咬史。患者发热后在柬埔寨当地医院就诊时，接诊医生说最近该院治疗了几例登革热病人。患者 9 月 5 日回到家中后未外出。该病例的血液标本立即送到省疾控中心进行 RT-PCR 检测，核酸片段阳性。
1. 登革热的流行环节是什么？应如何防治？
2. 该如何对登革热进行微生物学检查？
3. 如何对该例登革热病例进行管理？

五、复习思考题参考答案和解析

（一）名词解释

抗体依赖的感染增强作用：antibody-dependent enhancement，ADE，初次感染登革病毒后机体可产生非中和性或亚中和浓度的 IgG 抗体，当再次感染时，病毒与这些抗体形成免疫复合物，通过单核吞噬细胞表面的 Fc 受体与单核吞噬细胞结合，从而增强病毒对细胞的吸附和感染作用。

（二）选择题

【A₁ 型题】

1. A。在我国，猪是流行性乙型脑炎病毒重要的传染源和中间宿主，特别是当年生猪崽，由于缺乏免疫力，具有高的感染率和高滴度的病毒血症，养殖者及周围人群可因高频率接触病毒而感染。
2. C。乙脑病毒的主要传播媒介是三带喙库蚊，蚊子吸血后，病毒先在中肠上皮细胞中增殖，然后进入唾液腺，通过叮咬猪、牛、马、羊等家畜或家禽等易感动物而传播。病毒通过蚊子在动物-蚊-动物中形成自然循环，其间带毒蚊子叮咬人类，则可引起人类感染。
3. B。森林脑炎病毒又称为蜱媒脑炎病毒，蜱为传播媒介。
4. B。在我国，猪是乙型脑炎病毒的重要传染源和中间宿主，且在农村地区人和猪的关系密切，因此做好猪的管理工作或给流行区的猪接种疫苗可以降低人群乙型脑炎的发病率。
5. A。乙型脑炎病毒特异性 IgM 抗体一般在感染后 4 天开始出现，2～3 周达高峰，采用 IgM 抗体捕获的 ELISA 检测病人血清或脑脊液中的特异性抗体，阳性率可达 90%，可以用于早期快速诊断。
6. E。预防乙型脑炎的关键措施包括疫苗接种、防蚊灭蚊和动物宿主管理（包括做好猪的管理工作或对猪进行免疫预防）。
7. E。森林脑炎病毒又称为蜱媒脑炎病毒，病毒不仅能在蜱体内增殖，还能经卵传代，并能在蜱体内越冬，因此蜱既是传播媒介又是储存宿主。
8. A。黄病毒科的病毒依靠蚊、蜱等节肢动物进行传播。其中乙型脑炎病毒为包膜病毒，人类对大多数黄病毒普遍易感。黄病毒中登革病毒目前尚

无有效疫苗进行预防。黄病毒的早期快速诊断一般可以使用病毒核酸检测、血清学试验（特异性IgM抗体检测）和病毒抗原检测。

9. C。西尼罗病毒感染可引起西尼罗热和西尼罗脑炎两种临床类型。前者预后良好，后者重症病人病死率高。

【A₂型题】

A。患者无呕吐、抽搐，无脑膜刺激征等表现，不符合脑炎的症状，而且患者并非来自钩端螺旋体病疫区，无野生动物接触史，可排除钩端螺旋体、森林脑炎病毒和乙型脑炎病毒引起的感染。该患者肾功能正常，无出血倾向，可排除汉坦病毒引起的肾综合征出血热（HFRS）。患者居住在广东省，属于登革热流行区，发病时间为秋季，症状和体征符合登革热的表现。因此推测为登革热，应做登革热的血清学检查。

【A₃型题】

1. A。患儿有高热、剧烈头痛、嗜睡、抽搐等临床症状，同时其脑膜刺激征阳性，符合乙型脑炎的症状。

2. C。由于患儿的临床表现符合乙型脑炎的症状，引起乙型脑炎的病原体是流行性乙型脑炎病毒，该病毒属于包膜病毒，核衣壳是呈二十面体立体对称。

【B型题】

1. A。1935年日本学者首先从脑炎死亡病人的脑组织中分离得到乙型脑炎病毒，故国际上将乙型脑炎病毒称为日本脑炎病毒（JEV），是引起流行性乙型脑炎的病原体。

2. C。登革病毒（DENV）是引起登革热（DF）、登革出血热/登革休克综合征（DHF/DSS）的病原体。

3. B。发热伴血小板减少综合征病毒（SFTSV）是引起发热伴血小板减少综合征（SFTS）的病原体。

4. D。汉坦病毒（Hantavirus）是引起肾综合征出血热（HFRS）和汉坦病毒肺综合征（HPS）的病原体。

5. C。登革病毒的包膜蛋白（E蛋白），在病毒的致病和免疫过程中起十分重要的作用，E蛋白可能还含有抗体依赖的感染增强作用（ADE）表位，与ADE作用有关。

6. A。蜱叮咬可以传播的病毒是森林脑炎病毒。

【X型题】

1. ABDE。登革病毒可在人单核细胞和人血管内皮细胞中增殖，但不引起明显的细胞病变。

2. ABCD。森林脑炎病毒分为3个亚型，不同来源的毒株毒力差异较大，但抗原性较一致。

3. ABCE。乙型脑炎病毒的主要传播媒介是三带喙库蚊；登革病毒的主要传播媒介是埃及伊蚊和白纹伊蚊；伊蚊和库蚊是西尼罗病毒的传播媒介；埃及伊蚊和白纹伊蚊是寨卡病毒的传播媒介。

4. CD。森林脑炎病毒不仅能在蜱体内增殖，还能经卵传代，并能在蜱体内越冬，因此蜱既是传播媒介又是储存宿主。

（三）判断题

1. T。目前研究发现寨卡病毒可突破血胎、血眼、血睾和血脑4道屏障，且具有嗜神经性。

2. F。西尼罗热以急性发热、头疼、乏力、皮疹为主要特征，可伴有肌肉、关节疼痛及全身淋巴结肿大等，预后良好。题目描述的为西尼罗脑炎的临床表现。

3. T。由于尚无疫苗和特效药物可供寨卡病毒病的治疗，所以避免蚊子叮咬、保护孕妇和胎儿是目前预防寨卡病毒病主要的手段。

（四）问答题

1. ①通过吸血的节肢动物叮咬易感的脊椎动物而传播疾病；②节肢动物叮咬带有病毒血症的脊椎动物后受感染并终身带毒；③病毒能在节肢动物体内增殖，并可经卵传代，因此节肢动物既是病毒的传播媒介，又是储存宿主；④大多数虫媒病毒病既是自然疫源性疾病，也是人畜共患病；⑤节肢动物的分布、消长、活动与自然环境和季节密切相关，因此，虫媒病毒具有明显的地方性和季节性。

2. ①传播途径：蚊子叮咬传播。②传播媒介：埃及伊蚊和白纹伊蚊。③流行方式：存在丛林流行循环和城市流行循环两种。前者通过伊蚊在灵长类动物间传播，后者指在疫情暴发时，人作为主要传染源，病毒在人-蚊-人之间传播。此外，病毒也可通过胎盘传播，引起宫内感染，亦可经围产期、性接触和血液传播。

（五）案例分析题

1. 参见"思维导图"。
2. 参见"思维导图"。
3. 参见"思维导图"。

（严　敏）

第三十章 出血热病毒

一、学习目标

(一)知识目标

1. 能够阐述出血热病毒的含义、分类及共同特点。
2. 能够阐述汉坦病毒、克里米亚-刚果出血热病毒的生物学性状、传播特点、致病性及免疫性、预防措施。
3. 能够描述埃博拉病毒的生物学特点、流行病学特征、致病性及免疫学、预防措施。

(二)技能目标

能够拟定肾综合征出血热的微生物学检查方案。

(三)情感、态度和价值观目标

1. 能够认同相关疾病给患者带来的痛苦,形成医者仁心、大爱无疆的无私品质。
2. 能够养成分析问题、解决问题的能力,形成科学的态度和价值观。

二、思维导图

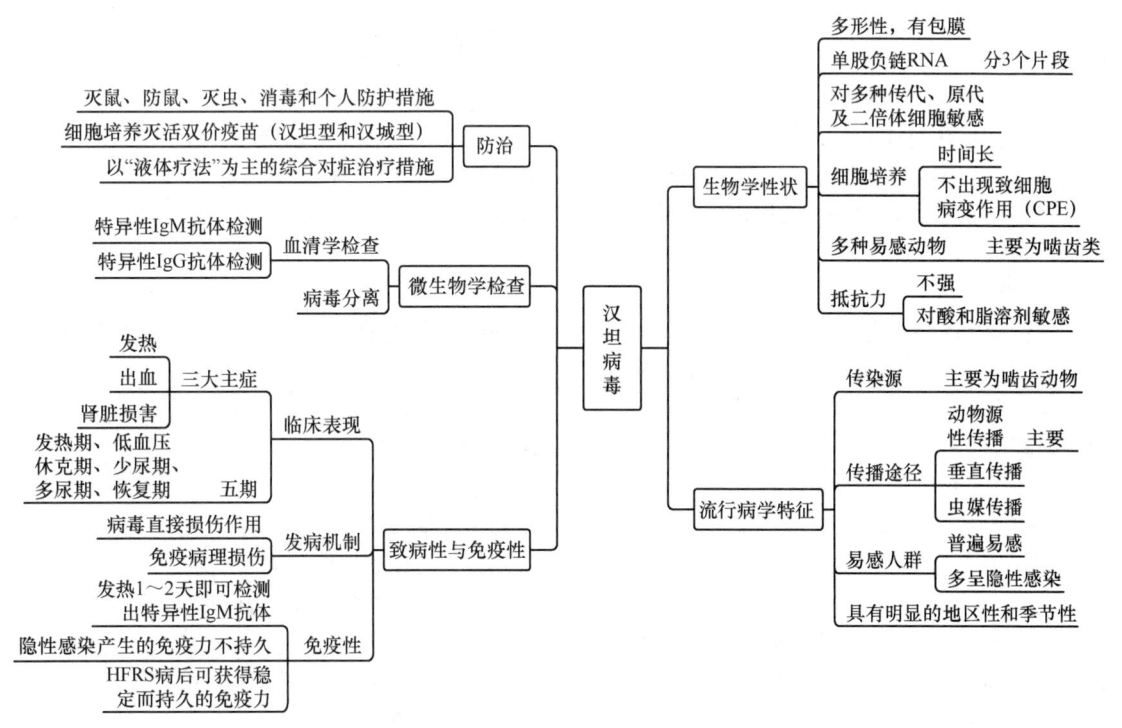

要点口诀:出血热症病毒广,汉坦登革亚欧非美,埃博拉马堡非美欧,媒介啮齿和蚊蜱,高热出血低血压,部分疾病有疫苗。

三、英汉名词对照

1. hemorrhagic fever with renal syndrome,HFRS 肾综合征出血热
2. Hantavirus pulmonary syndrome,HPS 汉坦病毒肺综合征
3. hemorrhagic fever 出血热
4. Crimean-Congo hemorrhagic fever 克里米亚-刚果出血热
5. Ebola virus 埃博拉病毒

四、复习思考题

（一）名词解释

出血热

（二）选择题

【A₁型题】

1. 汉坦病毒基因类型是（　　）
A. 完整单股负链 DNA　B. 分节段单股负链 RNA
C. 完整单股正链 RNA　D. 分节段单股正链 RNA
E. 双链 DNA

2. 新疆出血热病毒的传播媒介是（　　）
A. 蚊　　　B. 蚤或虱　　C. 鼠
D. 硬蜱　　E. 白蛉

3. 汉坦病毒的 RNA 分为几个片段（　　）
A. 3个　B. 4个　C. 5个　D. 6个　E. 7个

4. 在我国，汉坦病毒的传染源是（　　）
A. 幼猪　　　B. 黑线姬鼠
C. 犬　　　D. 蜱　　　E. 螨

5. 以下有关汉坦病毒的描述，错误的是（　　）
A. 病毒可以凝集鹅红细胞　B. 对酸和脂溶剂敏感
C. 病毒感染大多数啮齿动物均呈自限性的隐性感染
D. 病毒在培养的细胞中生长缓慢，均能够产生典型的细胞病变
E. 可通过呼吸道、消化道或胎盘传播

6. 埃博拉病毒的终末宿主是（　　）
A. 果蝠　　　B. 硬蜱　　　C. 黑猩猩
D. 伊蚊　　　E. 褐家鼠

【A₂型题】

某患者于1个月前起发病，3天来发热、恶心、呕吐、食欲减退、少尿。体检：重病容，球结膜充血，无水肿，咽充血，腋下可见点状抓痕样出血点，肝脾未及。血常规检查：白细胞计数 12×10⁹/L，中性粒细胞 72%，淋巴细胞 28%，可见异型淋巴细胞。尿常规：尿蛋白（+++），红细胞 2~5个/HP，该患者首先考虑的诊断为（　　）
A. 钩端螺旋体病　　B. 败血症
C. 肾综合征出血热　　D. 流行性脑脊髓膜炎
E. 结核性脑膜炎

【A₃型题】

（1~2题共用题干）

某市医院11月8日新收治一病患，男，58岁，农民。主诉：发热头疼3天，自服布洛芬颗粒、感冒灵，体温降而复升，恶心呕吐，来门诊就诊时可见颜面及颈部潮红，眼痛，咽部充血，腹肌紧张，全腹压痛，皮下瘀血，自昨晚起无尿。血压 80/100mmHg。血常规：血白细胞计数 11.9×10⁹/L，中性粒细胞 0.91，血小板计数 80×10⁹/L；尿蛋白（+++），隐血（+++），红细胞 12~15/HP，血BUN 10.15mmol/L，血 Cr 289μmol/L，抗体 IgM（+）。B型超声示双肾结构不清、弥漫性改变。血AST 400U/L，肌酸激酶 319U/L，肌酸激酶同工酶 470U/L，乳酸脱氢酶 720U/L，α-羟丁酸脱氢酶 620U/L，淀粉酶 892U/L。肝功能轻度异常。

1. 初步诊断该患者患的是什么疾病？（　　）
A. 乙型脑炎　　　　B. 登革热
C. 森林脑炎　　　　D. 肾综合征出血热
E. 钩端螺旋体病

2. 该患者在临床上处于哪一时期？（　　）
A. 发热期　　　　B. 低血压休克期
C. 少尿期　　　　D. 多尿期　　　E. 恢复期

【B型题】

（1~2题共用备选答案）
A. 硬蜱　　　B. 褐家鼠　　　C. 伊蚊
D. 人　　　　E. 幼猪

1. 汉坦病毒的主要宿主动物是（　　）
2. 克里米亚-刚果出血热病毒的主要传播媒介是（　　）

【X型题】

1. 关于肾综合征出血热，下列叙述哪些正确？（　　）
A. 潜伏期约2周
B. 一般有典型临床经过
C. 致病与免疫病理有关
D. Ⅲ型超敏反应参与了发病
E. 已被列为计划免疫对象

2. 下列关于埃博拉病毒的致病性，描述正确的是（　　）
A. 病毒主要在果蝠中传播
B. 主要在肝内增殖
C. 患者恢复期难检测出中和抗体
D. 病毒通过呼吸道侵入宿主
E. 具有潜伏期

3. 分离克里米亚-刚果出血热病毒可采集的标本是（　　）
A. 病人的血清　　　B. 病人的血液
C. 尸检样本　　　　D. 动物样本
E. 蜱的样本

(三) 判断题

1. 汉坦病毒抵抗力强，一般消毒剂、50~60℃ 1 小时很难将其灭活。（ ）
2. 人对汉坦病毒普遍易感，多数呈显性感染。（ ）
3. 汉坦病毒具有泛嗜性，可感染体内多种组织细胞，但主要的靶细胞是单核巨噬细胞。（ ）
4. 埃博拉病毒潜伏期 5~7 天，临床特征是突发起病，病人发病 7~10 天后出现特异性 sIgA 抗体。（ ）

(四) 案例分析题

患者，男，40 岁，农场工作，4 天前无明显诱因出现畏寒、寒战、发热，伴腰疼、头痛。遂前往乡卫生院就诊，给予"青霉素"治疗效果不佳，逐渐出现食欲下降，半天前出现尿量减少，约 350ml/d，于 3 月 24 日来我院就诊。发病以来饮食及睡眠差。否认食物及药物过敏史，无慢性心肾疾病病史。无遗传病家族史。家中卫生条件差，有鼠。

查体：体温 39.5℃，心率 120 次/分，血压 95/60mmHg，神志清楚，腋下皮肤散在出血点，面颈部充血，眼睑水肿，颈无抵抗，克尼格征(−)。肝、脾肋下未触及，移动性浊音（−），双下肢无水肿。

实验室检查：白细胞计数 $17×10^9$/L，血小板计数 $68×10^9$/L，中性粒细胞 0.7，异型淋巴细胞 0.15，血红蛋白 160g/L，尿蛋白（−），镜检有红细胞及管型。

1. 初步诊断该患者可能是什么疾病？
2. 判断依据是什么？
3. 进一步应做哪些检查？

五、复习思考题参考答案和解析

(一) 名词解释

出血热：不是某一种疾病的名称，而是一大类疾病的统称。这类疾病在临床上以"3H"症状，即以高热（hyperpyrexia）、皮肤和黏膜出现瘀点或瘀斑、不同脏器的损害和出血（hemorrhage），以及可能伴有低血压（hypotension）和休克为特征，并有较高的致死率，而且不同之处主要表现在发热的程度、热型、出血的程度，以及损害的脏器等。

(二) 选择题

【A₁ 型题】

1. B。汉坦病毒的核酸类型为单股负链 RNA，分为 L、M、S 3 个片段，分别编码病毒的 RNA 聚合酶（L）、包膜糖蛋白（Gn 和 Gc）和核衣壳蛋白（NP）。
2. D。硬蜱特别是亚洲璃眼蜱是克里米亚-刚果出血热病毒的传播媒介。
3. A。汉坦病毒的核酸类型为单股负链 RNA，分为 L、M、S 3 个片段，分别编码病毒的 RNA 聚合酶（L）、包膜糖蛋白（Gn 和 Gc）和核衣壳蛋白（NP）。
4. B。在我国，汉坦病毒的主要宿主动物和传染源是黑线姬鼠和褐家鼠，主要存在姬鼠型（汉坦型）疫区、家鼠型（汉城型）疫区和混合型疫区。
5. D。汉坦病毒在培养细胞中生长较为缓慢，病毒滴度一般在接种病毒后 7~14 天后才能出现高峰。目前适合汉坦病毒生长的几种细胞系在病毒感染后大多并不产生明显的细胞病变（CPE），通常需要采用免疫学方法来检测证实；部分毒株在感染的 Vero 细胞中可以观察到典型的 CPE，其特征为细胞黏聚、融合及出现网格样改变。
6. C。埃博拉病毒的终末宿主是人类和非人灵长类，如大猩猩、黑猩猩、猕猴等。

【A₂ 型题】

C。患者在冬季发病，有发热、出血点，血液中可见异型淋巴细胞及出现肾损害，具有肾综合征出血热典型病例的三大主症（发热、出血、肾脏损害）。所以首先考虑诊断为肾综合征出血热。

【A₃ 型题】

1. D。患者发病时间 11 月，发热伴头痛 3 天，少尿半天，就诊时颜面及颈部潮红，眼痛，咽部充血，皮下瘀血，以下检查结果显示患者肾脏功能损害：①B 超声显示双肾结构不清、弥散性改变，提示肾脏出现病理学的改变；②患者尿蛋白阳性；③血 BUN 检测成人正常值 3.2~7.1mmol/L，患者血 BUN 值明显高于正常值；④临床检测血 Cr 是了解肾功能的主要方法之一，是肾功能的重要指标，血 Cr 升高意味着肾功能损害，正常值男性 44~133μmol/L，患者血 Cr 值明显高于正常值。以上表现符合肾综合征出血热典型病理的三大主症：发热、出血和肾损害。患者抗体 IgM（+），肾综合征出血热病人发热 1~2 天即可检测出特异性 IgM 抗体，通过此结果进一步说明患者初步诊断为肾综合征出血热。

2. C。少尿指 24 小时尿量少于 500ml 为少尿，患者自就诊前一晚起无尿，因此在临床上处于少尿期。

【B 型题】

1. B。汉坦病毒是一种多宿主性的自然疫源性疾病，其主要宿主动物为啮齿类动物，在啮齿类动物中又主要是鼠科中的姬鼠属、家鼠属和仓鼠科中的白足鼠属等。一般认为汉坦病毒有较严格的宿主特异性，不同型别的汉坦病毒有着不同的啮齿动物宿主，因此，不同型别汉坦病毒的分布主要是由宿主动物的分布不同所决定的。

2. A。克里米亚-刚果出血热病毒的主要传播媒介是硬蜱。

【X 型题】

1. ABCD。Ⅲ型超敏反应参与了发病。目前国内使用的肾综合征出血热疫苗主要是细胞培养灭活双价疫苗，接种人体后可刺激人体产生特异性抗体，对预防肾综合征出血热有较好的效果，但目前未列入计划免疫。

2. BCE。埃博拉病毒主要在猴群中传播，通过猴传给人，并在人群间传播和流行。病毒通过皮肤黏膜侵入宿主，而非呼吸道侵入宿主。

3. ABCDE。采取急性期病人的血清、血液或尸检样本，或动物、蜱的样本，经脑内途径接种小白鼠乳鼠分离病毒，阳性率可达 90% 以上。

（三）判断题

1. F。汉坦病毒抵抗力不强，对酸和脂溶剂（如乙醚、三氯甲烷、丙酮、苯等）敏感；一般消毒剂如苯扎溴铵等能灭活病毒；56～60℃ 1 小时、紫外线照射（50cm，1 小时）等也可以灭活病毒。

2. F。人对汉坦病毒普遍易感，但多数呈隐性感染，仅少数人发病；正常人群的隐性感染率因病毒型别和生产、生活条件的不同而异，从 1%～20% 不等。

3. F。汉坦病毒具有泛嗜性，可感染体内多种组织细胞，如血管内皮细胞、淋巴细胞、单核巨噬细胞、血小板等，但最主要的靶细胞是血管内皮细胞。

4. F。埃博拉病毒的潜伏期是 2～21 天，临床特征是突发起病，病人发病 7～10 天后出现特异性 IgM、IgG 抗体，但即使在疾病的恢复期也难检测出中和抗体。

（四）案例分析题

1. 肾综合征出血热，处于少尿期。

2. ①中年男性，农场工作，发病在 3 月，家中有鼠；②发热伴腰痛、头痛 4 天，少尿半天，青霉素治疗无效；③查体：腋下皮肤散在出血点，面颈部充血，眼睑水肿；④实验室检查：外周血白细胞升高，血小板下降，有异型淋巴细胞。

3. ①检测特异性 IgM 抗体，汉坦病毒特异性 IgM 抗体在发病后 1～2 天即可检出，早期阳性率可达 95% 以上，不典型病例或轻型病例亦是如此，因此检测出此抗体具有早期诊断价值。②还可以复查肝功能、肾功能及电解质。③进行心电图检查、血气分析等。

（严　敏）

第三十一章 疱疹病毒

一、学习目标

(一) 知识目标

1. 能够描述人疱疹病毒的主要种类及其主要生物学特性。
2. 能够阐述单纯疱疹病毒、水痘-带状疱疹病毒、人巨细胞病毒和EB病毒的致病性。

(二) 技能目标

1. 通过联系人疱疹病毒的生物学特性、致病特点,结合疾病临床典型症状及实验室检查,能够解决单纯疱疹病毒、水痘-带状疱疹病毒、人巨细胞病毒和EB病毒感染所致疾病的诊断及防治等相关问题。
2. 通过章节学习,提升学生在医学基础知识学习阶段针对疱疹病毒感染的临床思维及知识运用能力。

(三) 情感、态度和价值观目标

能够深刻理解人疱疹病毒的危害,重视人疱疹病毒感染在临床医学中的重要作用,并认识到防治人疱疹病毒感染性疾病对人类健康的重大意义。

二、思维导图

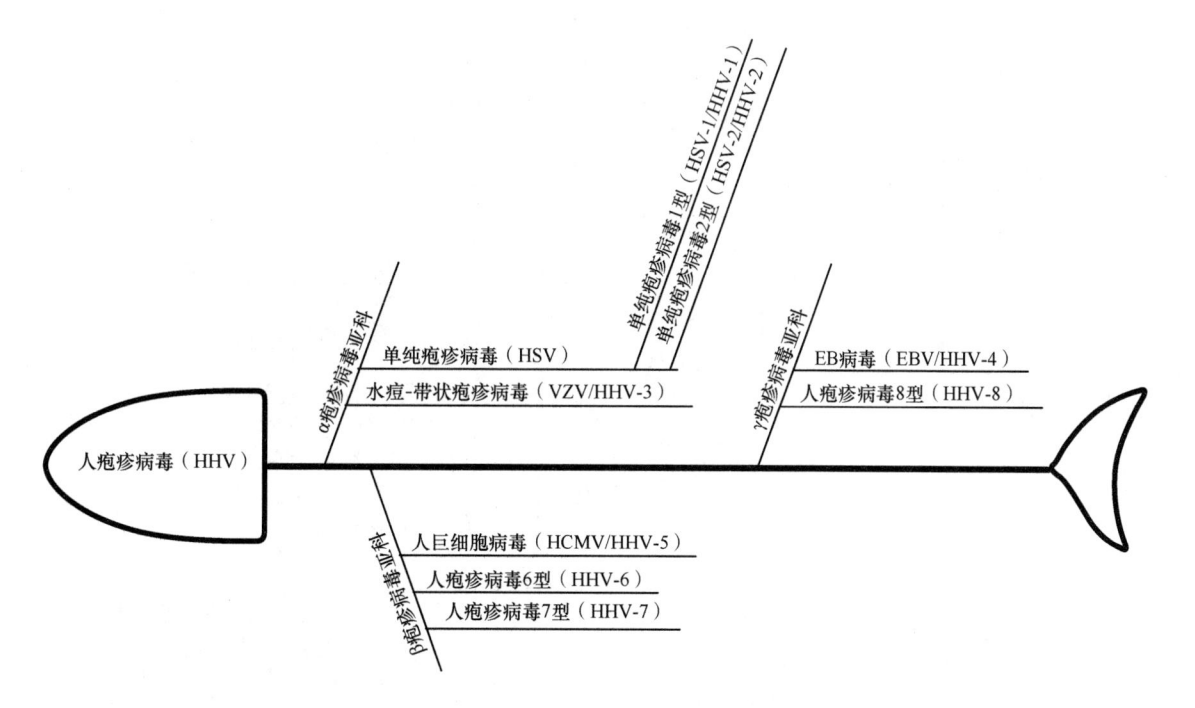

人疱疹病毒(HHV)
- α疱疹病毒亚科
  - 单纯疱疹病毒(HSV)
    - 单纯疱疹病毒1型(HSV-1/HHV-1)
    - 单纯疱疹病毒2型(HSV-2/HHV-2)
  - 水痘-带状疱疹病毒(VZV/HHV-3)
- β疱疹病毒亚科
  - 人巨细胞病毒(HCMV/HHV-5)
  - 人疱疹病毒6型(HHV-6)
  - 人疱疹病毒7型(HHV-7)
- γ疱疹病毒亚科
  - EB病毒(EBV/HHV-4)
  - 人疱疹病毒8型(HHV-8)

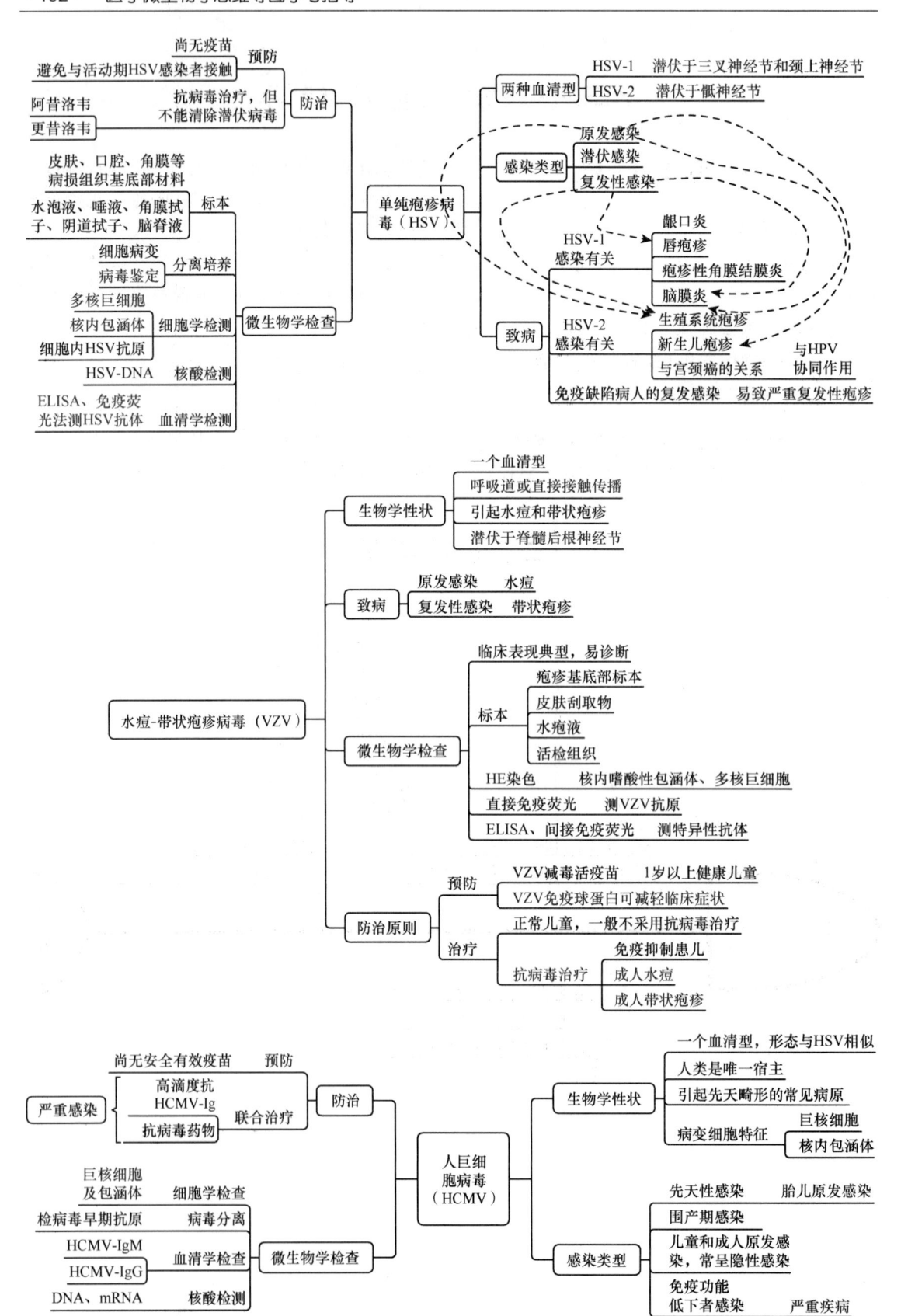

单纯疱疹病毒（HSV）

- 两种血清型
  - HSV-1：潜伏于三叉神经节和颈上神经节
  - HSV-2：潜伏于骶神经节
- 感染类型
  - 原发感染
  - 潜伏感染
  - 复发性感染
- 致病
  - HSV-1 感染有关
    - 龈口炎
    - 唇疱疹
    - 疱疹性角膜结膜炎
    - 脑膜炎
  - HSV-2 感染有关
    - 生殖系统疱疹
    - 新生儿疱疹
    - 与宫颈癌的关系（与HPV协同作用）
  - 免疫缺陷病人的复发感染，易致严重复发性疱疹
- 微生物学检查
  - 标本：皮肤、口腔、角膜等病损组织基底部材料；水泡液、唾液、角膜拭子、阴道拭子、脑脊液
  - 分离培养：细胞病变、病毒鉴定
  - 细胞学检测：多核巨细胞、核内包涵体、细胞内HSV抗原
  - 核酸检测：HSV-DNA
  - 血清学检测：ELISA、免疫荧光法测HSV抗体
- 防治
  - 预防：避免与活动期HSV感染者接触；尚无疫苗
  - 抗病毒治疗，但不能清除潜伏病毒：阿昔洛韦、更昔洛韦

水痘-带状疱疹病毒（VZV）

- 生物学性状
  - 一个血清型
  - 呼吸道或直接接触传播
  - 引起水痘和带状疱疹
  - 潜伏于脊髓后根神经节
- 致病
  - 原发感染：水痘
  - 复发性感染：带状疱疹
- 微生物学检查
  - 临床表现典型，易诊断
  - 标本：疱疹基底部标本、皮肤刮取物、水疱液、活检组织
  - HE染色：核内嗜酸性包涵体、多核巨细胞
  - 直接免疫荧光：测VZV抗原
  - ELISA、间接免疫荧光：测特异性抗体
- 防治原则
  - 预防：VZV减毒活疫苗（1岁以上健康儿童）；VZV免疫球蛋白可减轻临床症状
  - 治疗
    - 正常儿童，一般不采用抗病毒治疗
    - 抗病毒治疗：免疫抑制患儿、成人水痘、成人带状疱疹

人巨细胞病毒（HCMV）

- 生物学性状
  - 一个血清型，形态与HSV相似
  - 人类是唯一宿主
  - 引起先天畸形的常见病原
  - 病变细胞特征：巨细胞、核内包涵体
- 感染类型
  - 先天性感染：胎儿原发感染
  - 围产期感染
  - 儿童和成人原发感染，常呈隐性感染
  - 免疫功能低下者感染：严重疾病
- 微生物学检查
  - 细胞学检查：巨核细胞及包涵体
  - 病毒分离：检病毒早期抗原
  - 血清学检查：HCMV-IgM、HCMV-IgG
  - 核酸检测：DNA、mRNA
- 防治
  - 预防：尚无安全有效疫苗
  - 联合治疗：严重感染、高滴度抗HCMV-Ig、抗病毒药物

第三十一章 疱疹病毒

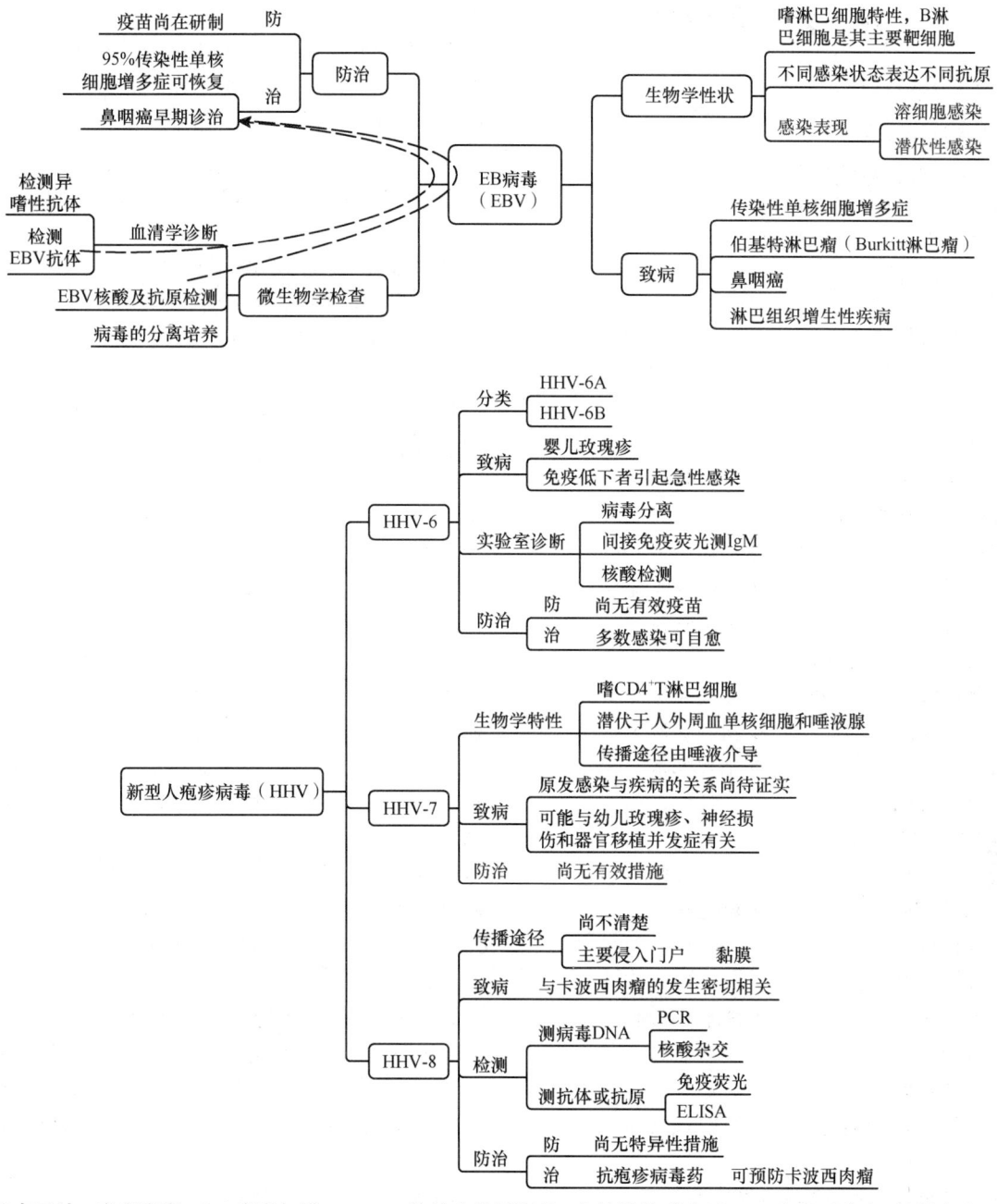

```
                    ┌─ 防 ── 疫苗尚在研制
            ┌─ 防治 ┤        95%传染性单核
            │      └─ 治    细胞增多症可恢复
            │              鼻咽癌早期诊治
            │                              ┌─ 嗜淋巴细胞特性，B淋
            │              ┌─ 生物学性状 ──┤  巴细胞是其主要靶细胞
            │              │              ├─ 不同感染状态表达不同抗原
            │              │              │              ┌─ 溶细胞感染
            │              │              └─ 感染表现 ───┤
   EB病毒 ──┤              │                              └─ 潜伏性感染
   (EBV)    │              │              ┌─ 传染性单核细胞增多症
            │              │              ├─ 伯基特淋巴瘤（Burkitt淋巴瘤）
            │              └─ 致病 ───────┤
            │                              ├─ 鼻咽癌
            │                              └─ 淋巴组织增生性疾病
            │           检测异
            │           嗜性抗体
            │           检测     ── 血清学诊断
            └─ 微生物学检查 ── EBV抗体
                        EBV核酸及抗原检测
                        病毒的分离培养
```

```
                      ┌─ 分类 ──┬─ HHV-6A
                      │         └─ HHV-6B
                      │         ┌─ 婴儿玫瑰疹
                      ├─ 致病 ──┤
                      │         └─ 免疫低下者引起急性感染
             HHV-6 ───┤         ┌─ 病毒分离
                      ├─ 实验室诊断 ─┤ 间接免疫荧光测IgM
                      │         └─ 核酸检测
                      │         ┌─ 防 ── 尚无有效疫苗
                      └─ 防治 ──┤
                                └─ 治 ── 多数感染可自愈

                                         ┌─ 嗜CD4⁺T淋巴细胞
                      ┌─ 生物学特性 ─────┤ 潜伏于人外周血单核细胞和唾液腺
                      │                   └─ 传播途径由唾液介导
新型人疱疹病毒(HHV) ──┤ HHV-7 ──┤              ┌─ 原发感染与疾病的关系尚待证实
                      │         ├─ 致病 ──────┤ 可能与幼儿玫瑰疹、神经损
                      │         │              └─ 伤和器官移植并发症有关
                      │         └─ 防治 ── 尚无有效措施

                      │         ┌─ 传播途径 ─┬─ 尚不清楚
                      │         │            └─ 主要侵入门户 ── 黏膜
                      │         ├─ 致病 ── 与卡波西肉瘤的发生密切相关
                      │         │          ┌─ 测病毒DNA ─┬─ PCR
                      └─ HHV-8 ─┤ 检测 ────┤              └─ 核酸杂交
                                │          └─ 测抗体或抗原 ─┬─ 免疫荧光
                                │                            └─ ELISA
                                └─ 防治 ┬─ 防 ── 尚无特异性措施
                                        └─ 治 ── 抗疱疹病毒药  可预防卡波西肉瘤
```

要点口诀： 疱疹病毒 αβγ，球形包膜 dsDNA，单纯水带巨细胞，急性潜伏或先天，EB 病毒可致瘤，新型疱疹 6、7、8。

三、英汉名词对照

1. herpes virus   疱疹病毒
2. human herpes virus，HHV   人类疱疹病毒
3. herpes simplex virus，HSV   单纯疱疹病毒
4. herpes simplex virus 1，HSV-1   单纯疱疹病毒 1 型
5. herpes simplex virus 2，HSV-2   单纯疱疹病毒 2 型
6. varicella-zoster virus，VZV   水痘-带状疱疹病毒
7. human cytomegalovirus，HCMV   人巨细胞病毒
8. Epstein-Barr virus，EBV   EB 病毒
9. human herpes virus 6，HHV-6   人类疱疹病毒 6 型
10. human herpes virus 7，HHV-7   人类疱疹病毒 7 型
11. human herpes virus 8，HHV-8   人类疱疹病毒 8 型

四、复习思考题

(一) 名词解释

1. 单纯疱疹病毒
2. 水痘-带状疱疹病毒
3. 疱疹病毒潜伏感染
4. 传染性单核细胞增多症

(二) 选择题

【A₁型题】

1. 下列疾病的病因，与疱疹病毒感染无关的是（　　）
   A. 龈口炎　　　　B. 宫颈癌
   C. 生殖系统疱疹　D. 皮肤疣
   E. 婴儿玫瑰疹

2. 下列病毒能引起潜伏感染的是（　　）
   A. 甲型肝炎病毒　B. 单纯疱疹病毒
   C. 脊髓灰质炎病毒　D. 狂犬病毒
   E. 流行性出血热病毒

3. 控制疱疹病毒感染的关键免疫因素是（　　）
   A. 体液免疫　　　B. 固有免疫
   C. 细胞免疫　　　D. 中和抗体
   E. 巨噬细胞

4. VZV 主要侵犯（　　）
   A. 上皮细胞　　　B. 巨噬细胞
   C. 神经细胞　　　D. 淋巴细胞
   E. 单核细胞

5. EBV 主要侵犯（　　）
   A. 红细胞　　　　B. B 淋巴细胞
   C. 肝细胞　　　　D. 单核细胞
   E. 上皮细胞

6. 关于 HSV 的叙述，下列说法错误的是（　　）
   A. 人是 HSV 的自然宿主
   B. 初次感染恢复后多转为潜伏感染
   C. 人群中 HSV 感染较为普遍
   D. 直接接触和性接触是其主要传播途径
   E. 可通过接种疫苗预防感染

7. EBV 感染后主要潜伏在（　　）
   A. 巨噬细胞　　　B. 神经细胞
   C. B 淋巴细胞　　D. 上皮细胞
   E. 树突状细胞

8. 目前发现，与鼻咽癌发生有关的疱疹病毒是（　　）
   A. HSV　　B. HCMV　　C. EBV
   D. VZV　　E. HHV-7

9. 细胞免疫缺陷病人原发感染 VZV 易导致（　　）
   A. 重症水痘　　　B. 严重带状疱疹
   C. 潜伏感染　　　D. 溶细胞性感染
   E. 复发性疱疹

10. 以下对疱疹病毒潜伏感染的叙述，正确的是（　　）
    A. 潜伏感染时，体内始终能检测出病毒
    B. 病毒潜伏后就不会再致病
    C. 潜伏感染时，病毒仍处于复制状态
    D. 抗病毒药物对潜伏病毒有效
    E. 妊娠可激活潜伏病毒，并引起胎儿感染

【A₂型题】

1. 23 岁男同性恋患者，因肛周出现红疹伴疼痛就诊。查体：肛门周围可见多簇疱疹样囊疱，取囊疱液及基底部组织做细胞学检查，测得细胞内 HSV-2 抗原呈阳性。引起该患者 HSV-2 感染最可能的途径是（　　）
   A. 飞沫传播　　　B. 母婴传播
   C. 性传播　　　　D. 消化道传播
   E. 血液传播

2. 一足月分娩新生儿，因母亲孕期有 HCMV 感染史，出生时，即行新生儿血清抗 HCMV IgM 检测，结果呈阳性，则提示（　　）
   A. 该新生儿从母体获得抗 HCMV IgM
   B. 该新生儿宫内感染了 HCMV
   C. 该新生儿获得了 HCMV 感染的免疫保护
   D. 该新生儿经产道感染了 HCMV
   E. 该新生儿经产后接触感染了 HCMV

3. 一名 56 岁男性艾滋病患者，双下肢出现红色斑疹伴真皮层血管多发肉瘤，初步诊断为卡波西肉瘤。下列与该患者卡波西肉瘤的发生密切相关的病毒是（　　）
   A. HHV-6　　B. HHV-7　　C. EBV
   D. HHV-8　　E. HCMV

【A₃型题】

(1~2 题共用题干)

一足月自然分娩新生儿，出生后第 5 天在其口周及右眼睑发现成簇带红斑的小水疱，伴发热、食欲缺乏、嗜睡，同时在其母亲外阴处亦发现了皮肤疱疹病变。而后患儿皮疹逐渐扩散至下肢、背部，并出现严重脑膜炎样症状。

1. 引起该患儿皮肤疱疹样病变最有可能的病原是（　　）

A. HCMV B. HSV-1 C. HSV-2
D. VZV E. EBV

2. 该病毒常见的潜伏部位是（　　）
A. 骶神经节 B. 运动神经节
C. 颈上神经节 D. 三叉神经节
E. 脊髓后根神经节

（3～6题共用题干）
患者，男，56岁。因发热两天后胸部皮肤产生水疱疹，水疱逐渐增多并显著疼痛就诊。查体见患者胸部皮肤有片状水疱疹，沿肋缘分布形成带状。

3. 根据病人典型症状，最有可能的诊断是（　　）
A. 水痘 B. 带状疱疹
C. 荨麻疹 D. 玫瑰疹 E. 皮肤癣病

4. 导致该患者发生上述疾病的病原是（　　）
A. HSV-1 B. HSV-2 C. VZV
D. EBV E. HHV-6

5. 该病毒常见的潜伏部位是（　　）
A. 骶神经节 B. 三叉神经节
C. 运动神经节 D. 颈上神经节
E. 脊髓后根神经节

6. 根据该患者目前的病症，可推测其在儿童时期有可能患过（　　）
A. 水痘 B. 脊髓灰质炎
C. 幼儿玫瑰疹 D. 手足口病
E. 天花

（7～9题共用题干）
患者，女，26岁。因经常出现口唇黏膜处水疱而就诊。患者发热时口唇周围常起针头大小水疱，多为一簇，自觉有轻度烧灼感，1～2周可自愈，常反复发作，并伴有口腔溃疡、咽炎等症状。

7. 引起该患者口唇疱疹最有可能的病原是（　　）
A. HSV-1 B. HCMV C. EBV
D. VZV E. HSV-2

8. 该病毒常潜伏的部位是（　　）
A. 口唇皮肤 B. 脑神经节
C. 脊髓后根神经节 D. 三叉神经节
E. 骶神经节

9. 针对该病人的皮肤疱疹，应选用的治疗药物是（　　）
A. 阿莫西林 B. 地塞米松
C. 红霉素 D. 伊曲康唑
E. 阿昔洛韦

【A₄型题】
（1～3题共用题干）
患者，男，19岁。因"发热39℃，咽痛，伴颈部多个淋巴结肿大"就诊。查体，肝脾大，无输血史，白细胞计数为16×10⁹/L，淋巴细胞为53%，其中15%为异型淋巴细胞。

1. 对该患者行异嗜性抗体检测，结果呈阳性，则该患者最有可能的诊断是（　　）
A. 上呼吸道感染 B. 慢性咽炎
C. 传染性单核细胞增多症 D. 水痘
E. 巨细胞病毒单核细胞增多症

2. 引起上述诊断的病原是（　　）
A. HSV B. EBV C. VZV
D. HCMV E. HHV-8

3. 该病在发病早期，病人血清中会出现能非特异凝集绵羊红细胞的抗体，该抗体是哪类抗体？（　　）
A. IgM B. IgA C. IgG
D. IgD E. IgE

（4～6题共用题干）
26岁女性，自然怀孕3月余，入院行孕早期TORCH检查，结果显示抗HCMV IgM阳性，其余检测项目无异常。

4. 收集该孕妇尿液，经离心后取沉渣涂片并行吉姆萨染色镜检，可见巨大细胞及核内包涵体，结合上述检测结果，初步判断该孕妇可能感染了（　　）
A. 弓形虫 B. 风疹病毒
C. 单纯疱疹病毒 D. 人巨细胞病毒
E. 人类免疫缺陷病毒

5. 孕妇感染该病原，常引起（　　）
A. 孕妇生殖器疱疹 B. 胎儿先天畸形
C. 新生儿疱疹 D. 婴儿玫瑰疹
E. 传染性单细胞增多症

6. 若要判断胎儿是否感染该病原，应检测（　　）
A. 孕妇血清中的抗HCMV IgG
B. 羊水中的抗HCMV IgG
C. 羊水中的抗HCMV IgM
D. 孕妇尿液中的抗HCMV DNA
E. 孕妇尿液中的抗HCMV mRNA

【B型题】
（1～4题共用备选答案）
A. 生殖器疱疹 B. 唇疱疹 C. 水痘
D. 婴幼儿玫瑰疹 E. 伯基特淋巴瘤

1. HSV-1 感染可引起（　　）
2. HSV-2 感染可引起（　　）
3. VZV 感染可引起（　　）
4. EBV 感染可引起（　　）

（5～7 题共用备选答案）
A. 单纯疱疹病毒 1 型　　B. 单纯疱疹病毒 2 型
C. EB 病毒　　　　　　D. 水痘-带状疱疹病毒
E. 人巨细胞病毒

5. 与宫颈癌发生有关的疱疹病毒是（　　）
6. 引起疱疹性角膜结膜炎的病毒是（　　）
7. 与非洲儿童恶性淋巴瘤的发生密切相关的疱疹病毒是（　　）

【X 型题】
1. 人类疱疹病毒的共同特点有（　　）
A. 有包膜，核心是双链 DNA
B. 感染靶细胞时可产生明显细胞病变
C. 病毒感染的控制主要依赖细胞免疫
D. 原发感染后，可在细胞或组织中形成潜伏感染
E. 均可通过疫苗来预防病毒感染

2. 人类疱疹病毒可引起的感染类型有（　　）
A. 原发感染　　　　　B. 潜伏感染
C. 复发性感染　　　　D. 先天性感染
E. 围产期感染

3. HSV 感染可引起（　　）
A. 生殖器疱疹　　　　B. 疱疹性脑膜炎
C. 水痘　　　　　　　D. 疱疹性角膜结膜炎
E. 婴儿玫瑰疹

4. 原发感染后，可潜伏在神经细胞中的疱疹病毒有（　　）
A. HSV-1　　B. HSV-2　　C. HCMV
D. VZV　　　E. EBV

5. 关于 VZV 的致病性和免疫性，以下说法正确的有（　　）
A. 人是 VZV 的唯一宿主
B. 皮肤是其主要靶组织
C. 病毒可经呼吸道侵入人体
D. 原发感染所致水痘，皮疹分布呈离心性
E. 原发感染后，机体可产生免疫力，并能完全清除病毒

6. 与 HSV-2 感染有关的疾病有（　　）
A. 新生儿疱疹　　　　B. 生殖器疱疹
C. 宫颈癌　　　　　　D. 鼻咽癌
E. 卡波西肉瘤

7. 可能与肿瘤的发生有关的疱疹病毒是（　　）
A. HSV-1　　B. HSV-2　　C. EBV
D. VZV　　　E. HHV-8

8. 可通过性接触传播的疱疹病毒有（　　）
A. HSV-2　　B. HCMV　　C. EBV
D. VZV　　　E. HHV-8

9. 能引起胎儿先天畸形的感染原有（　　）
A. HSV　　　　　　　B. EBV
C. HCMV　　　　　　D. 风疹病毒
E. 麻疹病毒

10. 与 EBV 感染有关的疾病有（　　）
A. 传染性单核细胞增多症　B. 卡波西肉瘤
C. 伯基特淋巴瘤　　　　　D. 血小板减少性紫癜
E. 鼻咽癌

11. 原发感染后，可潜伏于淋巴细胞或淋巴样组织中的疱疹病毒有（　　）
A. VZV　　B. HCMV　　C. HHV-6
D. EBV　　E. HHV-8

12. VZV 主要的传染源是（　　）
A. 水痘病人　　　　　B. 口唇疱疹病人
C. 带状疱疹病人　　　D. 婴儿玫瑰疹病人
E. 传染性单核细胞增多症病人

13. 关于 HCMV 的致病性和免疫性，下列说法正确的是（　　）
A. 人群 HCMV 感染较少见
B. 多呈隐性感染，少数有临床症状
C. 病毒仅经水平传播
D. 感染后可诱导产生特异性抗体
E. 病毒潜伏部位常在唾液腺、乳腺、外周血单核细胞及淋巴细胞中

14. 以下疱疹病毒感染与所致疾病的配对组合中，正确的有（　　）
A. HSV-1—生殖器疱疹
B. EBV—传染性单核细胞增多症
C. VZV—带状疱疹
D. HCMV—卡波西肉瘤
E. HHV-6—婴儿玫瑰疹

15. 人疱疹病毒的传播途径包括（　　）
A. 直接接触传播　　　B. 飞沫传播
C. 性传播　　　　　　D. 输血传播
E. 垂直传播

（三）判断题

1. HSV 引起的复发性感染可反复发作，较原发感染病程更长，引起的组织损伤也更为严重。（　　）

2. 疱疹性脑膜炎只由 HSV-1 原发感染引起,可出现神经系统后遗症,病死率较高。（　　）
3. VZV 只会引起成人带状疱疹,不会引起成人水痘。（　　）
4. HCMV 感染或 EBV 感染,均可引起单核细胞增多症。（　　）

（四）问答题

1. 请绘制与人类感染相关的疱疹病毒种类及其所致疾病的思维导图。
2. 请简述人疱疹病毒感染常用的微生物学检查方法及其检测意义。

（五）案例分析题

案例 1：患者,52 岁女性,因患髓细胞性白血病行自体骨髓移植治疗。移植前,血清学检测示 HCMV 抗体阳性；移植后第 11 天,患者白细胞增生得到解决；第 25 天,骨髓抽吸出现明显噬血现象,即行泼尼松龙治疗；第 35 天,患者出现发热,HCMV 抗原血症检测呈强阳性,给予更昔洛韦和抗 HCMV 高免疫球蛋白治疗；第 48 天,更昔洛韦因骨髓毒性停用；第 56 天,患者出现出血性膀胱炎,后从尿液中培养出 HCMV 病毒,施以膦甲酸治疗,HCMV 抗原血症得到解决,并于第 84 天,停用膦甲酸。但是移植后第 116 天,患者再次出现 HCMV 相关噬血细胞综合征。再次使用膦甲酸进行治疗,但在第 158 天患者发生了进展性 HCMV 肺炎,患者于移植后第 171 天死亡。

1. 请简述 HCMV 的传播方式及特点。
2. 结合本案例,试述 HCMV 的感染类型及所致疾病。

案例 2：患者,32 岁男性,因"喉咙痛、肌痛和头痛 3 个月"就诊。查体：咽部区域淋巴结有压痛但无肝脾大。白细胞计数 $6.6×10^9$/L,其中非典型淋巴细胞 $2.0×10^9$/L,单核细胞 $0.66×10^9$/L。单点试验阳性。患者症状持续,1 个月后,出现体温升高,严重渗出性咽炎,颈部疼痛及颌下腺病。血液学检查提示白细胞和血小板严重减少。单点试验阳性,EBV 特异性抗体阳性；HCMV 抗体阴性。住院前 4 天,患者持续发热,伴粒细胞缺乏,白细胞总数低于 $2.0×10^9$/L,但涂片未见多形核细胞。住院治疗后,白细胞总数缓慢增加,患者于住院 1 周后出院,尽管此后 3 个月持续乏力,但淋巴结肿大逐渐缓解。

1. 请绘制 EB 病毒感染及致病机制的思维导图。
2. 结合本案例,概述血清学诊断在 EBV 感染中的应用。

五、复习思考题参考答案和解析

（一）名词解释

1. 单纯疱疹病毒：属于 α 疱疹病毒亚科,有 HSV-1 和 HSV-2 两种血清型。可感染人及多种动物并致多种疾病,如龈口炎、角膜结膜炎、生殖道感染和新生儿感染等。原发感染后,病毒可在神经元细胞建立潜伏感染,并导致复发性感染。

2. 水痘-带状疱疹病毒：是引起水痘和带状疱疹的病原体。在儿童原发感染时,引发水痘,病愈后病毒潜伏在脊髓后根神经细胞,成人后潜伏的水痘-带状疱疹病毒被激活可引起带状疱疹。

3. 疱疹病毒潜伏感染：原发感染后,疱疹病毒在感染部分复制,如机体不能彻底清除病毒,病毒可以非复制状态长期潜伏在细胞或组织中,造成潜伏感染。潜伏病毒不复制,对抗病毒药物亦不敏感,故潜伏病毒不易被清除。

4. 传染性单核细胞增多症：是一种急性全身淋巴细胞增生性疾病,常见于青春期初次感染大量 EB 病毒（EBV）。典型临床表现为发热、咽炎、颈淋巴结炎、肝脾大、血单核细胞增多和异形淋巴细胞为特征的单核细胞明显增多。病程可持续数周,预后较好。

（二）选择题

【A_1 型题】

1. D。龈口炎由 HSV-1 感染引起；生殖系统疱疹由 HSV-2 感染引起,宫颈癌的发生与 HSV-2 感染有关；婴儿玫瑰疹由 HHV-6 感染引起。皮肤疣则由人乳头瘤病毒感染引起。

2. B。HSV 感染后,如机体不能彻底清除病毒,病毒可潜伏在神经细胞中,形成潜伏感染,其他选项不能引起潜伏感染。

3. C。疱疹病毒感染的控制主要依赖于细胞免疫。

4. A。VZV 是引起水痘和带状疱疹的病原体,上皮细胞是其主要的靶细胞。

5. B。B 淋巴细胞是 EBV 的主要靶细胞,EBV 感染可引起溶细胞性感染和潜伏性感染。

6. E。目前尚无有效疫苗可预防 HSV 感染,其余选项所述均为 HSV 的特点。

7. C。B淋巴细胞是EBV的主要靶细胞,也是其主要潜伏部位。EBV进入B淋巴细胞后可引起原发感染,亦可直接进入潜伏状态。

8. C。目前认为EBV与鼻咽癌的发生有关,但EBV感染不是导致鼻咽癌的唯一因素。

9. A。细胞免疫缺陷病人原发感染VZV易导致重症水痘。

10. E。潜伏感染时,病毒处于非复制状态,不能被检测出,对抗病毒药物不敏感;但潜伏病毒会被再次激活,形成复发性感染。故此题只有选项E正确。

【A_2型题】

1. C。HSV-2可致生殖器疱疹,且主要通过性接触传播。该患者为男同性恋,且其肛周皮肤疱疹检出HSV-2抗原,故考虑患者是通过性接触途径获得感染。

2. B。人巨细胞病毒(HCMV)可通过胎盘感染胎儿,但母体抗HCMV IgM不能通过胎盘,故刚出生的新生儿血清中检出抗HCMV IgM,提示胎儿宫内感染了HCMV。

3. D。目前认为HHV-8与卡波西肉瘤的发生密切相关。

【A_3型题】

1. C。成人生殖器疱疹是由HSV-2感染引起;孕妇感染HSV-2可经宫内、产道或产后接触引起新生儿感染,导致新生儿疱疹。新生儿疱疹可致皮肤、眼等局部疱疹病变,严重时可表现为疱疹性脑膜炎。

2. A。HSV-2原发感染后,潜伏于骶神经节。

3. B。可根据题干中发热,沿胸腹部分布的水疱且串联呈带状,疼痛剧烈等典型症状,诊断病人为带状疱疹。

4. C。引起带状疱疹的病毒是VZV。

5. E。VZV原发感染后的潜伏部位是脊髓后根神经节。

6. A。在儿童期间,VZV原发感染引起水痘,病愈后病毒潜伏于脊髓后根神经节,成年后,在机体免疫功能下降时,潜伏的VZV被激活,引起带状疱疹。

7. A。HSV-1感染可致口唇、黏膜疱疹,且多为复发性感染。

8. D。HSV-1原发感染后,病毒潜伏于三叉神经节和颈上神经节。

9. E。阿昔洛韦对HSV所致复发性疱疹病毒感染的疗效较好,可首选使用。

【A_4型题】

1. C。异嗜性抗体是EBV感染后非特异性活化B淋巴细胞产生的抗体,主要用于传染性单核细胞增多症的辅助诊断,结合患者症状及检测,可诊断为传染性单核细胞增多症。

2. B。传染性单核细胞增多症是一种急性全身淋巴细胞增生性疾病,常由青春期初次感染大量EBV导致。

3. A。在传染性单核细胞增多症发病早期,血清中出现能非特异凝集绵羊红细胞的IgM类抗体,具有诊断意义。

4. D。HCMV感染后,可引起巨核细胞及核内包涵体的细胞病变,加之抗HCMV IgM阳性,均表示该病人为HCMV近期感染。

5. B。HCMV感染是引起先天畸形最常见的病原。孕妇感染HCMV,可通过胎盘引起胎儿感染,出现死胎或胎儿先天疾病。

6. C。抗HCMV IgM的检测可诊断HCMV的近期感染,若羊水中检出抗HCMV IgM,表示胎儿宫内感染了HCMV。

【B型题】

1. B。唇疱疹由HSV-1感染引起。
2. A。生殖器疱疹由HSV-2感染引起。
3. C。水痘由VZV感染引起。
4. E。目前认为伯基特淋巴瘤与EBV感染相关。
5. B。HSV-2感染与宫颈癌的发生有关。
6. A。疱疹性角膜结膜炎由HSV-1感染所致。
7. C。流行病学调查显示,在伯基特淋巴瘤发生前,病人EBV抗体均为阳性,80%病人的抗体效价高于正常人,且在肿瘤组织中发现EBV基因组,故认为EBV感染与非洲儿童恶性淋巴瘤密切相关。

【X型题】

1. ABCD。选项ABCD均是疱疹病毒的共同特点,但是除VZV减毒活疫苗可用于儿童特异性预防外,其余疱疹病毒目前尚无有效疫苗可预防感染。

2. ABCDE。人类疱疹病毒感染细胞后,可表现为急性感染、潜伏感染;在机体免疫功能下降时,潜伏感染的个体可被激活造成复发性感染。孕妇感染某些疱疹病毒,可通过胎盘感染胎儿,引起先天性感染;或经产道、母乳等途径感染新生儿,形成围产期感染。

3. ABD。生殖器疱疹由HSV-2感染引起;疱疹性角膜结膜炎、疱疹性脑膜炎由HSV-1感染引起;

水痘由 VZV 感染引起；婴儿玫瑰疹由 HHV-6 感染引起。

4. ABD。原发感染后，HSV-1、HSV-2 和 VZV 的潜伏部位是神经节；HMCV 潜伏部位则是乳腺、肾脏、外周血单核细胞和淋巴细胞；EBV 则主要潜伏在淋巴细胞及淋巴样组织中。

5. ABC。人是 VZV 的唯一宿主，病毒可经呼吸道入侵，皮肤是其主要靶组织。原发感染所致水痘，皮疹呈向心性分布，以躯干较多；感染后可产生特异性抗体，限制 VZV 经血行散播，但不能完全清除病毒，亦不能阻止带状疱疹的发生。

6. ABC。HSV-2 感染可致生殖器疱疹、新生儿疱疹；宫颈癌的发生亦与 HSV-2 感染有关。鼻咽癌发生则与 EBV 感染有关；卡波西肉瘤的发生与 HHV-8 感染相关。

7. BCE。目前认为，HSV-2 感染与宫颈癌的发生有关；EBV 感染与鼻咽癌发生有关；HHV-8 感染与卡波西肉瘤的发生密切相关。

8. ABCE。HSV-2、HCMV、EBV 和 HHV-8 均可通过性接触传播；VZV 主要通过飞沫或直接接触传播。

9. ACD。HSV、HCMV 和风疹病毒均可经胎盘感染胎儿，能引起胎儿畸形；EBV 和麻疹病毒则不能。

10. ACE。EBV 感染可致传染性单核细胞增多症、伯基特淋巴瘤和鼻咽癌。

11. BCDE。EBV、HCMV、HHV-6 和 HHV-8 均可潜伏于淋巴细胞或淋巴样组织中；VZV 主要潜伏于脊髓后根神经或脑神经感觉神经节。

12. AC。水痘病人急性期上呼吸道分泌物、水疱及带状疱疹病人水疱中均含有高滴度的感染性病毒颗粒，可通过飞沫或直接接触传播，故水痘病人及带状疱疹病人均是 VZV 的主要传染源。

13. BDE。HCMV 在人群中感染极为普遍，通常为隐性感染，仅少数人有临床表现。感染后可诱导产生特异性抗体，病毒潜伏部位主要在唾液腺、乳腺、肾脏、外周血单核细胞及淋巴细胞中。病毒可通过垂直或水平方式传播。

14. BCE。生殖器疱疹由 HSV-2 引起；卡波西肉瘤由 HHV-8 引起。

15. ABCDE。选项 ABCDE 均是人疱疹病毒的传播方式。

（三）判断题

1. F。HSV 引起的复发性感染，由于机体的免疫应答，复发性感染病程短，组织损伤轻，且感染更为局限化。

2. F。HSV-1 原发感染和复发性感染均可引起疱疹性脑炎；HSV-2 感染可引起新生儿疱疹性脑膜炎，以上脑膜炎均可出现神经系统后遗症，病死率较高。

3. F。VZV 原发感染成人亦会引起成人水痘，且成人水痘一般病情较重。

4. T。HCMV 感染和 EBV 感染均可引起单核细胞增多症。EBV 感染可致传染性单核细胞增多症；HCMV 感染可致巨细胞病毒单核细胞增多症。

（四）问答题

1.

```
人疱疹病毒
├─ 单纯疱疹病毒
│   ├─ 1型
│   │   ├─ 龈口炎
│   │   ├─ 唇疱疹
│   │   ├─ 疱疹性角膜结膜炎
│   │   └─ 脑膜炎
│   └─ 2型
│       ├─ 生殖系统疱疹
│       ├─ 新生儿疱疹
│       └─ 与宫颈癌发生有关
├─ 人巨细胞病毒
│   ├─ 先天性巨细胞病毒感染
│   ├─ 围产期感染
│   ├─ 儿童和成人原发感染
│   ├─ 间质性肺炎
│   └─ 巨细胞病毒病
├─ 水痘-带状疱疹病毒
│   ├─ 水痘
│   └─ 带状疱疹
├─ EB病毒
│   ├─ 传染性单核细胞增多症
│   ├─ 伯基特淋巴瘤
│   └─ 与鼻咽癌的发生有关
└─ 其他新型人疱疹病毒
    ├─ 人疱疹病毒6型 —— 婴儿玫瑰疹
    ├─ 人疱疹病毒7型 —— 与疾病关系尚待证实
    └─ 人疱疹病毒8型 —— 卡波西肉瘤
```

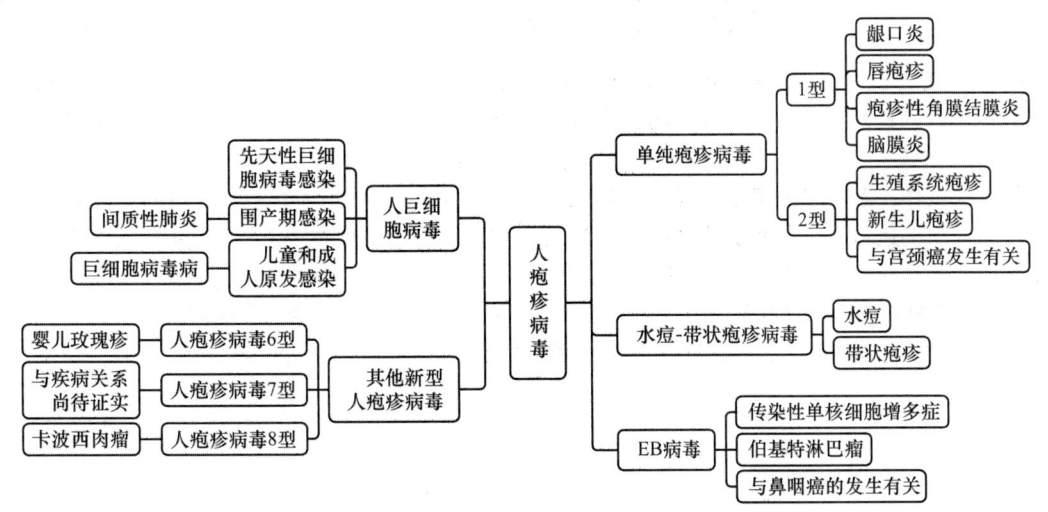

2. 人疱疹病毒感染机体后，可进行实验室检测的标本有水疱液、唾液、组织液、分泌物、淋巴细胞、黏膜组织、病损组织等；临床常用的微生物学检查如下。

(1) 细胞学检查：采集标本作涂片，寻找核内包涵体、多核巨细胞等细胞病变；标本亦可通过荧光素或酶标志物染色，检测细胞内的病毒抗原。

(2) 病毒分离培养：采集标本进行分离培养，观察受染细胞病变；亦可用免疫荧光或酶联免疫技术检测标本中病毒抗原。

(3) 血清学检查：常用 ELISA 和免疫荧光法检测疱疹病毒抗体，尤其是特异性 IgM 抗体检测可有助于早期感染的诊断。

(4) 核酸检测：可用原位核酸杂交试验或 PCR 法检查标本中的病毒 DNA；或用 RT-PCR 法检测病毒 mRNA，可用于快速诊断。

（五）案例分析题

案例 1

1.（1）HCMV 的传染源为病人及隐性感染者。病毒可长期或间歇从感染者的尿液、唾液、精液、乳汁、宫颈及阴道分泌物排出。

(2) 病毒传播方式包括垂直传播和水平传播：①母婴传播。病毒可经胎盘感染胎儿，或经产道和（或）乳汁感染新生儿。②接触传播。病毒可通过人-人密接，口-口或手-口等途径传播。③性接触传播。④医源性传播，包括输血和器官移植等方式传播。

2.（1）先天性感染。孕妇感染 HCMV，可通过胎盘引起胎儿原发感染，出现死胎或先天性疾病。先天性感染中 5%~10% 的新生儿出现临床症状，称为巨细胞病毒感染。少数呈先天性畸形，严重者可致流产和死胎。

(2) 围产期感染。HCMV 受染产妇分娩时，新生儿可经产道、母乳等途径感染 HCMV，多无明显症状，少数表现为短暂的间质性肺炎、肝脾轻度肿大、黄疸等。

(3) 儿童和成人原发感染。通常呈隐性感染，感染后多为潜伏感染，并长期或间歇排出病毒。少数感染者出现临床症状，表现为巨细胞病毒单核细胞增多症。

(4) 免疫功能低下者感染。在器官移植、艾滋病等免疫功能低下者中，HCMV 原发感染或潜伏病毒的激活均可引起严重疾病，如 HCMV 肺炎、肝炎和脑膜炎等。本案例再现了 HCMV 引起器官移植病人的严重感染及不良预后。

案例 2

1.

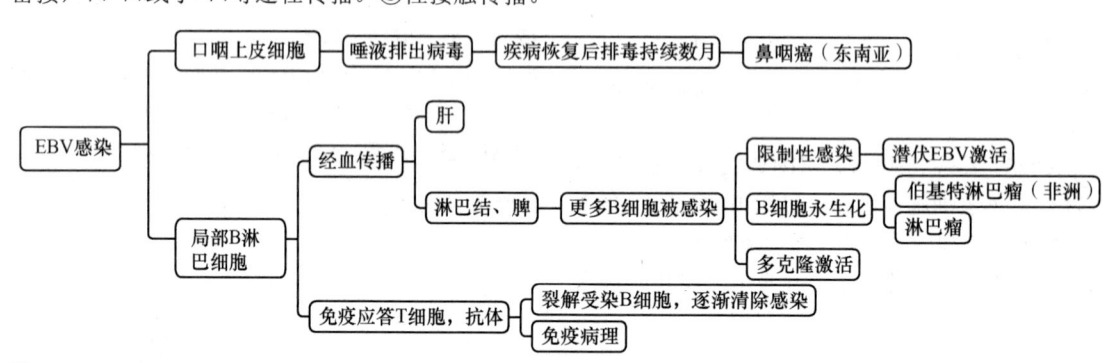

```
EBV感染 ─┬─ 口咽上皮细胞 ── 唾液排出病毒 ── 疾病恢复后排毒持续数月 ── 鼻咽癌（东南亚）
         │
         └─ 局部B淋巴细胞 ─┬─ 经血传播 ─┬─ 肝
                           │             └─ 淋巴结、脾 ── 更多B细胞被感染 ─┬─ 限制性感染 ── 潜伏EBV激活
                           │                                               ├─ B细胞永生化 ─┬─ 伯基特淋巴瘤（非洲）
                           │                                               │                └─ 淋巴瘤
                           │                                               └─ 多克隆激活
                           └─ 免疫应答T细胞, 抗体 ─┬─ 裂解受染B细胞，逐渐清除感染
                                                   └─ 免疫病理
```

2. EBV 分离培养较为困难，常通过血清学检测抗体的方法作辅助诊断，常用的抗体检测包括以下几个方面。

(1) 异嗜性抗体：是 EBV 感染后非特异性活化 B 淋巴细胞产生的抗体，主要用于传染性单核细胞增多症的辅助诊断。多于发病早期出现，3~4 周内达高峰，恢复期逐渐下降消失。

(2) EBV 抗体：用免疫荧光法或免疫酶法检测 EBV 抗体有助于 EBV 感染的诊断。抗 EBV 衣壳蛋白 IgM 抗体（VCA-IgM）的存在提示 EBV 原发感染；抗 EBV 衣壳蛋白 IgG 抗体（VCA-IgG）或抗 EBV 核抗原 IgG 抗体（EBNA-IgG）阳性均表示以往感染；抗 EBV 早期抗原 IgA 抗体（EA-IgA）和抗 EBV 衣壳蛋白 IgA 抗体（VCA-IgA）效价持续升高，对鼻咽癌有辅助诊断意义。

（李洱花）

第三十二章　逆转录病毒

一、学习目标

（一）知识目标

1. 能够描述 HIV 结构特点及其传播途径。
2. 能够描述 HIV 的致病机制。
3. 能够描述 HIV 的流行状况及获得性免疫缺陷综合征（AIDS）对人类的危害。

（二）技能目标

1. 建立从分子水平探索临床问题的思维方法，提升学生在医学基础知识学习阶段的临床思维能力。
2. 自学其他逆转录病毒，培养学生自学能力。

（三）情感、态度和价值观目标

通过对逆转录病毒第一部分的学习，让学生理解 HIV 结构及其致病机制。深刻理解 AIDS 的危害及疫情的严重性，要防控 AIDS 的困难所在。

二、思维导图

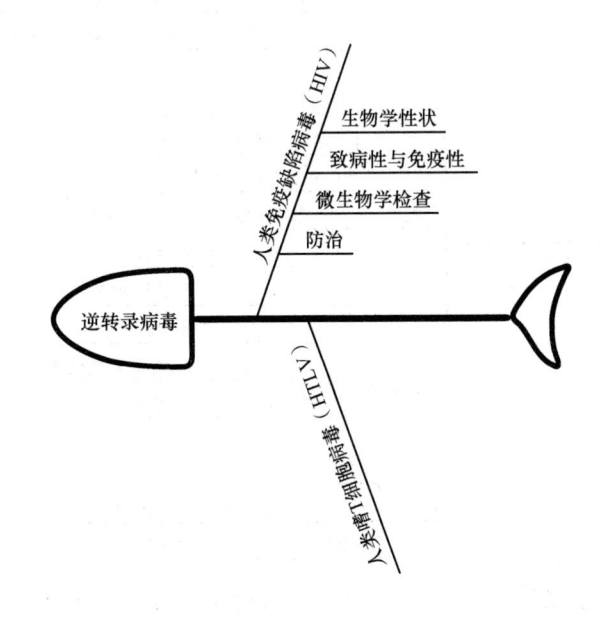

逆转录病毒
- 人类免疫缺陷病毒（HIV）
  - 生物学性状
  - 致病性与免疫性
  - 微生物学检查
  - 防治
- 人类嗜T细胞病毒（HTLV）

HIV的生物学性状

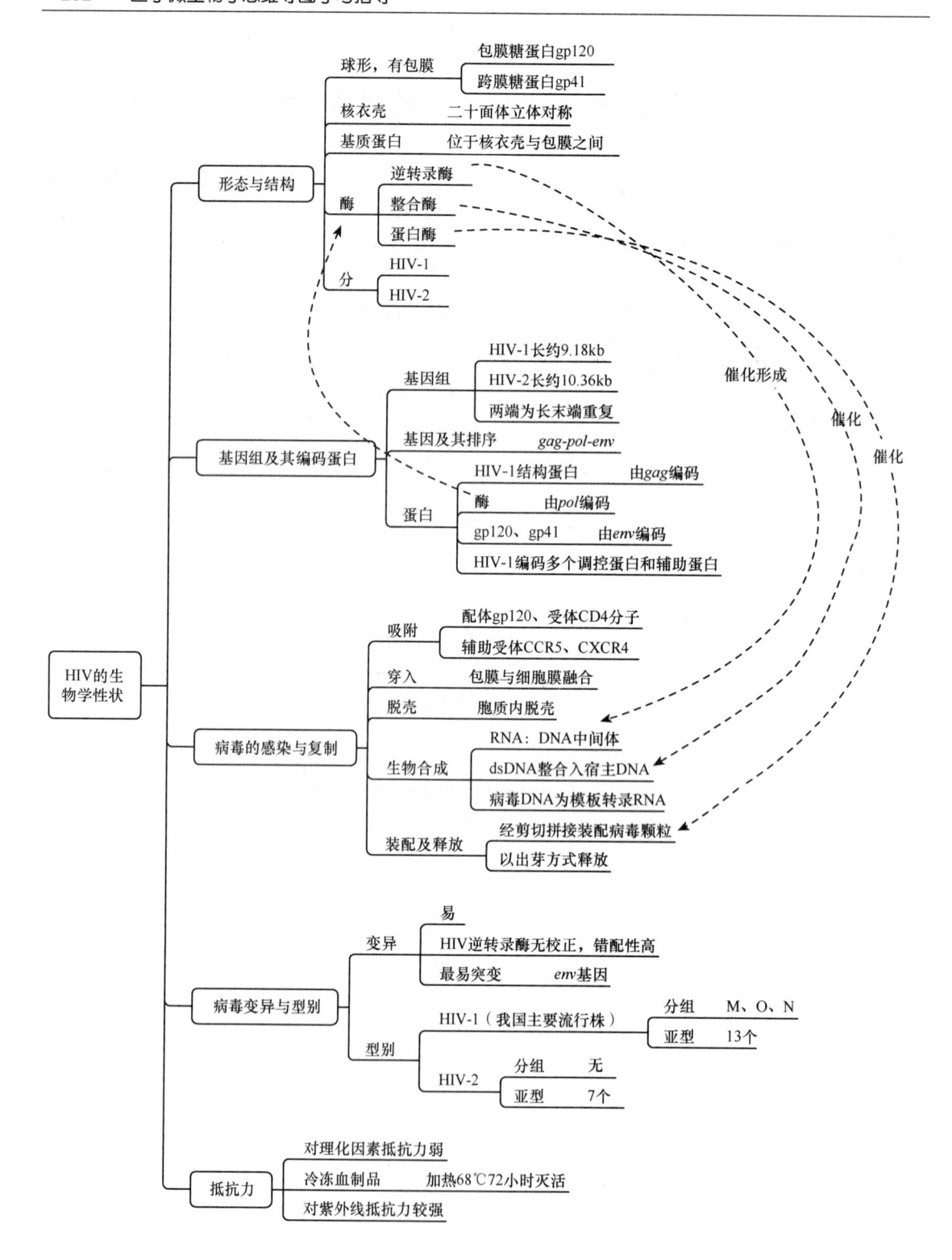

- **形态与结构**
  - 球形，有包膜
    - 包膜糖蛋白gp120
    - 跨膜糖蛋白gp41
  - 核衣壳：二十面体立体对称
  - 基质蛋白：位于核衣壳与包膜之间
  - 酶
    - 逆转录酶
    - 整合酶
    - 蛋白酶
  - 分
    - HIV-1
    - HIV-2

- **基因组及其编码蛋白**
  - 基因组
    - HIV-1长约9.18kb
    - HIV-2长约10.36kb
    - 两端为长末端重复
    - 基因及其排序 *gag-pol-env*
  - 蛋白
    - HIV-1结构蛋白 —— 由*gag*编码
    - 酶 —— 由*pol*编码
    - gp120、gp41 —— 由*env*编码
    - HIV-1编码多个调控蛋白和辅助蛋白

- **病毒的感染与复制**
  - 吸附
    - 配体gp120、受体CD4分子
    - 辅助受体CCR5、CXCR4
  - 穿入：包膜与细胞膜融合
  - 脱壳：胞质内脱壳
  - 生物合成
    - RNA：DNA中间体
    - dsDNA整合入宿主DNA
    - 病毒DNA为模板转录RNA
  - 装配及释放
    - 经剪切拼接装配病毒颗粒
    - 以出芽方式释放

- **病毒变异与型别**
  - 变异
    - 易
    - HIV逆转录酶无校正，错配性高
    - 最易突变 *env*基因
  - 型别
    - HIV-1（我国主要流行株）
      - 分组 M、O、N
      - 亚型 13个
    - HIV-2
      - 分组 无
      - 亚型 7个

- **抵抗力**
  - 对理化因素抵抗力弱
  - 冷冻血制品 加热68℃72小时灭活
  - 对紫外线抵抗力较强

（逆转录酶 催化形成 RNA：DNA中间体；整合酶 催化 dsDNA整合入宿主DNA；蛋白酶 催化 经剪切拼接装配病毒颗粒）

HIV的致病性与免疫性

- 免疫性
  - 体液免疫
  - 细胞免疫
- 临床表现
  - 急性感染期：流感样症状
  - 无症状潜伏期：无临床症状
  - AIDS相关综合征期
  - 免疫缺损期：真菌感染、细菌感染、病毒感染、原虫感染
- 传染源和传播途径
  - 传染源：HIV感染者、AIDS病人
  - 传播途径：性传播（最常见）、血液传播、母婴传播
- 致病机制
  - 单核巨噬细胞损伤
  - CD4$^+$T淋巴细胞的损伤
    - HIV直接或间接杀伤
    - CD4$^+$T细胞产生减少
    - CD4$^+$T细胞功能受损
  - 其他免疫细胞的损伤

HIV的微生物学检查

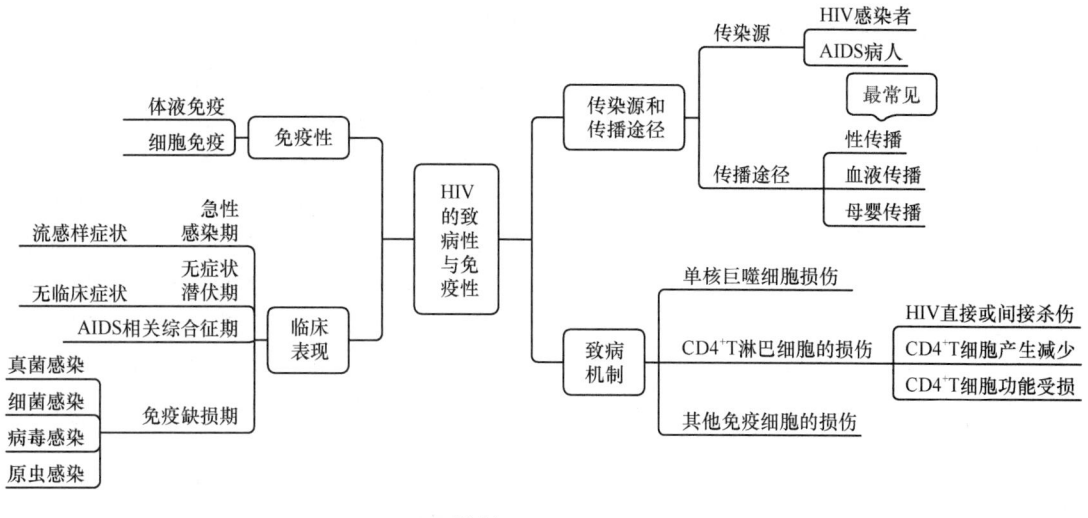

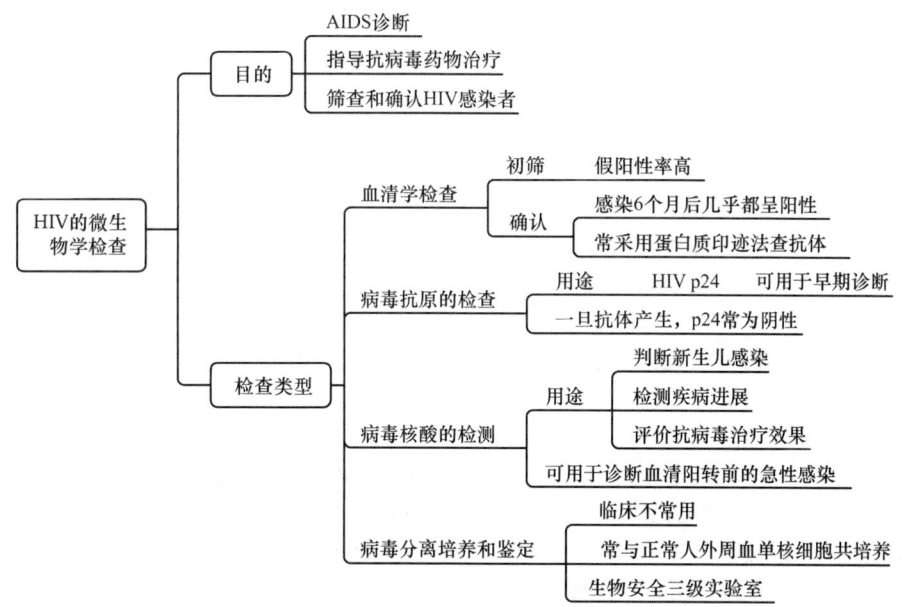

- 目的
  - AIDS诊断
  - 指导抗病毒药物治疗
  - 筛查和确认HIV感染者
- 检查类型
  - 血清学检查
    - 初筛：假阳性率高
    - 确认：感染6个月后几乎都呈阳性；常采用蛋白质印迹法查抗体
  - 病毒抗原的检查
    - 用途：HIV p24可用于早期诊断
    - 一旦抗体产生，p24常为阴性
  - 病毒核酸的检测
    - 用途：判断新生儿感染、检测疾病进展、评价抗病毒治疗效果
    - 可用于诊断血清阳转前的急性感染
  - 病毒分离培养和鉴定
    - 临床不常用
    - 常与正常人外周血单核细胞共培养
    - 生物安全三级实验室

要点口诀：HIV有包膜，外观不平刺突多。利用gp120，紧紧抓住Th。二十面体衣壳里，藏着正链RNA。核酸乘坐酶小船，融入宿主基因里。装配成熟芽释放，体内潜伏永相随。HIV传途多，最为危险性传播。酶联免疫来初筛，西方印迹确诊定。鸡尾酒法杀病毒，延续生命阻传播。疫苗研发路漫长，洁身自好最相宜。

三、英汉名词对照

1. *Retroviridae* 逆转录病毒科
2. *Orthoretrovirinae* 正逆转录病毒亚科
3. *Lentivirus* 慢病毒属
4. human immunodeficiency virus, HIV 人类免疫缺陷病毒
5. retrovirus 逆转录病毒
6. endogenous retrovirus 内源逆转录病毒
7. acquired immune deficiency syndrome, AIDS 获得性免疫缺陷综合征
8. co-receptor 辅助受体
9. long terminal repeat, LTR 长末端重复
10. AIDS-related complex, ARC AIDS相关综合征期
11. highly active antiretroviral therapy, HAART 高效抗逆转录病毒治疗
12. human T lymphotropic viruses, HTLV 人类嗜T细胞病毒
13. adult T-cell leukemia, ATL 成人T细胞白血病

四、复习思考题

（一）名词解释

1. 逆转录病毒
2. HTLV

（二）选择题

【A₁型题】

1. 我国主要流行的 HIV 流行株是（　　）
 A. HIV-A　　　　B. HIV-2
 C. HIV-B　　　　D. HIV-1
 E. HIV-E

2. 排除 HIV 感染的指标是（　　）
 A. 非窗口期 HIV 抗体检测阴性
 B. HIV 病毒载量检测低于参考值下限
 C. $CD4^+/CD8^+$ T 细胞比值在正常范围内
 D. P24 抗原检测呈阴性
 E. HIV 病毒分离培养呈阴性

3. 下列可用于 HIV 感染确诊的指标是（　　）
 A. 病毒载量　　　　B. $CD4^+$T 细胞计数
 C. HIV 抗体确认试验　　D. HBsAg 检测
 E. HIV 抗体 ELISA 试验

4. HIV 能吸附 T 淋巴细胞表面 CD4 分子的蛋白是（　　）
 A. gp120　　　　B. P24/25
 C. gp41　　　　D. P5　　E. P34

5. 引起成人 T 细胞白血病病原体是（　　）
 A. HTLV-1　　　　B. HTLV-2
 C. MV　　　　D. HSV　　E. IIDV

6. 逆转录病毒的特性中，不包括（　　）
 A. 有逆转录酶
 B. 有包膜
 C. 能整合于宿主细胞染色体
 D. 基因组为单股负链 RNA
 E. 复制时可形成 RNA：DNA 中间体

7. HTLV 不能引起以下哪种疾病？（　　）
 A. 成人 T 细胞白血病
 B. 热带下肢痉挛性瘫痪
 C. B 淋巴细胞瘤
 D. 慢性 $CD4^+$ 细胞淋巴瘤
 E. AIDS

8. 以下 HIV 感染者的标本不能分离到病毒的是（　　）
 A. 血液　　　　B. 脑脊液
 C. 精液　　　　D. 粪便　　E. 乳汁

【A₂型题】

1. 28 岁男性，无业，有静脉吸毒史。因左腿不自主运动扩散至左大腿和左上肢，最终导致意识丧失而住院。神经系统检查未发现异常，脑部磁共振成像（MRI）显示右侧顶叶有一个环形信号增强的占位病变，周围有水肿。实验室检查显示 HIV 血清抗体阳性，$CD4^+$T 淋巴细胞计数为 150/μl。他接受了经验性的吡胺和磺胺嘧啶（抗弓形虫）治疗，以及高效抗逆转录病毒治疗，但病情未见缓解。该患者最有可能合并以下哪种细菌感染？（　　）
 A. 金黄色葡萄球菌　　　B. 肺炎链球菌
 C. 沙门菌　　　　D. 结核分枝杆菌
 E. 脑膜炎奈瑟菌

2. 49 岁男性，他曾有 25 个异性伴侣，过去一年他出现发热、腹泻和腹痛，计算机断层扫描显示胰腺脓肿。开腹引流活检报告为结核病。HIV 抗体测定呈阳性，CD4 计数为 110/μl，进行了抗结核治疗 8 周后，计算机断层扫描显示情况有所改善。同时，他的临床症状也有所改善。该患者感染 HIV 的最可能途径是（　　）
 A. 通过血液传播　　B. 通过母婴传播
 C. 通过性传播　　　D. 通过呼吸道传播
 E. 通过消化道传播

【A₃型题】

（1～3 题共用题干）

一位 28 岁男性，因胸部皮疹而就诊。一开始患者胸部出现一个椭圆形的紫色斑块，患者以为是瘀伤，没有引起注意。随后，旁边的皮肤也出现多处病变。该斑块不疼、不痒、不流血，但不停地长大，旁边的皮肤也不停出现新的病变。以往患者没有出现过相同的症状，无过敏史，未使用过药物进行治疗，也未使用过肥皂。家族史无特殊的情况。患者来院之前 2 个月体重下降 7kg，腹泻持续 6 周。看起来这位男性瘦但是一般情况可，生命体征正常。口腔检查发现咽部、软腭有厚厚的白色斑块。胸部皮肤多发椭圆形及棕色斑点，触之质硬，直径 0.5～4cm 不等，其中几个正在融合形成更大的斑块。对其中一个进行穿刺活检，结果显示卡波西肉瘤。

1. 该病患可能感染了什么病毒？（　　）
 A. HIV　　　　B. HBV　　C. HAV
 D. HCV　　　　E. HEV

2. 这种病毒的结合位点是 T 细胞表面的什么受体？（   ）
A. CD8 分子
B. CD4 分子
C. gp120 分子
D. gp41 分子
E. ICAM 分子
3. 临床确诊该种病毒感染最常用的血清学检查是什么？（   ）
A. ELISA
B. Western blot
C. 试管凝集试验
D. 生物素 ELISA
E. ELISPOT

【A₄ 型题】
（1~3 题共用题干）
患者，男，35 岁，既往体重 78kg，三年前在南非工作，半年来反复出现不规则发热，间歇性咳嗽 3 个月，腹泻 2 个月，大便无脓血，半年来体重下降 10kg，对于该患者：
1. 首先要做的实验室检查是（   ）
A. 大便真菌培养
B. 痰培养
C. 血涂片找疟原虫
D. ELISA 法 HIV 抗体的检测
E. 尿培养
2. 经 Western blot 确认 HIV 感染，体检发现全身淋巴肿大，进一步检查中首先要考虑的项目是（   ）
A. CD4⁺T 淋巴细胞计数
B. 蛋白电泳
C. 血清免疫球蛋白的定量
D. 淋巴结活检病理检查
E. 胸片检查
3. 入院后多种抗生素治疗无效，咳嗽加剧，并且出现发绀，胸片提示间质性肺炎，支气管灌洗液及痰检发现滋养体，应考虑继发（   ）
A. 金黄色葡萄球菌性肺炎
B. 肺结核
C. 肺孢子菌肺炎
D. 病毒性肺炎
E. 支原体性肺炎

【B 型题】
（1~3 题共用备选答案）
A. 结构蛋白
B. 逆转录酶
C. gp120
D. 神经氨酸酶
E. 辅助蛋白
1. *gag* 基因编码（   ）
2. *pol* 基因编码（   ）
3. *env* 基因编码（   ）

（4~6 题共用备选答案）
A. 病毒分离培养
B. Western blot
C. PCR
D. CD4⁺T 淋巴细胞计数
E. ELISA 检测血浆中 HIV p24 抗原
4. 用于 HIV 感染窗口期辅助诊断（   ）
5. HIV 感染的确认诊断（   ）
6. 诊断 HIV 血清阳转前的急性感染（   ）

【X 型题】
逆转录病毒的主要特性包括（   ）
A. 病毒颗粒呈球形
B. 病毒有包膜，表面有刺突
C. 病毒基因组由两条相同的单正链 RNA 组成
D. 病毒颗粒内含逆转录酶
E. 成熟的病毒颗粒以出芽方式释放

（三）判断题

1. HIV 病毒只感染 CD4⁺T 细胞。（   ）
2. CCR5 是 HIV 病毒的辅助受体。（   ）
3. HIV 逆转录酶有校正功能。（   ）
4. HIV 病毒 dsDNA 在整合酶作用下，整合入宿主细胞成为原病毒。（   ）
5. 感染早期，HIV 病毒优先通过 CCR5 感染巨噬细胞。（   ）
6. HIV 对理化因素抵抗力弱，所以可以用紫外线消毒代替其他消毒措施。（   ）
7. ELISA 初筛 HIV 感染者，假阳性率高。（   ）

（四）问答题

1. 论述 HIV 的传染源及传播途径，以及 HIV 致病机制。
2. 目前 HIV 微生物学检测有哪几类？
3. 谈谈 HIV 感染的防治原则。

（五）案例分析题

患者，41 岁，男，因全身多部位瘙痒性丘疹数月伴发右脚背疼痛 5 日入院。2 年前，患者因有多个异性伴侣自行前往医院进行疾病筛查。结果显示：HIV 酶联免疫吸附试验初筛抗体阴性，快速血浆抗原（RPR）阴性。14 个月前，该患者前臂、小腿和躯干上出现的不同、颜色较深的瘙痒性皮疹，有全身发热感。近几个月患者感到疲劳、抑郁，伴体重下降。患者大约两年前吸食过可卡因，否认静脉注射毒品史。查体：患者无发热，生命体征稳定。口咽部未见溃疡性病变或鹅口疮。皮肤右脚背 2cm×3cm 的红斑丘疹及躯干、小腿弥漫性肉芽肿样边界清楚的椭圆形结节。神经系统检查无异常。实验室检查显示：血红蛋白157g/L，白细胞计数 $8.0×10^9$/L（中性粒细胞 $5.12×10^9$/L，淋巴细胞 $1.84×10^9$/L，嗜酸性粒细胞 $0.56×10^9$/L），血小板 $331×10^9$/L。肝功能检查在正常范围内。红细胞沉降率为57mm/h（正常值＜8mm/h），C反应蛋白 66mg/L（正常范围 0～17mg/L）。血液培养未见明显异常，右大腿和脚的皮损培养显示耐甲氧西林的金黄色葡萄球菌感染，分枝杆菌、真菌培养均为阴性。快速血浆检测试剂在 1∶128 时呈阳性，梅毒螺旋体颗粒凝集试验（TP-PA）呈阳性。HIV ELISA 抗体初筛和 Western blot 确认试验均为阳性，HIV 病毒负荷为 1240。CD4 计数为 514/µl，CD4 百分比为 26%。患者已确诊恶性梅毒疹。

1. 该患者恶性梅毒疹可能叠加了什么病毒感染？
2. 该患者除了抗梅毒治疗，还需进行什么样的治疗？
3. 试述 AIDS 常见的机会感染类型。

五、复习思考题参考答案和解析

（一）名词解释

1. 逆转录病毒：为含有逆转录酶的单正链 RNA 包膜病毒，可将病毒基因组 RNA 逆转录为 DNA。逆转录病毒科中对人类致病的主要为人类免疫缺陷病毒及人类嗜 T 细胞病毒。
2. HTLV：即人类嗜 T 细胞病毒，归属于人类逆转录病毒科 δ 逆转录病毒属，是引起人类恶性肿瘤的病原体，为球形、有包膜的 RNA 病毒。

（二）选择题

【A_1 型题】
1. D。HIV 病毒有两个流行株，HIV-1 和 HIV-2。不同地区流行的亚型及重组亚型不同。我国以 HIV-1 为主要流行株，在部分地区发现有少数 HIV-2 感染者。
2. A。选项 BCDE 可能因为患者处于感染早期，而出现假阴性。
3. C。HIV 血清学检查中常用 ELISA 检测 HIV 抗体进行初筛，但是假阳性率高，需要特异性高的蛋白质印迹法检测 HIV 衣壳蛋白（p24）抗体和糖蛋白（gp41、gp120/gp60）抗体以排除假阳性。选项 D 属于乙型肝炎血清学检测的内容。
4. A。HIV-1 的表面糖蛋白 gp120 与跨膜糖蛋白 gp41 以非共价方式连接，在病毒颗粒表面以多聚体的形式存在。gp120 首先与靶细胞表面的 CD4 分子结合，继而与辅助受体结合，使得多聚体分离，gp41 构象改变而暴露融合肽，介导病毒包膜与细胞膜的融合，使得病毒核衣壳进入细胞质。
5. A。HTLV-1 主要感染 $CD4^+T$ 细胞，是成人 T 细胞白血病（ATL）的病原体，另外亦能引起热带下肢痉挛性瘫痪和 B 细胞淋巴瘤等。
6. D。详见"思维导图　HIV 生物学特性"。
7. E。HTLV-1 主要感染 $CD4^+T$ 淋巴细胞，是成人 T 细胞白血病（ATL）的病原体，另外亦能引起热带下肢痉挛性瘫痪和 B 细胞淋巴瘤等。AIDS 的病原体是 HIV。
8. D。HIV 主要存在于血液、精液、阴道分泌物、乳汁等体液中。

【A_2 型题】
1. D。在发展中国家，结核病是与 HIV 感染相关的最常见的机会性感染，也是艾滋病患者死亡的主要原因。
2. C。HIV 主要传播途径：血液传播、母婴传播、性传播。其中，性传播为最主要的传播途径。

【A_3 型题】
1. A。该患者有消瘦、慢性腹泻、口腔假丝酵母感染导致的鹅口疮、卡波西肉瘤这些典型 AIDS 期的临床症状。答案 B、C、D、E 分别为乙、甲、丙、丁型肝炎病毒。
2. B。HIV 病毒的受体为 CD4 分子和辅助受体 CCR5 及 CXCR4。答案 C、D 是分布于病毒体的刺突蛋白，其中 gp120 是 CD4 分子的配体，答案 E 是分布于细胞的黏附分子。
3. B。常用 ELISA 检测 HIV 抗体进行初筛，但是假阳性率高，需要特异性高的蛋白质印迹法检测 HIV 衣壳蛋白（p24）抗体和糖蛋白（gp41、gp120/gp60）抗体以排除假阳性。感染 6～12 周，多数人抗体呈阳性，6 个月后几乎所有的抗体均呈阳性反应。

【A_4 型题】
1. D。在患者出现体重下降和咳嗽的时候，我们应该在详细询问病史的基础上做进一步的实验室检查。南非是 AIDS 和结核的高发区域，综合以上各选项内容，该患者应先进行 HIV 抗体血清学反应初筛。

2. A。WHO建议，HIV感染者从早期（CD4⁺T淋巴细胞正常计数值通常在500～1500个/μl范围内，CD4⁺T淋巴细胞低于350/μl，甚至CD4⁺T淋巴细胞低于500/μl）即开始抗病毒治疗，减缓病情降低传播概率。CD4⁺T淋巴细胞＜200/μl，机体免疫功能严重受损，合并各种机会性感染和恶性肿瘤。

3. C。AIDS中常见的机会性感染有：①真菌感染，主要有白假丝酵母引起的白假丝酵母菌病、肺孢子菌肺炎、新型隐球菌病、组织胞浆菌病等；②细菌感染：主要有结核分枝杆菌、李斯特菌、某些沙门菌和链球菌引起的疾病；③病毒感染：常见的巨细胞病毒、单纯疱疹病毒和水痘-带状疱疹病毒等引起的病毒性疾病；④原虫感染：主要有隐孢子虫腹泻、弓形虫病等。肺孢子菌在健康人的肺部并不常见，但可在免疫缺陷者的肺部造成机会性感染。肺孢子菌肺炎在接受化疗的癌症患者、艾滋病患者，以及使用免疫抑制药物的病人中尤其常见。且在支气管灌洗液和痰检中发现肺孢子菌滋养体。

【B型题】

1. A。gag（group-specific antigen）基因编码HIV-1的衣壳蛋白、核衣壳蛋白和基质蛋白。

2. B。pol（polymerase）基因编码逆转录酶、整合酶和蛋白酶。

3. C。env（envelope）基因编码表面糖蛋白gp120和跨膜糖蛋白gp41。

4. E。病毒抗原的检测：p24抗原在感染早期2～3周即可检测到，ELISA检测血浆中HIV p24抗原可以在早期诊断HIV感染，用于HIV-1抗体不确定期或窗口期的辅助诊断。但当机体产生抗体后，p24抗原常转为阴性。

5. B。血清学检查：常用ELISA检测HIV抗体进行初筛，但是假阳性率高，需要特异性高的蛋白质印迹法检测HIV衣壳蛋白（p24）抗体和糖蛋白（gp41、gp120/gp60）抗体以排除假阳性。感染6～12周，多数人抗体呈阳性，6个月后几乎所有的抗体均呈阳性反应。

6. C。病毒核酸检测常采用定量RT-PCR方法测定血浆中HIV的RNA拷贝数即病毒载量，用于判断新生儿感染、监测疾病进展和评价抗病毒治疗效果。PCR方法可检测感染细胞中的HIV前病毒DNA，用于诊断血清阳转前的急性感染。

【X型题】

ABCDE。①病毒颗粒呈球形，直径80～120nm，有包膜，表面有刺突；②病毒基因组由两条相同的单正链RNA组成，病毒颗粒内含逆转录酶；③病毒复制需要逆转录过程，病毒基因组RNA先逆转录为双链DNA，然后整合到细胞染色体DNA中，构成原病毒；④具有gag、pol和env 3个结构基因和多个调节基因；⑤成熟的病毒颗粒以出芽方式释放。

（三）判断题

1. F。HIV病毒受体为CD4分子，以及辅助受体CCR5及CXCR4。这些受体分子主要位于CD4⁺T细胞、单核巨噬细胞谱系的细胞，以及朗格汉斯细胞、树突状细胞和神经胶质细胞上，故这些细胞都可受到感染。

2. T。HIV病毒受体为CD4分子和趋化因子CCR5及CXCR4辅助受体。

3. F。HIV逆转录酶无校正功能，错配率高，这也是HIV病毒频繁变异的原因之一。

4. T。HIV病毒dsDNA在整合酶作用下，整合入宿主细胞染色体，成为前病毒，病毒进入潜伏状态。

5. T。感染细胞表达的病毒包膜糖蛋白可与未感染CD4⁺T细胞融合，使病毒在细胞间传播。感染早期，HIV病毒优先通过CCR5感染巨噬细胞，呈现巨噬细胞嗜性。

6. F。HIV对理化因素抵抗力弱，常用消毒剂如0.5%次氯酸钠、5%甲醛、2%戊二醛、0.5%过氧乙酸、70%乙醇，室温处理10～30分钟都可灭活。但是对紫外线抵抗力较强。

7. T。ELISA初筛HIV感染者，假阳性率高，常采用特异性高的蛋白质印迹法检测HIV衣壳蛋白（p24）抗体和糖蛋白抗体（gp21、gp120/gp60）等，以排除初筛的假阳性。

（四）问答题

1. 详细答案参见"思维导图"部分。
2. 详细答案参见"思维导图"部分。
3. 详细答案参见"思维导图"部分。

（五）案例分析题

1. 根据患者的主诉、现病史、体格检查和实验室检查结果，我们可以得出以下信息：患者有多个性伴侣，并且HIV ELISA抗体初筛以及Western

blot 确认试验均显示阳性，同时 CD4$^+$T 细胞计数下降（正常计数通常在 500～1500 个/μl 范围内）。因此，我们可以确认患者不仅患有恶性梅毒疹，还合并了 HIV 感染。

2. 抗 HIV 药物治疗：为防止产生耐药性，提高药物疗效，目前采用高效抗逆转录治疗即 HAART，俗称鸡尾酒疗法的联合治疗方案。HAART 治疗中常采用 2 种核苷类加 1 种非核苷类药或蛋白酶抑制剂的方式。

3. AIDS 中常见的机会性感染有：①真菌感染：主要有由白假丝酵母引起的白假丝酵母菌病、肺孢子菌肺炎、新型隐球菌病、组织胞浆菌病等；②细菌感染：主要有结核分枝杆菌、李斯特菌、某些沙门菌和链球菌引起的疾病；③病毒感染：常见的巨细胞病毒、单纯疱疹病毒和水痘-带状疱疹病毒等引起的病毒性疾病；④原虫感染：主要有隐孢子虫腹泻、弓形虫病等。肺孢子菌在健康人的肺部并不常见，但可在免疫缺陷者的肺部造成机会性感染。肺孢子菌肺炎在接受化疗的癌症患者、艾滋病患者，以及使用免疫抑制药物的病人中尤其常见。

（罗凤医）

第三十三章　其他病毒

一、学习目标

（一）知识目标

1. 能够阐述人乳头瘤病毒分型、病毒致病的机制、预防原则。
2. 能够简要概括新发病毒性传染病病原生物学性状、致病性。
3. 能够归纳、总结狂犬病毒的生物学性状、致病性和防治原则。

（二）技能目标

1. 能够将狂犬病毒的病原学原理运用于狂犬病的临床诊断、检测和防治中。
2. 能够分析人乳头瘤病毒分型与临床皮肤疣、尖锐湿疣、宫颈癌等恶性生殖系统肿瘤的关联。

（三）情感、态度和价值观目标

通过学习，让学生深刻理解狂犬病毒的危害的严重性，以及防治中疫苗的必要性、重要性。

二、思维导图

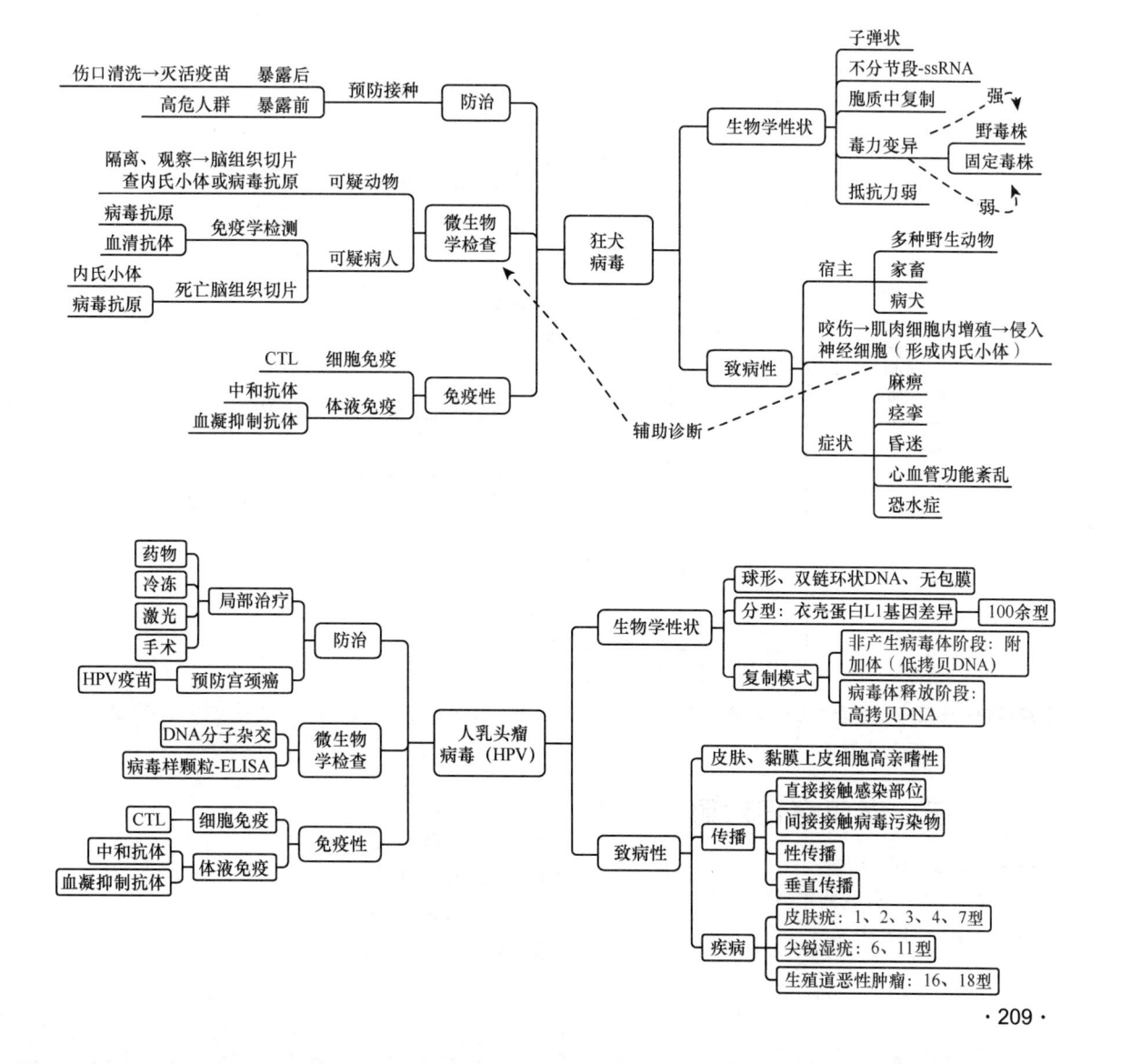

痘病毒

- **生物学性状**
  - 砖形、卵圆形
  - 双股线形DNA
  - 有包膜
  - 体积最大、结构最复杂
  - 胞质内复制，出芽释放
- **致病性**
  - 感染人和多种脊椎动物
  - 传播
    - 呼吸道分泌物
    - 直接接触
  - 疾病
    - 天花：水疱、脓疱（人为唯一宿主）
    - 人类猴痘
    - 牛痘：痘苗病毒（毒力变异株）
    - 传染性软疣
- **防治**：疫苗接种

（类似、交叉免疫）

细小DNA病毒

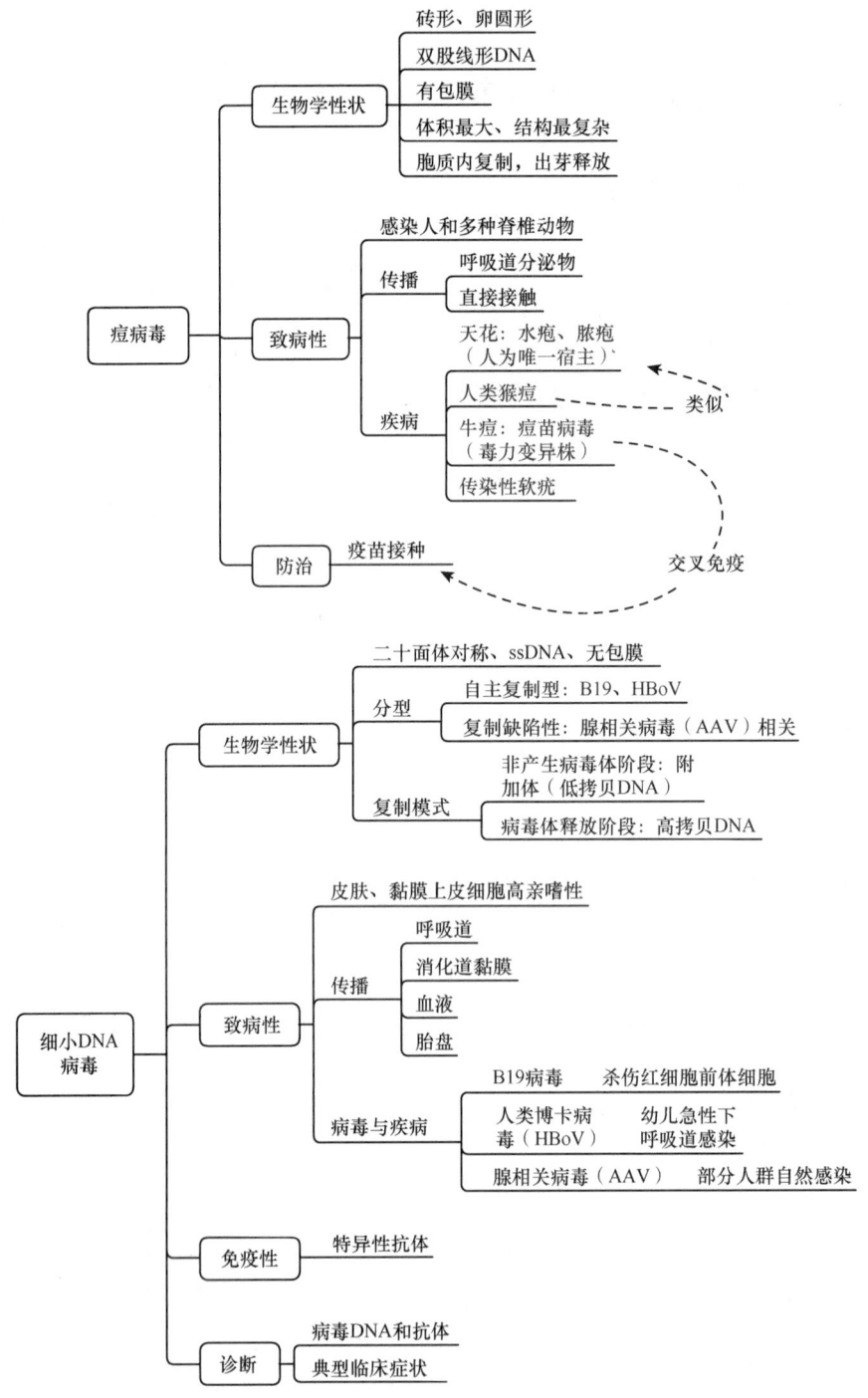

- **生物学性状**
  - 二十面体对称、ssDNA、无包膜
  - 分型
    - 自主复制型：B19、HBoV
    - 复制缺陷性：腺相关病毒（AAV）相关
  - 复制模式
    - 非产生病毒体阶段：附加体（低拷贝DNA）
    - 病毒体释放阶段：高拷贝DNA
- **致病性**
  - 皮肤、黏膜上皮细胞高亲嗜性
  - 传播
    - 呼吸道
    - 消化道黏膜
    - 血液
    - 胎盘
  - 病毒与疾病
    - B19病毒　杀伤红细胞前体细胞
    - 人类博卡病毒（HBoV）　幼儿急性下呼吸道感染
    - 腺相关病毒（AAV）　部分人群自然感染
- **免疫性**：特异性抗体
- **诊断**
  - 病毒DNA和抗体
  - 典型临床症状

要点口诀：狂犬病毒致恐水症，人乳头瘤病毒引宫颈癌，细小DNA病毒可致病，痘病毒分为天猴牛传，博尔纳病病毒涉精神。

三、英汉名词对照

1. rabies virus　狂犬病毒
2. *Rhabdoviridae*　弹状病毒科
3. *Lyssavirus*　狂犬病毒属
4. rabies　狂犬病
5. hydrophobia　恐水症
6. wild virus　野毒株
7. street virus　街毒株
8. fixed virus　固定毒株

9. Negri body　内氏小体
10. post-exposure prophylaxis　暴露后预防接种
11. pre-exposure prophylaxis　暴露前预防接种
12. rabies immunoglobulin，RIG　狂犬病免疫球蛋白
13. human diploid cell vaccine，HDCV　人二倍体细胞狂犬病疫苗
14. human papilloma virus，HPV　人乳头瘤病毒
15. *Papovaviridae*　乳多空病毒科
16. virus-like particle，VLP　病毒样颗粒
17. episome　附加体
18. wart　疣
19. condyloma acuminatum　尖锐湿疣
20. human papillomavirus virus-like particle vaccine，HPV VLP vaccine　HPV 病毒样颗粒疫苗
21. parvovirus　细小 DNA 病毒
22. *Parvoviridae*　细小病毒科
23. erythema infection　传染性红斑
24. aplastic crisis　再生障碍危象
25. spontaneous abortion　自发性流产
26. poxvirus　痘病毒
27. variola virus　天花病毒
28. molluscum contagiosum virus，MCV　传染性软疣病毒
29. monkeypox virus　猴痘病毒
30. cowpox virus　牛痘病毒
31. smallpox　天花
32. vaccinia virus　痘苗病毒
33. progressive vaccine　进展性牛痘
34. post-vaccinal encephalitis　疫苗接种后脑炎
35. vaccinia immune globin，VIG　痘苗免疫球蛋白
36. borna disease virus，BDV　博尔纳病毒

四、复习思考题

（一）名词解释

1. 内氏小体（Negri body）
2. 恐水症
3. 人乳头瘤病毒
4. 尖锐湿疣

（二）选择题

【A₁ 型题】

1. 狂犬病毒的包涵体是（　　）

A. 细胞核内嗜酸性包涵体
B. 细胞质内嗜碱性包涵体
C. 细胞核内嗜碱性包涵体
D. 细胞质内嗜酸性包涵体
E. 细胞核或细胞质内嗜碱性包涵体

2. 被狂犬咬伤的伤口，下列哪项处理不正确（　　）

A. 立即用肥皂水清洗伤口
B. 用 70% 乙醇及碘酒涂擦伤口
C. 使用大量抗生素
D. 局部注射高价抗狂犬病毒血清
E. 注射狂犬病疫苗

3. 下列不引起病毒血症的病毒是（　　）

A. 流行性乙型脑炎病毒　B. 麻疹病毒
C. 狂犬病毒　　　　　　D. 巨细胞病毒
E. 人类免疫缺陷病毒

4. 下面不属于狂犬病毒的生物学性状的是（　　）

A. 典型的子弹状外形
B. 裸露病毒
C. 包膜表面有糖蛋白刺突
D. 基因组为单股负链 RNA
E. 以上都是

5. 关于狂犬病毒，不正确的描述是（　　）

A. 可通过虫媒传播
B. 在中枢神经细胞浆内形成内氏小体
C. 不会引起化脓性脑炎
D. 人对狂犬病毒普遍易感
E. 病毒对外界抵抗力不强，易被强酸、强碱、乙醇等灭活

6. 狂犬病疫苗的接种对象不包括（　　）

A. 野生动物　　　　　B. 犬、猫等宠物
C. 下落不明的犬咬伤者　D. 动物园工作人员
E. 狂犬病毒研究人员

7. 人被犬咬伤后，应将动物捕获隔离观察，如经一段时间不发病，一般认为该动物未患狂犬病，观察时间是（　　）

A. 1～2 天　　　　　　B. 2～3 天
C. 3～4 天　　　　　　D. 5～7 天
E. 7～10 天

8. 被狂犬咬伤后，立即接种狂犬病疫苗防止发病，是基于（　　）

A. 体内可很快产生抗体
B. 体内可很快产生细胞免疫
C. 狂犬病潜伏期短
D. 狂犬病潜伏期长

E. 狂犬病毒毒力弱

9. 我国目前所用的狂犬病疫苗类型是（　　）
A. 多糖疫苗　　　　B. 多肽疫苗
C. 基因工程疫苗　　D. 灭活疫苗
E. 减毒活疫苗

10. 狂犬病毒包涵体最易在哪种组织中检出？（　　）
A. 血液　　　　　　B. 淋巴结
C. 大脑海马回部位组织　D. 外周神经组织
E. 骨髓

11. 狂犬病毒主要在动物中传播，但下列哪种动物应除外？（　　）
A. 犬　B. 猫　C. 家禽　D. 狼　E. 狐狸

12. 下列临床表现，与狂犬病不相符的是（　　）
A. 吞咽或饮水困难　　B. 出现恐水症
C. 全身肌肉强直性抽搐　D. 昏迷、呼吸衰竭
E. 循环衰竭

13. 外形似子弹状，有包膜的 RNA 病毒是（　　）
A. 人乳头瘤病毒　　B. 森林脑炎病毒
C. 巨细胞病毒　　　D. 狂犬病毒
E. 柯萨奇病毒

14. 人乳头瘤病毒感染后，最快速、特异、敏感的检查方法是（　　）
A. 病变组织切片观察包涵体
B. PCR 技术检测 HPV 的 DNA
C. 分离培养病毒
D. 电镜观察病变中 HPV
E. 病毒中和试验

15. 与宫颈癌的发生密切相关的病毒是（　　）
A. HBV　　　B. HSV　　　C. HPV
D. HCMV　　E. HIV

【B 型题】
(1～3 题共用备选答案)
A. 神经细胞
B. 皮肤和黏膜上皮细胞
C. 性接触传播、垂直传播
D. 细胞质内嗜酸性包涵体
E. HPV

1. 可引起人类皮肤黏膜疣状病变的病毒是（　　）
2. 狂犬病毒感染侵害的细胞主要是（　　）
3. 尖锐湿疣的传播途径有（　　）

【X 型题】
1. 狂犬病毒的致病特点是（　　）
A. 只有带毒的犬是传染源

B. 经携带病毒的犬咬伤后感染
C. 病毒在伤口局部肌细胞内缓慢增殖
D. 病毒沿伤口局部神经末梢向中枢神经扩散
E. 典型临床症状表现为神经麻痹

2. 狂犬病死率甚高，其死因可能是（　　）
A. 昏迷　　　　　　B. 呼吸困难
C. 循环衰竭　　　　D. 中毒性休克
E. 伤口化脓引起脓毒血症

3. 对于 HPV 感染者，目前的检测方法主要是（　　）
A. 血清学诊断
B. 病毒分离培养
C. PCR 检测其 DNA 序列
D. 免疫组化法检测病变组织中的抗原
E. 病变组织切片找包涵体

4. HPV 具有宿主和组织特异性，它只能感染（　　）
A. 人皮肤上皮细胞　B. 人黏膜上皮细胞
C. 人神经细胞　　　D. 人所有的组织细胞
E. 人血管内皮细胞

5. 尖锐湿疣的传播途径有（　　）
A. 性接触传播　　　B. 消化道传播
C. 垂直传播　　　　D. 呼吸道传播
E. 间接接触传播

6. 人类细小病毒 B19 的传播途径有（　　）
A. 呼吸道　　　　　B. 垂直传播
C. 密切接触　　　　D. 消化道
E. 蚊虫叮咬

7. 与宫颈癌发病有关的病原体有（　　）
A. HSV-2　　B. HSV-1　　C. HPV-16
D. HPV-18　　E. HPV-33

(三) 案例分析题

案例 1：一位 47 岁的离异女性在进行常规妇科检查时，宫颈刮片检查显示高分化鳞状上皮内病变，中度发育不良宫颈上皮内瘤病变（CIN-2 级）。PCR 分析显示病变细胞受到 HPV-16 感染。
1. 该病毒的传播途径有哪些？
2. 如何预防该病毒的传播？

案例 2：一个 15 岁的女孩捡到一只蝙蝠时手被咬伤。一个月后，出现复视、恶心、呕吐症状。持续 4 天后，出现神经症状，发热，体温 38.9℃，疑似狂犬病。脑脊液狂犬病毒血清效价 1：32，患者昏迷，用呼吸机维持呼吸，静注利巴韦林 7

天，脑脊液血清抗体效价升至1:2048。3个月后，可在旁人辅助下行走，骑固定自行车8分钟，自主进食，算数，使用手势语言，逐步说话。此病例是唯一未接受狂犬病毒暴露后疫苗接种的存活案例。

3. 如何确诊狂犬病？
4. 感染狂犬病毒后的处理原则是什么？

五、复习思考题参考答案和解析

(一) 名词解释

1. 内氏小体（Negri body）：狂犬病毒对神经组织有较强亲嗜性，在易感动物或人的中枢神经细胞中增殖时，可在胞质内形成嗜酸性、圆形或椭圆形的包涵体，称为内氏小体，有辅助诊断价值。

2. 恐水症：由于狂犬病毒在脑组织中大量复制造成脑损伤，表现为神经系统极度兴奋、吞咽或饮水时喉部肌肉发生痉挛，甚至听到水声都会引起痉挛发作，致使患者怕水、痛苦不堪。

3. 人乳头瘤病毒：属于DNA肿瘤病毒，主要侵犯人的皮肤和黏膜，导致不同程度的增生性病变，引起良性疣和纤维乳头瘤，某些型别可引起组织癌变。

4. 尖锐湿疣：主要由HPV 6型和11型引起的生殖器疣或性病疣，经性行为传播，是较常见的性传播疾病。

(二) 选择题

【A₁型题】

1. D。狂犬病毒在人或易感动物神经细胞内增殖时，在胞质中形成一个或多个嗜酸性包涵体。
2. C。病毒对抗生素不敏感。
3. C。狂犬病毒进入机体后侵入神经系统，沿神经播散。
4. B。狂犬病毒是包膜病毒。
5. A。狂犬病毒主要通过与患病动物亲密接触或被咬伤、抓伤传播。
6. A。狂犬病毒主要通过被可疑患病动物咬伤抓伤或密切接触，故与可疑患病动物或病毒接触的人群应接种疫苗。
7. E。可疑患病动物捕获观察的时间一般为7~10天。
8. D。狂犬病发病潜伏期较长，故感染后可接种狂犬病疫苗进行免疫。
9. D。我国采用的狂犬病疫苗为灭活疫苗。
10. C。狂犬病毒在感染易感动物或人体后主要在大脑海马回的锥体细胞中增殖。
11. C。狂犬病毒可引起多种家畜和野生动物的自然感染，但不包括禽类。
12. C。狂犬病毒感染不引起全身肌肉痉挛。
13. D。狂犬病毒的形态呈子弹状，基因组为不分节段单负链RNA。
14. B。HPV最快速、特异、敏感的检测方法是进行特异保守区PCR扩增并进行产物核酸杂交。
15. C。宫颈癌等生殖道肿瘤主要与高危型HPV感染有关。

【B型题】

1. E。HPV主要引起人类黏膜皮肤的增生性病变。
2. A。狂犬病毒进入机体后侵入神经系统，在神经细胞内增殖。
3. C。尖锐湿疣属于性传播疾病。

【X型题】

1. BCD。多种家畜和野生动物都是狂犬病毒的自然宿主；狂犬病的临床症状可能出现麻痹，但也有其他神经症状。
2. ABC。狂犬病的临床症状包括呼吸困难、吞咽困难、恐水、痉挛、昏迷、麻痹、心血管功能紊乱或猝死等。
3. ACD。HPV的检测主要包括核酸检测PCR法、血清学实验和ELISA法。
4. AB。HPV主要侵犯人类黏膜和皮肤上皮细胞。
5. ACE。尖锐湿疣由HPV引起，故为性传播疾病，其他传播途径还包括间接接触被病毒污染的物品和垂直传播。
6. ABD。细小DNA病毒主要通过呼吸道和消化道以及血液和胎盘途径引起感染。
7. ACDE。HSV-2感染可促进高危型HPV所致的宫颈癌概率；和宫颈癌发生密切相关的HPV是16、18型，其次是31、45、33、35、39、51、52、56型。

(三) 案例分析题

1. 传播途径为直接接触感染者病变部位，或受感染者咽喉部或生殖器乳头状瘤黏膜污染物。
2. 使用避孕套可以阻止病毒的传播。另外，11~25岁男性及女性接种HPV疫苗，可有效预防该病毒的感染。
3. 对可疑动物进行隔离观察，如果动物出现狂犬病症状，处死动物取脑组织制成切片，进行直接免疫荧光检查病毒抗原或内氏小体，也可进行RT-PCR分析；对于可疑病人，可在感染1周左右，检测感染者血清抗体效价或采用ELISA等技术检测病毒血清抗体；可取可疑病人脑脊液、唾液进行病毒基因组RT-PCR分析。

4. 受到疑似患狂犬病的动物咬伤后，应立刻清洗伤口，接种狂犬病灭活疫苗，可有效控制狂犬病的发生。对于伤口严重者，应联合使用抗狂犬病免疫球蛋白。

（张　燕）

第三十四章 朊粒

一、学习目标

（一）知识目标

1. 能够描述朊粒的生物学性状。
2. 能够说出常见的朊粒病。

（二）技能目标

能够在理解朊粒生物学性状及致病性的基础上，进行其致病因子的检测。

（三）情感、态度和价值观目标

通过学习，强调预防医源性朊粒感染，以及牛海绵状脑病和新变异型克-雅病的重要性，培养学生严谨、科学、综合的思维方式和人文关怀素质。

二、思维导图

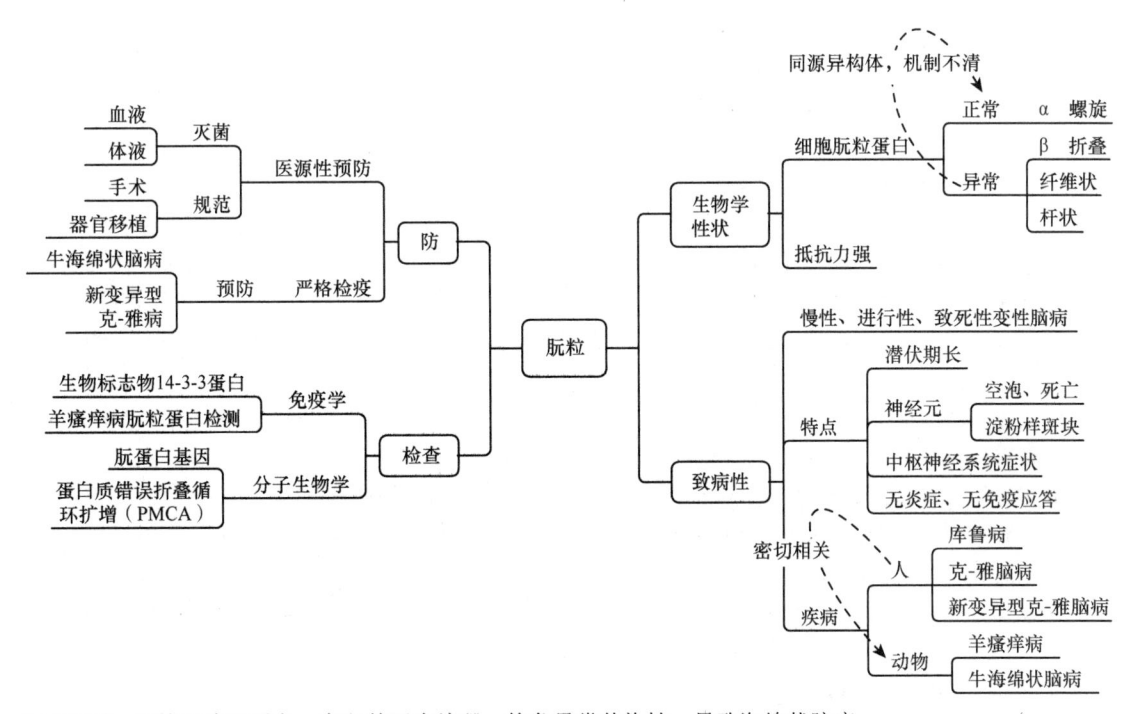

要点口诀：朊粒又称朊蛋白，宿主基因来编码，构象异常传染性，导致海绵状脑病。

三、英汉名词对照

1. prion 朊粒
2. proteinaceous infectious particle 蛋白感染颗粒
3. prion protein, PrP 朊蛋白
4. transmissible spongiform encephalopathy, TSE 传染性海绵状脑病
5. cellular prion protein, PrP^c 细胞朊粒蛋白
6. scrapie prion protein, PrP^{sc} 羊瘙痒病朊粒蛋白
7. scrapie associated fibril, SAF 羊瘙痒病相关纤维
8. bovine spongiform encephalopathy, BSE 牛海绵状脑病
9. chronic wasting disease, CWD 鹿慢性消瘦症
10. Creutzfeldt-Jakob disease, CJD 克-雅脑病
11. new variant CJD, nvCJD 新变异型克-雅脑病
12. Kuru disease 库鲁病
13. scrapie 羊瘙痒病
14. transmissible mink encephalopathy, TME 水貂传染性脑病
15. Gerstmann syndrome, GSS 格斯特曼综合征

16. fatal familial insomnia，FFI　致死性家族性失眠症
17. feline spongiform encephalopathy，FSE　猫海绵状脑病

四、复习思考题

（一）名词解释

朊粒

（二）选择题

【A₁型题】

1. 下列病原体中，只具有蛋白质结构的是（　　）
   A. 类病毒　　B. 拟病毒　　C. 腺病毒
   D. 痘病毒　　E. 朊粒
2. 朊粒的化学组成是（　　）
   A. DNA 和蛋白质　　B. RNA 和蛋白质
   C. 脂多糖和蛋白质　　D. 传染性核酸
   E. 传染性蛋白
3. 关于朊蛋白（PrP）的叙述，下列哪项是错误的？（　　）
   A. 由人和动物细胞中的 PrP 基因编码
   B. 有 PrP^c 和 PrP^sc 两种异构体
   C. PrP^sc 对蛋白酶 K 不敏感
   D. PrP^c 对蛋白酶 K 敏感
   E. PrP^c 有致病性和传染性
4. 朊粒病的共同特征中不包括（　　）
   A. 潜伏期长，达数月、数年甚至数十年
   B. 一旦发病呈慢性、进行性发展，以死亡告终
   C. 表现为海绵状脑病或白质脑病
   D. 产生炎症反应和免疫病理损伤
   E. 痴呆、共济失调、震颤等为主要临床表现
5. 下列朊粒病，哪种最先被发现？（　　）
   A. 牛海绵状脑病　　B. 克-雅病
   C. 羊瘙痒病　　D. 库鲁病
   E. 克-雅病变种
6. 下列疾病，哪种为最新人类朊病情病？（　　）
   A. 牛海绵状脑病　　B. 克-雅病
   C. 羊瘙痒病　　D. 库鲁病
   E. 克-雅病变种
7. 关于牛海绵状脑病致病因子的叙述，下列哪一项是错误的？（　　）
   A. 分类学上称为 prion
   B. 其化学成分是 PrP^sc

   C. 所致疾病类型为 BSE
   D. 不引起牛以外的其他动物疾病
   E. 可引起人的 vCJD

【X型题】

1. 下列哪些疾病由朊粒引起？（　　）
   A. 羊瘙痒病　　B. 亚急性硬化性全脑炎
   C. 牛海绵状脑病　　D. 克-雅脑病
   E. 库鲁病
2. 关于朊粒的叙述，下列哪些是正确的？（　　）
   A. 对蛋白酶有抵抗力
   B. 对核酸酶敏感
   C. 对干扰素不敏感
   D. 病理改变部位多在中枢神经系统
   E. 缺乏特异性免疫应答

（三）问答题

1. 人 PrP 的基因位点及结构。
2. 朊病毒所致疾病及其共同特点。
3. 实验室诊断朊粒感染常用哪些方法？

（四）案例分析题

患者，女，76岁，主诉疲惫、健忘、语言障碍、左臂活动困难。4个月后，肌阵挛伴神经症状入院。脑脊液中检出 14-3-3 蛋白。患者病情持续恶化，陷入昏迷，于症状出现 5 个月后死亡。尸检发现，脑组织空泡和淀粉样蛋白斑块和纤维，未见炎症细胞。

1. 如何判断朊粒病？
2. 为何朊粒病未引起特异性免疫应答？

五、复习思考题参考答案和解析

（一）名词解释

朊粒：又称朊蛋白，是一种由宿主细胞基因编码的、构象异常的蛋白质，不含核酸，对蛋白酶 K 不敏感，对各种理化作用抵抗力较强，具有自我复制能力和传染性，是人和动物传染性海绵状脑病的病原体。

（二）选择题

【A₁型题】

1. E。病毒的基本结构包括蛋白质衣壳和核心的核酸。朊粒详见名词解释。
2. E。朊粒是一种宿主基因编码的、构象异常的蛋白质，无核酸，具有传染性。

3. E。PrP^{c}没有致病性和传染性。

4. D。朊粒不能刺激宿主产生特异性免疫应答,无炎症反应和免疫病理损伤。

5. C。朊粒病最先发现于绵阳和山羊,因病羊瘙痒而得名"羊瘙痒病"。

6. E。克-雅病变种(vCJD)是1996年发现的新型人类传染性海绵状脑病。

7. D。人vCJD与牛海绵状脑病密切相关。

【X型题】

1. ACDE。亚急性硬化性全脑炎由麻疹病毒引起,其余选项均由朊粒引起。

2. ACDE。朊粒的化学本质是蛋白质,无核酸,故对核酸酶不敏感。

(三)问答题

1. 人PrP基因位于第20号染色体的短臂上。PrP基因全长759个碱基,编码253个氨基酸,无内含子,仅有一个外显子和一个ORF(可读框)。

2. 共同特点:①潜伏期长、可达数月至数年甚至数十年;②一旦发病,呈慢性、进行性发展以死亡告终;③病理学特征是脑皮质神经元空泡变性、死亡、缺失,而星形胶质细胞高度增生,脑皮质疏松呈海绵状,并有淀粉样斑块形成,HE染色呈淡红色,脑组织中无炎症反应;④不能诱导产生特异性免疫应答。

3. ①标本直接检查:电子显微镜直接检查、神经病理学检查;②免疫学方法:脑脊液PrP^{sc}和生物标志物14-3-3蛋白检测;③PrP基因检测。

(四)案例分析题

1. 肌阵挛和神经症状的产生却未见免疫反应或病毒感染,生物标志物14-3-3蛋白检测阳性,确诊需要在脑组织中检出PrP^{sc},亦可采用分子生物学方法、PMCA辅助诊断。

2. 答题要点:朊粒是哺乳动物正常功能蛋白的变异形式,免疫原性低,免疫系统并未将其作为抗原物质进行识别。

(张 燕)

第三十五章 真菌学总论

一、学习目标

（一）知识目标
1. 能够阐述真菌的概念、生物学性状及其致病性。
2. 能够分析真菌的免疫性、微生物学检查及防治原则。

（二）技能目标
1. 能够区分真菌孢子与细菌芽胞。
2. 能够诊断、防治真菌感染。

（三）情感、态度和价值观目标
能够重视真菌学在临床医学及预防医学中的重要作用。

二、思维导图

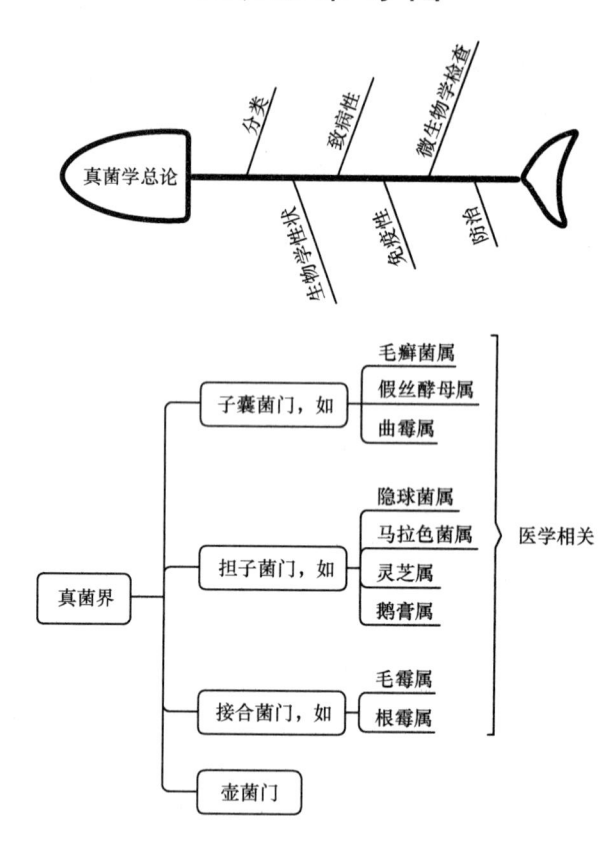

真菌学总论
- 分类
- 致病性
- 微生物学检查
- 生物学性状
- 免疫性
- 防治

真菌界
- 子囊菌门，如：毛癣菌属、假丝酵母属、曲霉属
- 担子菌门，如：隐球菌属、马拉色菌属、灵芝属、鹅膏属 ｝医学相关
- 接合菌门，如：毛霉属、根霉属
- 壶菌门

第三十五章 真菌学总论

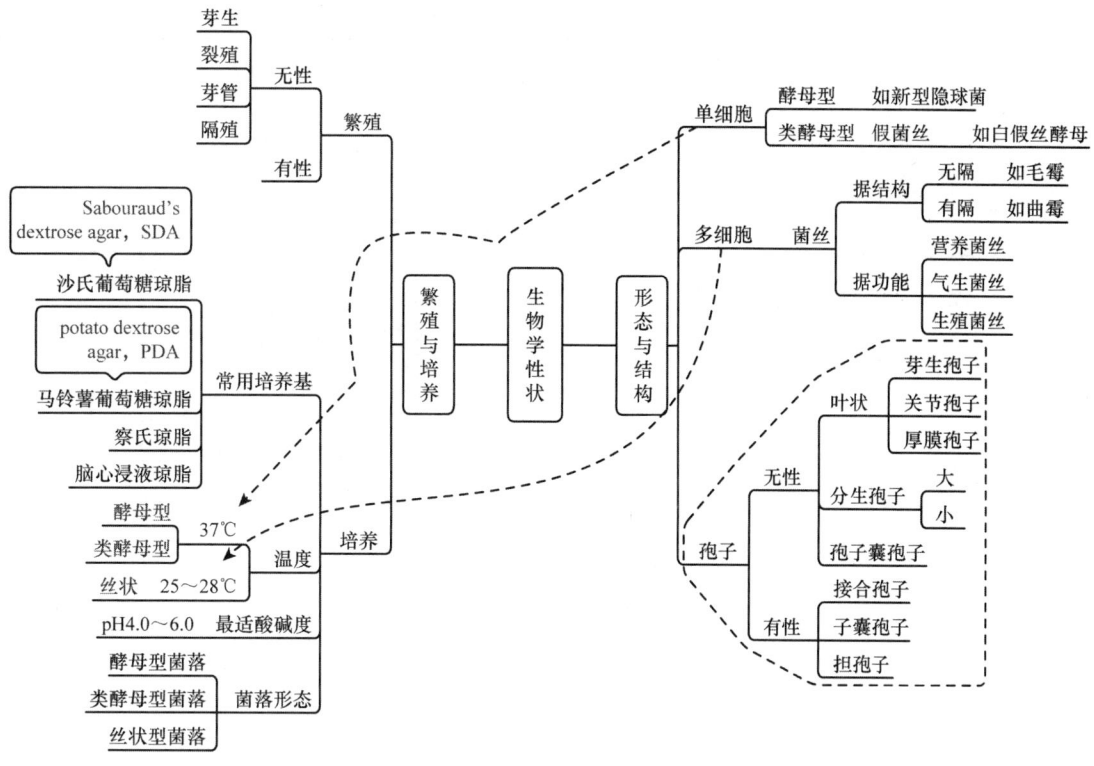

```
                                    ┌─ 芽生
                              ┌─ 无性─┤ 裂殖
                              │     │ 芽管
                    ┌─ 繁殖 ──┤     └─ 隔殖
                    │        └─ 有性
                    │
                    │                                                    ┌─ 酵母型    如新型隐球菌
                    │                                         ┌─ 单细胞 ─┤
                    │                                         │          └─ 类酵母型  假菌丝  如白假丝酵母
                    │         ┌─ Sabouraud's dextrose agar, SDA │
                    │         │   沙氏葡萄糖琼脂                 │                    ┌─ 据结构 ─┬─ 无隔  如毛霉
                    │         │                                │          ┌─ 菌丝 ──┤        └─ 有隔  如曲霉
                    │         │   potato dextrose agar, PDA    │          │         │         ┌─ 营养菌丝
                    │         │   马铃薯葡萄糖琼脂              ├─ 多细胞 ─┤         └─ 据功能 ─┤ 气生菌丝
                    │  常用培养基─┤ 察氏琼脂                     │          │                   └─ 生殖菌丝
                    │         │   脑心浸液琼脂                   │          │                                ┌─ 芽生孢子
                    │         │                                │          │                    ┌─ 叶状 ───┤ 关节孢子
  生物学性状 ──┬─ 形态与结构 ─┤                                  │          │                    │          └─ 厚膜孢子
              │        │    │    酵母型  ┐                      │          │         ┌─ 无性 ──┤          ┌─ 大
              │        │    │    类酵母型 ├─ 37℃                │          └─ 孢子 ──┤         │ 分生孢子─┤
              │        │    │            │    ┌─ 温度          │                    │          └─ 小
              │  培养 ─┤    │    丝状    25~28℃                 │                    │  孢子囊孢子
              │        │    │                                   │                    │          ┌─ 接合孢子
              │        │    │    pH4.0~6.0  最适酸碱度          │                    └─ 有性 ──┤ 子囊孢子
              │        │    │                                   │                               └─ 担孢子
              │        │    │    酵母型菌落  ┐
              │        │    │    类酵母型菌落 ├─ 菌落形态
              │        │    └─   丝状型菌落  ┘
```

注：部分真菌随培养基成分或培养温度的改变，出现单细胞和多细胞真菌两种形态的互变，称为双相型真菌

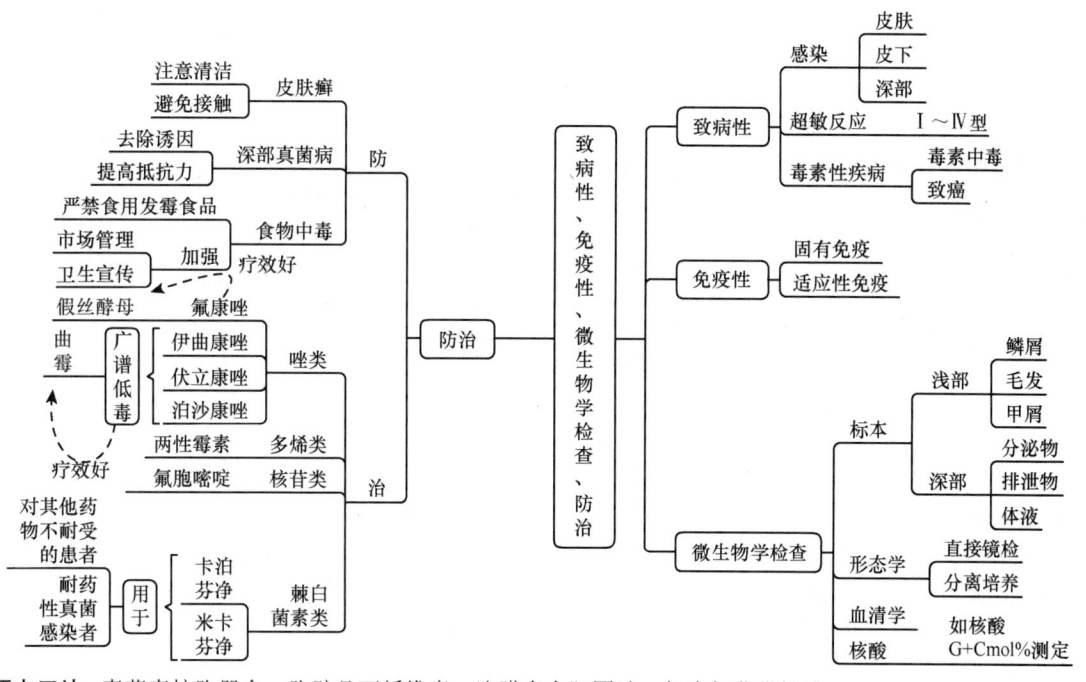

```
                                                                                            ┌─ 皮肤
                                                                                ┌─ 感染 ───┤ 皮下
                                                                                │          └─ 深部
                                                               ┌─ 致病性 ──────┤ 超敏反应    Ⅰ~Ⅳ型
                                                               │                │          ┌─ 毒素中毒
                                                               │                └─ 毒素性疾病┤
                                                               │                            └─ 致癌
                    ┌─ 注意清洁 ┐                               │
              ┌─ 防─┤ 避免接触 ├─ 皮肤癣                        │
              │    │                                            │                ┌─ 固有免疫
              │    │ 去除诱因 ┐                                 ├─ 免疫性 ──────┤
              │    │ 提高抵抗力├─ 深部真菌病                     │                └─ 适应性免疫
              │    │                                            │
              │    │ 严禁食用发霉食品┐                           │
              │    │ 市场管理       ├─ 食物中毒                  │
              │    │ 卫生宣传    加强                            │
              │    │              疗效好                         │                                      ┌─ 鳞屑
              │    │    假丝酵母 ─ 氟康唑                        │                            ┌─ 浅部 ─┤ 毛发
  防治 ────┤    │    曲霉 ┐                                   │                            │        └─ 甲屑
              │    │    广谱低毒 ┌─ 伊曲康唑 ┐                  │                ┌─ 标本 ──┤         ┌─ 分泌物
              │    │              │ 伏立康唑 ├─ 唑类              │                │         └─ 深部 ─┤ 排泄物
              │    │              │ 泊沙康唑 ┘                  │                │                   └─ 体液
              │    │              │                             │                │
              │    │              │ 两性霉素 ─ 多烯类            └─ 微生物学检查─┤         ┌─ 直接镜检
              │    │              │ 氟胞嘧啶 ─ 核苷类                              ├─ 形态学 ─┤
              │    │              │                                                │         └─ 分离培养
              │    │ 疗效好       │                                                │ 血清学
              │    │ 对其他药      │    ┌─ 卡泊               │                    │         ┌─ 如核酸
              │    │ 物不耐受 ─┐ 用于  ├─ 芬净  ┐             │                    └─ 核酸 ──┤ G+Cmol%测定
              │    │ 的患者    │       │        │棘白         │
              │    │ 耐药      │       │ 米卡    ├菌素类       │
              │    │ 性真菌   ─┘       └─ 芬净  ┘             │
              └─ 治──────────────────────────────────────────┘
```

要点口诀：真菌真核胞器全，胞壁几丁纤维素，胞膜含有胆固醇，氟康伊曲常敏感。

真菌孢子与细菌芽胞的比较

	真菌孢子	细菌芽胞
作用	是一种繁殖方式	是一种休眠形式
抵抗力	不强，60~70℃，1小时杀灭	强，高压蒸汽103.4kPa，121.3℃，15~20分钟杀灭
产生部位	细胞内或细胞外	细胞内
产生数量	一条菌丝可形成多个孢子	一个细菌只形成一个芽胞

三、英汉名词对照

1. mycology 真菌学
2. hypha（*pl.* hyphae） 菌丝
3. mycelium（*pl.* mycelia） 菌丝体
4. mycosis（*pl.* mycoses） 真菌病

四、复习思考题

（一）名词解释

1. fungus，*pl.* fungi
2. spore
3. 真菌感染性疾病
4. 真菌性超敏反应

（二）选择题

【A₁型题】

真菌区别于细菌的本质特征是（ ）
A. 有核糖体　　　　　B. 对干扰素不敏感
C. 可引起人类疾病　　D. 具有高度分化的细胞核
E. 没有细胞壁

【A₂型题】

患者，男，25岁，因淋巴细胞白血病复发接受大剂量环磷酰胺治疗，致白细胞和血小板减少。胸片示双肺有结节性病变。穿刺标本镜检发现直径7~10μm、长度数微米的有隔分枝菌丝。培养后见白色霉菌菌落，很快转为烟灰色，鉴定为烟曲霉。诊断为侵袭性曲霉病。为治疗曲霉病，应首选以下哪种药物？（ ）
A. 灰黄霉素　　　　　B. 制霉菌素
C. 氟胞嘧啶　　　　　D. 伊曲康唑
E. 氟康唑

【A₃型题】

（1~3题共用题干）

一中年妇女，外阴瘙痒、灼痛，白带增多就诊。经查：外阴发育正常，阴道畅，白带增多呈豆腐渣样，宫颈及子宫正常大小，质中。白带拭子革兰染色镜检，发现革兰氏阳性卵圆形芽生孢子和假菌丝，培养后见类酵母型菌落。

1. 不属于类酵母型菌落的特征是（ ）
A. 绒毛状　　　B. 湿润　　　C. 光滑
D. 黏稠难挑取　　　E. 镜下见藕节状细胞链
2. 感染该患者的病原微生物最可能是（ ）
A. 孢子丝菌　　　　　B. 烟曲霉
C. 白假丝酵母　　　　D. 枝孢霉
E. 新型隐球菌
3. 首选采用哪种药物进行治疗？（ ）
A. 氟康唑　　　　　B. 异烟肼　　　C. 青霉素
D. 恩替卡韦　　　　E. 链霉素

【B型题】

（1~4题共用备选答案）

A. 芽生孢子　　　　　B. 分生孢子
C. 孢子囊孢子　　　　D. 担孢子
E. 关节孢子

1. 白假丝酵母可产生（ ）
2. 毛霉可产生（ ）
3. 曲霉可产生（ ）
4. 灵芝可产生的有性孢子是（ ）

【X型题】

1. 下列属于真菌的微生物包括（ ）
A. 新型隐球菌　　　B. 曲霉　　　C. 白假丝酵母
D. 链霉菌　　　　　E. 毛癣菌
2. 真菌的无性繁殖方式有（ ）
A. 复制周期　　　B. 芽生　　　C. 裂殖
D. 芽管　　　　　E. 二分裂
3. 真菌性疾病包括（ ）
A. 皮肤癣　　　　　B. 脑膜炎　　　C. 超敏反应
D. 机会致病性感染　　E. 内毒素血症

（三）判断题

1. 真菌是真核细胞型微生物，其细胞壁主要由肽聚糖构成。（ ）
2. 在机体对抗真菌的适应性免疫中，细胞免疫是关键，体液免疫对某些真菌感染有一定保护作用。（ ）

(四)问答题

1. 简述真菌与人类的主要关系。
2. 构建思维导图,分析双相型真菌的特征并列举其主要种类。
3. 列举目前临床上深部真菌感染的血清学检查项目。

五、复习思考题参考答案和解析

(一)名词解释

1. fungus, pl. fungi：真菌,是一类真核细胞型微生物。细胞核高度分化,有核膜、核仁;细胞质内含有完整的细胞器,其中含80S核糖体,不含叶绿素;细胞壁由几丁质或纤维素组成。没有根、茎、叶分化。少数为单细胞结构,多数为多细胞结构。可进行无性或有性繁殖。
2. spore：孢子,由生殖菌丝产生的圆形或卵圆形结构,是真菌的繁殖结构,也是真菌分类鉴定的主要依据。
3. 真菌感染性疾病：由致病性真菌和机会致病性真菌引起感染,并表现临床症状。
4. 真菌性超敏反应：由于真菌感染或接触真菌性变应原而引起的各型超敏反应。

(二)选择题

【A₁型题】
D。真菌是真核细胞型微生物,故关键差异是具有高度分化的细胞核,有完整核膜、核仁。选项A,两者都有核糖体,只是真菌具有80S核糖体;细菌具有70S核糖体。选项B,两者对干扰素都不敏感。选项C,某些真菌和细菌都可引起人类疾病。选项E,一般而言两者都有细胞壁。

【A₂型题】
D。伊曲康唑抗菌谱广,对曲霉疗效好,且毒副作用小。

【A₃型题】
1. A。绒毛状菌落是丝状真菌的菌落特征之一。丝状真菌的芽管萌发形成菌丝体,除伸入培养基内部的营养菌丝体外,亦能产生气生菌丝体和生殖菌丝体,故菌落呈絮状、绒毛状或粉末状等。
2. C。白假丝酵母属于单细胞真菌。芽生孢子可不脱离母细胞,故镜下可见藕节状假菌丝。若观察到该机会致病性真菌成群的芽生孢子及假菌丝,则判定其引起了条件致病性感染。
3. A。氟康唑是临床上常用的抗真菌药,对白假丝酵母疗效较好。选项B、E为抗结核药;选项C为抗细菌药;选项D为抗病毒药。

【B型题】
1. A。白假丝酵母的母细胞以芽生方式繁殖,产生芽生孢子。
2. C。毛霉菌丝末端可形成孢子囊,并在其中产生大量孢子囊孢子。
3. B。曲霉的营养菌丝可分化出足细胞,并向上生长出直立的分生孢子梗。分生孢子梗顶端膨大形成顶囊,在顶囊上以辐射的方式长出一串分生孢子。
4. D。灵芝是担子菌门真菌,有性繁殖时产生担孢子。其余选项均为真菌的无性孢子。

【X型题】
1. ABCE。选项A、C是单细胞真菌;选项B、E是多细胞真菌。选项D是放线菌,属原核细胞型微生物。
2. BCD。无性繁殖是真菌的主要繁殖方式,主要有芽生、裂殖、芽管和隔殖。选项A是病毒的增殖方式,选项E是细菌的繁殖方式。
3. ABCD。皮肤癣菌可引起皮肤癣病;深部感染真菌,如新型隐球菌可引起脑膜炎;有的真菌代谢产物可引起超敏反应;条件致病性真菌,如白假丝酵母等,可引起机会致病性感染。选项E是由于革兰氏阴性菌感染,当细菌裂解后引起的疾病。

(三)判断题

1. F。前半句正确,后半句错误。真菌细胞壁含有几丁质或纤维素。肽聚糖是细菌等原核细胞型微生物细胞壁的组成成分。
2. T。真菌刺激机体产生的适应性免疫以细胞免疫为主。

(四)问答题

1. 真菌分布于自然界,绝大多数对人类有益,少数有害。①真菌的利用几乎遍及与人类生活相关的各种工业部门,如食品、纺织、医药等。②在农业生产中,真菌性植物病害可使农作物遭受重大损失;然而真菌杀虫剂,如我国用白僵菌防治松毛虫等,却具有重要的生态意义。③在医疗卫生行业,真菌药材如灵芝等,是名贵中药材。真菌代谢产物如青霉素、头孢菌素,是对抗细菌感染的重要抗生素；真菌来源的其他化合物，如麻黄素、核黄素等也是临床上不可或缺的药物。此外，病原性真菌和机会致病性真菌可侵入人体，引起真菌病。某些真菌产生的真菌毒素，如黄曲霉毒素，具有致癌作用。

2.

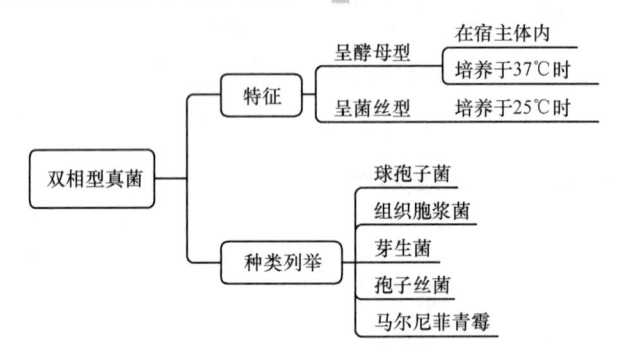

```
双相型真菌 ── 特征 ── 呈酵母型 ── 在宿主体内培养于37℃时
                   └ 呈菌丝型 ── 培养于25℃时
         └ 种类列举 ── 球孢子菌
                    ├ 组织胞浆菌
                    ├ 芽生菌
                    ├ 孢子丝菌
                    └ 马尔尼菲青霉
```

3. 用于检测真菌抗原或代谢产物及机体感染后所产生抗体的血清学反应已用于深部真菌感染的实验室诊断。目前检测抗原的方法主要有G试验检测1,3-β-D-葡聚糖、酶免疫分析法或免疫荧光碳氢化合物电泳检测甘露聚糖、GM试验检测半乳甘露聚糖、乳胶凝聚试验检测隐球菌的荚膜多糖抗原；检测抗体方法主要有凝胶对流电泳检测甘露聚糖抗体、凝集试验检测烯醇化酶抗体、ELISA检测马尔尼菲青霉抗体；检测真菌代谢产物的方法主要有酶荧光法检测D-阿拉伯糖醇、斑点印迹法或荧光抗体技术检测烯醇化酶。

（宣　群）

第三十六章 主要病原性真菌

一、学习目标

（一）知识目标

1. 能够认识常见致病性真菌的主要生物学性状。

2. 能够阐述主要致病性真菌的种类及其致病性。

（二）技能目标

能够制定主要致病性真菌感染的防治方法。

（三）情感、态度和价值观目标

能够联系常见致病性真菌及其所致疾病，养成良好生活习惯。

二、思维导图

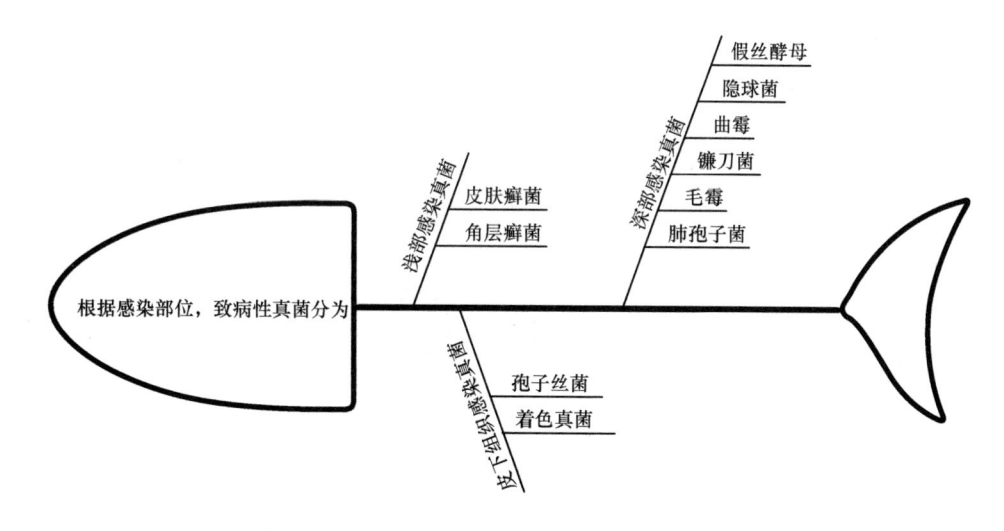

根据感染部位，致病性真菌分为：

- 浅部感染真菌
  - 皮肤癣菌
  - 角层癣菌
- 深部感染真菌
  - 假丝酵母
  - 隐球菌
  - 曲霉
  - 镰刀菌
  - 毛霉
  - 肺孢子菌
- 皮下组织感染真菌
  - 孢子丝菌
  - 着色真菌

皮肤癣菌

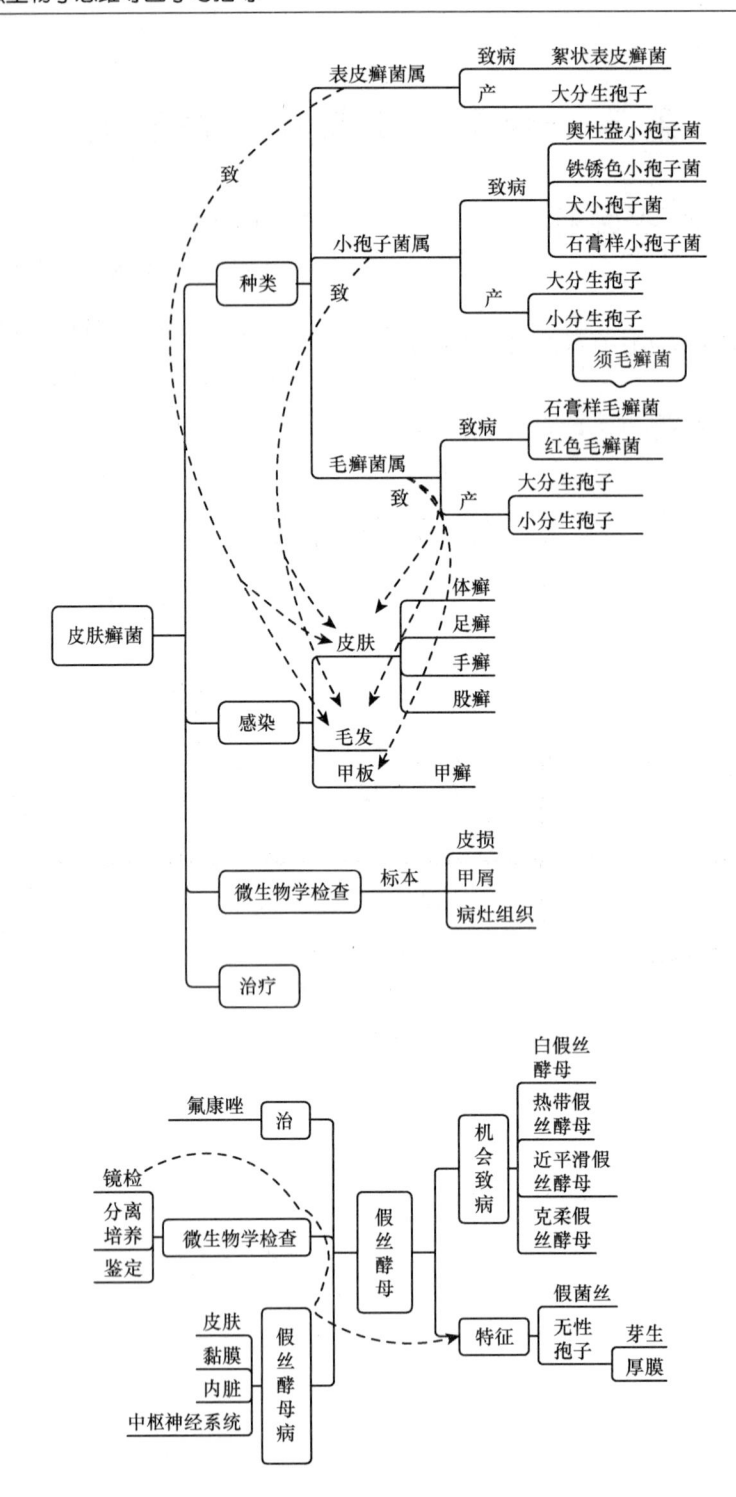

- **种类**
  - 表皮癣菌属
    - 致病：絮状表皮癣菌
    - 产：大分生孢子
  - 小孢子菌属
    - 致病：奥杜盎小孢子菌、铁锈色小孢子菌、犬小孢子菌、石膏样小孢子菌
    - 产：大分生孢子、小分生孢子
  - 毛癣菌属
    - 致病：须毛癣菌、石膏样毛癣菌、红色毛癣菌
    - 产：大分生孢子、小分生孢子
- **感染**
  - 皮肤：体癣、足癣、手癣、股癣
  - 毛发
  - 甲板：甲癣
- **微生物学检查**
  - 标本：皮损、甲屑、病灶组织
- **治疗**

假丝酵母

- **治**：氟康唑
- **微生物学检查**：镜检、分离培养、鉴定
- **假丝酵母病**：皮肤、黏膜、内脏、中枢神经系统
- **机会致病**：白假丝酵母、热带假丝酵母、近平滑假丝酵母、克柔假丝酵母
- **特征**：假菌丝、无性孢子、芽生、厚膜

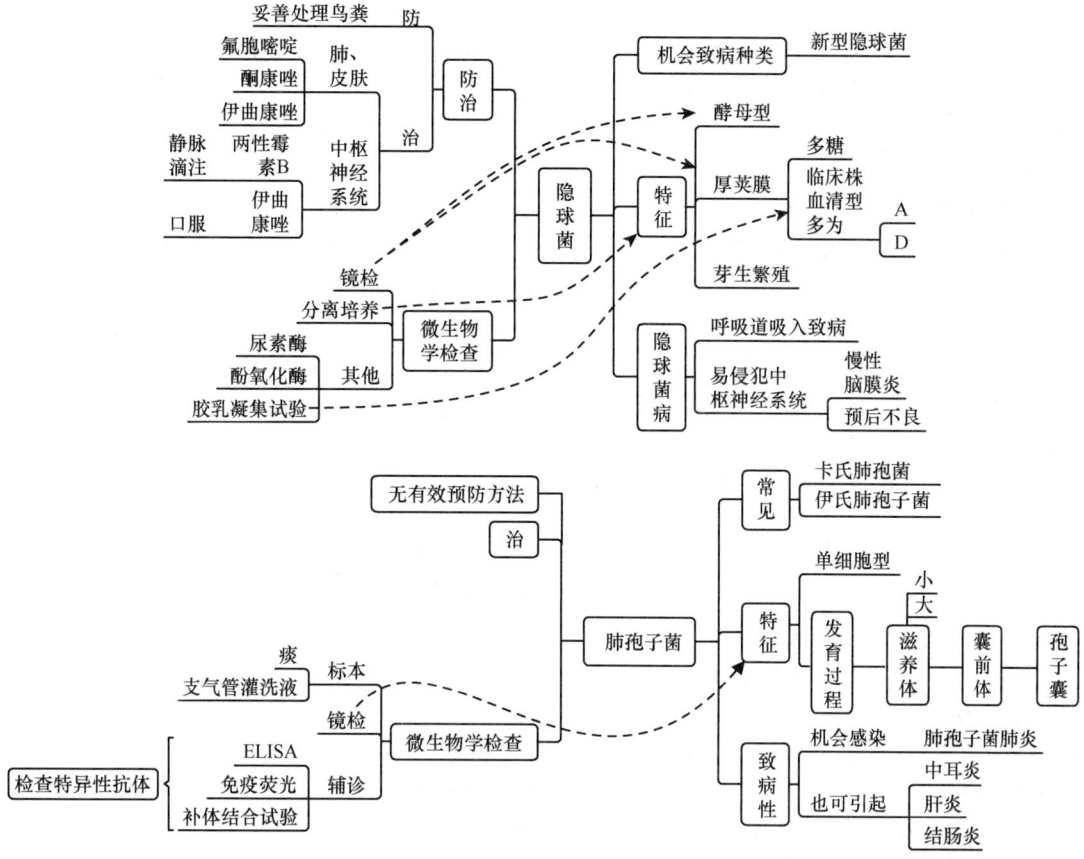

要点口诀：真菌致病十余种，浅部皮下和深部，致病真菌或机会，发病率升须重视。皮肤癣菌毛表小。孢子着色染皮下。地方流行四五种。深部感染往后看，机会致病常现身，白假隐球和曲霉，镰刀毛霉肺孢子。

三、英汉名词对照

1. dermatophyte　皮肤癣菌
2. *Candida albicans*　白假丝酵母
3. *Cryptococcus neoformans*　新型隐球菌

四、复习思考题

（一）名词解释

1. 浅部感染真菌
2. 深部感染真菌

（二）选择题

【A₁型题】

1. 主要引起皮肤角质层感染的致病性真菌是（　　）
   A. 糠秕马拉色菌　　B. 絮状表皮癣菌
   C. 裴氏着色霉　　　D. 白假丝酵母
   E. 申克孢子丝菌

2. 最易侵犯脑组织的真菌是（　　）
   A. 红色毛癣菌　　　B. 犬小孢子癣菌
   C. 新型隐球菌　　　D. 申克孢子丝菌
   E. 卡氏肺孢菌

【A₂型题】

1. 一名33岁园丁右前臂溃疡2周就诊。患者右臂有一个小溃疡，并出现几个朝向右肩的链状结节。体温正常。最有可能引起感染的病原体是什么？（　　）
   A. 申克孢子丝菌　　B. 糠秕马拉色菌
   C. 裴氏着色霉　　　D. 卡氏枝孢霉
   E. 链格孢霉

2. 某42岁男园丁。近半年来间断性咯血4次，无咳嗽。常规X线胸片和CT发现右肺上叶圆形小结节，直径9mm，内缘有一气体影，局部胸膜有粘连牵拉，增强后病灶不强化。CT引导下穿刺活检，光学显微镜下见有隔菌丝、孢子梗顶端膨大的顶囊及分生孢子。请问感染该患者的真菌可能

是（　　）
A. 卡氏肺孢菌　　　B. 白假丝酵母
C. 新型隐球菌　　　D. 卡氏枝孢霉
E. 曲霉

【A₃型题】
（1~2题共用题干）
男，28岁，因咳嗽和咯血就诊。3年前患者的纯化蛋白衍生物（PPD）试验呈阳性，胸片提示活动性肺结核可能。异烟肼和利福平治疗后前述症状减轻。本次入院，胸片示右肺上叶有一个模糊的空洞和原发综合征。血清GM试验呈阳性。

1. 他的肺结核可能叠加了什么真菌感染？（　　）
A. 孢子丝菌　　B. 曲霉　　C. 组织胞浆菌
D. 枝孢霉　　　E. 新型隐球菌

2. 外科切除局部病灶后，可采用下列哪项进行内科治疗？（　　）
A. 恩替卡韦和拉米夫定　B. 异烟肼和利福平
C. 青霉素和红霉素　　　D. 伊曲康唑和棘白菌素
E. 链霉素和卷曲霉素

【A₄型题】
（1~3题共用题干）
男，同性恋，30岁，因头痛和发热就诊。曾多次患鹅口疮，但未遵医嘱，因为患者自认为没有生病。查体，颈项强直，脑脊液有少量中性粒细胞，葡萄糖略低，蛋白质正常。革兰染色未见细菌，但光学显微镜下观察标本，确实有一些生物体。抗酸染色未见阳性菌。

1. 分离培养其脑脊液中的生物体，最好采用的培养基是（　　）
A. 营养培养基　　B. LB琼脂
C. SS琼脂　　　　D. 鸡胚
E. 沙氏葡萄糖琼脂

2. 经分离培养，获得表面黏稠、光滑的乳白色菌落，挑取培养物以墨汁负染色，在光学显微镜下观察到小而圆形的生物体，周围有一圈肥厚荚膜。本次致病的生物体最大可能是（　　）
A. 假丝酵母　　　B. 新型隐球菌
C. 葡萄球菌　　　D. 脑膜炎奈瑟菌
E. 乙型脑炎病毒

3. 可给予哪项药物进行联合治疗？（　　）
A. 伊曲康唑 + 红霉素　　B. 恩替卡韦 + 干扰素-α
C. 异烟肼 + 利福平　　　D. 两性霉素 B + 氟胞嘧啶
E. 甲氨蝶呤 + 阿达木单抗

【B型题】
（1~5题共用备选答案）
A. 致病性真菌感染　　B. 机会致病性真菌感染
C. 真菌超敏反应性疾病　D. 真菌中毒症
E. 真菌毒素诱发肝癌

1. 体癣是由于（　　）
2. 与黄曲霉毒素相关的肿瘤是（　　）
3. 真菌性瘙痒症及湿疹属于（　　）
4. 艾滋病患者出现的肺孢子菌肺炎属于（　　）
5. 青霉黄变米中毒属于（　　）

【X型题】
1. 皮下组织感染真菌主要引起（　　）
A. 皮肤癣　　　　　　B. 着色真菌病
C. 曲霉病　　　　　　D. 孢子丝菌病
E. 花斑癣

2. 白假丝酵母可以引起（　　）
A. 鹅口疮　　B. 阴道炎　　C. 支气管炎
D. 肠炎　　　E. 脑膜炎

（三）判断题

浅部感染真菌只可寄生于皮肤角层，引起皮肤角质层无症状的浅表感染。（　　）

（四）问答题

继续构建以下思维导图，总结主要的致病性真菌及其引起的疾病。

```
深部感染真菌 ─┐              ┌─ 浅部感染真菌
              ├─ 主要的致病性真菌 ─┤
地方性流行真菌 ─┘              └─ 皮下组织感染真菌
```

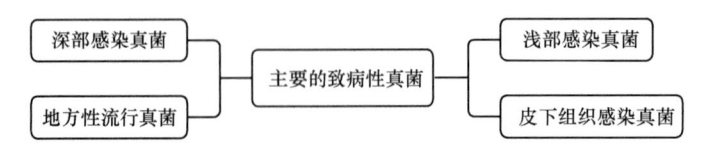

（五）案例分析题

案例1：患者，女，36岁，宫内授精后妊娠5周就诊。发热、心动过速且低血压。白细胞2.4×10¹⁰/L，中性粒细胞占78%。曾自然流产一次。诊断为严重的绒毛膜炎。广谱抗细菌药治疗5天未见疗效。血液、胎盘样本及阴道拭子分离培养到假丝酵母。据药物敏感试验，予氟康唑治疗4周症状消失，血液未检出真菌，停止抗真菌治疗，痊愈出院。6个月后，发热、畏寒和疲劳再次入院。白细胞2×10¹⁰/L，中性粒细胞占73%。血液及阴道分泌物培养再次检出假丝酵母。所分离菌株对氟康唑耐药。接受两性霉素B治疗1周，病情得到控制。持续治疗1个月，血培养无菌，出院。随访3年，没有再次感染迹象。

1. 请总结假丝酵母的生物学性状。
2. 试分析白假丝酵母的致病性。
3. 试分析本病例与常见的假丝酵母病有何不同？

案例2：1981年6月5日美国疾病控制与预防中心（CDC）报告，洛杉矶5名同性恋男青年，既往健康，发热数月、肝酶升高、白细胞减少，巨细胞病毒感染，随后出现肺孢子菌肺炎和口腔黏膜假丝酵母病。接受了甲氧苄啶-磺胺甲噁唑、喷他脒和阿昔洛韦治疗，病情仍进行性恶化，先后死亡。该报告记录了艾滋病的第一批患者。

4. 简述卡氏肺孢菌的发育过程。
5. 绘制卡氏肺孢菌致病特点的思维导图。

五、复习思考题参考答案和解析

（一）名词解释

1. 浅部感染真菌：指寄生或腐生于表皮角质层、毛发、甲板等角蛋白组织的浅部真菌，分为皮肤癣菌和角层癣菌。
2. 深部感染真菌：侵犯表皮及其附属器以外的组织和器官的致病性真菌或机会致病性真菌，如假丝酵母、新型隐球菌、曲霉等。

（二）选择题

【A₁型题】

1. A。糠秕马拉色菌是角层癣菌，可致皮肤角质层感染，表现为皮肤黄褐色的花斑癣。选项B致皮肤和甲板感染；选项C、E致皮下组织感染；选项D致皮肤、黏膜和内脏器官感染。
2. C。新型隐球菌是机会致病菌。可经呼吸道吸入后感染肺部，继而播散到其他脏器，最易感染中枢神经系统，引起慢性脑膜炎。选项A、B感染浅部组织；选项D感染皮下组织；选项E可引起机会性感染，主要导致肺孢子菌肺炎。

【A₂型题】

1. A。园丁等由于职业原因，经常可经有创伤皮肤接触染菌土壤或植物，引起皮肤、皮下组织及相邻淋巴系统的慢性感染，称为孢子丝菌病。病灶局部形成亚急性或慢性肉芽肿，使淋巴管出现链状硬结，称为孢子丝菌性下疳。选项B可引起皮肤角层感染，致花斑癣；选项C、D、E常感染颜面、下肢及臀部，致着色真菌病。
2. E。患者肺部感染灶活检发现有隔菌丝、孢子梗顶端膨大的顶囊及分生孢子，提示感染该患者的真菌可能是多细胞真菌曲霉。

【A₃型题】

1. B。真菌球型肺曲霉病可在原有疾病所形成的空腔基础上发生，并在空腔中形成真菌球，GM试验呈阳性，诊断为曲霉感染。选项A主要引起孢子丝菌病。选项C可引起急性肺部感染，出现高热、气急、胸痛等症状，可形成慢性肉芽肿，组织胞浆菌病大多发生在美国等地。选项D也可侵犯深部组织，如中枢神经系统，引起慢性感染。选项E是机会致病性单细胞真菌，初始感染灶多位于肺部，继而播散至其他器官。
2. D。近年发现，伊曲康唑与棘白菌素联合用药，可降低病死率。选项A为抗病毒药；选项B、E为抗结核药；选项C为抗细菌药。

【A₄型题】

1. E。选项E是真菌培养基。革兰染色对细菌呈阴性，同时抗酸染色未见阳性菌，但是标本在光学显微镜下确实观察到一些生物体，故推测感染该患者的生物体可能与真菌有关，所以选择真菌培养基进行分离培养。选项A、B、C为细菌培养基。选项D用于培养病毒，由于病毒个体微小，在光学显微镜下不能被观察到，推测这些生物体不是病毒。
2. B。新型隐球菌是酵母型单细胞真菌，菌体外有肥厚荚膜。选项A也是单细胞真菌，但菌体外没有肥厚荚膜，可芽生繁殖形成假菌丝；选项C、D为细菌，经革兰染色可在油镜下观察到，但菌体有特定排列特征，且菌体较真菌细胞小。选项C为革兰氏阳性菌，选项D为革兰氏阴性菌。选项E是非细胞型微生物，只能在电子显微镜下观察到。
3. D。选项D两种药物均为抗真菌药，联合用药治疗隐球菌性脑膜炎。选项A中，红霉素用于细菌性疾病治疗；选项B是抗病毒药；选项C用于抗结核治疗；选项E用于类风湿治疗。

【B型题】

1. A。选项A由皮肤癣菌引起，是寄生于皮肤角蛋白组织的浅部感染真菌。
2. E。黄曲霉毒素是重要的真菌毒素，有致癌作用，与肝癌发生有关。

3. C。真菌性瘙痒症及湿疹是由于接触真菌引起的皮肤超敏反应性疾病。

4. B。肺孢子菌经呼吸道吸入肺部，多为隐性感染。通常对免疫功能缺陷或低下者可引起机会致病性感染。

5. D。某些青霉代谢产生的真菌毒素随青霉一起污染稻米，人类食入后可引起急、慢性中毒。

【X型题】

1. BD。在皮下组织感染真菌中，着色真菌主要感染颜面、下肢及臀部，病损皮肤呈界线清晰的暗红色或黑色区，称为着色真菌病；孢子丝菌引起皮肤、皮下组织及相邻淋巴系统的慢性感染，称为孢子丝菌病。选项A、E由浅部感染真菌导致，选项C由深部感染真菌曲霉引起。

2. ABCDE。白假丝酵母是机会致病菌，常寄居于人体皮肤、口腔、上呼吸道、阴道及肠道黏膜，当机体菌群失调或免疫功能低下时，可引起相应组织器官感染，甚至由原发病灶转移到中枢神经系统，引起脑膜炎等。

（三）判断题

F。浅部感染真菌包括皮肤癣菌和角层癣菌。然而题干只提及角层癣菌。

（四）问答题

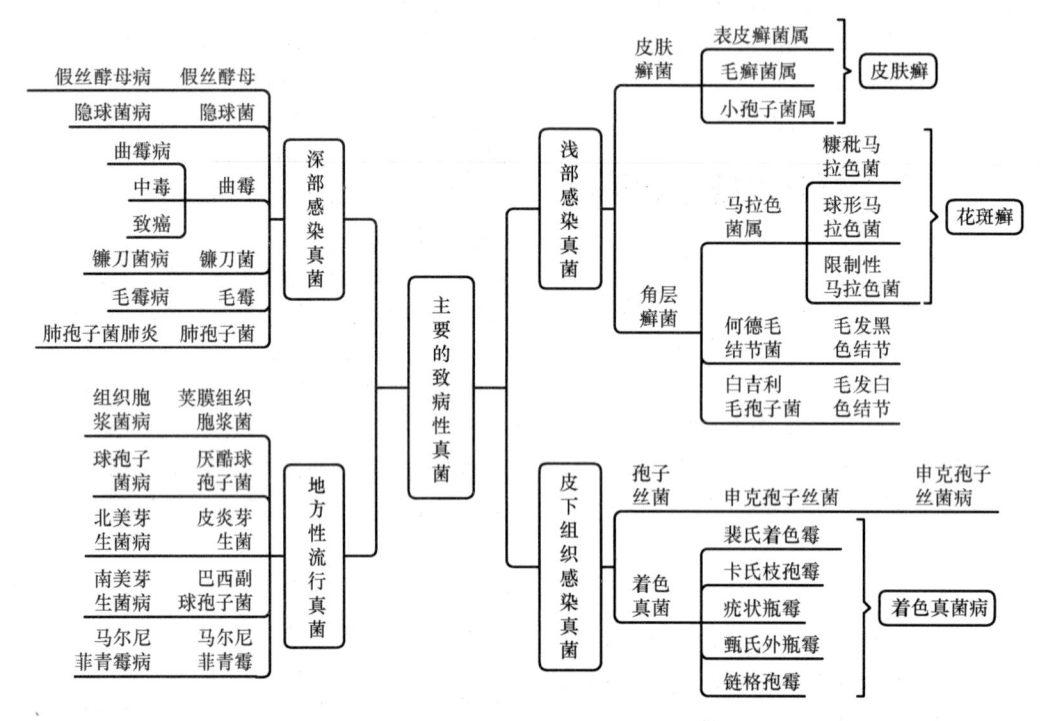

1. （思维导图）

（五）案例分析题

1. 假丝酵母的菌体呈圆形或卵圆形，比一般细菌大。革兰染色阳性，以芽生方式繁殖。在组织内易形成芽生孢子及假菌丝。培养后的白假丝酵母在假菌丝中间或顶端常特征性地形成较大、壁薄的圆形或梨形细胞，可以发展为厚膜孢子。白假丝酵母在普通琼脂、血琼脂及沙氏琼脂培养基上均生长良好。37℃培养2～3天，出现灰白或奶油色表面光滑、带有浓厚酵母气味的典型的类酵母型菌落。培养稍久，菌落增大，颜色变深，质地变硬或有皱褶。血琼脂37℃培养10天，可形成中等大小暗灰色菌落。在1%吐温-80玉米粉琼脂培养基上可形成丰富的假菌丝和厚垣孢子。

2. 白假丝酵母是机会致病菌，通常存在于人体皮肤、口腔、上呼吸道、阴道及肠道黏膜，当机体出现菌群失调或免疫力下降时（如获得性免疫缺陷综合征），可引起各种假丝酵母病。

（1）皮肤、黏膜感染：皮肤感染常发生于潮湿、皱褶的皮肤部位，可引起湿疹样皮肤白假丝酵母病、肛门周围瘙痒症及肛门周围湿疹和指（趾）间糜烂症等，易与湿疹混淆。黏膜感染则可引起鹅口疮、口角糜烂、外阴与阴道炎等。其中以鹅口疮最为多见。

（2）内脏感染包括肺炎、支气管炎、肠炎、膀胱炎及肾盂肾炎等，偶尔也可引起败血症，已成为临床常见的败血症致病菌之一。

（3）中枢神经系统感染可导致脑膜炎、脑膜脑炎及脑脓肿等，多由原发病灶转移而来。

3. 这是一个不寻常的病例，患者没有免疫功能低下，但出现了复发的假丝酵母病。患病初期氟康唑治疗虽然显得很成功，但却诱导了机体内药物外排泵的上调，并使后来的分离株对氟康唑和其他唑类抗真菌药物产生耐药性。

4. 卡氏肺孢菌是单细胞型真菌，兼具原虫及酵母的特点。发育过程经历以下几个阶段：滋养体，包括小滋养体和大滋养体；囊前期；孢子囊成熟后破裂释放出孢子。

5. 肺孢子菌经呼吸道吸入肺内，多为隐性感染。当宿主免疫缺陷或免疫功能低下时，可引起机会感染，潜伏于肺内及新侵入的肺孢子菌大量繁殖，导致肺孢子菌肺炎。该病多见于营养不良和身体虚弱的儿童、接受免疫抑制剂或抗癌化疗、先天性免疫缺陷病的患者，近年来已成为获得性免疫缺陷综合征病人常见的并发症。在美国，约有90%的获得性免疫缺陷综合征病人合并该病。发病初期为间质性肺炎，病情迅速发展，重症病人因窒息在2~6周内死亡。该菌还可导致中耳炎、肝炎、结肠炎等。

（宣　群）

模拟试题

医学微生物学综合试题一

一、选择题

【A₁型题】

1. 无芽胞细菌中抵抗力最强的是（　）
   A. 葡萄球菌　　B. 弧菌　　C. 淋病奈瑟菌
   D. 肠道杆菌　　E. 链球菌

2. 在鉴别肠道致病菌和非致病菌的单糖发酵试验中，具有鉴别意义的单糖是（　）
   A. 葡萄糖　　B. 麦芽糖　　C. 蔗糖
   D. 菊糖　　E. 乳糖

3. 根据感染来源，医院感染主要为（　）
   A. 外源性感染　　B. 内源性感染
   C. 环境感染　　D. 交叉感染
   E. 致病性微生物感染

4. 下列关于淋病奈瑟菌的叙述中，正确的是（　）
   A. 主要经呼吸道传播　　B. 为革兰氏阳性球菌
   C. 可产生自溶酶　　D. 大多无荚膜和菌毛
   E. 人是唯一宿主

5. 脊髓灰质炎病毒主要随什么排泄物排出体外？（　）
   A. 飞沫　　B. 鼻分泌物
   C. 眼分泌物　　D. 尿液
   E. 粪便

6. 噬菌体在分类上属于（　）
   A. 细菌　　B. 病毒　　C. 真菌
   D. 支原体　　E. 衣原体

7. 测量病毒大小的常用单位是（　）
   A. 厘米（cm）　　B. 毫米（mm）
   C. 微米（μm）　　D. 纳米（nm）
   E. 皮米（pm）

8. 做抗生素敏感试验时，应选择哪个时期的细菌？（　）
   A. 延滞期　　B. 稳定期　　C. 衰亡期
   D. 对数期　　E. 衰亡期前期

9. 与裸露病毒比较，包膜病毒对下列哪种因素更敏感？（　）
   A. 干燥　　B. 热　　C. 酸
   D. 低温　　E. 脂溶剂

10. 引起鹅口疮的病原体是（　）
    A. 絮状表皮癣菌　　B. 石膏样小孢子菌
    C. 口腔链球菌　　D. 白假丝酵母
    E. 口腔螺旋体

11. 维持细菌固有形态的结构是（　）
    A. 细胞壁　　B. 细胞膜
    C. 细胞质　　D. 荚膜　　E. 芽胞

12. 根据细菌对氧气的需求，对人致病的细菌大多是（　）
    A. 专性厌氧菌　　B. 专性需氧菌
    C. 微需氧菌　　D. 兼性厌氧菌
    E. 以上均不对

13. 首先成功分离培养出沙眼衣原体的学者是（　）
    A. 李斯特　　B. 巴斯德　　C. 琴纳
    D. 郭霍　　E. 汤飞凡

14. 某些耐药菌株对青霉素产生耐药性，多由于（　）
    A. 耐药菌株产生β-内酰胺酶
    B. 耐药菌株产生甲基化酶
    C. 直接阻止青霉素的作用
    D. 耐药菌株产生腺苷转移酶
    E. 耐药菌株产生乙酰转移酶

15. 决定流感病毒型特异性的蛋白是（　）
    A. 血凝素（HA）
    B. 神经氨酸酶（NA）
    C. 血凝素（HA）和神经氨酸酶（NA）
    D. 核蛋白（NP）和基质蛋白（MP）
    E. 核糖核蛋白（RNP）

16. 以下属于正黏病毒的是（　）
    A. 流感病毒　　B. 副流感病毒
    C. 腺病毒　　D. 呼吸道合胞病毒
    E. 鼻病毒

17. 有的细菌能够运动，是因为它们具有（　）
    A. 荚膜　　B. 性菌毛　　C. 普通菌毛
    D. 鞭毛　　E. 纤毛

18. 细菌个体的繁殖方式是（　）
    A. 有性繁殖　　B. 无性二分裂

· 230 ·

C. 形成孢子　　　　D. 有丝分裂
E. 复制
19. 以噬菌体为载体，将供体菌的遗传物质转移到受体菌的过程称为（　　）
A. 转化　　B. 转导　　C. 溶原性转换
D. 接合　　E. 原生质体融合
20. 以下与细菌相关的物质中，免疫原性与毒性均强的是（　　）
A. 致热原　　B. 内毒素　　C. 外毒素
D. 类毒素　　E. 脂多糖
21. 感染病毒的细胞在胞核或胞浆内存在可着色的斑块状结构称为（　　）
A. 包涵体　　B. 内体　　C. 极体
D. 异染颗粒　　E. 空斑
22. 疖或痈等化脓性病灶比较局限，主要是因为其致病菌产生（　　）
A. 葡萄球菌溶血素　　B. 杀白细胞素
C. 血浆凝固酶　　D. 透明质酸酶
E. 链激酶
23. 抗毒素对外毒素的免疫作用是（　　）
A. 杀灭作用　　B. 调理作用
C. 吞噬作用　　D. 中和作用
E. ADCC 作用
24. 下列细菌毒素中，毒性最强的是（　　）
A. 破伤风痉挛毒素　　B. 炭疽毒素
C. 白喉外毒素　　D. 霍乱肠毒素
E. 肉毒毒素
25. 以下属于我国强制管理的甲类传染病是（　　）
A. 结核　　B. 霍乱　　C. 肠热症
D. 艾滋病　　E. 新型冠状病毒感染
26. 支原体与病毒的相同点是（　　）
A. 对抗生素敏感
B. 有两种核酸
C. 能在无生命培养基上生长繁殖
D. 个体微小，能通过细菌过滤器
E. 具有含有大量胆固醇的细胞膜
27. 下列细菌中，生长繁殖速度最慢的是（　　）
A. 肺炎链球菌　　B. A 群链球菌
C. 大肠埃希菌　　D. 结核分枝杆菌
E. 脑膜炎奈瑟菌
28. 以下病原体中，常用墨汁负染法进行形态学检查的是（　　）
A. 钩端螺旋体　　B. 新型隐球菌
C. 白假丝酵母　　D. 脑膜炎奈瑟菌
E. 白喉棒状杆菌
29. 以下病毒中，与原发性肝细胞癌密切相关的是（　　）
A. HAV　　B. HBV　　C. HIV
D. HSV　　E. HPV
30. 水、食品等卫生细菌学检查的指标菌是（　　）
A. 伤寒沙门菌　　B. 副伤寒沙门菌
C. 大肠埃希菌　　D. 痢疾志贺菌
E. 变形杆菌
31. 紧急预防破伤风，应采用（　　）
A. 类毒素　　B. 抗毒素　　C. 抗生素
D. 胎盘球蛋白　　E. 死菌苗
32. 裸露病毒释放时，被感染细胞通常发生（　　）
A. 裂解死亡　　B. 细胞融合
C. 继续存活　　D. 转化　　E. 形成包涵体
33. 人巨细胞病毒感染通常表现为（　　）
A. 唇疱疹　　B. 带状疱疹
C. 病毒性脑炎　　D. 先天性畸形
E. 传染性单核细胞增多症
34. 根据病毒结构蛋白 VP6 的抗原性，轮状病毒分 A～G 7 个组，引起成人病毒性腹泻的轮状病毒属于（　　）
A. A 组　　B. B 组　　C. D 组
D. F 组　　E. G 组
35. 风疹病毒感染最严重的危害是（　　）
A. 儿童风疹　　B. 先天性风疹综合征
C. 皮疹　　D. 关节炎
E. 血小板减少
36. 幽门螺杆菌能在胃内强酸环境中存活，主要依靠（　　）
A. 菌毛　　B. 鞭毛　　C. 尿素酶
D. 细胞毒素相关蛋白 A　　E. 空泡毒素
37. 下列关于放线菌属的说法，错误的是（　　）
A. 革兰染色阳性　　B. 抗酸性丝状菌
C. 面颈部感染最常见　　D. 为人体正常菌群
E. 可用沙氏培养基培养
38. 磺胺类药物能刺激下列哪种病原体生长？（　　）
A. 衣原体　　B. 大肠埃希菌
C. 立克次体　　D. 葡萄球菌　　E. 链球菌
39. 下列用于培养病毒的方法，最常用的是（　　）
A. 小白鼠接种　　B. 鸡胚培养
C. 蛋白胨水培养基接种　　D. 组织细胞培养
E. 灵长类动物接种

40. 利用血清学反应诊断感染性疾病时，应在急性期和恢复期各取一份标本，以比较两份标本的抗体效价，恢复期血清的抗体效价较急性期血清抗体效价高出多少有诊断意义？（　　）

A. 只要检测到抗体即可作出诊断

B. 检测不到抗体可排除诊断

C. 恢复期抗体效价较急性期增高4倍有诊断价值

D. 恢复期抗体效价较急性期增高2倍有诊断价值

E. 血清学诊断较病原学诊断可靠

【A₃型题】

（41～42题共用题干）

一青年患者，因前天淋雨受凉，高热39℃，咳嗽，咳铁锈色痰，痰液镜检，有革兰氏阳性的双球菌存在，白细胞18.5×10⁹/L，胸片发现右肺中叶有大片阴影，临床诊断为大叶性肺炎。

41. 感染该患者的病原菌，最有可能的是（　　）

A. 金黄色葡萄球菌　　　B. 乙型链球菌

C. 甲型链球菌　　　　　D. 肺炎链球菌

E. 脑膜炎奈瑟菌

42. 该病原菌的主要致病物质是（　　）

A. 鞭毛　　　B. 荚膜　　　C. 外毒素

D. 内毒素　　E. 菌毛

（43～44题共用题干）

一患者发热、腹痛和腹泻2天入院，腹泻开始为水样便，后转变为黏液脓血便，并伴有里急后重。

43. 根据患者的症状首先应考虑的疾病是（　　）

A. 伤寒　　　　　　　B. 葡萄球菌食物中毒

C. 沙门菌食物中毒　　D. 霍乱

E. 细菌性痢疾

44. 关于该病原菌的叙述，错误的是（　　）

A. 无荚膜　　　　　　B. 不形成芽胞

C. 有周身鞭毛　　　　D. 乳糖发酵试验阴性

E. 革兰染色阴性

（45～46题共用题干）

一位24岁男青年近日出现恶心、呕吐和腹泻症状，且吐泻次数逐日增多，每日达10～20次。大便呈米泔水样，有一定程度的脱水。血压降低，脉搏细速，24小时尿量在500ml以下。经问诊，该青年1周前从洪水疫区归来，曾饮用过生水。

45. 请问该男青年最可能感染了哪种病原体？（　　）

A. 产气荚膜梭菌　　　B. 霍乱弧菌

C. 金黄色葡萄球菌　　D. 伤寒沙门菌

E. 变形杆菌

46. 请问在治疗该病时，提高患者生存率的关键措施是（　　）

A. 止泻、止吐　　　　B. 使用抗生素

C. 镇静、止痛　　　　D. 补液、补盐

E. 调节免疫

（47～48题共用题干）

患者，男，29岁。因食欲不振、乏力、恶心、腹胀入院。入院后出现黄症并迅速加深。实验室检查：转氨酶升高，肝功能异常。血清学检测：抗-HAV IgM（－）；HBsAg（＋），HBeAg（＋），抗-HBc IgM（＋）；抗-HCV（－）；抗-HDV（－）；抗-HEV（－）。

47. 关于该疾病的叙述，错误的是（　　）

A. 该患者感染了乙型肝炎病毒

B. 该患者具有强传染性

C. 该疾病治疗应抗病毒和调节机体免疫并重

D. 该疾病病原体易被清除

E. 该疾病可用疫苗进行预防

48. 传播该病原体的途径不包括（　　）

A. 粪-口途径　　　　　B. 分娩和哺乳

C. 共用牙刷、剃须刀等　D. 性接触

E. 输血、血浆及血液制品

（49～50题共用题干）

患者，男，30岁，有3年同性恋和静脉吸毒史。近半年来乏力、发热、盗汗、体重明显减轻。近1周出现不明原因的慢性腹泻、全身淋巴结肿大、口腔内出现毛状白斑等。体检：消瘦、多汗、体温37.7℃。实验室检查：抗-HIV（＋）。

49. 下列是关于该病原体的叙述，错误的是（　　）

A. 是RNA病毒　　　　B. 具有逆转录酶

C. 主要通过性接触传播　D. 易发生机会性感染

E. 不易发生变异

50. 请问感染该患者的病原体主要侵犯的细胞是（　　）

A. B细胞　　　　　　B. CD4⁺T细胞

C. CD8⁺T细胞　　　　D. 中性粒细胞

E. T细胞和B细胞

【B型题】

（51～52题共用备选答案）

A. 细胞膜　　　B. 磷壁酸　　　C. 外膜

D. 中介体　　　E. 核糖体

51. 革兰氏阳性菌细胞壁特有的组分是（　　）

52. 革兰氏阴性菌细胞壁特有的组分是（　　）

（53～55题共用备选答案）

A. 抗链球菌溶血素O试验　　B. 外斐反应

C. Dick 试验　　　　　　D. 锡克试验
E. 肥达试验
53. 协助诊断斑疹伤寒可用（　　）
54. 协助诊断伤寒可用（　　）
55. 协助诊断风湿热可用（　　）
(56～58 题共用备选答案)
A. 非淋球菌性尿道炎
B. 猫抓病
C. 足菌肿
D. 原发性非典型病原体肺炎
E. 莱姆病
56. 沙眼衣原体可引起的疾病是（　　）
57. 肺炎支原体可引起的疾病是（　　）
58. 由伯氏疏螺旋体引起的疾病是（　　）
(59～60 题共用备选答案)
A. 甲型肝炎病毒　　　　B. 乙型肝炎病毒
C. 丙型肝炎病毒　　　　D. 丁型肝炎病毒
E. 戊型肝炎病毒
59. 属于 DNA 病毒的是（　　）
60. 属于缺陷病毒的是（　　）

【X 型题】
61. 下列属于原核细胞型微生物的是（　　）
A. 支原体　　B. 螺旋体　　C. 立克次体
D. 放线菌　　E. 白假丝酵母
62. 关于细菌细胞结构的叙述，正确的是（　　）
A. 细胞壁均含有肽聚糖
B. 核糖体沉降系数为 70s
C. 有完整的核膜和核仁
D. L 型细菌的细胞壁受损
E. 芽胞多见于革兰氏阳性菌
63. 细菌基因转移与重组的方式有（　　）
A. 突变　　　B. 转化　　　C. 转导
D. 接合　　　E. 溶原性转换
64. 条件致病菌的致病条件包括（　　）
A. 寄生部位的改变　　B. 机体免疫功能下降
C. 细菌毒力变异　　　D. 细菌侵袭力增强
E. 菌群失调
65. 以下属于疱疹病毒的是（　　）
A. 单纯疱疹病毒　　　B. EB 病毒
C. 人巨细胞病毒　　　D. 水痘-带状疱疹病毒
E. 腺病毒
66. 病毒的复制周期包括（　　）
A. 吸附　　　B. 穿入　　　C. 脱壳
D. 生物合成　　E. 装配与释放

67. 细菌的特殊结构有（　　）
A. 芽胞　　　B. 鞭毛　　　C. 质粒
D. 荚膜　　　E. 菌毛
68. 决定细菌毒力的物质基础是（　　）
A. 色素　　　　　　　B. 异染颗粒
C. 侵袭力　　　　　　D. 毒素
E. 分解代谢产物
69. 可引起化脓性感染的革兰氏阳性球菌有（　　）
A. 葡萄球菌　　　　　B. 链球菌
C. 肺炎链球菌　　　　D. 脑膜炎奈瑟菌
E. 淋病奈瑟菌
70. 细菌的合成代谢产物包括（　　）
A. 色素　　　B. 毒素　　　C. 致热原
D. 抗毒素　　E. 维生素
71. "乙肝两对半"的检测指标包括（　　）
A. 抗-HBc　　B. HBsAg　　C. HBeAg
D. 抗-HBs　　E. 抗-HBe
72. 肠道杆菌的共同特点有（　　）
A. 为革兰氏阴性菌　　B. 无芽胞，多有鞭毛
C. 生化反应活泼　　　D. 抗原构造复杂
E. 均产生外毒素
73. 关于隐性感染的描述，正确的是（　　）
A. 无明显临床症状　　B. 无传染性
C. 也称亚临床感染　　D. 无特异免疫力产生
E. 可成为带菌者
74. 引起人类胃肠炎的大肠埃希菌类型主要有（　　）
A. ETEC　　　B. EPEC　　　C. EIEC
D. EHEC　　　E. EAEC
75. 真菌的基本特征有（　　）
A. 具有细胞壁　　　　B. 具有典型的细胞核
C. 无根、茎、叶分化　D. 只进行无性繁殖
E. 有单细胞型和多细胞型
76. 下列有关病毒的描述，正确的是（　　）
A. 是非细胞型微生物　B. 只含一种类型核酸
C. 严格活细胞内寄生　D. 以复制的方式增殖
E. 对抗生素敏感
77. 病毒的持续性感染包括（　　）
A. 慢性感染　　　　　B. 潜伏感染
C. 隐性感染　　　　　D. 慢发病毒感染
E. 显性感染
78. 病毒感染的诊断方法包括（　　）
A. 电子显微镜观察病毒颗粒
B. 光学显微镜观察包涵体

C. 病毒蛋白抗原检查
D. 病毒特异性 IgM 检查
E. 病毒核酸检测
79. 正常菌群的生理作用包括（　　）
A. 生物拮抗作用　　B. 营养作用
C. 免疫作用　　　　D. 抗肿瘤作用
E. 抗衰老作用
80. 属于厌氧性细菌的是（　　）
A. 产气荚膜梭菌　　B. 肉毒梭菌
C. 结核分枝杆菌　　D. 破伤风梭菌
E. 伤寒沙门菌

二、问答题

81. 什么叫细菌引起的全身性感染，临床上常见的细菌能够引起哪些全身性感染？
82. 什么是病毒体？叙述病毒体的结构、化学组成及功能。

参考答案和解析

一、选择题

【A₁ 型题】

1. A。葡萄球菌的抵抗力比较强，为无芽胞细菌中的最强者。
2. E。乳糖发酵试验可初步鉴别肠道杆菌是否具有致病性。多数致病的肠道杆菌，如痢疾志贺菌、沙门菌等，不发酵乳糖。
3. B。医院内感染多为内源性感染。
4. E。淋病奈瑟菌是革兰氏阴性球菌，无鞭毛，有荚膜和菌毛。淋病奈瑟菌只感染人，是其唯一宿主。人类淋病主要通过性接触，淋病奈瑟菌侵入尿道和生殖道而感染。
5. E。脊髓灰质炎病毒属于肠道病毒，主要通过粪-口途径传播，因此病原体主要随粪便排出。
6. B。噬菌体是感染细菌、真菌、放线菌或螺旋体等微生物的病毒。
7. D。病毒体大小的测量单位为纳米。
8. D。对数生长期的细菌形态、染色性、生理活性等都较典型。故做抗生素敏感试验时，应选择对数生长期的细菌作为实验材料。
9. E。包膜病毒的包膜成分主要为脂质，对脂溶剂敏感。
10. D。鹅口疮的病原菌为白假丝酵母。
11. A。细菌细胞壁坚韧而富有弹性，其主要功能是维持菌体固有的形态，并保护细菌抵抗低渗透环境。
12. D。对人致病的病原菌大多属于兼性厌氧菌。
13. E。首次成功分离出沙眼衣原体的人是我国学者汤飞凡。1955 年 8 月 10 日，中国第一代医学病毒专家、中国科学院院士汤飞凡首次分离出沙眼衣原体，是世界上发现重要病原体的第一个中国人。1958 年元旦，汤飞凡命助手将沙眼病原体滴入自己的一只眼睛，造成了沙眼。他 40 天内坚持不做治疗，收集来的证据成为可靠的临床资料，彻底解决了七十余年来关于沙眼病原体的争论。他的研究成果也揭示了沙眼的传播方式，促进了沙眼的防治。1970 年，国际上正式将沙眼病原体命名为衣原体。而中国的汤飞凡，是真正的"衣原体之父"。
14. A。青霉素属于 β-内酰胺类抗生素，耐青霉素菌株多是产生了 β-内酰胺酶，该酶能够裂解青霉素结构中 β-内酰胺环，使其完全失去抗菌活性。
15. D。决定流感病毒型特异性的是流感病毒的核蛋白（NP）和基质蛋白（MP）。
16. A。正黏病毒只有流感病毒一个种。
17. D。细菌的特殊结构鞭毛可赋予细菌运动特性。
18. B。细菌一般以简单的二分裂方式进行无性繁殖。
19. B。转导是由噬菌体介导，将供体菌的 DNA 片段转入受体菌，重组后使受体菌获得供体菌的部分遗传性状。
20. C。外毒素为蛋白质，其免疫原性和毒性均强。
21. A。感染病毒的细胞在胞核或胞浆内存在可着色的斑块状结构称为包涵体，其为病毒颗粒或未组装的病毒结构。
22. C。葡萄球菌能产生血浆凝固酶，使其病灶局限，与周围组织边界清楚。
23. D。抗毒素的本质为抗体，能与相应外毒素结合，中和其毒性作用。
24. E。肉毒毒素是目前已知毒性最强的毒素。
25. B。根据《中华人民共和国传染病防治法》，甲类传染病主要包括霍乱和鼠疫。
26. D。支原体是一类缺乏细胞壁、呈高度多形性、能通过滤菌器、在无生命培养基中能生长繁殖的最小原核细胞型微生物，病毒个体极其微小，二者均能通过滤菌器。
27. D。结核分枝杆菌每分裂 1 代需时为 12～24

小时，生长缓慢。

28. B。新型隐球菌具有肥厚的荚膜，常用墨汁负染法进行检查。

29. B。乙型肝炎病毒感染与原发性肝癌关系密切。

30. C。寄居于肠道中的大肠埃希菌不断随粪便排出体外，可污染周围环境、水源、饮料及食品。样品中检出大肠埃希菌越多，表明被粪便污染越严重，也间接表明可能有肠道致病菌污染。因此，卫生细菌学以"大肠菌群数"作为饮水、食品等粪便污染的指标之一。

31. B。抗毒素常用于疾病的紧急预防。

32. A。裸露病毒通常以破胞方式释放，使宿主细胞裂解死亡。

33. E。巨细胞病毒感染通常呈隐性感染，少数感染者出现临床症状，表现为传染性单核细胞增多症。

34. B。轮状病毒 B 组引起成人腹泻，病死率低。

35. B。风疹病毒感染最严重的危害是通过垂直传播引起胎儿先天性感染，导致流产或畸胎，还可引起先天性风疹综合征。

36. C。幽门螺杆菌尿素酶丰富，可迅速分解尿素释放氨，来中和胃酸，减弱胃酸在病灶局部的杀菌作用。

37. B。放线菌是非抗酸性丝状菌。

38. C。磺胺类抗菌药物能促进立克次体的生长。

39. D。培养病毒目前最常用的方法是组织细胞培养法。

40. C。利用血清学反应诊断感染性疾病时，恢复期血清的抗体效价较急性期血清的抗体效价高出4倍及以上时，有诊断意义。

【A₃型题】

41. D。患者诊断为大叶性肺炎，加之痰液镜检有革兰氏阳性的双球菌存在，由此可知该病原菌为肺炎链球菌。

42. B。肺炎链球菌有典型的肥厚的荚膜，是其重要的致病物质。

43. E。黏液脓血便，里急后重是细菌性痢疾的典型症状。

44. C。引起细菌性痢疾的病原体是痢疾志贺菌，动力试验阴性，无特殊结构鞭毛。

45. B。根据症状可以知道，患者患的是霍乱，其病原菌为霍乱弧菌。

46. D。霍乱患者会在短时间内丢失大量水和电解质，及时补液和补盐能显著提高患者存活率。

47. D。根据血清学检查的结果，可以判断患者的疾病为乙型肝炎，而且是"大三阳"，具有很强的传染性。其病原体是乙型肝炎病毒，易转慢性，不易被清除。治疗需抗病毒和调节免疫并重，可用疫苗进行特异性预防。

48. A。乙型肝炎通常不以粪-口途径传播。

49. E。实验室检查：抗-HIV（+），再考虑患者的症状，可以诊断患者为艾滋病。病原体为人类免疫缺陷病毒，其逆转录酶无校正功能、错配性高，导致 HIV 基因频繁变异。

50. B。人类免疫缺陷病毒主要侵犯 CD4⁺T 细胞。

【B型题】

51. B。革兰氏阳性菌细胞壁特有的组分是磷壁酸。

52. C。革兰氏阴性菌细胞壁特有的组分是外膜。

53. D。外斐反应可协助诊断斑疹伤寒。

54. E。肥达试验可协助诊断伤寒。

55. A。抗链球菌溶血素 O 试验可协助诊断风湿热。

56. A。沙眼衣原体可引起非淋球菌性尿道炎。

57. D。肺炎支原体可引起原发性非典型病原体肺炎。

58. E。莱姆病的病原体是伯氏疏螺旋体。

59. B。乙型肝炎病毒的遗传物质是 DNA，属于 DNA 病毒，其余选项均为 RNA 病毒。

60. D。丁型肝炎病毒不能独立完成复制，需要乙型肝炎病毒的辅助，属于缺陷病毒。

【X型题】

61. ABCD。白假丝酵母属于真核细胞型微生物，其余均为原核细胞型微生物。

62. ABDE。细菌为原核细胞型微生物，核没有完整的核膜、核仁。

63. BCDE。突变不属于基因的转移与重组。

64. ABE。条件致病菌的致病条件包括寄生部位的改变、机体免疫功能下降和机体菌群失调。

65. ABCD。腺病毒属于呼吸道病毒。

66. ABCDE。病毒的复制周期包括吸附、穿入、脱壳、生物合成、装配与释放。

67. ABDE。质粒为细菌染色体外的遗传物质，不属于细菌的特殊结构。

68. CD。决定细菌毒力的物质基础是侵袭力和毒素。

69. ABC。淋病奈瑟菌和脑膜炎奈瑟菌为革兰氏阴性球菌。

70. ABCE。抗毒素的本质为抗体，是由机体免疫系统产生的，不属于细菌的合成代谢产物。

71. ABCDE。"乙肝两对半"又称乙肝五项，其检测指标包括抗-HBc、HBsAg、HBeAg、抗-HBs、抗-HBe。

72. ABCD。肠道杆菌为无芽胞，多有鞭毛，生化反应活泼，抗原构造复杂，抵抗力弱，易变异的一群革兰氏阴性杆菌。

73. ACE。隐性感染无明显临床症状，也称亚临床感染。隐性感染者可成为带菌者。有传染性，也有特异免疫力产生。

74. ABCDE。常见的引起胃肠炎的大肠埃希菌有ETEC、EPEC、EIEC、EHEC、EAEC。

75. ABCE。真菌能进行无性繁殖和有性繁殖。

76. ABCD。病毒没有细胞结构，只含有一种类型核酸，严格细胞内寄生，以复制的方式进行增殖，对抗生素不敏感。

77. ABD。病毒的持续性感染包括慢性感染、潜伏感染、慢发病毒感染。

78. ABCDE。选项A可检查病毒颗粒形态；选项B可判定病毒在细胞内增殖；选项C和E为病毒成分检查；选项D为病毒血清抗体检查。

79. ABCDE。正常菌群的生理作用包括生物拮抗作用、营养作用、免疫作用、抗肿瘤作用、抗衰老作用等。

80. ABD。产气荚膜梭菌、肉毒梭菌、破伤风梭菌属于厌氧性细菌。

二、问答题

81. 全身性感染：多由胞外菌感染引起，致病菌或其毒性代谢产物向全身播散并引起全身性症状。临床上常见的有下列几种情况：

（1）毒血症：致病菌侵入宿主体内后，只在机体局部生长繁殖，不进入血液循环，但其产生的外毒素入血。外毒素经血液到达易感的组织和细胞，引起特殊的中毒性症状，如白喉等。

（2）内毒素血症：革兰氏阴性菌侵入血流，并在其中大量繁殖、崩解后释放出大量内毒素；也可由病灶内大量革兰氏阴性菌死亡、释放的内毒素入血所致。在严重革兰氏阴性菌感染时，常发生内毒素血症，如小儿急性中毒性细菌性痢疾。

（3）菌血症：致病菌由局部侵入血流，但未在血流中生长繁殖，只是短暂的一过性通过血液循环或间断性侵入血液，到达体内适宜部位后再进行繁殖而致病。例如伤寒早期有菌血症期。

（4）败血症：致病菌侵入血流后，在其中大量繁殖并产生毒性产物，引起全身性中毒症状如高热、皮肤和黏膜瘀斑、肝脾大等，例如，鼠疫、气性坏疽。

（5）脓毒血症：指化脓性致病菌侵入血流后，在其中大量繁殖，并通过血流扩散至宿主体内的其他组织或器官，产生新的化脓性病灶。例如金黄色葡萄球菌引起的脓毒血症，常导致多发性肝脓肿、皮下脓肿和肾脓肿等。

82. 病毒体是病毒的细胞外存在形式，是结构完整、具有传染性的成熟的病毒颗粒。
病毒体根据其结构不同，分为裸露病毒和包膜病毒。
（1）裸露病毒的结构：核心 + 衣壳
1）核心：主要成分是核酸，为RNA或DNA，它构成了病毒的基因组，决定病毒的遗传变异、复制与增殖等；有些病毒的核酸具有感染性。
2）衣壳：是核心外包绕的蛋白质外壳，由一定数量的壳粒组成。具有以下功能：保护病毒核酸；参与感染过程；具有免疫原性。
（2）包膜病毒的结构：核心 + 衣壳 + 包膜
包膜：位于核衣壳外，通常由病毒穿过宿主细胞以出芽方式释放时获得，由蛋白质和脂质等组成。包膜表面突起的结构，称为包膜子粒/刺突。

医学微生物学综合试题二

一、选择题

【A₁型题】

1. 以下不属于原核细胞型微生物的是（　　）
A. 恙虫病立克次体　　B. 葡萄球菌
C. 钩端螺旋体　　D. 放线菌
E. 白假丝酵母

2. 细菌缺乏下列哪种结构在一定条件下仍可存活（　　）
A. 细胞壁　　B. 细胞膜
C. 核糖体　　D. 核质
E. DNA和RNA

3. 下列关于细菌芽胞的说法不正确的是（　　）
A. 是细菌的繁殖形式　　B. 抵抗力很强
C. 可用于鉴别细菌　　D. 是细菌的休眠状态
E. 是灭菌彻底与否的指标

4. 研究细菌典型特征时应选择在哪个阶段生长的细菌（　　）
A. 延滞期　　　B. 对数期　　　C. 稳定期
D. 衰退期　　　E. 以上均不是

5. 细菌革兰染色结果之所以不同，可能的原因是（　　）
A. 细菌形态不同　　B. 细胞膜结构不同
C. 细胞壁组分不同　　D. 核酸类型不同
E. 致病性不同

6. G^+菌和G^-菌细胞壁的共有成分是（　　）
A. 外膜　　　B. 胆固醇　　　C. 脂多糖
D. 肽聚糖　　　E. 磷壁酸

7. 隐性感染的特点为（　　）
A. 无病理损伤　　B. 无传染性
C. 无明显临床症状　　D. 不产生特异性免疫力
E. 机体免疫较弱

8. 正常情况下，机体没有正常菌群的部位是（　　）
A. 外耳道　　　B. 皮肤表面
C. 眼结膜　　　D. 血液　　　E. 尿道

9. 某些细菌产生的一类对亲缘关系相近菌株具有抗菌作用的蛋白质称为（　　）
A. 抗生素　　　B. 色素　　　C. 干扰素
D. 细菌素　　　E. 维生素

10. 致病菌入侵机体后，只在机体局部生长繁殖，不进入血液循环，但其产生的外毒素入血。外毒素经血液到达易感细胞和组织，引起特殊的毒性症状称为（　　）
A. 毒血症　　　B. 败血症　　　C. 菌血症
D. 脓毒血症　　　E. 内毒素血症

11. 乙醇杀菌效果最好的浓度是（　　）
A. 50%～55%　　　B. 60%～65%
C. 70%～75%　　　D. 80%～85%
E. 90%～95%

12. 葡萄球菌引起的感染易于局限化和形成血栓，主要是因为该菌会产生（　　）
A. 杀白细胞素　　B. 溶血毒素
C. 血浆凝固酶　　D. 肠毒素
E. 表皮剥脱毒素

13. 对人致病的链球菌绝大多数属于（　　）
A. A 群　　　B. B 群　　　C. C 群
D. D 群　　　E. E 群

14. 下列病原菌与其传播途径组合错误的是（　　）
A. 淋病奈瑟菌—性接触传播
B. 伤寒沙门菌—消化道传播
C. A 群链球菌—血行传播
D. 脑膜炎奈瑟菌—呼吸道传播
E. 肺炎链球菌—呼吸道传播

15. 肺炎链球菌主要的致病因素是（　　）
A. 外毒素　　　B. 荚膜　　　C. 内毒素
D. 菌毛　　　E. 侵袭性酶

16. 引起人类猩红热的主要毒性物质是 A 群链球菌产生的（　　）
A. 表皮剥脱毒素　　B. 致热外毒素
C. 耐热肠毒素　　　D. 杀白细胞素
E. 链球菌溶血素

17. 以下哪项不属于肠杆菌科细菌的共同生物学特性（　　）
A. 营养要求不高　　B. 大多有菌毛，无芽胞
C. 易于变异　　　D. 抵抗力不强
E. 都是G^+菌

18. 以下肥达试验结果中，具有诊断价值的抗体效价是（　　）
A. 伤寒沙门菌 O 凝集效价≥1∶40，H 凝集效价≥1∶80
B. 伤寒沙门菌 O 凝集效价≥1∶160，H 凝集效价≥1∶80
C. 伤寒沙门菌 O 凝集效价≥1∶320，H 凝集效价≥1∶40
D. 伤寒沙门菌 O 凝集效价≥1∶80，H 凝集效价≥1∶160
E. 伤寒沙门菌 O 凝集效价≥1∶80，H 凝集效价≥1∶80

19. 疑似伤寒病人取标本进行微生物学诊断时，发病第 1 周应取（　　）
A. 粪便　　　B. 尿液　　　C. 血液
D. 脓液　　　E. 脑脊液

20. 引起婴幼儿和旅游者腹泻最常见的致病性大肠埃希菌是（　　）
A. ETEC　　　B. EIEC　　　C. EPEC
D. EHEC　　　E. EAEC

21. 通过人工主动免疫预防破伤风需要注射（　　）
A. 敏感抗生素　　B. 破伤风类毒素
C. 破伤风抗毒素　　D. 破伤风灭活疫苗
E. 人破伤风免疫球蛋白

22. 关于结核病的免疫，下列描述错误的是（　　）
A. 细胞免疫和体液免疫并重
B. 细胞免疫为主
C. 属于有菌免疫

D. 结核菌素试验本质是发生局部Ⅳ型超敏反应
E. 感染、免疫、超敏反应同时存在

23. 结核分枝杆菌诱导机体产生超敏反应主要由下列哪种成分引起？（　　）
A. 结核菌素　　B. 磷脂　　C. 硫酸脑苷脂
D. 荚膜　　　　E. 索状因子

24. 全球许多国家目前推广的抗结核病化学药物治疗策略是（　　）
A. 全程间断用药　　　B. 长期小剂量持续化疗
C. 早期大剂量冲击用药　D. 多药联合长期用药
E. 督导短程化疗

25. 卡介苗（BCG）作为预防结核病的活疫苗，是利用细菌哪种变异进行制备？（　　）
A. 形态结构变异　　B. 菌落变异
C. 毒力变异　　　　D. 耐药性变异
E. 基因变异

26. 病毒的基本结构是（　　）
A. 核心＋衣壳　　　　B. 核心＋包膜
C. 衣壳＋包膜　　　　D. 核心＋衣壳＋包膜
E. 核心＋刺突

27. 病毒的测量单位是（　　）
A. cm　B. mm　C. μm　D. nm　E. pm

28. 病毒复制周期中隐蔽期是指下列哪个阶段？（　　）
A. 吸附　　B. 穿入　　C. 脱壳
D. 生物合成　　E. 组装和释放

29. 包膜病毒侵入细胞的主要方式是（　　）
A. 吞饮　　B. 融合　　C. 直接穿入
D. 吞噬　　E. 膜裂解破坏

30. 病毒的遗传物质是（　　）
A. RNA　　B. DNA　　C. RNA 或 DNA
D. DNA 和 RNA　　E. 质粒和 DNA

31. 干扰素抗病毒的主要作用机制是（　　）
A. 直接杀灭病毒　　　B. 直接中和病毒
C. 间接抑制病毒的增殖　D. 间接杀灭病毒
E. 破坏病毒结构

32. 持续性病毒感染的原因不包括（　　）
A. 机体免疫功能弱
B. 病毒存在于受保护的部位
C. 病毒免疫原性太强
D. 病毒产生缺损干扰颗粒
E. 病毒基因整合在宿主细胞基因

33. 甲型流感病毒抗原小幅度变异称为（　　）
A. 抗原性转变　　B. 抗原性漂移

C. O-H 变异　　　D. 溶原性转换
E. W-V 变异

34. 流感病毒吸附于宿主细胞主要依靠哪种结构？（　　）
A. M1 蛋白　　B. M2 蛋白　　C. HA
D. NA　　　　E. NP

35. 具有感染性的 HBV 颗粒是（　　）
A. Dane 颗粒　　　B. 小球型颗粒
C. 管型颗粒　　　 D. 莫赫颗粒
E. 包涵体

36. 编码 HBsAg 的基因是（　　）
A. C 基因　　B. PreC 基因　　C. S 基因
D. P 基因　　E. X 基因

37. 可经消化道传播的肝炎病毒是（　　）
A. HAV、HBV　　　B. HBV、HCV
C. HAV、HEV　　　D. HBV、HCV、HDV
E. HAV、HBV、HEV

38. HIV 主要侵犯的细胞是（　　）
A. $CD4^+T$ 细胞　　B. $CD8^+T$ 细胞
C. NK 细胞　　　　 D. 中性粒细胞
E. B 细胞

39. 关于 HIV 下列说法不正确的是（　　）
A. 属于逆转录病毒　　B. 极易发生变异
C. 抵抗力弱　　　　　D. 可特异性预防
E. 可垂直传播

40. 与真菌无关的疾病是（　　）
A. 内源性感染　　B. 外源性感染
C. 脓毒血症　　　D. 超敏反应
E. 毒素中毒

【A_3 型题】

（41～42 题共用题干）
患者，女，28 岁，持续发热 6 天，食欲不振、乏力、腹胀。体检：体温 40℃，相对缓脉，肝脾略肿大，腹部见玫瑰疹。初步诊断为肠热症。

41. 引起肠热症的病原体属于哪个菌属？（　　）
A. 埃希菌属　　　B. 志贺菌属
C. 沙门菌属　　　D. 变形杆菌属
E. 耶尔森菌属

42. 该疾病若没有及时治疗，极易发生肠穿孔，这是因为（　　）
A. 细菌引发已致敏肠壁组织坏死
B. 细菌外毒素损伤肠黏膜
C. 细菌局部增殖破坏肠壁
D. 细菌产生肠毒素的作用

E. 细菌引发肠内菌群失调

(43~44题共用题干)

患者,男,30岁,建筑工人。工作中不慎被一生锈铁钉扎伤足底后紧急入院就诊。体检见患者生命指征平稳,神志清楚,肌张力正常。

43. 该患者最应该预防哪种疾病的发生（　）
A. 伤口化脓性感染　　B. 肉毒中毒
C. 足部坏疽　　　　　D. 破伤风
E. 神经坏死

44. 对该患者的处理以下哪项是错误的（　）
A. 及时使用3%~6%过氧化氢清洗伤口
B. 严密包扎伤口止血
C. 及时注射TAT
D. 青霉素进行局部抗菌治疗
E. 早期足量注射TIG

(45~47题共用题干)

患者,女,20岁,持续咳嗽4周,痰中带血丝,伴疲乏无力,食欲减少,盗汗,体重减轻。取患者痰液进行染色检测,镜下见到红色细长弯曲、呈分枝状排列的杆菌。

45. 该患者最可能的诊断为（　）
A. 大叶性肺炎　　　　B. 肺结核
C. 非典型病原体肺炎　D. 支气管炎
E. 艾滋病

46. 根据初诊结果,对该患者的痰标本进行染色时,首选的染色方法是（　）
A. 吉姆萨染色　　　　B. 墨汁染色
C. 革兰染色　　　　　D. 抗酸染色
E. 镀银染色

47. 为进一步明确诊断,以下哪种方法不正确（　）
A. 分离培养鉴定　　　B. 基因检测
C. 动物试验　　　　　D. IFN-γ释放试验
E. 痰液标本进行革兰染色

(48~50题共用题干)

患者,男,30岁,慢性腹泻四月余,体重减轻,体检发现口腔有白假丝酵母感染,有不洁性交史和吸毒史。

48. 该患者应首先考虑要做的检查是（　）
A. 乙肝两对半检测
B. 粪便培养检测肠道致病菌
C. 肥达反应检测
D. HIV检测
E. 结肠镜检查

49. 检测的标本最好采集（　）
A. 血液　　　B. 尿液　　　C. 粪便
D. 唾液　　　E. 汗液

50. 该患者口腔发生白假丝酵母感染,最有可能的原因是（　）
A. 吸毒导致口腔卫生不良
B. 慢性腹泻引发营养不良所致
C. 长期服药的并发症
D. 食用污染的食物
E. 因免疫功能低下出现的机会感染

【B型题】

(51~53题共用备选答案)
A. 性菌毛　　B. 芽胞　　C. 普通菌毛
D. 鞭毛　　　E. 荚膜

51. 细菌的运动器官是（　）
52. 与细菌抗吞噬作用有关的是（　）
53. 与细菌遗传物质传递有关的结构是（　）

(54~55题共用备选答案)
A. 葡萄球菌　　　　B. 链球菌
C. 淋病奈瑟菌　　　D. 伤寒杆菌
E. 结核分枝杆菌

54. 需要用罗氏培养基培养的细菌是（　）
55. 需要用巧克力平板培养基培养的细菌是（　）

(56~57题共用备选答案)
A. 急性感染　　　　B. 慢性感染
C. 慢发病毒感染　　D. 潜伏感染
E. 急性感染迟发并发症

56. HIV感染引发艾滋病属于（　）
57. 水痘-带状疱疹病毒的感染通常属于（　）

(58~60题共用备选答案)
A. 病毒　　　B. 细菌　　　C. 立克次体
D. 螺旋体　　E. 真菌

58. 引起梅毒的病原体为（　）
59. 引起狂犬病的病原体为（　）
60. 引起隐球菌病的病原体为（　）

【X型题】

61. 微生物的共有特点有（　）
A. 个体微小　　　　B. 种类繁多
C. 分布广泛　　　　D. 无典型细胞结构
E. 严格细胞内寄生

62. 细菌生长繁殖的条件包括（　）
A. 营养物质　　　　B. 合适的酸碱度
C. 适宜的温度　　　D. 气体环境
E. 渗透压

63. 细菌质粒的特性为（　　）
A. 可自我复制　　　　B. 细菌生命活动所必需
C. 为闭合环状双链 DNA　D. 可在细菌间传递
E. 可控制细菌某种性状

64. 正常菌群转变为机会致病菌的条件有（　　）
A. 细菌转化　　　　B. 寄居部位改变
C. 宿主免疫功能低下　D. 菌群失调
E. 宿主所处外界环境变化

65. 与致病有关的细菌合成性代谢产物有（　　）
A. 外毒素　　　　　B. 内毒素
C. 血浆凝固酶　　D. 色素　　E. 致热原

66. 关于噬菌体，下列说法正确的是（　　）
A. 是感染某些微生物的病毒
B. 由蛋白质和核酸组成
C. 只在活细胞内增殖
D. 大多数呈蝌蚪形
E. 有严格的宿主特异性

67. 细菌基因转移和重组的方式有（　　）
A. 转化　　　B. 转导　　　C. 接合
D. 溶原性转换　E. 导入

68. 细菌的耐药机制包括（　　）
A. 染色体突变　　　B. 获得外源性耐药基因
C. 钝化酶的产生　　D. 药物作用靶位的改变
E. 抗菌药物透过性的改变

69. 下列关于高压蒸汽灭菌法的描述，正确的是（　　）
A. 灭菌效果最可靠，应用最广
B. 适用于耐高温和潮湿的物品
C. 可杀灭包括细菌芽胞在内的所有微生物
D. 通常压力为 203.4kPa
E. 通常温度为 121.3℃

70. 鉴定致病性葡萄球菌的主要依据有（　　）
A. 产生金黄色色素　B. 耐热核酸酶阳性
C. 分解甘露醇产酸　D. 有溶血性
E. 凝固酶试验阳性

71. 可通过消化道传播的病原体有（　　）
A. 霍乱弧菌　　　　B. 幽门螺杆菌
C. 鼠疫耶尔森菌　　D. 脊髓灰质炎病毒
E. 轮状病毒

72. 病毒同时或先后感染同一类宿主细胞会出现干扰现象，其可能的原因有（　　）
A. 宿主细胞表面的受体被结合
B. 干扰素中和后续感染的病毒

C. 首先感染的病毒消耗了生物合成需要的原料和养分
D. 细胞发生了代谢途径的变化
E. 细胞产生了抗病毒蛋白

73. 病毒壳粒的排列方式包括（　　）
A. 螺旋对称型　　　B. 二十面体立体对称型
C. 复合对称型　　　D. 等边三角对称型
E. 五邻体对称型

74. 呼吸道病毒包括（　　）
A. 流感病毒　　　　B. 腮腺炎病毒
C. 风疹病毒　　　　D. 巨细胞病毒
E. SARS-CoV-2

75. 以下能引起肺炎的病原体有（　　）
A. 肺炎链球菌　　　B. 冠状病毒
C. 支原体　　D. 衣原体　　E. 真菌

76. 肠道病毒可引起的疾病包括（　　）
A. 手足口病　　　　B. 疱疹性咽峡炎
C. 心肌炎　　　　　D. 脊髓灰质炎
E. 无菌性脑膜炎

77. HIV 的主要传播途径包括（　　）
A. 血液传播　　　　B. 消化道传播
C. 母婴垂直传播　　D. 呼吸道传播
E. 性接触传播

78. 朊粒病的特征包括（　　）
A. 潜伏期长
B. 慢性进行性发展
C. 病变以中枢神经系统为主
D. 不能刺激机体产生特异性免疫应答
E. 对干扰素敏感

79. 与细菌比较，真菌有哪些特性？（　　）
A. 生长缓慢　　B. 耐热　　C. 耐酸
D. 有 80S 核糖体　E. 有完整的细胞核

80. 皮肤癣菌可分为哪几个属？（　　）
A. 毛癣菌属　　　　B. 鳞斑癣菌属
C. 表皮癣菌属　　　D. 小孢子菌属
E. 皮炎癣菌属

二、问答题

81. 细菌致病性的强弱可用毒力表示，构成细菌毒力的物质基础有哪些？试述这些物质基础与细菌致病性的关系。

82. 简述乙肝"两对半"检测的具体指标及其临床意义。

参考答案和解析

一、选择题

【A₁型题】

1. E。选项A、B、C、D均属于原核细胞型微生物，选项E是一种真菌，属于真核细胞型微生物。

2. A。某些细菌缺乏细胞壁在特定条件下仍可存活，称为细胞壁缺陷型细菌（L型细菌），选项B、C、D、E均是细菌生存必需结构。

3. A。芽胞是细菌的休眠状态而不是细菌的繁殖形式，所以选项A是错误的。选项B、C、D、E属于芽胞的主要特点和医学意义。

4. B。选项A、B、C、D属于细菌生长曲线的4个时期，其中对数期细菌生长迅速，此期细菌的形态、染色性、生理活性等都较为典型。

5. C。细菌革兰染色原理虽然尚未完全阐明，但可能与两类细菌细胞壁组成结构不同有关。

6. D。肽聚糖是G^+菌和G^-菌细胞壁的共有成分，结构略有差异；选项A和C是G^-菌细胞壁的组分；选项E是G^+菌细胞壁的特有成分。

7. C。隐性感染是指机体免疫力较强或者侵入病原体数量少毒力弱，感染后对机体损害较轻不出现明显临床症状，可获得特异性免疫力，所以选项C符合隐性感染特点。

8. D。健康人体表和与外界相通的腔道内有一定数量的微生物群体称为正常菌群，除此以外的身体其他部位不应该有菌群存在；选项A、C和E为身体与外界相通的部位；选项B为体表也有正常菌群覆盖。

9. D。细菌素是细菌的合成代谢产物之一，是一类对亲缘菌株具有抗菌作用的蛋白质；选项A、B和E也属于细菌的合成代谢产物。

10. A。注意区别细菌全身感染的5种"血"症，细菌和（或）毒素是否入血是一个主要的鉴别依据。

11. C。乙醇浓度并非越高杀菌效果越好，70%~75%乙醇是杀菌力最强的。因为过高浓度乙醇会使菌体表面蛋白迅速脱水变性凝固，从而影响乙醇继续渗入菌体发挥作用。

12. C。葡萄球菌繁殖产生血浆凝固酶可使感染组织纤维蛋白沉积，导致感染病灶局限化并形成血栓。

13. A。链球菌根据细胞壁中C多糖抗原不同，可分为A~H、K~V共20群，其中对人致病的链球菌菌株90%属于A群。

14. C。A群链球菌经空气飞沫、皮肤伤口感染传播。

15. B。荚膜具有抗吞噬作用是肺炎链球菌的主要毒力因子。

16. B。致热外毒素又称红疹毒素或猩红热毒素，由携带溶原性噬菌体的A群链球菌产生，是人类猩红热的主要致病物质。

17. E。肠道杆菌是一大群生物学性状相似的G^-菌，大多有菌毛和周鞭毛，无芽胞，生化反应活泼，主要有菌体O抗原、鞭毛H抗原和荚膜抗原，抵抗力不强，容易发生变异。

18. D。人们因沙门菌隐性感染或预防接种，血清中含有一定量的有关抗体。健康人群肥达试验结果一般为伤寒沙门菌O凝集效价≤1∶80，H凝集效价≤1∶160，副伤寒沙门菌H凝集效价≤1∶80。只有当检测结果等于或大于上述相应数值时才有诊断价值。

19. C。伤寒随病程的进展，细菌出现的主要部位不同。因而应根据不同的病程，采取不同的标本进行检测，第1周取外周血，第2周起取粪便，第3周起还可取尿液，从第1周至第3周均可取骨髓液。

20. A。ETEC（肠产毒性大肠埃希菌）是引起婴幼儿和旅游者腹泻最常见的病原体。

21. B。人工主动免疫是通过注射抗原来诱导机体产生相应防御保护作用。选项A适用于治疗时杀灭感染部位的破伤风梭菌；选项C和E属于紧急预防破伤风的人工被动免疫制剂。

22. A。抗结核免疫以细胞免疫为主，且属于有菌免疫，通常感染、免疫、超敏反应同时存在，所以结核菌素试验可通过局部是否发生Ⅳ型超敏反应来间接判断结核分枝杆菌感染和机体的抗感染免疫情况。

23. A。选项B能刺激单核细胞增生，与结核结节和干酪样坏死形成有关；选项C可抑制吞噬细胞中的吞噬体与溶酶体融合，使结核分枝杆菌在细胞内存活；选项D与结核分枝杆菌黏附、入侵和抵抗吞噬等致病机制有关；选项E可诱导抗炎细胞因子产生促进肉芽肿形成。

24. E。全球许多国家目前推广的抗结核病化学药物治疗策略是"直接督导短程化疗"（directly observed therapy short-course，DOTS）。

25. C。结核分枝杆菌在人工培养基上长期连续传代，其毒力可逐渐减弱制备为疫苗。
26. A。病毒的基本结构是核衣壳，由核心和衣壳构成。
27. D。病毒的测量单位是纳米（nm）。
28. D。选项A、B、C、D、E是病毒复制周期的5个步骤。在病毒进行生物合成时，用血清学方法和电镜检查宿主细胞均找不到病毒存在的证据，称为隐蔽期。
29. B。不同的病毒进入宿主细胞的方式各不相同，选项A是无包膜病毒进入细胞的方式；选项C也是一种病毒核酸直接进入细胞的方式。
30. C。病毒是只含有一种类型核酸的微生物。
31. C。干扰素抗病毒不是直接灭活病毒，而是通过诱导细胞合成抗病毒蛋白（antiviral protein, AVP）发挥抑制病毒增殖的效应。
32. C。病毒出现持续性感染的原因包括选项A、D、E和病毒抗原性太弱。
33. B。流感病毒抗原变异包括抗原性转变和抗原性漂移。选项A抗原性转变属于质变，是大幅度的变异，形成新的亚型；选项B抗原性漂移属于量变，即亚型内变异。
34. C。血凝素（HA）通过与细胞表面特异性受体结合，促使流感病毒与宿主细胞的吸附。
35. A。Dane颗粒又称大球形颗粒，是具有感染性的完整HBV颗粒。HBV感染者的血清在电镜下可观察到选项A、B、C中提到的3种不同形态病毒颗粒。
36. C。HBsAg是乙型肝炎病毒（HBV）的表面抗原，由S基因编码。选项A编码HBV的HBcAg；选项B编码HBV的HBeAg；选项D编码HBV的DNA聚合酶；选项E编码HBV的X蛋白。
37. C。HAV、HEV的主要传播途径是粪-口途径，HBV、HCV、HDV的主要传播途径是血源性传播和母婴传播。
38. A。HIV颗粒表面的刺突gp120糖蛋白可与CD4分子结合，所以HIV主要侵犯细胞膜表面表达CD4分子的细胞。
39. D。目前尚无有效的HIV疫苗上市，该病毒的感染不能特异性预防。
40. C。真菌的致病性包括致病性真菌引发的外源性感染，机会致病性真菌引起的内源性感染，真菌引起的超敏反应和真菌毒素中毒。

【A_3型题】
41. C。伤寒沙门菌是肠热症的病原体。
42. A。伤寒沙门菌经消化道感染后，在体内出现两次菌血症过程，当细菌再次侵入已致敏的肠壁组织可发生超敏反应，引发局部坏死和溃疡，严重者可能出现肠穿孔。
43. D。生锈铁钉扎伤足底造成的伤口深而窄，破伤风梭菌容易在缺氧的局部生长繁殖引发破伤风，该病死亡率高且无有效药物，所以应重视预防破伤风的发生。
44. B。破伤风梭菌为专性厌氧菌，选项B严密包扎伤口会加重伤口缺氧促进细菌生长。及早注射TIG（人破伤风免疫球蛋白）或TAT（破伤风抗毒素）可有效特异性预防破伤风。
45. B。根据该患者典型肺结核症状（持续咳嗽，痰中带血丝，疲乏无力，食欲减少，盗汗，体重减轻等）可以初步诊断为肺结核。
46. D。结核分枝杆菌的染色方法为齐-尼抗酸染色。
47. E。分离培养鉴定、基因检测、动物试验、IFN-γ释放试验都可进一步明确结核诊断。结核分枝杆菌用革兰染色法无法着色。
48. D。结合该患者的病史和临床表现，考虑为艾滋病相关综合征期，为明确诊断，应首选进行HIV感染的相关检测。
49. A。HIV感染后在体液中病毒颗粒分布最多的部位是血液。
50. E。白假丝酵母是口腔正常菌群中的一种真菌，当机体免疫功能低下时会成为条件致病菌引起机会感染。该患者因HIV感染导致免疫功能缺损。

【B型题】
51. D。细菌的运动器官是鞭毛。
52. E。与抗吞噬作用有关的细菌特殊结构是荚膜。
53. A。细菌的性菌毛可通过接合进行遗传物质传递。
54. E。罗氏培养基可用于培养结核分枝杆菌。
55. C。巧克力平板培养基用于培养奈瑟菌属细菌，如淋病奈瑟菌和脑膜炎奈瑟菌。
56. C。慢发病毒感染指显性感染或隐性感染后，病毒有很长的潜伏期，可达数月，数年甚至数十年，在症状出现后呈进行性加重最终导致死亡。艾滋病的感染与发病属于此类感染。
57. D。病毒潜伏感染是指显性感染或隐性感染后，病毒基因存在于细胞内或病毒潜伏于某些组织器官内但不复制。在一定条件下，病毒被激活又开始复制使疾病再次发生。儿童时期感染水痘-带状疱疹病毒引发水痘，病愈后病毒潜伏于脊髓后根神经节，数十年后再次激活时引发带状疱疹。

58. D。引起梅毒的病原体为梅毒螺旋体。

59. A。引起狂犬病的病原体为狂犬病毒。

60. E。引起隐球菌病的病原体为新型隐球菌，属于真菌的一种。

【X 型题】

61. ABC。选项 D 和 E 仅为非细胞型微生物的特点。

62. ABCDE。细菌生长繁殖条件为营养物质、合适酸碱度、适宜温度、气体环境、渗透压。

63. ACDE。细菌质粒是可自我复制的闭合环状双链 DNA，可控制细菌某种性状，可在细菌间传递，但不是细菌生命活动所必需的结构。

64. BCD。正常菌群转变为机会致病菌的 3 个条件是寄居部位改变、宿主免疫功能低下、菌群失调。

65. ABCE。细菌代谢产生的色素不会致病，与细菌的鉴别有关。

66. ABCDE。所有选项都符合噬菌体的特征。

67. ABCD。根据 DNA 片段的来源及交换方式等不同，将细菌基因转移和重组的方式分为转化、转导、接合和溶原性转换。

68. ABCDE。细菌的耐药机制包括染色体突变、获得外源性耐药基因、钝化酶的产生、药物作用靶位的改变、抗菌药物透过性的改变。

69. ABCE。高压蒸汽灭菌法的压力为 $1.05kg/cm^2$（103.4kPa），所以选项 D 错误。

70. ABCDE。葡萄球菌致病株的特征为产生金黄色色素、耐热核酸酶阳性、凝固酶试验阳性、分解甘露醇产酸、产生 α 溶血素等。

71. ABDE。鼠疫耶尔森菌是导致鼠疫的病原菌，通过被染疫的鼠蚤叮咬传播。选项 A、B、D、E 都是可以通过消化道传播的细菌或病毒。

72. ACDE。病毒干扰现象可能的原因有宿主细胞表面的受体被结合、感染的细胞发生代谢途径的变化或产生抗病毒蛋白、病毒消耗细胞内生物合成需要的原料和养分。干扰素不具备中和作用，所以不能选择选项 B。

73. ABC。病毒的衣壳是由一定数量的壳粒组成，壳粒的排列方式主要有螺旋对称型、二十面体立体对称型、复合对称型三种。

74. ABCE。呼吸道病毒包括正黏病毒科（流感病毒）、副黏病毒科（副流感病毒、呼吸道合胞病毒、麻疹病毒、腮腺炎病毒等）、披膜病毒科（风疹病毒）、小 RNA 病毒科（鼻病毒）和冠状病毒科（SARS 冠状病毒、SARS-Cov-2 等）。巨细胞病毒属于疱疹病毒。

75. ABCDE。选项 A 可引起大叶性肺炎；选项 B 可引起 SARS（严重急性呼吸综合征）、新型冠状病毒肺炎等；选项 C 中的肺炎支原体引起间质性肺炎；选项 D 中有一型肺炎衣原体也是肺炎的常见病原体；选项 E 可引发多种真菌性肺炎。

76. ABCDE。肠道病毒致病的一个显著特点是病毒主要在肠道中增殖，却很少引起肠道疾病，可导致多种肠外病变。选项 A、B、C、D、E 均是肠道病毒所致疾病。

77. ACE。HIV 的主要传播途径包括血液传播、母婴垂直传播和性接触传播。

78. ABCD。朊粒又称朊蛋白，是一种由宿主细胞基因编码的构象异常的蛋白质，不含核酸，具有自我复制能力和传染性，感染人体后引发的朊粒病是一种慢性、进行性和致死性的中枢神经系统变性脑病。因朊粒免疫原性低，不能刺激机体产生特异性免疫应答。目前尚无有效药物可治疗。

79. ACDE。真菌对热的抵抗力不强，一般 60℃ 经 1 小时即被杀灭。

80. ACD。皮肤癣菌是世界上感染最普遍的真菌，包括选项 A、C、D 所述的 3 个属。

二、问答题

81. 构成细菌毒力的物质基础包括侵袭力、毒素、体内诱生抗原和超抗原等。

82. 乙肝"两对半"检测指标包括 HBsAg 与抗-HBs，HBeAg 与抗-HBe 和抗-HBc 共五项：

（1）HBsAg（+）——是 HBV 感染（急性、慢性肝炎、携带者）的指标。

（2）抗-HBs（+）——是重要的保护性中和抗体，出现于恢复期、既往感染、疫苗接种后，提示机体对乙型肝炎有免疫力。

（3）HBeAg（+）——HBV 正处于复制状态，有强传染性。

（4）抗-HBe（+）——HBV 复制减弱，机体已获得一定免疫力，传染性下降。

（5）抗-HBc IgM（+）——HBV 正在复制，有强传染性。

抗-HBc IgG（+）——滴度高，提示病毒正在复制，急性感染；滴度低，提示既往感染。

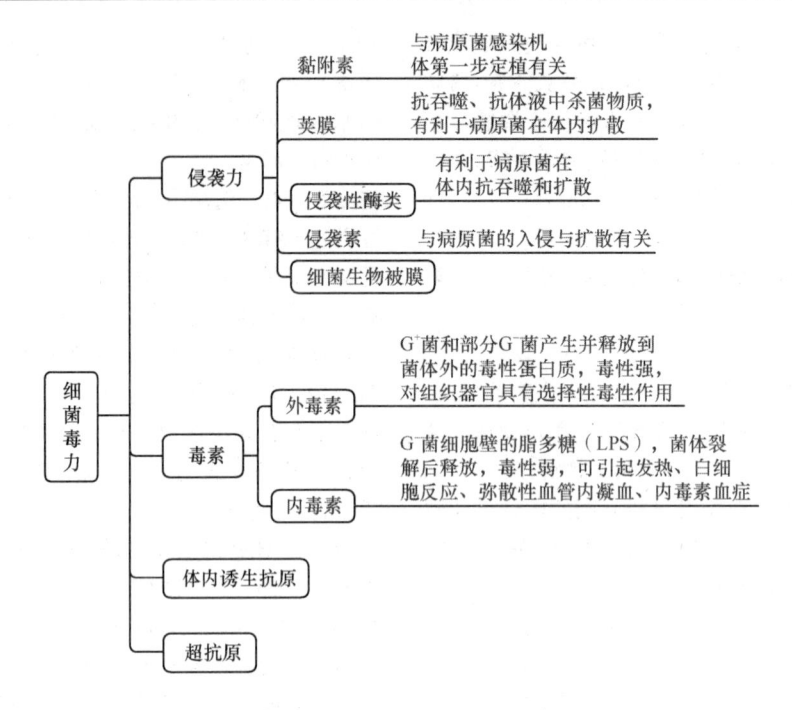

```
                      ┌─ 黏附素 ──── 与病原菌感染机体第一步定植有关
                      │
                      │           ┌ 抗吞噬、抗体液中杀菌物质，
              ┌ 侵袭力 ┼─ 荚膜 ────┤ 有利于病原菌在体内扩散
              │       │
              │       ├ 侵袭性酶类─ 有利于病原菌在
              │       │            体内抗吞噬和扩散
              │       │
              │       ├ 侵袭素 ──── 与病原菌的入侵与扩散有关
              │       │
              │       └ 细菌生物被膜
  细菌毒力 ────┤
              │              ┌ G⁺菌和部分G⁻菌产生并释放到
              │              │ 菌体外的毒性蛋白质，毒性强，
              │       ┌ 外毒素┤ 对组织器官具有选择性毒性作用
              ├ 毒素 ─┤
              │       │      ┌ G⁻菌细胞壁的脂多糖（LPS），菌体裂
              │       └ 内毒素┤ 解后释放，毒性弱，可引起发热、白细
              │              │ 胞反应、弥散性血管内凝血、内毒素血症
              │
              ├ 体内诱生抗原
              │
              └ 超抗原
```

医学微生物学综合试题三

一、选择题

【A₁型题】

1. 属于真核细胞型微生物的是（　　）
   A. 肺炎支原体　　　B. 立克次体
   C. 铜绿假单胞菌　　D. 白假丝酵母
   E. 噬菌体

2. 首先用实验证明有机物质的发酵和腐败是由微生物引起的是（　　）
   A. 琴纳　　　　　　B. 古代中国人
   C. 巴斯德　　　　　D. 李斯特　　　E. 郭霍

3. 测量细菌大小常用的单位是（　　）
   A. mm　　B. μm　　C. nm　　D. pm　　E. cm

4. 革兰氏阴性菌细胞壁特有的结构是（　　）
   A. 肽聚糖　　　　B. 外膜　　　　C. 磷壁酸
   D. 五肽交联桥　　E. 四肽侧链

5. 细菌的运动"器官"是（　　）
   A. 荚膜　　　　　B. 鞭毛　　　　C. 芽胞
   D. 普通菌毛　　　E. 性菌毛

6. 细菌代谢产物中与致病性无关的是（　　）
   A. 外毒素　　　B. 内毒素　　　C. 致热原
   D. 侵袭性酶　　E. 色素

7. 研究细菌形态染色时，应选用生长曲线中哪个时期的细菌？（　　）
   A. 延滞期　　　　　B. 对数期
   C. 稳定期　　　　　D. 衰亡期
   E. 以上任意时期

8. 关于噬菌体的描述，错误的是（　　）
   A. 属于非细胞型微生物
   B. 能通过细菌滤器
   C. 必须在活的微生物细胞内寄生
   D. 无严格的宿主特异性
   E. 具有免疫原性

9. 在细菌的接合过程中，受体菌与供体菌配对时需要（　　）
   A. 限制性内切酶　　B. 普通菌毛
   C. 性菌毛　　　　　D. 转座子整合
   E. 供体菌裂解

10. 有关紫外线的杀菌作用，描述错误的是（　　）
    A. 波长240~300nm的紫外线具有杀菌作用
    B. 紫外线主要作用于DNA
    C. 使用紫外线杀菌时，应对人体皮肤、眼睛进行防护
    D. 紫外线穿透力较强
    E. 紫外线可用于手术室的空气消毒

11. 人体中，存在细菌最多的部位是（　　）
    A. 口腔　　　　B. 肠道　　　　C. 皮肤
    D. 尿道　　　　E. 外耳道

12. 革兰氏阳性菌具有黏附作用的成分是（　　）

A. 磷壁酸　　　　　　B. 特异性多糖
C. 肽聚糖　　　　　　D. 四肽侧链
E. 鞭毛
13. 不是细菌侵袭性酶的是（　　）
A. 血浆凝固酶　　　　B. 链激酶
C. 链道酶　　　　　　D. 透明质酸酶
E. 溶菌酶
14. 内毒素不具有的毒性作用是（　　）
A. 发热　　　　B. 白细胞反应　　C. 休克
D. 弥散性血管内凝血　　E. 食物中毒
15. 下列不属于胞内寄生菌的是（　　）
A. 伤寒沙门菌　　　　B. 麻风分枝杆菌
C. 结核分枝杆菌　　　D. 痢疾杆菌
E. 军团菌
16. 毒性最强的细菌毒素是（　　）
A. 破伤风痉挛毒素　　B. 肠毒素
C. 毒性休克综合征毒素-1　　D. 白喉外毒素
E. 肉毒毒素
17. 不属于细菌生化反应的试验是（　　）
A. 抗-O 试验　　　　B. 甲基红试验
C. 吲哚试验　　　　　D. 糖发酵试验
E. 枸橼酸盐培养利用试验
18. 以下无芽胞细菌中，抵抗力最强的是（　　）
A. 大肠埃希菌　　　　B. 乙型溶血性链球菌
C. 肺炎链球菌　　　　D. 金黄色葡萄球菌
E. 痢疾志贺菌
19. 不是主要由 A 群溶血性链球菌引起的疾病是（　　）
A. 亚急性细菌性心内膜炎　　B. 蜂窝织炎
C. 猩红热　　　　　　D. 风湿热
E. 急性肾小球肾炎
20. 容易对青霉素产生耐药性的最常见细菌是（　　）
A. 脑膜炎奈瑟菌　　　B. 金黄色葡萄球菌
C. 链球菌　　　　　　D. 肺炎链球菌
E. 淋病奈瑟菌
21. 胆汁溶菌试验常用于鉴别（　　）
A. 金黄色葡萄球菌与表皮葡萄球菌
B. 肺炎链球菌与金黄色葡萄球菌
C. 肺炎链球菌与甲型溶血性链球菌
D. 霍乱弧菌与肠炎沙门菌
E. 淋病奈瑟菌与脑膜炎奈瑟菌
22. 较易引起细菌性痢疾样症状的大肠埃希菌类型是（　　）

A. ETEC　　　　B. EIEC　　　　C. EPEC
D. EHEC　　　　E. EAEC
23. 有关志贺菌的描述，错误的是（　　）
A. 革兰氏阴性短小杆菌　　B. 无荚膜
C. 无芽胞　　　　　　D. 有鞭毛
E. 营养要求不高
24. 初次分离霍乱弧菌时，常用的培养基是（　　）
A. 普通琼脂平板　　　B. 巧克力平板
C. 碱性蛋白胨水或碱性琼脂平板　　D. 罗氏培养基
E. SS 琼脂平板
25. 与慢性胃炎和消化性溃疡有密切关系的病原体是（　　）
A. 变形杆菌　　　　　B. 大肠埃希菌
C. 沙门菌　　　　　　D. 幽门螺杆菌
E. 金黄色葡萄球菌
26. 肉毒梭菌的致病机制是（　　）
A. 破坏机体免疫细胞　　B. 抑制乙酰胆碱释放
C. 促进乙酰胆碱释放　　D. 激活腺苷酸环化酶
E. 激活鸟苷酸环化酶
27. 下列不是分枝杆菌特征的是（　　）
A. 生长缓慢
B. 毒力和耐药性均可发生变异
C. 抗酸染色阳性
D. 内毒素是主要的致病物质
E. 营养要求高
28. 能在无生命培养基中生长繁殖的最小原核细胞型微生物是（　　）
A. 螺旋体　　　　B. 支原体
C. 立克次体　　　D. 病毒　　　E. 衣原体
29. 立克次体与病毒的共同特点是（　　）
A. 对抗生素不敏感
B. 含有 DNA 和 RNA 两种核酸
C. 无细胞壁及细胞膜
D. 以节肢动物为传播媒介
E. 严格活细胞内寄生
30. 病毒体的基本结构是（　　）
A. 衣壳　　　　B. 核酸　　　　C. 包膜
D. 核衣壳　　　E. 刺突
31. 关于干扰素的特性，错误的是（　　）
A. 具有抗肿瘤、免疫调节作用
B. 能直接杀灭病毒
C. 具有种属特异性
D. 具有广谱抗病毒作用
E. 属于非特异性免疫成分，无抗病毒特异性

32. 区分甲型流感病毒亚型的依据是（　　）
A. RNA+NA　　　　　B. RNA+HA
C. HA+NA　　　　　D. NP+HA
E. NP+NA

33. 造成流感世界大流行的主要原因是（　　）
A. 甲型流感病毒易发生变异并形成新的亚型
B. 流感病毒型别多
C. 乙型流感病毒易发生变异并形成新的亚型
D. 流感病毒对理化因素的抵抗力强
E. 流感病毒抗原性不强

34. HBV 包膜上，S 蛋白的成分是（　　）
A. HBsAg
B. PreS1Ag
C. PreS2Ag
D. HBsAg+PreS1Ag+PreS2Ag
E. HBsAg+PreS2Ag

35. 属于缺陷病毒的是（　　）
A. HAV　　　B. HBV　　　C. HCV
D. HDV　　　E. HEV

36. 临床检查 HIV 感染者的常用初筛方法是（　　）
A. 外周血中分离 HIV
B. ELISA 法检测 HIV 抗原
C. ELISA 法检测 HIV 抗体
D. PCR 法检测 HIV 核酸
E. Western Blot 法检测 HIV 抗体

37. HIV 主要感染的细胞是（　　）
A. $CD4^+T$ 细胞　　B. $CD8^+T$ 细胞
C. NK 细胞　　D. B 细胞　　E. 中性粒细胞

38. 罹患下列哪种疾病的患者容易合并深部真菌感染？（　　）
A. 慢性肝炎患者　　B. 乳腺癌患者　　C. 吸毒者
D. 艾滋病患者　　E. 结核病患者

39. 下列对于真菌孢子的叙述，错误的是（　　）
A. 孢子产生后容易在环境中散落
B. 孢子对热的抵抗力较弱
C. 孢子在环境中可存活较长时间
D. 孢子是真菌的休眠形式
E. 孢子分为无性孢子和有性孢子

40. 人类最常见的炭疽病是（　　）
A. 炭疽性脑膜炎　　B. 皮肤炭疽　　C. 肠炭疽
D. 肺炭疽　　E. 肝炭疽

【A₃ 型题】
（41～43 题共用题干）
患者剧烈头痛、喷射性呕吐，体温 39℃，皮肤出现出血性瘀斑。初步考虑为流行性脑脊髓膜炎。

41. 针对该病进行细菌培养，应采用（　　）
A. 巧克力平板培养基　　B. 普通琼脂培养基
C. 罗氏培养基　　D. 血琼脂培养基
E. 半固体培养基

42. 该病的主要传播途径是（　　）
A. 呼吸道飞沫传播　　B. 消化道传播
C. 蚊虫叮咬传播　　D. 垂直传播
E. 性接触传播

43. 对引起该病的病原菌进行描述，错误的是（　　）
A. 为革兰氏阴性双球菌
B. 该菌对低温和干燥抵抗力较强
C. 可产生自溶酶
D. 有菌毛
E. 对大剂量青霉素敏感

（44～45 题共用题干）
患者为 30 岁男性，发热 1 周，食欲不振、腹胀、乏力，无黏液脓血便，无米泔水样便。入院时体温 39.8℃，脉搏 86 次/分，无皮肤巩膜黄染。体检示心肺（-），肝肋下一指轻度触痛，肋下 1cm 可触及脾脏。实验室检查发现白细胞偏低。

44. 该患者较有可能患的疾病是（　　）
A. 细菌性痢疾　　B. 出血性肠炎
C. 甲型肝炎　　D. 霍乱　　E. 肠热症

45. 为进一步确诊，应该采取何种标本进行细菌培养？（　　）
A. 外周血　　B. 粪便　　C. 尿液
D. 胆汁　　E. 痰液

（46～48 题共用题干）
某女青年因反复咳嗽、发热两周就诊。胸部 X 线片显示左肺有片状阴影，结核菌素试验红肿硬结直径约 2.2cm。

46. 该患者可能是（　　）
A. 大叶性肺炎
B. 对结核分枝杆菌无免疫力
C. 结核病恢复期
D. 初次感染结核分枝杆菌
E. 结核病活动期

47. 为进一步明确诊断，细菌学检查应将标本接种于什么培养基？（　　）
A. SS 培养基　　B. 罗氏培养基
C. 普通琼脂平板　　D. 血平板
E. 巧克力平板培养基

48. 关于结核分枝杆菌原发后感染的说法，错误的是（ ）
A. 多数为外源性感染
B. 多见于成人
C. 感染病灶通常不扩散
D. 由于迟发型超敏反应，病灶病变剧烈
E. 主要为慢性肉芽肿性炎症

（49~50题共用题干）
患者，男，36岁，有吸毒史和不洁性交史，近5个月来出现反复发热、腹泻、口腔真菌感染，极度消瘦。初步诊断为AIDS。

49. 造成患者免疫低下的主要机制是（ ）
A. 中和抗体保护作用不足
B. 吞噬细胞被大量破坏
C. 树突状细胞被大量破坏
D. $CD4^+T$ 细胞被大量破坏
E. $CD8^+T$ 细胞被大量破坏

50. 患者进行抗HIV药物治疗，目前最有效的治疗方法是（ ）
A. 选用病毒蛋白酶抑制剂
B. 选用核苷类逆转录酶抑制剂
C. 联合选用2种核苷类药物和1种非核苷类药物
D. 联合选用1种核苷类药物和1种非核苷类药物
E. 联合选用蛋白酶抑制剂和抗病毒中药制剂

【B型题】
（51~53题共用备选答案）
A. 磷壁酸　　B. 脂质A　　C. 肽聚糖
D. 质粒　　　E. 异染颗粒

51. 革兰氏阴性菌内毒素的主要毒性成分是（ ）
52. 青霉素能抑制合成的物质是（ ）
53. 有利于白喉棒状杆菌形态学鉴定的结构是（ ）

（54~56题共用备选答案）
A. 肠热症早期或交叉反应
B. 肠热症可能性大
C. 预防接种或非特异性回忆反应
D. 肠热症可能性小
E. 败血症

54. 肥达试验O凝集效价不高而H凝集效价高，有可能是（ ）
55. 肥达试验O、H凝集效价均超过正常值，可能是（ ）
56. 肥达试验O凝集效价高而H凝集效价不高，有可能是（ ）

（57~60题共用备选答案）
A. M蛋白　　　B. 致热外毒素
C. SPA　　　　D. 血浆凝固酶　　E. 肠毒素

57. 引起人类猩红热的主要致病物质是（ ）
58. 参与协同凝集试验的是（ ）
59. 与心肌有共同抗原并易引起超敏反应性疾病的是（ ）
60. 使化脓性病灶局限的是（ ）

【X型题】
61. 正常菌群转变为机会致病菌的条件包括（ ）
A. 正常菌群的寄居部位改变
B. 宿主免疫力下降
C. 菌群失调
D. 细菌变异
E. 正常菌群耐药性改变

62. 关于细菌内毒素的描述，正确的是（ ）
A. 主要由革兰氏阴性菌产生
B. 化学成分是LPS
C. 对热不稳定
D. 毒性比外毒素弱且无特异性
E. 抗原性强，可经甲醛处理制备为类毒素

63. 能引起食物中毒的细菌是（ ）
A. 肉毒梭菌　　　　B. 金黄色葡萄球菌
C. 破伤风梭菌　　　D. 产气荚膜梭菌
E. 肠炎沙门菌

64. 鉴定金黄色葡萄球菌的依据包括（ ）
A. 能产生金黄色色素
B. 呈葡萄状排列的革兰氏阳性菌
C. 有草绿色溶血环
D. 血浆凝固酶试验阳性
E. 耐热核酸酶试验阳性

65. 关于病毒包膜的叙述，正确的是（ ）
A. 主要来源于宿主细胞膜或核膜
B. 对病毒具有保护作用
C. 化学成分为蛋白质
D. 破坏包膜，可使病毒失去感染性
E. 表面的突起称为壳粒

66. 关于HBV特征的叙述，正确的是（ ）
A. 电镜下可见3种颗粒形态
B. 完整的病毒颗粒是Dane颗粒
C. 可被70%乙醇灭活
D. 是具有包膜的RNA病毒
E. 可经血液或注射传播

67. 以下关于螺旋体的描述，正确的是（ ）

A. 观察螺旋体常用的染色方法是镀银染色法
B. 钩端螺旋体的主要感染途径是经节肢动物叮咬
C. 引起人类莱姆病的是伯氏疏螺旋体
D. 引起人类梅毒的是苍白密螺旋体
E. 螺旋体是细长、柔软、运动活泼的原核细胞型微生物

68. 关于真菌的描述，错误的是（　　）
A. 细胞器较完整
B. 营养要求高
C. 多数病原性真菌生长快速
D. 有性繁殖是真菌的主要繁殖方式
E. 常用沙氏葡萄糖琼脂培养基培养

69. 能引起普通感冒的病毒包括（　　）
A. 流感病毒　　　　B. 冠状病毒
C. 副流感病毒　　　D. 鼻病毒
E. 麻疹病毒

70. 下列关于脊髓灰质炎病毒的致病特点，描述正确的是（　　）
A. 经粪-口途径传播
B. 不引起病毒血症
C. 隐性感染普遍
D. 主要侵犯脊髓后根神经节
E. 病后可获得对同型病毒的持久免疫力

71. 流行性乙型脑炎病毒的致病性和免疫性特点包括（　　）
A. 大多数为隐性感染　　B. 可发生病毒血症
C. 脑炎患者症状明显　　D. 病人是主要的传染源
E. 病后免疫力持久

72. 我国目前已发现的出血热病毒，主要包括（　　）
A. 埃博拉病毒
B. 汉坦病毒
C. 克里米亚-刚果出血热病毒
D. 马堡病毒
E. 登革病毒

73. 关于 VZV 的致病性，下列正确的是（　　）
A. 人是 VZV 的唯一自然宿主
B. 皮肤是主要靶组织
C. 可经呼吸道侵入人体
D. 皮疹呈离心性分布
E. 机体能完全清除病毒

74. 与 EBV 感染有关的疾病包括（　　）
A. Burkitt 淋巴瘤　　　B. 血小板减少性紫癜
C. 传染性单核细胞增多症　D. 鼻咽癌
E. 卡波西肉瘤

75. 狂犬病病毒及其所致疾病的特点包括（　　）
A. 属弹状病毒科
B. 病毒核酸为 RNA
C. 只有携带病毒的犬是传染源
D. 人主要通过被患病动物咬伤、抓伤或密切接触而感染
E. 病毒对神经组织有极强的亲和力

76. 与宫颈癌发病有关的病原体是（　　）
A. HIV　　　　　　B. HPV16
C. HPV18　　　　D. VZV　　　E. EBV

77. 下列由朊粒所引起的疾病包括（　　）
A. 羊瘙痒病　　　　B. 克-雅病
C. 牛海绵状脑病　　D. 亚急性硬化性全脑炎
E. 库鲁病

78. 在体外人工培养基上培养时，可形成"油煎蛋"样菌落的是（　　）
A. 支原体　　　B. 衣原体　　　C. 立克次体
D. 螺旋体　　　E. L 型细菌

79. 动物源性细菌包括（　　）
A. 肉毒梭菌　　　　B. 破伤风梭菌
C. 鼠疫耶尔森菌　　D. 布鲁菌
E. 炭疽芽胞杆菌

二、问答题

80. 简述破伤风的防治原则。
81. 简述持续性病毒感染的种类及其可能的机制。

参考答案和解析

一、选择题

【A₁ 型题】

1. D。白假丝酵母属于真菌，为真核细胞型微生物。
2. C。法国科学家巴斯德首先用实验证明了微生物引起有机物的发酵和腐败，开始了微生物的生理学时代。
3. B。细菌大小可以用测微尺在显微镜下测量，一般以微米（μm）为单位。
4. B。革兰氏阳性菌和革兰氏阴性菌细胞壁都具有肽聚糖，二者的肽聚糖都含有四肽侧链。而革兰氏阴性菌还有特有成分外膜、磷壁酸、五肽交联桥为革兰阳性菌的细胞壁特有成分。
5. B。具有鞭毛的细菌在液体环境中能主动、自由游动，鞭毛是细菌的运动"器官"。

6. E。细菌产生的色素有助于鉴别细菌,但与致病性无关。

7. B。细菌在对数期生长迅速,研究细菌的生物学性状如形态染色、生化反应、药物敏感试验等应选用此期细菌。

8. D。噬菌体有严格的宿主特异性,只寄居在易感宿主菌体内,利用这个特性可进行细菌的鉴定与分型。

9. C。细菌通过性菌毛相互连接沟通,将遗传物质从供体菌传递给受体菌的方式称为接合。

10. D。紫外线穿透力较弱,可被普通玻璃、纸张、尘埃等阻挡。

11. B。正常人的体表和与外界相通的腔道表面都寄居着不同种类和数量的微生物,其中以肠道中最多。

12. A。黏附素包括菌毛黏附素和非菌毛黏附素,磷壁酸是革兰氏阳性菌的非菌毛黏附素组成成分。

13. E。细菌侵袭性酶是细菌释放的侵袭性胞外酶,有利于致病菌的抗吞噬作用和向周围组织扩散。常见的如血浆凝固酶、透明质酸酶、链激酶、链道酶等,溶菌酶不是细菌释放的侵袭性酶。

14. E。内毒素引起的主要病理生理反应包括发热、白细胞数量变化、内毒素血症与内毒素休克,严重者导致弥散性血管内凝血。食物中毒往往与外毒素有关。

15. D。选项 A、B、C、E 均为兼性胞内寄生菌。

16. E。肉毒毒素是目前所知的毒性最剧烈细菌毒素。

17. A。抗-O 试验即抗链球菌溶血素 O 试验,为血清学试验而不是细菌生化反应。

18. D。金黄色葡萄球菌对外界理化因素的抵抗力较强,是无芽胞菌中抵抗力最强的细菌。

19. A。亚急性细菌性心内膜炎通常是由甲型溶血性链球菌感染引起。

20. B。对青霉素耐药的金黄色葡萄球菌菌株已达 90% 以上,极易产生耐药性。

21. C。肺炎链球菌与甲型溶血性链球菌均可形成草绿色溶血环,常需要进行鉴别。肺炎链球菌胆汁溶菌试验阳性,甲型溶血性链球菌则为阴性。

22. B。EIEC 在表型和致病性方面与志贺菌密切相关,所致疾病很像细菌性痢疾,有发热、腹痛、脓血便和里急后重等表现。

23. D。志贺菌无鞭毛,这与其他多数肠道杆菌不同。

24. C。霍乱弧菌耐碱不耐酸,在 pH 8.8～9.0 的碱性蛋白胨水或碱性琼脂平板上生长良好,其他细菌在此 pH 环境中不易生长,故初次分离霍乱弧菌常用此培养基。

25. D。慢性胃炎和消化性溃疡患者的胃黏膜中,幽门螺杆菌检出率高达 80%～100%,是该类疾病的主要病因。

26. B。肉毒梭菌的主要致病物质为肉毒毒素,肉毒毒素抑制神经肌肉接头处神经递质乙酰胆碱的释放,导致弛缓性瘫痪。

27. D。分枝杆菌属的微生物不产生内毒素和外毒素,致病物质主要是脂质。

28. B。选项 D 为非细胞型微生物。支原体是一类缺乏细胞壁、呈高度多形性、能通过细菌滤器、在无生命培养基中能生长繁殖的最小原核细胞型微生物。

29. E。立克次体是一类以节肢动物为传播媒介、严格细胞内寄生的原核细胞型微生物。立克次体有细胞壁,对多种抗生素敏感。

30. D。一个完整成熟的病毒颗粒称为病毒体,病毒体的基本结构是由核心和衣壳构成的核衣壳。

31. B。干扰素不能直接杀灭病毒,而是通过诱导机体产生抗病毒蛋白,从而发挥抗病毒作用。

32. C。血凝素(HA)和神经氨酸酶(NA)易发生变异,是划分甲型流感病毒亚型的主要依据。

33. A。流感病毒分为甲、乙、丙三型,其中甲型流感病毒抗原性易发生变异,变异形成的新亚型可与旧亚型交替出现或共同存在,引起流感的世界性大流行。

34. A。HBV 有 3 种包膜蛋白、S 蛋白、M 蛋白、L 蛋白,S 蛋白为 HBsAg,M 蛋白为 HBsAg+PreS2Ag,L 蛋白为 HBsAg+PreS1Ag+PreS2Ag。

35. D。缺陷病毒是指因病毒基因组不完整或者某一基因位点改变,不能进行正常增殖,复制不出完整的有感染性的病毒颗粒。HDV 为缺陷病毒,必须依赖 HBV 才能复制。

36. C。ELISA 法检测 HIV 抗体是最常用的初筛试验,确认试验用 Western Blot 法检测 HIV 抗体。

37. A。HIV 的受体是 CD4 分子,所以主要侵犯的是 $CD4^+$ 细胞。

38. D。真菌感染多为继发性感染,特别是深部真菌感染多是由于各种诱因使机体免疫力显著下降而发生,艾滋病患者最为典型。

39. D。孢子是真菌的生殖结构,不是休眠形式。

40. B。皮肤炭疽占所有炭疽病例的 95% 以上,是最常见的炭疽病。

【A₃型题】

41. A。流行性脑脊髓膜炎由脑膜炎奈瑟菌感染引起，该细菌对营养要求高，需在含血清、血液的培养基中生长，常用80℃以上加温的血琼脂平板，色似巧克力，故名巧克力平板培养基。

42. A。脑膜炎奈瑟菌主要经飞沫传播侵入人体鼻咽部进行繁殖。

43. B。脑膜炎奈瑟菌为本病原菌，该菌对理化因素的抵抗力很弱，尤其对低温和干燥敏感，故选项B错误。

44. E。患者无黏液脓血便、米泔水样便、血便、黄疸等表现，选项A、B、C、D不正确。符合肠热症临床表现，如高热、相对缓脉、肝脾大、白细胞偏低等。

45. A。肠热症细菌学检查第1周取外周血，第2周起取粪便，第3周起还可取尿液。患者处于第1周故取外周血。

46. E。结合患者临床表现及结核菌素试验结果（≥15mm为强阳性）判断患者为结核病活动期。大叶性肺炎多由肺炎链球菌引起，选项A错误；结核菌素试验是皮肤的超敏反应，同时也反映体内对结核分枝杆菌的细胞免疫状态，二者共同存在，选项B错误。

47. B。结核分枝杆菌营养要求高，在含有蛋黄、马铃薯、甘油、无机盐、孔雀绿、天冬酰胺等的改良罗氏培养基上生长良好。

48. A。原发后感染多见于成年人，多为内源性感染，病原菌主要来自原发感染时原发灶内的残留菌。

49. D。AIDS的病原体为HIV，HIV的主要受体为CD4分子，故造成CD4⁺T细胞被大量破坏而使免疫功能低下。

50. C。目前治疗AIDS使用多种抗HIV药物的联合方案，即HAART，俗称"鸡尾酒"疗法。通常联合选用2种核苷类药物和1种非核苷类药物或蛋白酶抑制剂。1996年，由于艾滋病耐药性问题频现，华人科学家何大一提出了"鸡尾酒"疗法，将多种抗艾滋病药物组合在一起，联合使用蛋白酶抑制剂、核苷类逆转录酶抑制剂及非核苷类逆转录酶抑制剂。对比单一药物，该策略能够更有效地治疗艾滋病，且更不易出现耐药性。这种治疗方法有效降低了艾滋病病人的死亡率，至今仍是最常用、效果最显著的艾滋病治疗方法之一。鉴于"鸡尾酒"疗法对于艾滋病治疗的卓越贡献，何大一博士入选美国1996年《时代》周刊年度人物，2010年被《时代》周刊称为"打败艾滋病的人"。

【B型题】

51. B。内毒素是革兰氏阴性菌的脂多糖，由脂质A、核心多糖和特异性多糖组成。其中，脂质A是内毒素的毒性和生物学活性主要成分。

52. C。青霉素的作用机制主要是与青霉素结合蛋白（PBP）共价结合，抑制其转肽酶活性，阻碍肽聚糖的交叉连接，抑制细菌形成完整的细胞壁。

53. E。胞质颗粒中有一类主要成分是RNA和多偏磷酸盐的颗粒，嗜碱性强，用亚甲蓝染色时着色较深呈紫色，称为异染颗粒。异染颗粒常见于白喉棒状杆菌，位于菌体两端，有助于鉴定。

54. C。H抗体为IgG类，出现时间较晚，持续时间长达数年，消失后易在非特异性病原刺激后短暂地重新出现。

55. B。O、H凝集效价均超过正常值，提示肠热症的可能性较大。

56. A。O抗体主要为IgM类，出现时间早，且所针对的O抗原是脂多糖中的特异性多糖，故提示肠热症感染早期或其他沙门菌感染。

57. B。致热外毒素又称红疹毒素，是引起人类猩红热的主要毒性物质。

58. C。葡萄球菌A蛋白（SPA）能与IgG1、IgG2、IgG4分子Fc片段非特异性结合，结合后的IgG Fab片段仍能与抗原特异性结合，利用此原理设计了协同凝集试验。

59. A。链球菌的M蛋白与人体心肌、肾小球基膜有共同抗原，可引起超敏反应性疾病。

60. D。血浆凝固酶可使液态纤维蛋白原变成固态的纤维蛋白，使血浆凝固，导致感染易于局限化和形成血栓。

【X型题】

61. ABC。当正常菌群与宿主间的生态平衡失调时，正常菌群会成为机会致病菌而引起宿主发病。常见情况包括正常菌群的寄居部位改变、宿主免疫力下降、菌群失调。

62. ABD。内毒素耐热，160℃ 2～4小时才被破坏，故对热稳定，选项C不正确；内毒素化学成分为LPS，故免疫原性弱，不能制备为类毒素，选项E不正确。

63. ABDE。选项A肉毒梭菌感染引起食源性肉毒中毒，选项B、D、E的细菌可产生肠毒素引起食物中毒。

64. ABDE。金黄色葡萄球菌在血平板中呈现完全透明溶血环，选项 C 错误。

65. ABD。包膜的化学成分主要是脂质、多糖和少量蛋白质，选项 C 不正确；表面的突起称为子粒或刺突，选项 E 不正确。

66. ABE。HBV 对理化因素的抵抗力较强，不被 70% 乙醇灭活，乙醇消毒这一常用方法对 HBV 消毒并不适用，选项 C 叙述不正确。HBV 的核酸为不完全双链环状 DNA，选项 D 叙述不正确。

67. ACDE。钩端螺旋体在感染动物中长期生存并持续从尿液中排出，直接或间接污染水源（疫水），人类接触疫水而被感染，故选项 B 错误。

68. BCD。真菌对营养要求不高，选项 B 描述不正确；多数病原性真菌生长缓慢，培养 1～4 周才出现典型菌落，选项 C 描述不正确；真菌的繁殖方式包括有性繁殖和无性繁殖两种，无性繁殖是真菌的主要繁殖方式，选项 D 描述错误。

69. BCD。流感病毒引起流行性感冒，麻疹病毒引起麻疹，故 AE 选项错误。

70. ACE。脊髓灰质炎病毒感染后病毒可释放入血引起病毒血症，主要侵犯脊髓前角运动神经元，故 BD 选项描述不正确。

71. ABCE。人感染乙型脑炎病毒后仅发生短暂的病毒血症，且血中病毒滴度不高，因此病人不是主要的传染源，选项 D 错误。人群对乙型脑炎病毒普遍易感，但多表现为隐性感染。

72. BCE。埃博拉病毒主要在非洲、美洲分布，马堡病毒主要在非洲、欧洲分布，选项 AD 错误。

73. ABC。水痘-带状疱疹病毒（VZV）引起的原发感染主要表现为水痘，皮疹向心性分布，以躯干较多，选项 D 错误。在儿童时期感染引发水痘，病愈后 VZV 不被完全清除而是潜伏于体内，激活后引起带状疱疹，选项 E 错误。

74. ACD。EB 病毒（EBV）感染后常见传染性单核细胞增多症、Burkitt 淋巴瘤、鼻咽癌及淋巴组织增生性疾病，选项 BE 错误。

75. ABDE。狂犬病的传染源在发展中国家主要是病犬，其次是家猫和狼；在发达国家则主要传染源为带有病毒的野生动物，故选项 C 错误。

76. BC。人乳头瘤病毒（HPV）与宫颈癌最相关的是 16、18 型。

77. ABCE。亚急性硬化性全脑炎主要是由麻疹病毒引起的急性病毒感染的迟发并发症，故选项 D 错误。

78. AE。支原体在低琼脂量的固体培养基上，2～7 天出现典型的"油煎蛋"样菌落；L 型细菌培养 2～7 天后在软琼脂平板上形成中间较厚、四周较薄的荷包蛋样细小菌落。

79. CDE。动物源性细菌是指以动物作为传染源，能引起动物和人发生人畜共患病的病原菌。主要包括布鲁氏菌属、耶尔森菌属、芽胞杆菌属等。肉毒梭菌和破伤风梭菌属于厌氧芽胞梭菌，且不是以动物为传染源，故错误。

二、问答题

80. 预防原则：①正确处理伤口：清创扩创，清除坏死组织，过氧化氢冲洗；②人工主动免疫：使用 DPT 对儿童建立基础免疫，易感成人和外伤后，有基础免疫者加强接种破伤风类毒素 1 次；③人工被动免疫：使用 TAT 或 TIG 紧急预防。
治疗原则：①中和毒素：早期、足量使用 TIG 或 TAT；②清除病原菌：抗菌治疗首选青霉素和甲硝唑；③非特异性治疗：保持呼吸道通畅、控制痉挛、保持水和电解质平衡。

81. 见"第二十三章病毒的感染与免疫思维导图"。

医学微生物学综合试题四

一、选择题

【A₁ 型题】

1. 细菌属于原核细胞型微生物的主要依据是（　　）
A. 单细胞，结构简单　　B. 原始核、细胞器不完善
C. 二分裂方式繁殖　　D. 有细胞壁
E. 对抗生素敏感

2. 用来测量细菌大小的单位是（　　）
A. cm　　B. mm　　C. μm　　D. nm　　E. pm

3. 溶菌酶的溶菌作用机制是（　　）
A. 裂解细胞壁聚糖骨架上的 β-1,4 糖苷键
B. 抑制细胞壁肽聚糖上四肽侧链与五肽桥的交联
C. 抑制细菌 mRNA 表达
D. 抑制细菌 DNA 转录
E. 破坏细胞壁上的磷壁酸

4. 研究细菌性状应选择哪一生长期的细菌？（　　）
A. 延滞期　　　　　　B. 衰亡期

C. 对数期　　　　　　D. 稳定期
E. 稳定晚期
5. 下列细胞中，不受噬菌体侵袭的是（　　）
A. 淋巴细胞　　　　　B. 真菌细胞
C. 细菌细胞　　　　　D. 螺旋体细胞
E. 衣原体细胞
6. H-O 变异属于（　　）
A. 毒力变异　　　　　B. 菌落变异
C. 鞭毛变异　　　　　D. 形态变异
E. 耐药性变异
7. 与细菌耐药性有关的质粒是（　　）
A. F 质粒　　　　　　B. R 质粒
C. Col 质粒　　　　　D. 产毒性质粒
E. 侵入性质粒
8. 内毒素的毒性成分是（　　）
A. 脂蛋白　　　　　　B. 脂多糖
C. 脂质 A　　　　　　D. 核心多糖
E. 特异性多糖
9. IMViC 试验常被用于鉴别（　　）
A. 化脓性球菌　　　　B. 棒状杆菌
C. 分枝杆菌　　　　　D. 肠杆菌科细菌
E. 厌氧菌
10. 可与 IgG Fc 片段结合的细菌蛋白是（　　）
A. 大肠埃希菌 K 抗原　B. M 蛋白
C. 葡萄球菌蛋白 A　　D. Vi 抗原
E. 炭疽芽胞杆菌荚膜多糖抗原
11. 鉴别致病性和非致病性肠杆菌科细菌的重要依据是（　　）
A. 是否发酵葡萄糖　　B. 是否发酵乳糖
C. 是否液化明胶　　　D. 是否产生硫化氢
E. 是否产生靛基质
12. 关于霍乱弧菌的生物学性状，叙述错误的是（　　）
A. 革兰氏阴性弧菌，有单鞭毛
B. 耐碱不耐酸
C. 在霍乱病人粪便悬滴标本中,可见"鱼群样穿梭"现象
D. 有菌毛，有芽胞形成
E. 有菌毛和荚膜
13. 鉴别幽门螺杆菌的主要依据之一是（　　）
A. 耐热核酸酶　　　　B. 尿素酶
C. 凝固酶　　　D. 色素　　　E. 外毒素
14. 破伤风梭菌的致病机制是（　　）
A. 破伤风梭菌通过血流侵入中枢神经系统大量增殖致病
B. 破伤风梭菌产生内毒素引起休克
C. 破坏局部组织，引起瘢痕和肌肉萎缩
D. 破伤风痉挛毒素侵入中枢神经系统致病
E. 破伤风梭菌引起败血症
15. 下列细菌中繁殖速度最慢的是（　　）
A. 大肠埃希菌　　　　B. 丙型链球菌
C. 脑膜炎奈瑟菌　　　D. 结核分枝杆菌
E. 肺炎链球菌
16. 流感嗜血杆菌中引起儿童脑膜炎和肺炎最常见的血清型是（　　）
A. Hia 型菌株　　　　B. Hib 型菌株
C. Hic 型菌株　　　　D. Hid 型菌株
E. Hie 型菌株
17. 预防鼠疫的特异性措施是（　　）
A. 灭鼠　　　　　　　B. 灭蚤
C. 接种鼠疫类毒素　　D. 接种鼠疫减毒活菌苗
E. 接种鼠疫抗毒素
18. 下列哪项不是白喉棒状杆菌感染的特点？（　　）
A. 人类是白喉棒状杆菌的唯一宿主
B. 传染源包括病人和带菌者
C. 细菌侵入鼻咽部黏膜生长繁殖
D. 白喉棒状杆菌在局部繁殖后入血
E. 白喉的早期致死的主要原因是假膜脱落引发窒息
19. 对放线菌的错误描述是（　　）
A. 病后可产生特异性抗体抵抗再感染
B. 为条件致病菌，引起内源性感染
C. 临床表现主要是形成慢性肉芽肿并伴多发性瘘管形成
D. 诊断可取分泌物查找硫磺样颗粒，压片镜检
E. 革兰氏阳性、非抗酸性丝状菌
20. 支原体与 L 型细菌的相同点为（　　）
A. 有细胞壁　　　　　B. 呈多形性
C. 不能通过滤菌器　　D. 对高渗敏感
E. "羽毛状"样菌落
21. 立克次体与细菌的主要区别是（　　）
A. 有细胞壁和核糖体
B. 含有 DNA 和 RNA 两种核酸
C. 严格的细胞内寄生
D. 以二分裂方式繁殖
E. 对抗生素敏感
22. 有关沙眼衣原体的描述不正确的是（　　）

A. 是专性细胞内寄生,自然宿主是人和小鼠
B. 含有 DNA 和 RNA 两种核酸
C. 可引起沙眼和包涵体结膜炎
D. 抗感染以细胞免疫为主
E. 可引起泌尿生殖道感染和性病淋巴肉芽肿

23. 培养钩端螺旋体的最佳温度是（　　）
A. 37～40℃　　　　　B. 30～35℃
C. 28～30℃　　　　　D. 20～24℃
E. 10～15℃

24. 裸露病毒体的结构是（　　）
A. 核心＋包膜　　　　B. 核心＋衣壳＋包膜
C. 核衣壳＋刺突　　　D. 核心＋衣壳
E. 核心

25. 病毒复制周期中隐蔽期是指下列哪个阶段？（　　）
A. 吸附　　　B. 穿入　　　C. 脱壳
D. 生物合成　　　E. 装配与释放

26. 干扰素抗病毒的作用机制是（　　）
A. 诱发细胞产生抗病毒蛋白
B. 直接抑制病毒的生物合成
C. 直接杀灭病毒
D. 阻碍病毒吸附于易感细胞
E. 与病毒结合,阻止其脱壳

27. 可特异性杀伤受病毒感染细胞的免疫细胞是（　　）
A. Tc 细胞　　　B. Th 细胞　　　C. NK 细胞
D. Ts 细胞　　　E. 巨噬细胞

28. 关于病毒核酸检测阳性,正确的说法是（　　）
A. 代表标本中一定有活病毒
B. 代表病变部位一定有活病毒
C. 不代表标本中或病变部位一定有活病毒
D. 对未知基因序列的病毒可以采用此方法检测
E. 对新病毒可以采用此方法检测

29. 抗原性漂移是指流感病毒的（　　）
A. 型特异性抗原的小变异
B. 型特异性抗原的大变异
C. 亚型抗原的大变异
D. 亚型抗原的小变异
E. 与其他病毒的基因重组

30. 脊髓灰质炎病毒的致病特点不包括（　　）
A. 粪-口途径传播
B. 二次病毒血症
C. 1～5 岁幼儿易感
D. 可侵入中枢神经系统引起麻痹性脊髓灰质炎

E. 多为隐性感染

31. 世界范围内婴幼儿重症腹泻最常见的病原体是（　　）
A. A 组轮状病毒　　　B. B 组轮状病毒
C. C 组轮状病毒　　　D. D 组轮状病毒
E. E 组轮状病毒

32. 下列物质中,具有感染性的是（　　）
A. Dane 颗粒　　　B. 管形颗粒
C. 小球形颗粒　　　D. HBsAg　　　E. HBeAg

33. 人感染 HBV 后,很难在血清中检出的抗原是（　　）
A. HBsAg　　　B. HBcAg　　　C. HBeAg
D. PreS1　　　E. PreS2

34. 关于流行性乙型脑炎病毒正确的是（　　）
A. 简称流脑病毒
B. 国际上称为日本脑炎病毒
C. 经蜱虫叮咬传播
D. 感染后严重者病死率低
E. 病毒主要侵犯周围神经系统

35. 肾综合征出血热的病原体是（　　）
A. 登革病毒　　　B. 汉坦病毒
C. 黄热病病毒　　　D. 埃博拉病毒
E. 刚果出血热病毒

36. 哪一种疱疹病毒与鼻咽癌发病有关？（　　）
A. HSV　　　B. VZV　　　C. CMV
D. EBV　　　E. HHV-8

37. HIV 侵犯的主要细胞是（　　）
A. DC 细胞　　　B. $CD8^+$T 细胞
C. $CD4^+$ 细胞　　　D. B 细胞
E. T 细胞和 B 细胞

38. 目前研究认为,仅含有蛋白质成分,不含有核酸的微生物是（　　）
A. 类病毒　　　B. 拟病毒
C. 朊粒　　　D. 缺陷病毒
E. 小 DNA 病毒

39. 培养真菌的最适 pH 是（　　）
A. 2.0～4.0　　　B. 3.0～5.0
C. 4.0～6.0　　　D. 5.0～7.0
E. 6.0～8.0

40. 下列哪项对新型隐球菌的描述是错误的？（　　）
A. 在体质极度衰弱者引起内源性感染
B. 易于侵犯中枢神经系统引起脑膜炎
C. 主要经胃肠道传染

D. 形成酵母型菌落
E. 测定血清中荚膜抗原的效价有助于预后的判断

【A₃型题】

（41～42题共用题干）

患者，女，发热1周，食欲不振、乏力、腹胀、腹泻、脾大。外周血白细胞偏低，发病后曾服退热药及磺胺药，发热仍不退，临床怀疑为肠热症。

A. 肥达反应　　　　B. 抗链球菌溶血素O试验
C. 外斐反应　　　　D. 粪便检测
E. 骨髓检测

41. 为进一步协助诊断，首选应做的检查是（　）
42. 病人做细菌学检查，1～3周都可采样检测的是（　）

（43～44题共用题干）

患者，女，45岁，就诊时主诉：近1个多月来咳嗽，痰中时有血丝。消瘦并常感疲乏无力、午后低热、心悸、盗汗、食欲不振。医生高度怀疑为肺结核并对其进行临床检查。

A. 镀银染色法　　　　B. 抗酸染色法
C. 罗氏培养基　　　　D. 沙氏培养基
E. 普通琼脂培养基

43. 痰标本微生物学检查，痰标本集菌涂片后，应选用的方法是（　）
44. 痰结核分枝杆菌培养，应选用的培养基是（　）

（45～47题共用题干）

患者，男，32岁，急起畏寒、高热持续3天、剧烈头痛、全身酸痛、乏力，并伴有咽痛、干咳等呼吸道症状和呕吐、腹泻等胃肠道症状，近期所在地有H1N1流感流行。实验室检查显示白细胞总数正常。考虑甲型流感病毒感染。

A. 基质蛋白（MP）　　B. M1蛋白
C. M2蛋白　　　　　　D. HA和NA
E. 脂蛋白（LP）

45. 划分甲型流感病毒亚型的主要依据是（　）
46. 与病毒形态、装配和出芽释放有关的病毒主要结构成分是（　）
47. 参与病毒复制的离子通道型跨膜蛋白是（　）

（48～50题共用题干）

患者，男，39岁，因食欲不振、恶心、腹胀、乏力入院。入院后出现黄疸加深。实验室检查：转氨酶升高，肝功能异常。血清学检测：抗-HAV IgM（－）、HBsAg（＋）、HBeAg（＋）、抗-HBc IgM（＋）、抗-HCV（－）、抗-HDV（－）、抗-HEV（－）。考虑乙型肝炎病毒感染。

A. HBsAg阳性　　　　B. HBeAg阳性
C. 抗-HBe阳性　　　　D. 抗-HBc阳性
E. 抗-HBs阳性

48. HBV感染者有强传染性的指标是（　）
49. HBV感染的主要标志是（　）
50. 可发挥中和作用的抗体是（　）

【B型题】

（51～52题共用备选答案）

A. 肺炎链球菌　　　　B. 草绿色链球菌
C. 结核分枝杆菌　　　D. 葡萄球菌
E. 淋病奈瑟菌

51. 以菌毛为主要致病物质的是（　）
52. 以荚膜为主要致病物质的是（　）

（53～55题共用备选答案）

A. IgG　　　　B. sIgA　　　　C. IgM
D. IgE　　　　E. 细胞免疫

53. 机体抗病毒感染主要依靠（　）
54. 可阻止病毒由黏膜侵入（　）
55. 病毒感染后最早出现的抗体是（　）

（56～60题共用备选答案）

A. 风疹病毒　　　　B. 麻疹病毒
C. 甲型流感病毒　　D. 狂犬病毒
E. 冠状病毒

56. 以上病毒中，最易发生变异的是（　）
57. 育龄妇女需重点预防的是（　）
58. 愈后可获终身免疫的是（　）
59. 基因组最大的RNA病毒是（　）
60. 神经细胞胞质中可见内氏小体的是（　）

【X型题】

61. 下列严格细胞内寄生的微生物有（　）
A. 衣原体　　　B. 立克次体　　　C. 病毒
D. 螺旋体　　　E. 噬菌体

62. 关于细菌芽胞的叙述，下列哪些是正确的？（　）
A. 判断灭菌效果的指标
B. 环境恶劣时形成
C. 一个细菌只形成一个芽胞
D. 是细菌的繁殖器官
E. 抵抗力强

63. 烈性噬菌体在宿主菌内的增殖过程包括（　）
A. 吸附　　　B. 穿入　　　C. 生物合成
D. 成熟　　　E. 释放

64. 细菌常见的变异类型包括（　）

A. 形态结构变异　　　　B. 抗原性变异
C. 菌落变异　　　　　　D. 毒力变异
E. 耐药性变异

65. 关于抗感染免疫的叙述，下列哪些是正确的？（　　）
A. 体液免疫主要针对胞外寄生菌的感染
B. 细胞免疫主要针对胞内寄生菌的感染
C. 血脑屏障可保护中枢神经系统
D. 抗体与细菌结合直接杀死病菌
E. sIgA 主要抗局部感染

66. 细菌特异性免疫获得方式包括（　　）
A. 显性感染　　　　　　B. 隐性感染
C. 疫苗接种　　　　　　D. 婴儿吸母乳
E. 注射抗毒素

67. 乙型溶血性链球菌可引起的疾病是（　　）
A. 亚急性细菌性心内膜炎　　B. 猩红热
C. 食物中毒　　　　　　D. 蜂窝织炎
E. 急性肾小球肾炎

68. 志贺菌的致病物质及其作用是（　　）
A. 菌毛：能黏附于肠黏膜细胞
B. 鞭毛：使细菌产生运动而扩散
C. 内毒素：所有菌株产生
D. 外毒素：部分菌株产生
E. 侵袭性酶类

69. 引起细菌感染性食物中毒的病原体是（　　）
A. 肉毒梭菌　　　　　　B. 大肠埃希菌
C. 副溶血性弧菌　　　　D. 金黄色葡萄球菌
E. 鼠伤寒沙门菌

70. 结核分枝杆菌侵入人体的途径有（　　）
A. 呼吸道　　　　　　　B. 消化道
C. 受损伤皮肤　　　　　D. 蚊虫叮咬
E. 以上都不是

71. 病毒的特性是（　　）
A. 体积微小，能通过滤菌器
B. 含有 DNA 和 RNA
C. 结构简单，有的只有核衣壳
D. 可在无生命培养基上生长
E. 以复制的方式增殖

72. 病毒广泛存在于自然界，可寄生于（　　）
A. 人　　　　B. 细菌　　　　C. 动物
D. 真菌　　　E. 植物

73. 病毒对宿主细胞的致病作用是（　　）
A. 杀细胞效应　　　　　B. 稳定态感染
C. 包涵体形成　　　　　D. 细胞凋亡

E. 基因整合与细胞转化

74. 呼吸道病毒包括（　　）
A. 流感病毒　　　　　　B. 腮腺炎病毒
C. 风疹病毒　　　　　　D. 麻疹病毒
E. 脊髓灰质炎病毒

75. 肠道病毒的共同特点包括（　　）
A. 核酸为单链正股 RNA
B. 有包膜的小 RNA 病毒
C. 对脂溶剂敏感
D. 可通过病毒血症引起多种疾病
E. 感染类型多为隐性感染

76. 下列属于急性胃肠炎病毒的是（　　）
A. 轮状病毒　　　　　　B. 杯状病毒
C. 星状病毒　　　　　　D. 肠道腺病毒
E. 脊髓灰质炎病毒

77. 下列有关疱疹病毒正确的是（　　）
A. 与水痘-带状疱疹有关的是 VZV
B. 与卡波西肉瘤有关的是 HHV-1
C. 与生殖器疱疹有关的是 HSV-2
D. 与婴儿急疹有关的是 HHV-6
E. 与单核细胞增多症有关的是 HCMV

78. 对 HIV 致病机制的叙述正确的是（　　）
A. 感染的单核-巨噬细胞可成为 HIV 的重要储存库
B. HIV 感染诱导 CD4$^+$T 细胞融合
C. 特异性 CTL 对病毒感染 CD4$^+$T 细胞的杀伤作用
D. HIV 抗体介导的 ADCC 对靶细胞的破坏作用
E. HIV 感染促进 CD4$^+$T 细胞凋亡

79. 下列疾病中属于人类及动物朊粒病的是（　　）
A. 库鲁病　　　　　　　B. 致死性家族性失眠
C. 帕金森病　　　　　　D. 羊瘙痒病
E. 克-雅病

80. 与细菌比较，真菌的培养特性包括（　　）
A. 对营养要求不高
B. 多数生长缓慢
C. 丝状真菌培养温度 25～28℃
D. 可形成酵母型菌落
E. 可形成丝状菌落

二、问答题

81. 预防病毒感染的疫苗有哪些类型，各有哪些特点？

82. 试述结核菌素试验的原理、方法、结果、意义和应用。

参考答案和解析

一、选择题

【A₁型题】

1. B。原核细胞型微生物的主要特点就是仅有原始核质，无核膜和核仁，细胞器不完善，只有核糖体。
2. C。细菌大小的测量单位是微米（μm）。
3. A。溶菌酶能切断细菌细胞壁的肽聚糖结构中的 N-乙酰葡萄糖胺和 N-乙酰胞壁酸之间的 β-1,4 糖苷键，破坏肽聚糖支架，破坏细胞壁。
4. C。细菌在对数期生长达到顶峰状态，此期细菌的形态、染色性、生理活性等都较典型，对外界环境因素的作用敏感。因此，研究细菌的生物学性状（形态染色、生化反应、药物敏感试验等）应选用该期的细菌。一般细菌对数期在培养后的 8~18 小时。
5. A。噬菌体是指感染细菌、真菌、放线菌或螺旋体等微生物的病毒。
6. C。鞭毛变异指细菌失去鞭毛后，运动随之消失，同时 O 抗原外露，是为 H-O 变异。
7. B。耐药质粒在菌细胞之间可以通过接合、转导和转化方式进行传递。
8. C。脂质 A 是细菌内毒素的毒性和生物学活性的主要组分，无种属特异性。
9. D。IMViC 是吲哚（indole）、甲基红试验（methyl red test）、伏-波试验（Voges-Proskauer test）和枸橼酸盐利用（citrate test）4 个试验的缩写，常用于鉴定肠道杆菌。
10. C。葡萄球菌 A 蛋白（SPA）可与人类和多种哺乳动物 IgG 的 Fc 片段结合，结合后的复合物具有抗吞噬、促细胞分裂、引起超敏反应、损伤血小板等多种生物学活性。
11. B。乳糖发酵试验可初步用于鉴别志贺菌、沙门菌等致病菌和其他大部分非致病肠道杆菌，前两者不发酵乳糖。
12. D。霍乱弧菌有菌毛，无芽胞，有些菌株（O139 群）有荚膜。
13. B。幽门螺杆菌尿素酶丰富，可迅速分解尿素释放氨，是鉴定该菌的主要依据之一。
14. D。破伤风痉挛毒素是目前已知的引起破伤风的主要致病物质，该神经毒素入血经血液循环达到神经肌肉接头处而致病。
15. D。结核分枝杆菌生长缓慢，12~24 小时繁殖一代，接种后培养 3~4 周才出现肉眼可见的菌落。
16. B。由荚膜 b 型流感嗜血杆菌（Hib）引发的感染性疾病主要表现为儿童脑膜炎和肺炎。
17. D。我国目前使用无毒株 EV 活菌苗进行特异性预防，免疫力可持续 8~10 个月。
18. D。白喉棒状杆菌一般不入血，其产生的外毒素入血可引起全身中毒症状而致病。
19. A。放线菌病病人血清中可检测到多种特异性抗体，但这些抗体无免疫保护作用，机体对放线菌的免疫主要靠细胞免疫。
20. B。支原体有许多特性与 L 型细菌相似，如无细胞壁、呈多形性、能通过滤菌器、对低渗敏感、"油煎蛋"样菌落。
21. C。立克次体是一类严格细胞内寄生的原核细胞型微生物，而细菌可在无生命培养基上进行培养。
22. A。沙眼衣原体主要寄生于人类，无动物储存宿主。
23. C。钩端螺旋体培养最适生长温度为 28~30℃，最适 pH 为 7.2~7.4，生长缓慢。
24. D。裸露病毒结构包括由核心和衣壳，构成的核衣壳，但是无包膜。
25. D。人和动物病毒的复制周期中，用血清学方法和电镜检查宿主细胞，在生物合成阶段找不到病毒颗粒，故被称为隐蔽期。
26. A。干扰素具有广谱抗病毒作用，它能诱生抗病毒蛋白来阻断子代病毒的产生，但是不能直接杀伤病毒。
27. A。Tc 细胞是具有杀伤靶细胞活性的 T 细胞亚群，能特异性杀伤受病毒感染的靶细胞。
28. C。病毒核酸检测阳性，并不代表标本中或病变部位一定有活病毒，对未知基因序列的病毒及新病毒不能采用此方法检测。
29. D。抗原性漂移属于量变，即亚型内变异，变异幅度小或连续变异，通常由病毒基因点突变和人群免疫力选择性降低引起，可引起小规模的流感流行。
30. D。脊髓灰质炎病毒感染者中 1%~2% 因病毒毒力强或中和抗体少，病毒侵入中枢神经系统和脑膜，产生非麻痹性脊髓灰质炎或无菌性脑膜炎。
31. A。轮状病毒分为 A~G 7 个组，其中 A 组轮状病毒是世界范围内婴幼儿重症腹泻最常见的病原体，也是婴幼儿死亡的主要原因之一。
32. A。Dane 颗粒又称大球形颗粒，是具有感染性的完整的 HBV 颗粒。

33. B。HBcAg是病毒的衣壳蛋白，其外有包膜包裹，仅存在于病毒颗粒内及感染的肝细胞中，一般不在血液循环中游离存在，不易在血清中检出，故不用于常规检测。

34. B。流行性乙型脑炎病毒简称乙脑病毒，国际上称为日本脑炎病毒（Japanese encephalitis virus，JEV）。该病毒经蚊子叮咬传播，病毒主要侵犯中枢神经系统，严重者病死率高。

35. B。汉坦病毒主要引起肾综合征出血热（HFRS）和汉坦病毒肺综合征（HPS）两种急性传染病。

36. D。非洲儿童恶性淋巴瘤和鼻咽癌易发生于感染过EBV的病人中，故认为EBV是一种人类重要的肿瘤相关病毒。

37. C。HIV侵犯的主要细胞是$CD4^+T$细胞。

38. C。朊粒是一种由宿主细胞基因编码的、构象异常的蛋白质，不含核酸，具有自我复制能力和传染性。

39. C。真菌培养温度为37℃（酵母型和类酵母型真菌）或25～28℃（丝状真菌）。最适酸碱度为pH 4.0～6.0。

40. C。对人类而言，新型隐球菌是机会致病菌。由呼吸道吸入后引起感染，初始感染灶多在肺部。

【A_3型题】

41. A。肠热症病程长，因目前抗生素使用普遍，肠热症的症状常不典型，临床标本阳性分离率低，故肥达反应这种血清学试验仍有协助诊断的意义。

42. E。肠热症随病程的进展，细菌出现的主要部位不同，第1周取外周血，第2周起取粪便，第3周起还可取尿液，从第1周至第3周均可取骨髓液。

43. B。抗酸染色法是用于鉴定抗酸性生物（主要是分枝杆菌属）的细菌学染色法。

44. C。罗氏培养基是分离培养结核分枝杆菌的常用培养基。

45. D。血凝素（HA）和神经氨酸酶（NA）的抗原结构不稳定，易发生变异，一个氨基酸的置换就可能改变其抗原性，是划分甲型流感病毒亚型的主要依据。

46. B。M1蛋白是病毒主要结构成分，与病毒形态、装配和出芽释放有关。

47. C。M2蛋白是离子通道型跨膜蛋白，参与病毒复制。

48. B。HBeAg其消长与病毒颗粒及病毒DNA多聚酶的消长基本一致，因此HBeAg阳性提示HBV在体内复制活跃，有较强的传染性，如转为阴性，表示病毒复制减弱或停止。

49. A。HBsAg阳性见于急性肝炎、慢性肝炎或无症状携带者，是HBV感染的重要标志，也是筛选献血员的必检指标。

50. E。抗-HBs是HBV的特异性中和抗体，见于乙型肝炎恢复期、既往HBV感染者或接种HBV疫苗后。抗-HBs的出现表示机体对乙型肝炎有免疫力。

【B型题】

51. E。淋病奈瑟菌主要通过菌毛黏附至人类尿道黏膜上，不易被尿液冲掉；抗吞噬作用明显，被吞噬后仍可在吞噬细胞内寄生。

52. A。荚膜是肺炎链球菌的主要毒力因子，有抗吞噬作用。

53. A。IgG是抗感染中最主要的抗体。

54. B。sIgA是机体黏膜防御感染中最重要的抗体。

55. C。从生物的种系发生上看，IgM是最原始的抗体。在个体发育中，机体最先合成的抗体也是IgM，其后才相继出现IgG与IgA，因此，在感染的早期，IgM起着先锋免疫的作用。临床上通过检测IgM类抗体，可作为某些传染病早期诊断。

56. C。抗原性变异是流感病毒变异的主要形式，其中甲型流感病毒有着极强的变异性。

57. A。风疹病毒感染最严重的危害是通过垂直传播引起胎儿先天性感染，对育龄妇女感染风疹病毒进行早期诊断，可有效减少畸形儿的发生。

58. B。麻疹愈后可获得终身免疫力，包括体液免疫和细胞免疫。感染后产生的抗HA的抗体和抗HL的抗体均有中和病毒的作用。

59. E。冠状病毒是基因组最大的RNA病毒。病毒基因组为非分节段的单正链RNA。

60. D。狂犬病毒在易感动物或人的中枢神经细胞（主要是大脑海马回的锥体细胞）细胞质中形成一个或多个、圆形或椭圆形、直径为20～30nm的嗜酸性包涵体，称为内氏小体。

【X型题】

61. ABCE。螺旋体可以在无生命培养基上培养。

62. ABCE。芽胞不是细菌的繁殖器官。

63. ABCDE。烈性噬菌体的增殖方式是复制，其增殖过程经历吸附、穿入、生物合成、成熟与释放几个阶段，构成噬菌体一个复制周期或溶菌周期。

64. ABCDE。细菌的形态结构、菌落、新陈代谢、抗原性、毒力以及耐药性等可出现变异。

65. ABCE。抗体能捕捉病原体（即与抗原发生高度特异性的结合），而不能直接杀死病原体。

66. ABCDE。特异性免疫是人体经后天感染（病愈或无症状的感染）或人工预防接种（菌苗、疫苗、类毒素、免疫球蛋白等）而使机体获得抵抗感染的能力。

67. BDE。乙型溶血性链球菌可引起化脓性感染（淋巴管炎、蜂窝织炎、痈、扁桃体炎、咽炎、中耳炎等）、毒素性疾病猩红热、链球菌中毒性休克综合征、超敏反应性疾病（风湿热和急性肾小球肾炎等）。亚急性细菌性心内膜炎是甲型（α）溶血性链球菌引起。

68. ACD。痢疾杆菌无芽胞，无鞭毛，无荚膜，有菌毛，该菌致病因素主要是菌毛的侵袭力和内毒素的毒性作用，有些菌株尚能产生外毒素。

69. ABCDE。可引起细菌性食物中毒的细菌包括金黄色葡萄球菌、大肠埃希菌、副溶血性弧菌、变形杆菌、鼠伤寒沙门菌等。

70. ABC。结核分枝杆菌主要经呼吸道进入机体，也可经消化道和破损的皮肤黏膜侵入。

71. ACE。病毒是一种个体微小，结构简单，能通过滤菌器，只含一种核酸（DNA或RNA），必须在活细胞内寄生并以复制方式增殖的非细胞型生物。

72. ABCDE。病毒必须在活细胞内寄生，可感染人体、动物、植物、细菌、真菌、藻类、放线菌或螺旋体等。

73. ABCDE。病毒对宿主细胞的致病作用包括杀细胞效应、稳定态感染、包涵体形成、细胞凋亡、基因整合与细胞转化。

74. ABCD。脊髓灰质炎病毒属于肠道病毒。

75. ADE。肠道病毒无包膜，无包膜病毒对脂溶剂不敏感。

76. ABCD。急性胃肠炎病毒包括轮状病毒、杯状病毒、星状病毒和肠道腺病毒。

77. ACDE。与卡波西肉瘤有关的是人疱疹病毒8型（HHV-8），又称卡波西肉瘤相关疱疹病毒（KSHV）。

78. ABCDE。感染的单核-巨噬细胞可成为HIV的重要储存库。HIV直接或间接杀伤$CD4^+T$细胞：①HIV感染诱导$CD4^+$细胞融合，形成多核细胞并导致细胞死亡；②特异性CTL对病毒感染$CD4^+T$细胞的杀伤作用；③HIV抗体介导的ADCC对靶细胞的破坏作用；④HIV感染促进$CD4^+$细胞凋亡。

79. ABDE。朊粒可引起人类朊粒病（库鲁病、克-雅病、格斯特曼综合征、致死性家族性失眠症、变异型克-雅病）和动物朊粒病（羊瘙痒病、水貂传染性脑病、鹿慢性消瘦症、牛海绵状脑病、猫海绵状脑病）。

80. ABCDE。真菌营养要求不高，多数生长缓慢，培养1～4周出现典型菌落。培养温度为37℃（酵母型和类酵母型真菌）或25～28℃（丝状真菌）。最适酸碱度为pH 4.0～6.0。在SDA培养基上可形成3种不同类型的菌落，即酵母型、类酵母型及丝状型菌落。

二、问答题

81. 预防病毒感染的疫苗类型和特点包括：
（1）减毒活疫苗：筛选毒力低的变异株病毒，体内增殖诱生免疫应答，接种量和次数少，常用的有脊髓灰质炎疫苗、麻疹疫苗等。
（2）灭活疫苗：用甲醛灭活病毒核酸，保留免疫原性，贮存和运输方便，常用的有狂犬病疫苗、乙脑疫苗等。
（3）基因工程疫苗：将保护性抗原编码基因克隆入载体，通过基因表达获得大量的病毒保护性抗原，不含感染性病毒的基因，主要包括亚单位疫苗、合成肽疫苗、重组基因工程活疫苗。
（4）核酸疫苗：将外源基因导入细胞合成抗原蛋白，具备免疫保护力增强、安全性较高等优点，主要包括DNA疫苗和RNA疫苗。
（5）其他疫苗：包括多联疫苗、黏膜疫苗、缓释疫苗等新型疫苗不断研发。

82. （1）原理：应用结核菌素做Ⅳ型超敏反应性试验。
（2）方法：取旧结核菌素（OT）或纯蛋白衍生物（PPD）注射于前臂皮内，经48～72小时观察局部有无红肿硬结。
（3）结果及意义：
阴性反应：硬结直径＜5mm，表示未感染结核。但应排除以下情况：感染初期；重症结核；体弱或患有其他传染性疾病；细胞免疫功能低下等。
阳性反应：硬结直径≥5mm，接种过卡介苗者，已感染过结核分枝杆菌，但不一定有结核病。
强阳性反应：硬结直径≥15mm，可能有活动性结核。
（4）应用：选择卡介苗接种对象和免疫效果测定；婴幼儿结核病诊断参考；测定细胞免疫功能；人群结核病流行情况调查。

医学微生物学综合试题五

一、选择题

【A₁型题】

1. 首先观察到微生物存在的学者是（　　）
 A. 列文虎克　　B. 巴斯德　　C. 郭霍
 D. 李斯特　　E. 伊万诺夫斯基

2. 下列不属于原核细胞型微生物的是（　　）
 A. 细菌　　B. 病毒　　C. 支原体
 D. 衣原体　　E. 立克次体

3. 关于L型细菌的描述，错误的是（　　）
 A. 生长比较缓慢
 B. L型细菌可以在低渗培养基中生长
 C. 典型菌落为"荷包蛋"样小菌落
 D. L型细菌仍具有一定的致病能力
 E. 通常引起慢性感染

4. 关于质粒的描述哪项是错误的？（　　）
 A. 不是细菌生命活动所必需的遗传物质
 B. 为细菌染色体外单链DNA
 C. 具有独立的自我复制能力
 D. 可以从一个细菌转移至另一个细菌体内
 E. 控制细菌某些特定的遗传性状

5. 具有抗吞噬作用的细菌结构是（　　）
 A. 荚膜　　B. 鞭毛　　C. 芽胞
 D. 普通菌毛　　E. 性菌毛

6. 细菌的芽胞大多在哪个时期产生（　　）
 A. 延滞期　　B. 对数期
 C. 稳定期　　D. 衰亡期
 E. 以上均可

7. 判定灭菌是否彻底的主要依据是（　　）
 A. 细菌的繁殖体完全被杀死
 B. 细菌芽胞被完全杀死
 C. 细菌鞭毛蛋白变性
 D. 细菌内DNA变性
 E. 细菌肽聚糖结构破坏

8. 革兰染色液染色顺序是（　　）
 A. 结晶紫—碘液—95%乙醇—稀释复红
 B. 碘液—95%乙醇—稀释复红—结晶紫
 C. 稀释复红—结晶紫—碘液—95%乙醇
 D. 95%乙醇—稀释复红—结晶紫—碘液
 E. 结晶紫—碘液—95%乙醇—饱和石炭酸复红

9. 有关致热原的描述错误的是（　　）
 A. 革兰氏阴性菌的致热原就是细胞壁中的脂多糖
 B. 可被高压灭菌所破坏
 C. 液体中的致热原可用吸附剂或过滤等方法除去
 D. 是许多革兰氏阴性菌、少数革兰氏阳性菌的合成性代谢物质
 E. 注入机体可致发热反应

10. 以下关于噬菌体的描述，错误的是（　　）
 A. 是一种专性胞内寄生的微生物
 B. 尾丝是噬菌体的吸附器官
 C. 可以通过细菌滤器
 D. 有严格的宿主特异性
 E. 光学显微镜下可见

11. 和细菌致病性无关的是（　　）
 A. 侵袭力　　B. 入侵数量
 C. 繁殖速度　　D. 入侵途径
 E. 毒素

12. 类毒素是（　　）
 A. 抗毒素经甲醛处理后的物质
 B. 细菌素经甲醛处理后的物质
 C. 外毒素经甲醛处理后脱毒而保持抗原性的物质
 D. 内毒素经甲醛处理后脱毒而保持抗原性的物质
 E. 外毒素经甲醛处理后脱毒并改变了抗原性的物质

13. 院内感染是指（　　）
 A. 医院内的病人（无论是否住院）发生的感染
 B. 医院内的医生发生的感染
 C. 来探病的家属发生的感染
 D. 所有在医院内获得的感染
 E. 医院内的住院病人发生的交叉感染

14. 抗胞外菌感染主要依靠（　　）
 A. 抗体　　B. 补体　　C. NK细胞
 D. CTL　　E. Th细胞

15. 可以与IgG Fc片段结合的细菌表面蛋白是（　　）
 A. M蛋白　　B. Vi抗原　　C. SPA
 D. 大肠埃希菌K抗原　　E. 肺炎链球菌多糖抗原

16. 能初步鉴别致病性肠道杆菌与非致病性肠道杆菌的试验是（　　）
 A. 乳糖发酵试验　　B. 葡萄糖发酵试验
 C. VP试验　　D. 甲基红试验
 E. 吲哚实验

17. 培养脑膜炎奈瑟菌需要选用（　　）
 A. MH培养基　　B. SS培养基

C. 巧克力血琼脂培养基
D. 伊红-亚甲蓝培养基
E. 罗氏培养基
18. 引起 5 岁以下婴幼儿和旅游者腹泻最常见的致病性大肠埃希菌是（　　）
A. ETEC　　　B. EIEC　　　C. EPEC
D. EHEC　　　E. EAEC
19. 伤寒沙门菌 Vi 抗体的检测可用于（　　）
A. 早期诊断　　　　B. 判断预后
C. 检查免疫力　　　D. 筛查带菌者
E. 观察超敏反应
20. 关于霍乱弧菌描述正确的是（　　）
A. 有周鞭毛，运动十分活泼　B. 耐碱不耐酸
C. 专性需氧菌　　　　D. 只有 H 抗原
E. 革兰氏阳性菌
21. 肉毒梭菌的主要致病物质是（　　）
A. 内毒素　　B. 外毒素　　C. 荚膜
D. 菌毛　　　E. 芽胞
22. 下列对结核分枝杆菌的免疫特点叙述正确的是（　　）
A. 以体液免疫为主
B. 属于感染免疫
C. 体液免疫和细胞免疫并重
D. 不能通过人工主动免疫获得
E. 细胞免疫与 I 型超敏反应同时建立
23. 卡介苗的制备是利用结核分枝杆菌的哪种变异（　　）
A. 毒力　　　B. 抗原性　　C. 耐药性
D. 菌落　　　E. 形态
24. 关于立克次体的特点，下列描述错误的是（　　）
A. 有细胞壁，但形态多样
B. 专性活细胞内寄生
C. 以节肢动物为传播媒介
D. 可引起人畜共患病
E. 对抗生素不敏感
25. 下面关于病毒的特征，叙述不正确的是（　　）
A. 无细胞结构
B. 只有一种核酸
C. 能进行独立的代谢作用
D. 专性活性细胞内寄生
E. 能够通过细菌过滤器
26. 裸露病毒释放时，常导致宿主细胞发生（　　）
A. 细胞融合　　　　B. 细胞凋亡

C. 细胞裂解　　　　D. 包涵体形成
E. 细胞转化
27. 关于病毒潜伏感染，正确的是（　　）
A. 病毒可以被完全清除
B. 潜伏期也会有症状
C. 潜伏期无法分离、检测到病毒
D. 病毒不会传染他人
E. 一旦发病就不可逆转
28. 复制时必定会经历整合过程的病毒是（　　）
A. 双链 DNA 病毒　　B. 单链 DNA 病毒
C. 单链 RNA 病毒　　D. 逆转录病毒
E. 双链 RNA 病毒
29. 关于顿挫感染，下列叙述哪项正确（　　）
A. 因宿主细胞内有相应抑制物
B. 因宿主细胞 DNA 有关基因被激活
C. 因宿主细胞缺乏有关酶，不能为病毒增殖提供必要条件
D. 因感染病毒有核酸缺失
E. 因感染病毒有抗原性转变
30. 病毒的增殖过程结束后，用光学显微镜在宿主细胞内可观察到具有鉴别意义的结构是（　　）
A. 荚膜　　　B. 包涵体　　C. 芽胞
D. 核糖体　　E. 异染颗粒
31. 干扰素抗病毒的作用机制是（　　）
A. 干扰病毒的脱壳
B. 干扰病毒的吸附
C. 直接杀灭病毒
D. 干扰病毒的传入
E. 诱导被病毒感染的细胞产生抗病毒蛋白
32. 检测冠状病毒毒株，常采用的标本是（　　）
A. 血清　　　B. 脑脊液　　C. 鼻咽拭子
D. 粪便　　　E. 尿液
33. 关于正黏病毒，正确的是（　　）
A. 是单正链 RNA 病毒
B. 核酸分节段
C. 包膜上有一种称为 NA 的刺突，与红细胞凝集有关
D. HA 和 NA 抗原结构稳定
E. 乙型流感病毒容易造成大流行
34. 发生流感大流行最主要的原因是（　　）
A. 病毒抗原结构复杂　　B. 抗原性漂移
C. 抗原性转变　　　　　D. 病毒型别较多
E. NP 抗原易发生改变
35. 肠道病毒的共同特征不包括（　　）

A. 形态为球形，二十面体立体对称，无包膜
B. 对理化因素的抵抗力弱
C. 一种型别的肠道病毒可引起几种疾病或病征，而一种疾病或病征又可由不同型别的肠道病毒引起
D. 核酸类型为单正链 RNA
E. 主要经粪-口途径传播，以隐性感染多见

36. HAV 的传播途径是（   ）
A. 性传播　　　　　　B. 血液传播
C. 消化道传播　　　　D. 垂直传播
E. 呼吸道传播

37. 乙型肝炎病毒的核酸类型是（   ）
A. 单链 RNA　　　　　B. 不完全双链环状 RNA
C. 不完全双链环状 DNA　D. 双链线状 DNA
E. 单链 DNA

38. 单纯疱疹病毒在体内的播散方式是（   ）
A. 沿皮肤播散　　　　B. 局部播散
C. 全身播散　　　　　D. 沿神经播散
E. 沿淋巴播散

39. AIDS 的发病机制主要是（   ）
A. HIV 破坏 CTL 细胞，导致细胞免疫缺陷
B. HIV 与 Ts 结合，使免疫调节失控
C. HIV 感染 $CD4^+T$ 淋巴细胞，引起严重免疫缺陷
D. HIV 破坏 B 细胞，使体液免疫缺陷
E. HIV 破坏巨噬细胞，使吞噬功能缺陷

40. 真菌的繁殖方式不包括（   ）
A. 芽生　　　B. 裂殖　　　C. 芽管
D. 隔殖　　　E. 复制

【A₃ 型题】
(41～43 题共用题干)
某患者咳嗽数周，1 个月前感到疲惫、食欲下降，发热两周后咳痰中带血丝，体重减轻，体温 38℃，右上肺有啰音，白细胞 $14×10^9/L$，多形核 63%，取痰液染色，镜下可见红色细长弯曲、分枝状排列的菌体，患者结核菌素试验阳性。

41. 取患者痰液进行标本培养，应选用哪种培养基？（   ）
A. 血琼脂平板　　　　B. SS 培养基
C. 巧克力平板培养基　D. 麦康凯培养基
E. 罗氏培养基

42. 取患者痰液进行染色，选用的是以下哪种染色方法？（   ）
A. 齐-尼抗酸染色　　　B. 吉姆萨染色
C. 瑞氏染色　　　　　D. 墨汁染色法
E. 镀银染色法

43. 患者结核菌素试验阳性，下列解释不正确的是（   ）
A. 需要接种卡介苗　　B. 不需要接种卡介苗
C. 对结核病有免疫力　D. 患者细胞免疫功能正常
E. 感染过结核分枝杆菌

(44～46 题共用题干)
患者，男，48 岁，建筑工人，因铁钉深刺脚部造成外伤，继而患者出现发热、惊厥、牙关紧闭呈苦笑面容送至医院，诊断为破伤风。

44. 引起上述症状的破伤风梭菌具有鉴定意义的特殊结构是（   ）
A. 荚膜　　　B. 芽胞　　　C. 性菌毛
D. 鞭毛　　　E. 普通菌毛

45. 对于破伤风痉挛毒素的特征，下列描述错误的是（   ）
A. 属于神经毒素
B. 化学成分是蛋白质
C. 该毒素可被肠道酶所破坏
D. 是引起破伤风的主要致病物质
E. 该毒素毒性最强，对人的致死剂量小于 0.1μg

46. 紧急预防破伤风最好注射（   ）
A. 破伤风类毒素　　　B. 破伤风抗毒素
C. 青霉素　　　　　　D. 红霉素
E. 破伤风死菌苗

(47～48 题共用题干)
一位感冒患者，将其急性期鼻咽拭子标本接种于 12 日龄鸡胚，35℃ 培养 3 天后，收集的羊水和尿囊液，经检测已鉴定为流感病毒。

47. 现需要进一步鉴别流感病毒的型别，下一步适用的试验方法应该是（   ）
A. 间接凝集试验　　　B. 红细胞吸附试验
C. 协同凝集试验　　　D. 红细胞凝集试验
E. 血凝抑制试验

48. 流感病毒分型的依据是（   ）
A. 血凝素　　　　　　B. 神经氨酸酶
C. 核蛋白和基质蛋白　D. 核蛋白
E. 非结构蛋白

(49～50 题共用题干)
林某，27 岁，有吸毒史。常与其他吸毒者在家中共用注射器注射毒品。近期因慢性腹泻、体重减轻、口腔黏膜出现白色斑膜而就诊。查体发现患者全身性淋巴结肿大。实验室检查：$CD4^+T$ 淋巴细胞减少，$CD4^+/CD8^+$ 值下降，HIV 抗体阳性。

49. HIV 结构中，能够与 CD4 分子结合的是（   ）

A. gp120　　　　B. gp41　　　　C. p17
D. p7　　　　　　E. 24
50. 下列关于 HIV 的传播方式不正确的是（　　）
A. 传染源是病毒感染者和艾滋病患者
B. 病毒可经由唾液传播
C. 病毒可经由血液传播
D. 病毒可经由产道垂直传播
E. 病毒可经由性行为传播

【B 型题】
（51～53 题共用备选答案）
A. 荚膜　　　　B. 芽胞　　　　C. 鞭毛
D. 菌毛　　　　E. 异染颗粒
51. 与细菌运动有关的结构是（　　）
52. 肺炎链球菌的致病物质主要是（　　）
53. 淋病奈瑟菌的致病物质主要是（　　）
（54～58 题共用备选答案）
A. HBsAg　　　　　B. HBeAg
C. HBcAg　　　　　D. 抗-HBs
E. 抗-HBc
54. 存在于 Dane 颗粒表面的是（　　）
55. 血清中不易检测到的是（　　）
56. 对机体具有保护性的是（　　）
57. 仅由 HBV 的 C 基因编码的产物是（　　）
58. HBV 复制及强感染性的一个指标是（　　）
（59～60 题共用备选答案）
A. 肠热症可能小
B. 肠热症可能性大
C. 感染早期或交叉反应
D. 预防接种或非特异性回忆反应
E. 细胞免疫功能低下
59. 肥达试验 O 凝集效价高于正常，H 凝集效价低于正常，说明（　　）
60. 肥达试验 O 凝集效价低于正常，H 凝集效价高于正常，说明（　　）

【X 型题】
61. 条件致病菌的致病条件是（　　）
A. 寄居部位发生改变　　B. 拮抗作用
C. 宿主免疫功能低下　　D. 菌群失调
E. 免疫作用
62. 在抗生素发现之前，细菌感染引起的致死率较高，当抗菌药物问世并有效投入临床应用，死亡率便在短期得到有效的控制，抗菌药物的作用机制包括（　　）
A. 干扰细胞壁合成　　B. 损伤细胞膜功能

C. 抑制蛋白质合成　　D. 影响核酸和叶酸代谢
E. 抑制芽胞的形成
63. 金黄色葡萄球菌的毒力因子包括细菌的表面结构蛋白、酶类和毒素，其能产生的毒素包括（　　）
A. 痉挛毒素　　　　　B. 葡萄球菌溶血素
C. 肠毒素　　　　　　D. 表皮剥脱毒素
E. 毒性休克综合征毒素-1
64. 有关伤寒沙门菌的叙述，正确的是（　　）
A. 由消化道侵入　　B. 引起两次菌血症
C. 病菌仅从粪便中排出　D. 病后具有一定的免疫力
E. 可引起Ⅳ型超敏反应
65. 下列关于幽门螺杆菌的描述正确的是（　　）
A. 革兰氏阴性菌，运动活泼，有菌毛
B. 对营养要求高，培养时需加入动物血清或血液
C. 生化反应不活泼，不分解糖类
D. 主要经口-口途径或粪-口途径在人与人之间传播
E. 主要的致病物质为侵袭因子和毒素
66. 以下对破伤风描述正确的是（　　）
A. 局部厌氧微环境的形成是发生破伤风的重要条件
B. 窄而深的伤口易形成厌氧环境
C. 破伤风痉挛毒素属于神经毒素
D. 伤口往往伴有需氧菌和兼性厌氧菌混合污染
E. 处理破伤风伤口应清创后进行严密包扎
67. 下列为流感嗜血杆菌的特点是（　　）
A. 革兰氏阴性小杆菌或球杆菌
B. 需氧或兼性厌氧
C. 能够发酵乳糖
D. 抵抗力强，对热、干燥和消毒剂敏感
E. 荚膜是主要的毒力因子
68. 下列为鼠疫耶尔森菌特点是（　　）
A. 两端浓染，革兰氏阴性短杆菌
B. 需氧型细菌
C. 致病物质主要是鼠毒素
D. 以鼠蚤为媒介由鼠传染给人
E. 临床类型分为腺鼠疫、败血型鼠疫和肺鼠疫等
69. 下列属于白喉棒状杆菌的致病物质是（　　）
A. 白喉毒素　　　B. 荚膜　　　C. 芽胞
D. 索状因子　　　E. K 抗原
70. 下列属于放线菌的特征是（　　）
A. 以裂殖方式繁殖　　B. 革兰氏阴性菌
C. 属于厌氧或微需氧　　D. 易于培养，生长迅速
E. 能发酵葡萄糖，产酸不产气
71. 关于肺炎支原体，下列正确的是（　　）

A. 是原发性非典型病原体肺炎的病原体
B. 主要经呼吸道传播
C. 在呼吸道黏膜表面寄生，借助顶端的棒状结构吸附于宿主细胞上
D. 与肺炎链球菌引起的典型肺炎不同
E. 抗生素治疗有效

72. 下列属于衣原体的特性是（　　）
A. 具有类似革兰氏阴性菌的细胞
B. 以二分裂方式进行繁殖
C. 能在体外人工培养基上进行生长繁殖
D. 具有独特发育周期
E. 对多种抗生素敏感

73. 螺旋体与细菌的共同特点是（　　）
A. 可以具有运动能力
B. 属于原核细胞型微生物
C. 二分裂方式繁殖
D. 革兰染色是为观察所采用的最常用染色方法
E. 对抗生素敏感

74. 关于轮状病毒的致病性，描述正确的是（　　）
A. 轮状病毒腹泻多发于秋季
B. 经粪-口途径传播
C. B组轮状病毒是引起成人病毒性腹泻的病原体
D. 轮状病毒感染多为自限性
E. D组轮状病毒能引起人类和动物腹泻

75. 乙型肝炎抗原-抗体检测的实际应用有（　　）
A. 乙型肝炎的特异诊断　　B. 检查供血者
C. 判断乙型肝炎预后转归　D. 流行病学调查
E. 鉴别 HBsAg 亚型

76. 乙型脑炎病毒的致病性和免疫性特点是（　　）
A. 引起两次病毒血症
B. 病毒无法突破血脑屏障侵犯中枢神经系统
C. 病后免疫力持久而稳定
D. 隐性感染后不会获得牢固的免疫力
E. 机体对乙型脑炎病毒的免疫主要为细胞免疫

77. 关于汉坦病毒，正确的是（　　）
A. 核酸类型为（-）ssRNA，分 L、M、S 三个阶段
B. 核衣壳呈二十面体立体对称，有包膜，能凝集鸡红细胞
C. 在人肺细胞株及恒河猴肾细胞中增殖，引起非常典型的细胞病变
D. 传染源是鼠，流行季节与鼠类活动有关
E. 主要表现为发热、出血及肾损伤，病后可获得持久免疫力，再次感染发病者极为罕见

78. HPV 具有宿主和组织特异性，它只能感染（　　）
A. 人皮肤上皮细胞　　B. 人黏膜上皮细胞
C. 人神经细胞　　　　D. 人所有的组织细胞
E. 人血管内皮细胞

79. 下列对朊粒的叙述，正确的是（　　）
A. 潜伏期长
B. 病变以中枢神经系统为主
C. 不能刺激机体产生特异性免疫应答
D. 不含核酸
E. 对热有很强的抗性

80. 白假丝酵母常存在于（　　）
A. 口腔　　　　B. 皮肤　　　　C. 肠道
D. 阴道　　　　E. 血液

二、问答题

81. 请比较细菌内毒素与外毒素的差异。
82. 简述肥达试验的原理及结果的解释。

参考答案和解析

一、选择题

【A₁型题】

1. A。微生物发现第一人，使用自制显微镜观察到最早的"微小生物"，为证明微生物存在提供了科学依据。

2. B。病毒属于非细胞型微生物。

3. B。L 型细菌，即细菌细胞壁缺陷型，这种细胞壁受损的细菌在高渗环境下仍可存活。

4. B。质粒是细菌染色体外的遗传物质，存在于细胞质中，为闭合环状的双链 DNA，带有遗传信息，控制细菌某些特定的遗传性状。

5. A。荚膜具有保护细菌抵抗宿主吞噬细胞吞噬和消化的作用，增强细菌的侵袭力，因而荚膜是病原菌的重要毒力因子。

6. C。一些细菌的芽胞、外毒素和抗生素等代谢产物大多在稳定期产生。

7. B。被芽胞污染的用具、敷料、手术器械等，用一般的方法不易将其杀死，应以芽胞被杀死作为判断灭菌效果的指标。

8. A。革兰染色先用碱性染料结晶紫初染，再加碘液媒染，使之形成结晶紫-碘复合物。然后用 95% 乙醇脱色，最后用稀释复红或沙黄复染。

9. B。致热原耐高温，高压蒸汽灭菌（121℃，20

分钟）亦不能被破坏，250℃高温干烤才能破坏致热原。

10. E。噬菌体个体微小，具有病毒的基本特性，光学显微镜下不可见，需借助电子显微镜观察。

11. C。细菌致病性的强弱程度可以用毒力来表示。毒力主要包括侵袭力、毒素、体内诱生抗原、超抗原等。另外还和细菌入侵的数量以及入侵的途径有关。

12. C。类毒素是经 0.3%~0.4% 甲醛处理后，失去了毒性但仍保持免疫原性的外毒素制成的生物制品。

13. D。医院感染是指病人或医务人员在医院环境内发生的感染。

14. A。体液免疫在抗微生物感染中占有极为重要的地位，主要针对胞外菌及其毒素，抗体是体液免疫的效应分子，所以抗胞外菌感染主要的分子是抗体。

15. C。大部分金黄色葡萄球菌表面存在葡萄球菌A 蛋白（SPA）。SPA 为完全抗原，能与人及哺乳动物的 IgG1、IgG2 和 IgG4 分子 Fc 片段非特异性结合。

16. A。乳糖发酵试验可初步用于鉴别志贺菌、沙门菌等致病菌和其他大部分非致病肠道杆菌，前两者不发酵乳糖。

17. C。脑膜炎奈瑟菌对营养要求高，需在含有血清、血液等培养基中生长，常用经 80℃以上加热的血琼脂平板，色似巧克力，故名巧克力平板培养基。

18. A。肠产毒性大肠埃希菌（ETEC）是导致 5 岁以下婴幼儿和旅游者腹泻的重要病原菌。

19. D。一般先用血清学方法检测可疑者 Vi 抗体进行筛选，若效价≥1：10 时，再反复取粪便等进行分离培养，以确定是否为伤寒带菌者。因此 Vi 抗体的检测可用于筛查带菌者。

20. B。霍乱弧菌属于革兰氏阴性菌，菌体一端有单鞭毛，运动活泼。属于兼性厌氧菌，耐碱不耐酸，抗原构成上有耐热的 O 抗原和不耐热的 H 抗原。

21. B。肉毒梭菌的致病物质是肉毒毒素（一种神经毒素），属于外毒素的一种。

22. B。结核分枝杆菌为兼性胞内寄生菌，抗感染免疫主要依靠细胞免疫。结核分枝杆菌感染时细胞免疫与迟发型超敏反应同时存在。

23. A。结核分枝杆菌在人工培养基上长期连续传代，其毒力可以减弱，此为结核分枝杆菌的毒力变异。卡介苗就是将牛结核分枝杆菌毒株接种于含胆汁、甘油、马铃薯的培养基中，经过 230 次传代，历时 13 年，使其毒力发生变异，成为对人无致病性，而仍保持良好免疫原性的疫苗株。

24. E。立克次体对氯霉素和四环素类抗生素敏感，磺胺类药物可促进其生长繁殖。

25. C。病毒属于非细胞型微生物，没有典型的细胞结构、无产生能量的酶系统，不能进行独立的代谢作用，只能在易感的活细胞内进行增殖。

26. C。裸露病毒在宿主细胞内复制完毕，可在短时间内一次性释放大量子代病毒，导致宿主细胞被裂解而死亡，称为杀细胞性感染。

27. C。病毒在显性感染或隐性感染后，病毒未完全清除，其基因组存在细胞内，有的病毒潜伏于某些组织器官而不复制，在潜伏期没有任何症状，并且也无法分离、检测到病毒。但在一定条件下，病毒被激活又开始复制，使疾病复发。

28. D。逆转录病毒在复制过程中，以病毒 RNA 为模板，在逆转录酶的作用下，合成互补的负链 DNA 后，形成中间体，中间体中的 RNA 由 RNA 水解酶 H 水解，在 DNA 聚合酶的作用下，由 DNA 复制成双链 DNA。该双链 DNA 则整合至宿主细胞的 DNA 上，称为前病毒。

29. C。顿挫感染是因为病毒侵入非允许细胞，细胞缺乏有关酶，不能为病毒增殖提供必要条件。

30. B。有些病毒在宿主细胞内增殖后，于细胞的一定部位（胞核、胞质或两者兼有）出现嗜酸性或嗜碱性包涵体，可在光学显微镜下观察到，对病毒的鉴别、诊断有一定价值。

31. E。干扰素不能直接灭活病毒，而是通过诱导被病毒感染的细胞合成抗病毒蛋白（AVP）发挥效应。

32. C。一般用细胞培养、器官培养等方法，对鼻分泌物、咽漱液等标本进行冠状病毒的分离。

33. B。正黏病毒只有流感病毒一种，其基因组是分节段单负链 RNA，包膜上镶嵌两种刺突 HA 和 NA，HA 和 NA 抗原结构不稳定，易发生变异。其中 HA 能够引起多种动物或人红细胞凝集。甲型流感病毒容易引起大流行。

34. C。抗原性转变属于质变，是指在自然流行条件下，甲型流感病毒表面的一种或两种抗原发生大幅度的变异，或者由于两种或两种以上甲型流感病毒感染同一细胞时发生基因重组，而形成与前次流行株抗原结构不同的新亚型的变异形式。由于人群缺少对变异病毒株的免疫力，容易引起人类之间的流感大流行。

35. B。肠道病毒对理化因素的抵抗力较强，在污水和粪便中能存活数月；对酸也有一定抵抗力；能耐受蛋白酶和胆汁的作用；对乙醚、热和去垢剂有一定的抗性。

36. C。甲型肝炎病毒（HAV）主要经粪-口途径（消化道）传播。

37. C。HBV 基因组的结构特殊，为不完全双链环状 DNA，两条 DNA 链的长度不一致，长链为负链，含完整的 HBV 基因组；短链为正链。

38. D。单纯疱疹病毒在体内主要是以沿神经播散的方式进行传播。

39. C。HIV 主要侵犯 $CD4^+T$ 淋巴细胞，病毒的 dsDNA 整合至细胞基因组形成前病毒并在细胞内复制，可直接和间接损伤免疫细胞，导致机体免疫功能失衡和缺陷。

40. E。真菌的繁殖方式包括芽生、裂殖、芽管和隔殖 4 种方式。

【A_3 型题】

41. E。根据患者临床表现及痰液染色镜下可见红色细长弯曲的杆菌，可初步判断可能为结核分枝杆菌，该细菌在含有蛋黄、马铃薯、甘油、无机盐、孔雀绿和天冬酰胺等的改良罗氏培养基上生长良好。

42. A。一般使用齐-尼抗酸染色对结核分枝杆菌染色。

43. A。根据患者的临床表现，其结核菌素试验阳性说明有结核分枝杆菌感染，有感染说明对结核分枝杆菌有一定的抵抗力，所以不需要再进行卡介苗的接种。

44. B。破伤风梭菌的芽胞呈圆形，直径大于菌体，位于菌体顶端，使细菌呈鼓槌状，为该菌典型特征。

45. E。破伤风痉挛毒素是目前已知的引起破伤风的主要致病物质，属于神经毒素，毒性极强，仅次于肉毒毒素，对人的致死剂量小于 1μg。

46. B。对于伤口污染严重而又未经过基础免疫者，可立即肌内注射破伤风抗毒素（TAT）或人破伤风免疫球蛋白（TIG）作紧急预防。

47. E。患者已经确定为流感病毒感染，此时使用已知免疫血清进行红细胞凝集抑制（血凝抑制试验），可以鉴定分离病毒的型别。

48. C。流感病毒的核蛋白（NP）是主要的结构蛋白，抗原结构稳定，很少发生变异，与基质蛋白（MP）共同决定病毒的型特异性，即流感病毒分型的依据。

49. A。HIV 的受体为 CD4 分子，HIV 表面 gp120 糖蛋白可以与靶细胞表面受体 CD4 分子结合。

50. B。HIV 的传染源是 HIV 感染者和 AIDS 病人。HIV 的传播途径主要有性传播、血液传播、经胎盘、产道、哺乳等母婴途径传播。HIV 不经日常生活接触或昆虫叮咬传播。

【B 型题】

51. C。鞭毛是细菌的运动器官，具有鞭毛的细菌在液体环境中能主动、自由移动。

52. A。荚膜具有抗吞噬作用，是肺炎链球菌的主要毒力因子。

53. D。菌毛是淋病奈瑟菌的主要致病物质，当淋病奈瑟菌进入尿道后，通过菌毛黏附到柱状上皮细胞表面，在局部形成小菌落后，再侵入细胞增殖。

54. A。Dane 颗粒，是具有感染性的完整的 HBV 颗粒，在其表面具有 HBsAg、PreS1 和 PreS2。

55. C。HBcAg 是病毒的衣壳蛋白，其外有包膜包裹，仅存在于病毒颗粒内及感染的肝细胞中，一般不在血液循环中游离存在，不易在血清中检出。

56. D。抗-HBs 是 HBV 的特异性中和抗体，抗-HBs 的出现表明机体对乙型肝炎病毒有抵抗力。

57. C。C 基因编码病毒的衣壳蛋白，即 HBcAg。

58. B。HBeAg 的消长与病毒颗粒及病毒 DNA 多聚酶的消长基本一致，因此 HBeAg 阳性提示 HBV 在体内复制活跃，具有较强的传染性。

59. C。肥达试验 O 凝集效价高，H 凝集效价不高，则可能是感染早期或与伤寒沙门菌 O 抗原有交叉反应的其他沙门菌（如肠炎沙门菌）感染。

60. D。肥达试验 O 凝集效价低，H 凝集效价高，则可能是预防接种或非特异性回忆反应。

【X 型题】

61. ACD。当正常菌群与宿主之间的生态平衡失调时，一些正常菌群会成为机会致病菌而引起宿主发病。常见的情况主要有正常菌群的寄居部位发生改变、宿主免疫功能下降、菌群失调。

62. ABCD。抗菌药物可通过干扰细菌细胞壁合成、损伤细胞膜功能、抑制蛋白质合成以及影响核酸和叶酸代谢等多种机制发挥作用。

63. BCDE。金黄色葡萄球菌能够产生的毒素包括葡萄球菌溶血素、杀白细胞素、肠毒素、表皮剥脱毒素、毒性休克综合征毒素-1，从而引起毒素性疾病，如食物中毒、烫伤样皮肤综合征、链球菌中毒性休克综合征等。

64. ABDE。沙门菌是胞内寄生菌。沙门菌感染须经口进入足够量的细菌，才能攻克机体防护屏障。当细菌被摄入并通过胃后，细菌经 M 细胞被吞噬细胞吞噬，引发两次菌血症，胆囊中的细菌随胆汁进入肠道，一部分随粪便排出体外，另一部分再次侵入肠壁淋巴组织，使已经致敏的组织发生Ⅳ型超敏反应，肾脏中的细菌可随尿排出。

65. ABCDE。幽门螺杆菌是一种单极、多鞭毛、末端钝圆、螺旋形或弧形弯曲的细菌，运动活泼，革兰染色阴性，有菌毛。该细菌对营养要求高，培养时需加入动物血清或血液，生化反应不活泼，不分解糖类。幽门螺杆菌主要经口-口途径或粪-口途径在人与人之间传播，其致病物质主要为侵袭因子和毒素。

66. ABCD。破伤风梭菌感染的重要条件是伤口局部需形成厌氧微环境，以利于芽胞发芽形成繁殖体并在局部繁殖。易造成伤口局部厌氧微环境的因素有伤口窄而深，伴有泥土或异物污染；大面积创伤、烧伤、坏死组织多，局部组织缺血；同时伴有需氧菌或兼性厌氧菌混合感染。正确处理伤口应及时清创和扩创，清除坏死组织和异物。

67. ABE。流感嗜血杆菌能分解葡萄糖、蔗糖，不发酵乳糖、甘露醇，对半乳糖、果糖和麦芽糖的发酵不稳定。抵抗力较弱，对热、干燥和消毒剂较敏感。

68. ACDE。鼠疫耶尔森菌属于兼性厌氧型细菌。

69. ADE。白喉棒状杆菌产生的白喉毒素是主要的致病物质，此外，还有索状因子和 K 抗原。

70. ACE。放线菌为革兰氏阳性菌，放线菌属培养比较困难，生长缓慢。

71. ABCDE。肺炎支原体主要经飞沫传播，通过其顶端结构中的 P1 表面蛋白和 P30 为主要黏附因子，使肺炎支原体黏附于呼吸道上皮细胞表面。肺炎支原体感染引起的病理学改变以间质性肺炎为主，又称原发性非典型病原体肺炎，与肺炎链球菌引起的典型肺炎不同。目前治疗肺炎支原体感染多采用罗红霉素、克拉霉素、阿奇霉素等大环内酯类或喹诺酮类抗生素治疗。

72. ABDE。衣原体属于严格细胞内寄生，具有独立的酶系统，但不能产生代谢所需的能量，需利用宿主细胞的三磷酸盐和中间代谢产物作为能量来源。

73. ABCE。螺旋体属于原核细胞型微生物，有原始核质，可以具有运动能力、以二分裂的形式增殖、对抗生素敏感。但革兰染色不易着色，通常会使用镀银染色法进行染色。

74. ABCD。轮状病毒腹泻多发于深秋和初冬季节，在我国常被称为"秋季腹泻"。D～G 组轮状病毒只引起动物腹泻。

75. ABCD。乙型肝炎抗原-抗体检测可以用于乙型肝炎的特异性诊断，并且对乙型肝炎的预后转归进行判断，检测供血者是否有乙型肝炎病毒的感染，对某地区乙型肝炎的情况进行流行病学调查。

76. AC。乙型脑炎病毒可以突破血脑屏障侵犯中枢神经系统，在隐性感染后也可以获得牢固的免疫力。机体对乙型脑炎病毒的免疫包括体液免疫、细胞免疫和完整的血脑屏障。

77. ADE。汉坦病毒核衣壳呈螺旋对称，病毒颗粒表面有脂质双层包膜，病毒在 pH 5.6～6.4 时可以凝集鹅红细胞。实验室常用非洲绿猴肾细胞来分离培养该病毒，病毒感染后大多不产生明显的细胞病变（CPE）。

78. AB。人乳头瘤病毒（HPV）对皮肤和黏膜上皮细胞具有高亲嗜性，可以通过微小的创口感染鳞状上皮的基底层细胞。

79. ABCDE。朊粒不含核酸，对热有很强的抗性。致病性方面朊粒潜伏期长，可达数年甚至数十年之久，病变主要以神经系统症状为主。朊粒免疫原性低，不能刺激宿主产生特异性免疫应答。

80. ABCD。白假丝酵母为机会致病菌，通常存在于人的皮肤、口腔、上呼吸道、阴道及肠道黏膜。

二、问答题

81.（1）来源：外毒素来源于革兰氏阳性菌与部分革兰氏阴性菌；内毒素来源于革兰氏阴性菌。

（2）存在部位：外毒素是从活菌分泌出来，少数为细菌裂解后释放；内毒素为细胞壁组分，菌体裂解后释放。

（3）化学成分：外毒素化学本质是蛋白质；内毒素化学本质是脂多糖。

（4）稳定性：外毒素不稳定，60～80℃，30 分钟可被破坏；内毒素稳定,160℃,2～4 小时可被破坏。

（5）毒性作用：外毒素毒性强，对组织器官有选择性毒害效应，引起特殊的临床表现。内毒素毒性较弱，各菌的毒性效应大致相同，引起发热、白细胞增多、微循环障碍、休克、弥散性血管内凝血等全身反应。

(6)抗原性：外毒素抗原性强，可刺激机体产生抗毒素，甲醛溶液处理外毒素可脱毒形成类毒素；内毒素抗原性弱，可刺激机体产生的中和抗体作用弱，甲醛溶液不能处理内毒素形成类毒素。

82.（1）原理：肥达试验是用已知伤寒沙门菌 O 抗原和鞭毛 H 抗原，以及引起副伤寒的甲型副伤寒沙门菌、肖氏沙门菌和希氏沙门菌鞭毛 H 抗原的诊断菌液与受检血清做试管或微孔板定量凝集试验，测定受检血清中有无相应抗体及其效价的试验。

（2）正常值：一般是伤寒沙门菌 O 凝集效价小于 1：80，H 凝集效价小于 1：160，引起副伤寒的沙门菌凝集效价小于 1：80。只有当检测结果等于或大于上述相应数值时才有诊断价值。

（3）O 与 H 抗体的诊断意义：① O、H 凝集效价均超过正常值，则肠热症的可能性大；② O、H 凝集效价均低于正常值，则病人患病可能性小；③ O 低于正常值，H 高于正常值，有可能是预防接种或非特异性回忆反应；④ O 高于正常值，H 低于正常值，则可能是感染早期，或与伤寒沙门菌 O 抗原有交叉反应的其他沙门菌感染。

医学微生物学综合试题六

一、选择题

【A₁ 型题】

1. 属于非细胞型微生物的是（　　）
   A. 白假丝酵母　　B. 沙眼衣原体
   C. 新型冠状病毒　　D. 梅毒螺旋体
   E. 幽门螺杆菌

2. 最早在显微镜下观察到微生物的是（　　）
   A. 列文虎克　　B. 弗莱明
   C. 巴斯德　　D. 科赫
   E. 李斯特

3. 不同于 G⁻ 菌，G⁺ 菌细胞壁特殊组分是（　　）
   A. 肽聚糖　　B. 脂多糖　　C. 脂质 A
   D. 磷壁酸　　E. 聚糖骨架

4. L 型细菌缺陷的是（　　）
   A. 外膜　　B. 细胞壁　　C. 细胞膜
   D. 核质　　E. 中介体

5. 下列属于细菌染色体外遗传物质的是（　　）
   A. Vi 质粒　　B. 拟核　　C. 胞质颗粒
   D. 核质　　E. 中介体

6. 青霉素能够（　　）
   A. 阻止细菌蛋白质的合成
   B. 溶解细菌的磷壁酸
   C. 降低细菌的酶活性
   D. 破坏细菌的聚糖骨架
   E. 干扰细菌四肽侧链与五肽交联桥的连接

7. 组成细菌 70S 核糖体的亚基是（　　）
   A. 30S 和 40S　　B. 30S 和 50S
   C. 30S 和 60S　　D. 40S 和 50S
   E. 40S 和 60S

8. 利用细菌的生化反应进行分类鉴定，是依据不同类别细菌什么差异？（　　）
   A. 肽聚糖合成　　B. 脂多糖合成
   C. 核糖体合成　　D. 合成代谢产物
   E. 分解代谢产物

9. 整合在细菌染色体上的噬菌体基因组称为（　　）
   A. 烈性噬菌体　　B. 温和噬菌体
   C. 前噬菌体　　D. 溶原性噬菌体
   E. 子代噬菌体

10. 可与人类 IgG Fc 片段非特异性结合的细菌表面蛋白是（　　）
    A. 链球菌 F 蛋白　　B. 葡萄球菌 A 蛋白
    C. 沙门菌 H 抗原　　D. 肺炎球菌 M 蛋白
    E. Vi 抗原

11. 急性肾小球肾炎常继发于链球菌的下列哪种血清群？（　　）
    A. A 群　　B. B 群　　C. C 群
    D. D 群　　E. E 群

12. 下列属于肺炎链球菌主要致病物质的是（　　）
    A. 鞭毛　　B. 芽胞　　C. 荚膜
    D. 致热外毒素　　E. 脂多糖

13. 引起溶血性尿毒综合征的主要是（　　）
    A. ETEC　　B. EIEC　　C. EPEC
    D. EHEC　　E. EAEC

14. 下列肠道杆菌中，没有运动能力的是（　　）
    A. 埃希菌属　　B. 志贺菌属
    C. 沙门菌属　　D. 沙雷菌属
    E. 变形杆菌属

15. 下列属于胞内寄生菌的是（　　）
    A. 痢疾志贺菌　　B. 伤寒沙门菌

C. 霍乱弧菌　　　　　　　D. 金黄色葡萄球菌
E. 幽门螺杆菌
16. 肥达试验的原理是（　　）
A. 直接凝集反应　　　　　B. 反向凝集反应
C. 协同凝集反应　　　　　D. 间接凝集反应
E. 凝集抑制反应
17. 从剧烈吐泻患者的"米泔水"样粪便中分离到一株革兰氏阴性菌，取患者新鲜粪便进行悬滴法观察，可见穿梭样运动的细菌，该细菌可能是（　　）
A. 金黄色葡萄球菌　　　　B. 霍乱弧菌
C. 幽门螺杆菌　　　　　　D. 产气荚膜梭菌
E. 肠炎沙门菌
18. 阻止机体神经元释放抑制性神经递质，从而发挥致病作用的细菌外毒素是（　　）
A. 致热外毒素　　　　　　B. 溶血毒素
C. 肉毒毒素　　　　　　　D. 志贺毒素
E. 破伤风痉挛毒素
19. 注射破伤风抗毒素是为了（　　）
A. 预防接种
B. 杀灭患者体内的破伤风梭菌
C. 紧急预防破伤风
D. 中和已进入神经细胞的破伤风痉挛毒素
E. 分解游离于神经细胞外的破伤风痉挛毒素
20. 感染以下哪种病原体后，患者容易出现角弓反张、苦笑面容和牙关紧闭等症状？（　　）
A. 破伤风梭菌　　　　　　B. 肉毒梭菌
C. 乙型脑炎病毒　　　　　D. 产气荚膜梭菌
E. 脑膜炎奈瑟菌
21. 分枝杆菌主要的致病物质是（　　）
A. 鞭毛　　　B. 芽胞　　　C. 内毒素
D. 外毒素　　E. 脂质
22. 卡介苗是（　　）
A. 灭活疫苗　　　　　　　B. 减毒活疫苗
C. 类毒素　　　　　　　　D. 抗毒素
E. 基因工程疫苗
23. 下列天然没有细胞壁的原核细胞型微生物是（　　）
A. 人型支原体　　　　　　B. 肺炎衣原体
C. 普氏立克次体　　　　　D. 钩端螺旋体
E. 人类免疫缺陷病毒
24. 普氏立克次体可引起（　　）
A. 伤寒　　　　　　　　　B. 甲型副伤寒
C. 乙型副伤寒　　　　　　D. 丙型副伤寒

E. 流行性斑疹伤寒
25. 引起梅毒的病原体属于（　　）
A. 支原体　　　B. 衣原体　　　C. 立克次体
D. 螺旋体　　　E. 东方体
26. 构成裸露病毒的基本结构是（　　）
A. 衣壳 + 包膜　　　　　　B. 核酸 + 刺突
C. 核心 + 衣壳　　　　　　D. 核衣壳 + 刺突
E. 核心 + 包膜
27. 病毒体大小的测量单位是（　　）
A. nm　　B. mm　　C. cm　　D. dm　　E. m
28. HDV 是一种缺陷病毒，复制需要哪种病毒的辅助？（　　）
A. HIV　　　　B. HAV　　　　C. HBV
D. HCV　　　　E. HEV
29. 某病毒对脂溶剂敏感，说明该病毒（　　）
A. 致病性弱　　　　　　　B. 有包膜
C. 传播能力弱　　D. 易变异　　E. 是亚病毒
30. 孕妇感染下列哪种病毒后，最容易引起胎儿先天性畸形？（　　）
A. 流感病毒　　　　　　　B. 甲肝病毒
C. 水痘病毒　　　　　　　D. 风疹病毒
E. 鼻病毒
31. HIV 引起艾滋病，是典型的（　　）
A. 隐性病毒感染　　　　　B. 潜伏感染
C. 慢性感染　　　　　　　D. 慢发病毒感染
E. 急性病毒感染
32. 干扰素能够抗病毒，是因为（　　）
A. 干扰病毒吸附　　　　　B. 阻止病毒穿入
C. 直接杀灭病毒　　　　　D. 影响病毒释放
E. 诱导细胞产生抗病毒蛋白
33. 只引起局部感染，不导致病毒血症的病毒是（　　）
A. 腮腺炎病毒　　　　　　B. 脊髓灰质炎病毒
C. 水痘病毒　　　　　　　D. 天花病毒
E. 鼻病毒
34. 以下哪项可以预防病毒性疾病？（　　）
A. 接种疫苗　　　　　　　B. 检测病毒核酸
C. 注射抗生素　　　　　　D. 服用抗病毒药
E. 注射类毒素
35. 流感病毒的基因组是分节段的（　　）
A. 单正链 DNA　　　　　　B. 单负链 DNA
C. 双链 DNA　　　　　　　D. 单正链 RNA
E. 单负链 RNA
36. 介导流感病毒体吸附宿主黏膜上皮细胞的是

( )
A. NP   B. HA   C. NA
D. M1   E. M2

37. 下列属于 DNA 病毒的是（ ）
A. HAV   B. HBV   C. HCV
D. HDV   E. HEV

38. HIV 可感染的机体细胞是（ ）
A. 巨噬细胞   B. CD8$^+$T 细胞
C. 内皮细胞   D. 肝细胞
E. 黏膜上皮细胞

39. HIV 最容易发生突变的基因是（ ）
A. gag   B. pol   C. env
D. tat   E. nef

40. 用于初筛 HIV 感染者的检测方法是（ ）
A. ELISA 检测 HIV 抗体
B. 分离 HIV 抗原
C. Western blot 检测 HIV 抗体
D. 检测 HIV 逆转录酶活性
E. PCR 检测 HIV 核酸

【A₃ 型题】
(41~45 题共用题干)
18 人聚餐 4 小时后出现呕吐为主、腹泻为次的食物中毒，症状持续 24 小时。聚会前一日，用高压锅煮熟火腿并在仍然很热时切成薄片，放入冰箱冷藏。聚会当日加热后供餐。经查，煮熟的火腿样品中检测到葡萄球菌肠毒素 A，但分离培养未发现微生物。

41. 引起此次食物中毒的病原菌可能是（ ）
A. 鼠伤寒沙门菌   B. 金黄色葡萄球菌
C. 肉毒梭菌   D. 副溶血性弧菌
E. 产气荚膜梭菌

42. 此病原菌还可引起（ ）
A. 肉毒中毒   B. 流脑
C. 中毒性休克综合征 D. 气性坏疽
E. 坏死性肠炎

43. 分离培养与本次食物中毒有关的微生物，最好选用（ ）
A. 罗氏培养基   B. 血琼脂
C. 沙氏葡萄糖琼脂   D. 鸡胚培养
E. 原代细胞培养

44. 下列哪项是葡萄球菌肠毒素 A 的特点？（ ）
A. 耐热
B. 是类毒素
C. 伴里急后重症状
D. 有锌内肽酶活性
E. 主要毒性成分是脂质 A

45. 葡萄球菌肠毒素 A 是一种超抗原。关于这种超抗原，正确的是（ ）
A. 有 MHC 限制性
B. 是内源性超抗原
C. 须经抗原提呈细胞加工处理
D. 主要引起免疫耐受
E. 极低浓度即可非特异激活 2%～20% 的 T 细胞克隆

(46~50 题共用题干)
男，6 月龄，因持续高热伴消瘦入院，体检发现脾大，口腔及消化道白假丝酵母感染。实验室确认 HIV 抗体（+）。进一步检查发现，患儿父亲因治疗血友病感染 HIV 并传染其母，进而其母将 HIV 传染患儿。

46. 与宿主细胞 CD4 结合的 HIV 蛋白是（ ）
A. gp120   B. gp41   C. p17
D. p24   E. p7

47. HIV 能与宿主细胞膜融合，是因为 HIV 有（ ）
A. gp120   B. gp41   C. p17
D. p24   E. p7

48. 以下哪项不是 HIV 的传播方式？（ ）
A. 输血   B. 聚餐   C. 骨髓移植
D. 性接触   E. 母婴传播

49. 白假丝酵母属于（ ）
A. 细菌   B. 病毒   C. 支原体
D. 放线菌   E. 真菌

50. 白假丝酵母引起感染的主要原因是（ ）
A. 分泌外毒素   B. 合成内毒素
C. 机体免疫力下降 D. 产生侵袭素
E. 发生耐药性变异

【B 型题】
(51~55 题共用备选答案)
A. 荚膜   B. 芽胞   C. 鞭毛
D. 中介体   E. 性菌毛

51. 判断灭菌彻底与否的指标是杀灭（ ）
52. 与细菌抗吞噬相关的是（ ）
53. 与细菌休眠相关的是（ ）
54. 与细菌接合相关的是（ ）
55. 参与细菌分裂的囊状物是（ ）

(56~60 题共用备选答案)
A. 索状因子   B. 硫酸脑苷脂   C. 磷脂
D. 结核菌素   E. 荚膜

56. 能够诱导机体产生 IL-1、TNF-α 和 IFN-γ 等细

胞因子，促进肉芽肿形成的是（　　）
57. 能引起结核结节形成的是（　　）
58. 能抑制吞噬细胞中的吞噬体与溶酶体融合的是
（　　）
59. 与黏附机体细胞有关的是（　　）
60. 与糖脂结合，能引起强烈迟发型超敏反应的是
（　　）

【X型题】
61. 革兰氏阴性菌的细胞壁含有（　　）
A. 聚糖骨架　　　　　B. 四肽侧链
C. 特异多糖　　　　　D. 核心多糖
E. 脂质A
62. 抗菌肽是一种天然免疫小分子多肽，下列关于抗菌肽说法正确的是（　　）
A. 抗菌肽能够直接杀伤细菌
B. 抗菌肽能够调节免疫
C. 细菌细胞膜是抗菌肽的唯一作用靶点
D. 组织蛋白酶抑制素类抗菌肽主要由中性粒细胞产生
E. 抗菌肽能够结合细菌DNA
63. 金黄色葡萄球菌可产生的致病物质有（　　）
A. 表皮剥脱毒素　　　B. 杀白细胞素
C. 凝固酶　　　　　　D. 透明质酸酶
E. 内毒素
64. 关于肠道杆菌，正确的是（　　）
A. 不形成芽胞　　B. G⁻杆菌　　C. 易变异
D. 有M抗原　　　E. 致病菌一般发酵乳糖
65. 幽门螺杆菌的主要致病物质包括（　　）
A. 尿素酶　　　B. 鞭毛　　　C. 菌毛
D. 空泡毒素A　　E. 细胞毒素相关蛋白A
66. 专性厌氧菌包括（　　）
A. 炭疽芽胞杆菌　　　B. 艰难梭菌
C. 肉毒梭菌　　　　　D. 脆弱类杆菌
E. 白喉棒状杆菌
67. 关于产气荚膜梭菌，正确的是（　　）
A. G⁻菌　　　　　　　B. 可形成芽胞
C. 产生多种外毒素　　D. 无鞭毛
E. 可致气性坏疽
68. 麻风分枝杆菌可引起（　　）
A. 溃疡型麻风　　　　B. 结核样型麻风
C. 界线类麻风　　　　D. 未定类麻风
E. 瘤型麻风
69. 对于白喉棒状杆菌，正确的是（　　）
A. 胞质中有异染颗粒

B. 白喉抗毒素用于治疗
C. 白喉内毒素用于预防
D. 白喉抗毒素用于紧急预防
E. 内毒素是主要致病物质
70. 下列关于病毒的叙述，正确的是（　　）
A. 非细胞结构　　　　B. 含DNA或RNA
C. 专性活细胞内寄生　D. 对抗生素敏感
E. 经二分裂繁殖
71. 根据数目和对称方式不同，病毒壳粒排列可分为以下哪几种对称型？（　　）
A. 球型　　　　　　　B. 螺旋对称型
C. 复合对称型　　　　D. 弹状对称型
E. 二十面体立体对称型
72. 子代病毒离开宿主细胞可通过（　　）
A. 细胞裂解释放　　　B. 细胞间桥转移
C. 细胞融合转移
D. 原病毒随细胞分裂进入子代细胞
E. 出芽释放
73. 构成病毒复制周期的主要阶段包括（　　）
A. 吸附　　　B. 穿入　　　C. 脱壳
D. 生物合成　E. 装配与释放
74. 下列主要经消化道感染机体的病毒有（　　）
A. 狂犬病毒　　　　　B. 麻疹病毒
C. 脊髓灰质炎病毒　　D. 轮状病毒
E. 甲肝病毒
75. 病毒致病是因为（　　）
A. 稳定态感染　　　　B. 免疫逃逸
C. 形成包涵体　　　　D. 产生内毒素
E. 细胞转化
76. 中和抗体的抗病毒机制包括（　　）
A. 改变病毒表面构型
B. 阻止病毒吸附易感细胞
C. 增强干扰素的抗病毒作用
D. 直接灭活病毒
E. 直接封闭与宿主细胞结合的病毒抗原表位
77. 决定甲型流感病毒分亚型的病毒蛋白有（　　）
A. PA　　　　B. HA　　　　C. NA
D. M1　　　　E. M2
78. 中国科学家李文辉发现了下列什么肝炎病毒的受体，有助于开发更为有效的治疗药物？（　　）
A. HAV　　　B. HBV　　　C. HCV
D. HDV　　　E. HEV
79. 与慢性传染性肝炎有关的主要是（　　）
A. HAV　　　B. HBV　　　C. HCV

D. HDV　　　　E. HEV
80. 逆转录病毒（　　）
A. 有刺突
B. 基因组为单负链 RNA
C. 呈球形
D. 成熟的病毒颗粒以出芽方式释放
E. 生物合成时会形成 RNA∶DNA 中间体

二、问答题

81. 试分析金黄色葡萄球菌和 A 群链球菌所致化脓性感染的特点及原因。
82. 阐述 HIV 的复制周期，并分析目前治疗 HIV 感染的四类主要药物分别在什么环节阻断 HIV 的复制过程？何大一教授首先倡导的"鸡尾酒"疗法的基本方案是什么？有什么重要意义？

参考答案和解析

一、选择题

【A₁ 型题】

1. C。新型冠状病毒（SARS-CoV-2）没有典型的细胞结构，是非细胞型微生物。
2. A。1676年，列文虎克首先用自制显微镜观察到微生物。
3. D。G⁺ 菌细胞壁特殊组分是磷壁酸，包括壁磷壁酸和膜磷壁酸。
4. B。L 型细菌，即细菌细胞壁缺陷型，包括 G⁺ 菌的原生质体和 G⁻ 菌的原生质球。
5. A。Vi 质粒是细菌染色体外的遗传物质，编码与细菌致病性相关的毒力因子。
6. E。青霉素能干扰 G⁺ 菌四肽侧链的 D-丙氨酸与五肽交联桥相连接，使细菌不能合成完整的细胞壁，可致 G⁺ 菌在相对低渗环境中裂解，故而杀菌。
7. B。细菌核糖体的沉降系数是 70S，由 30S 和 50S 两个亚基组成。
8. E。由于各种细菌产生的酶不完全相同，分解营养物质产生的代谢产物各异，故设计细菌的生化反应试验可用于鉴别不同细菌。
9. C。当温和噬菌体的基因组整合到宿主菌的染色体上，即称为前噬菌体。
10. B。葡萄球菌 A 蛋白（SPA）可与多种哺乳动物（包括人类）的 IgG1、IgG2 和 IgG4 的 Fc 片段非特异性结合。故 SPA 可用于纯化人 IgG 及设计协同凝集试验。
11. A。A 群链球菌的 M 蛋白与肾小球基膜有共同抗原，机体产生的抗 M 蛋白的抗体可损害肾小球基膜，致 Ⅱ 型超敏反应；抗体与 M 蛋白结合，若形成的中等大小可溶性免疫复合物沉积于肾小球基膜，则可致 Ⅲ 型超敏反应，从而引起链球菌感染后的急性肾小球肾炎。
12. C。肺炎链球菌主要的毒力因子是荚膜。作为 G⁺ 菌，细胞壁无脂多糖；该菌无鞭毛、无芽胞。选项 D 由携带溶原性噬菌体的 A 群链球菌菌株产生。
13. D。EHEC，肠出血性大肠埃希菌，产生志贺毒素，其中 Stx-Ⅱ 可破坏肾小球内皮细胞，引起肾小球滤过减少和急性肾衰竭。主要的致病血清型是 O157∶H7。
14. B。志贺菌属无鞭毛，不运动。其他选项均有周身鞭毛。
15. B。伤寒沙门菌侵入机体后，主要在细胞内生长繁殖，是胞内寄生菌。
16. A。肥达试验是一组用已知伤寒沙门菌和副伤寒沙门菌的抗原检测受检血清中有无相应抗体及其效价的直接凝集反应。
17. B。霍乱弧菌，G⁻ 菌，单鞭毛。患者剧烈吐泻，取"米泔水"样粪便或培养物悬滴观察，可见细菌穿梭样或流星样运动。
18. E。破伤风痉挛毒素是一种细菌外毒素，属于神经毒素，其轻链有锌内肽酶活性，可裂解抑制性神经元中储存抑制性神经递质的突触小泡的膜蛋白，阻止抑制性神经递质的释放。肉毒毒素也是神经毒素，但是其抑制神经肌肉接头处乙酰胆碱的释放，导致弛缓性瘫痪。选项 A、B、D 是细胞毒素。
19. C。注射破伤风抗毒素，与尚游离于神经细胞外的破伤风痉挛毒素特异性结合，阻止破伤风痉挛毒素发挥毒性作用，故用于针对破伤风的紧急预防和治疗。
20. A。破伤风梭菌产生的破伤风痉挛毒素阻止抑制性神经递质释放，屈肌、伸肌的同时收缩，导致患者出现强直性肌痉挛，出现典型临床症状。
21. E。分枝杆菌无鞭毛、无芽胞，不产生内毒素和外毒素，主要致病物质是细胞壁的脂质。
22. B。卡介苗是牛分枝杆菌在培养基上反复传代使毒力减弱，但仍保持良好免疫原性的减毒活疫苗。
23. A。支原体是一类天然没有细胞壁的原核细胞型微生物。选项 B、C、D 均为有细胞壁的原核细胞型微生物。选项 E 为非细胞型微生物。

24. E。普氏立克次体是引起流行性斑疹伤寒的病原体。选项 A、B、C、D 由致病性沙门菌引起。

25. D。引起梅毒的病原体是苍白密螺旋体苍白亚种，俗称梅毒螺旋体。

26. C。裸露病毒的基本结构是由核心和衣壳构成的核衣壳。

27. A。病毒体大小的测量单位是 nm。

28. C。HDV 是缺陷病毒，必须依赖 HBV 才能复制。

29. B。病毒的包膜含脂质成分，对脂溶剂敏感。故对脂溶剂敏感的病毒有包膜。

30. D。风疹病毒可经垂直传播感染胎儿，进而引起先天性畸形。

31. D。HIV 感染后潜伏期长，一旦出现症状则进行性加重，最终导致死亡。

32. E。干扰素能够抗病毒是因为诱导细胞合成抗病毒蛋白，从而抑制病毒复制。

33. E。鼻病毒仅感染上呼吸道局部，无病毒血症，可引起普通感冒。

34. A。接种疫苗，刺激机体产生适应性免疫，从而预防病毒感染性疾病。

35. E。流感病毒的基因组是分节段的单负链 RNA。

36. B。包膜糖蛋白 HA（血凝素）与宿主细胞的唾液酸结合，介导流感病毒吸附宿主细胞。

37. B。五种公认的人肝炎病毒中，HBV 的基因组是不完全双链环状 DNA，其余为 RNA 病毒。

38. A。HIV 的 gp120 与 CD4 分子结合，感染表达 CD4 的机体细胞，如 $CD4^+$ T 细胞、单核巨噬细胞、树突状细胞等。

39. C。env（envelope）基因编码 gp120 和 gp41，是 HIV 最容易发生突变的基因。刺突蛋白 gp120 变异有利于 HIV 逃避免疫清除。

40. A。临床上，用于初筛 HIV 感染者的检测方法是 ELISA 检测 HIV 抗体。

【A_3 型题】

41. B。火腿样品中检测到葡萄球菌肠毒素 A，故病原菌可能是金黄色葡萄球菌。

42. C。约 20% 的金黄色葡萄球菌可产生毒性休克综合征毒素-1，引起中毒性休克综合征。

43. B。选项 A 用于培养分枝杆菌。选项 C 用于培养真菌。选项 DE 用于培养病毒。

44. A。葡萄球菌肠毒素 A 是热稳定的可溶性细菌蛋白，100℃ 30 分钟不被破坏。故即使聚会当日加热杀灭了可能在冷藏期间污染火腿的病原菌，但由该菌产生的肠毒素仍然可致病。

45. E。葡萄球菌肠毒素 A 是一种外源性超抗原。极低浓度即可非特异激活 2%～20% 的 T 细胞克隆，提呈给 T 细胞识别时，没有 MHC 限制性，并激发极强的免疫应答。

46. A。HIV 的包膜蛋白 gp120 可与宿主细胞的 CD4 分子结合，促使 HIV 吸附机体 $CD4^+$ 细胞。

47. B。作为 HIV 刺突上的跨膜糖蛋白，gp41 介导病毒包膜与宿主细胞融合。

48. B。HIV 的传播途径主要是性传播、血液传播（输血、骨髓移植等）和母婴传播。

49. E。白假丝酵母有高度分化的细胞核等，是类酵母型的单细胞真菌。

50. C。白假丝酵母常存在于正常人皮肤和口腔、肠道等与外界相通的腔道表面，是正常菌群的组成微生物。当寄居部位改变、宿主免疫功能低下或菌群失调时，可引起机会致病性感染。

【B 型题】

51. B。芽胞对热力等因素有强大的抵抗力。故一旦杀灭芽胞，说明已经彻底灭菌。

52. A。荚膜是包绕于某些细菌细胞外的黏液性多糖或多肽，可保护细菌抵抗宿主吞噬细胞的吞噬和消化作用。

53. B。芽胞含水量低，抵抗力强，是细菌的休眠形式。

54. E。性菌毛呈中空管状，可使 F^+ 菌的 DNA 转移至没有性菌毛的 F^- 菌体内，称为接合。

55. D。中介体起到类似真核细胞纺锤体的作用，与细菌细胞分裂有关。

56. A。结核分枝杆菌的索状因子与巨噬细胞的 C 型凝集素受体结合，诱导机体产生 IL-1、TNF-α 和 IFN-γ 等细胞因子，促进肉芽肿形成。

57. C。磷脂能刺激单核细胞增生，促使病灶内的巨噬细胞转变为上皮样细胞而形成结核结节。

58. B。硫酸脑苷脂能抑制吞噬体与溶酶体融合，使结核分枝杆菌在吞噬细胞中存活。

59. E。阿拉伯甘露聚糖等形成结核分枝杆菌的荚膜，黏附机体细胞、抗吞噬，增强结核分枝杆菌的致病作用。

60. D。结核菌素与糖脂结合，刺激机体 T 细胞，可引起迟发型超敏反应。

【X 型题】

61. ABCDE。G^- 菌的肽聚糖含聚糖骨架和四肽侧链；外膜层含特异多糖、核心多糖和脂质 A。

62. ABDE。抗菌肽通常是一类阳离子多肽，主要通过在细菌细胞膜上形成孔道破坏细菌细胞膜，部分抗菌肽也能通过抑制细菌的核糖体，结合细菌的 DNA 抑制或杀死细菌；抗菌肽作为一种固有免疫分子，能够作用于多种免疫细胞，如单核巨噬细胞、中性粒细胞等，通过调节宿主免疫，发挥抗细菌感染，尤其是抗耐药细菌感染的作用；组织蛋白酶抑制素类抗菌肽在多种细胞中均有表达，但主要是由中性粒细胞产生的。

63. ABCD。金黄色葡萄球菌可产生多种外毒素，如选项 A、B；侵袭性酶，如选项 C、D。作为 G^+ 菌，不合成内毒素（脂多糖）。

64. ABC。肠道杆菌是 G^- 杆菌，不形成芽胞，易变异，致病种类一般不发酵乳糖。

65. ABCDE。选项 A、B、C 是幽门螺杆菌的主要侵袭力。选项 D、E 是主要外毒素。

66. BCD。艰难梭菌和肉毒梭菌是厌氧芽胞梭菌。脆弱类杆菌是无芽胞厌氧菌。

67. BCDE。产气荚膜梭菌是 G^+ 菌，其余选项均正确。

68. BCDE。麻风发病缓慢，病程长，迁延不愈。解放初期，防疫人员、基层医生深入麻风村治麻防麻措施，为全国消除麻风病做出了极大的贡献，李桂科医生就是典型代表。他获得中国好人、中国好医生、全国疾病预防控制先进个人、全国优秀共产党员、五一劳动奖章获得者多项荣誉。自1981 年参加山石屏麻风疗养院的医疗工作，李医生帮助患者解除病痛、改善生活，还帮助患者重拾生活信心，为村民办起小学，为麻风村带去未来和希望。在他的努力下，2019 年 7 月，山石屏村建成全国首个麻风历史博物馆。李桂科医生用 40 年坚守与耕耘，诠释医者仁心和入党初心，是医疗工作者的榜样和前进道路上的楷模。

69. ABD。异染颗粒是白喉棒状杆菌的鉴别指标之一。白喉抗毒素用于治疗和紧急预防。该细菌是 G^+ 菌，无内毒素。

70. ABC。病毒是非细胞型微生物，每种病毒只含一种类型核酸，专性活细胞内寄生，对干扰素敏感，经复制周期增殖。

71. BCE。病毒壳粒排列方式可分为螺旋对称型、复合对称型和二十面体立体对称型。

72. ABCDE。子代病毒主要通过宿主细胞裂解或出芽释放。少数病毒可经细胞间桥或细胞融合转移到邻近细胞。整合到宿主细胞染色体组中的原病毒随宿主分裂进入子代细胞。

73. ABCDE。病毒的复制周期包括吸附、穿入、脱壳、生物合成、装配与释放五阶段。

74. CDE。选项 A 经破损皮肤感染机体。选项 B 经呼吸道感染机体。

75. ABCE。选项 A、C、E 是病毒对宿主细胞的致病作用。选项 B 是由于病毒突变、损伤免疫细胞等多种机制逃脱机体的免疫应答。

76. ABE。中和抗体可直接封闭与宿主细胞结合的病毒抗原表位，或改变病毒表面构型，从而阻止病毒吸附、侵入易感细胞。中和抗体不能直接灭活病毒，也不会增强干扰素的抗病毒作用。

77. BC。甲型流感病毒分亚型的依据是 HA 和 NA 的抗原特性不同。

78. BD。李文辉发现了乙型肝炎和丁型肝炎病毒感染人的受体为钠离子-牛磺胆酸共转运蛋白，有助于开发更有效的治疗乙型肝炎和丁型肝炎的药物。2020 年 11 月 12 日，李文辉凭借其在推动乙型肝炎科研和治疗方面做出的杰出贡献，荣获全球乙型肝炎研究和治疗领域最高奖——巴鲁克·布隆伯格奖。2022 年 8 月，获得 2022 未来科学大奖。

79. BCD。HBV 和 HCV 主要经血液、体液和母婴等途径传播，除可引起急性传染性肝炎外，主要呈慢性感染。HDV 是缺陷病毒，需与 HBV 合并感染，故传播和致病特点与 HBV 相似。

80. ACDE。逆转录病毒是包膜病毒，表面有刺突；呈球形；基因组为两条相同的单正链 RNA；生物合成时，在逆转录酶的催化下，会形成 RNA：DNA 中间体；成熟的病毒颗粒出芽释放。

二、问答题

81. 由金黄色葡萄球菌引起的化脓性感染脓汁金黄而黏稠、病灶边界清楚。其原因是：该菌可产生凝固酶，使周围血液或血浆中的纤维蛋白沉积于细菌表面，从而阻碍吞噬细胞的吞噬或胞内消化作用，并保护菌株不受血清中杀菌物质的破坏，由于病灶周围纤维蛋白沉积和凝固，使感染易于局限化和形成血栓。

由 A 群链球菌引起的化脓性感染病灶边界不明显，脓性分泌物稀薄，细菌易于扩散。其原因是：A 群链球菌产生的侵袭性酶均是扩散因子，促使菌株向周围组织或经淋巴、血流扩散。

82.（1）HIV 的复制周期包括吸附、穿入、脱壳、生物合成、装配和释放阶段。HIV 的 gp120 与宿主细胞表面的 CD4 分子结合，继而与辅助受体结合，gp41介导病毒包膜与宿主细胞膜的融合，使病毒核衣壳进入宿主细胞质。HIV-1核衣壳进入宿主细胞后，在胞质内脱壳并释放出基因组RNA，在逆转录酶和整合酶的作用下，形成前病毒。当前病毒转录，产生病毒RNA。子代病毒基因组RNA与病毒蛋白装配成核心颗粒，出芽获得包膜，从而组装成HIV病毒体。

（2）抗HIV药物的作用机制：①病毒入胞抑制剂，CCR5拮抗剂阻止HIV与细胞结合；融合抑制剂（F1）阻止HIV穿入细胞。②逆转录酶抑制剂（包括核苷类药物和非核苷类药物）可阻止HIV的生物合成过程。③整合酶抑制剂阻止HIV形成前病毒。④蛋白酶抑制剂阻止新合成的HIV蛋白质前体水解为有功能的子代病毒蛋白。

（3）"鸡尾酒"疗法，即高效抗逆转录病毒治疗，主要是联合使用2种核苷类药+1种非核苷类药或蛋白酶抑制剂，可防止产生耐药性，提高疗效。1996年，由于艾滋病耐药性问题频现，华裔科学家何大一首先提出，将多种抗艾滋病药物组合使用。对比单一药物，该策略疗效更好，且更不易耐药，有效降低了艾滋病病人的死亡率。鉴于何大一博士的卓越贡献，他入选美国1996年《时代》周刊年度人物，2010年被《时代》周刊称为"打败艾滋病的人"。